HOLISTIC INTEGRATIVE MEDICINE
THEORY & PRACTICE

整合医学
——理论与实践⑰

主　编　樊代明
副主编　程向东

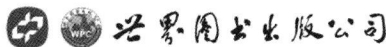

西安 北京 上海 广州

图书在版编目(CIP)数据

整合医学:理论与实践⑰/樊代明主编. — 西安:世界图书出版西安有限公司,2022.6(2023.1重印)
ISBN 978-7-5192-9562-2

Ⅰ.①整⋯ Ⅱ.①樊⋯ Ⅲ.①医学-研究 Ⅳ.①R

中国版本图书馆 CIP 数据核字(2022)第 083059 号

书　　名	整合医学——理论与实践⑰ ZHENGHE YIXUE LILUN YU SHIJIAN
主　　编	樊代明
责任编辑	胡玉平
装帧设计	新纪元文化传播
出版发行	世界图书出版西安有限公司
地　　址	西安市高新区锦业路1号都市之门C座
邮　　编	710065
电　　话	029-87214941　029-87233647(市场营销部) 029-87234767(总编室)
网　　址	http://www.wpcxa.com
邮　　箱	xast@wpcxa.com
经　　销	新华书店
印　　刷	西安雁展印务有限公司
开　　本	787mm×1092mm　1/16
印　　张	27.5
字　　数	500千字
版次印次	2022年6月第1版　2023年1月第2次印刷
国际书号	ISBN 978-7-5192-9562-2
定　　价	288.00元

医学投稿　xastyx@163.com ‖ 029-87279745　029-87279675

☆如有印装错误,请寄回本公司更换☆

编委名单

主　　编　樊代明
副 主 编　程向东
编　　者　(按姓氏笔画排序)

丁晓慧	于爱军	马德宁	王　刚	王　芳	王　蓉	王长春
王文娴	王晓稼	王跃珍	方美玉	尹文娟	石　磊	卢　骏
卢红阳	叶民峰	叶泽耀	叶魏武	史　钟	朱绍兴	朱笕青
邬颖杰	刘　卓	刘　勇	刘　鹏	刘鲁迎	孙　璐	孙建城
孙晓江	纪　青	花永虹	苏　丹	苏小宝	杜义安	李　波
李　晖	李　涛	李　聪	李广亮	李美慧	李晶晶	吴　伟
何　琼	余海峰	余新民	应杰儿	汪军坚	沈　俊	张　宇
张　昱	张　骞	张宇华	张筱婧	陆　怡	陈　倩	陈　曦
陈文军	陈占红	陈述政	陈凯燕	陈笑雷	陈锦超	邵国良
范　云	罗　军	罗　君	罗加林	季永领	金　尹	周子超
郑　文	郑家平	赵宏光	赵灵琴	赵佳正	胡　超	俞雄飞
俞鹏飞	闻　强	娄广媛	洪　卫	袁　幸	贾东东	夏庆民
倪　镌	徐　琦	徐正阳	徐裕金	翁海敏	郭　良	陶　锋
陶金华	黄志煜	曹　君	龚　磊	章杰捷	章懿欣	董千铜
董锐增	蒋　来	楼建林	楼寒梅	裘国勤	蔡仕彬	蔡奕波
谭向荣	滕理送	潘声云	魏为添			

序言

众所周知,美国的癌症5年生存率已接近70%,而中国仅约40%。造成这种现象固然有多种原因,比如癌种不同、患者的经济状况及国家对民众健康的保险程度有别,但有一个重要的原因不容忽视,那就是医生对病人的诊断和治疗策略有所不同。难道是中国医生的医术不行吗?不能这样讲。论单项医术,无论是手术、化疗、放疗、靶向治疗、免疫治疗、营养治疗……一项一项比,我们都不在话下,甚至可能更具优势,因为中国的肿瘤病例多,"练手"的机会也多,经验也就多。手练多了,经验多了,优势肯定会更大,但为何结果并不令人满意?

因为肿瘤病人各有不同,世界上没有两个完全相同的病人。时下的情况通常是不同专业、不同专科、不同医生掌握各自的技术,八仙过海各显神通。可是个人掌握的单种疗法只能针对某些病人或某些病人的某些病灶,甚至是某些病灶的某些癌细胞,其疗效凸显了局限性。为了充分发挥医生的集体智慧和能力,20世纪末,国外提出了多学科团队治疗(Multidisciplinary/Team Therapy,MDT)概念,并逐渐实施。国内几乎所有的医院都在效仿。但不同学科的医生走到一起就一定能提高诊治水平吗?也不能这样讲。对疑难且涉及多学科的病例,各科医生通常是各执己见,"谁也不服谁"。会诊完毕诊治建议一大堆,有的互相矛盾。谁的先用,谁的后用,谁的多用,谁的少用,谁的不用,都没法决定,甚至没人决定,经治医生只能看着办。如果将大家说要做的都去做了,一定会造成治疗过度,如将大家说不做的都不做,就会造成治疗不足。

怎么办？我们提出了多学科整合诊治（MDT to HIM）的概念，即 MDT 的升级版，不仅要 MDT，而且要 to HIM（Holistic Integrative Medicine）。具体分为三步：一是要组建多学科整合诊治团队；二是要制订个体化整合诊治方案（并根据疗效不断修正）；最后，也就是第三步要实现最优化的整合诊治效果。我们将其写成述评，已在国外杂志 *Exploratory Research and Hypothesis in Medicine* 全文发表，其中强调 "From MDT to HIM, a multidisciplinary working model should be established to formulate an individualized and integrated healthcare plan to achieve an optimal effect using a holistic view and integrative thinking"。这篇文章的核心就是强调"MDT to HIM"的上述三个概念。

我们在国内开展全国医生参与的针对具体病例的"MDT to HIM"大讨论，每月一次，每次选择一例涉及全身多个系统，需要多个学科多种诊疗方法的十分疑难的病例进行讨论，以此来提高医生的整体整合从医能力。目前已进行了 14 期，网上一次参众多达 185 万余人次，受到全国医生的热烈响应和好评。

有幸的是，浙江省肿瘤医院程向东教授和谭蔚泓院士组织全院专家学者将该院近年的 50 例疑难病例，也按"MDT to HIM"形式做了总结，凝练出十分宝贵的经验，我有幸逐字逐句读了这些病例，受到极大教益。征得他们同意，特将其收入《整合医学——理论与实践》第 17 卷，供同道借鉴。

是为序。

樊代明

2022 年 2 月 2 日

目录

1. 初诊局部晚期 *ALK* 融合突变肺腺癌 MDT to HIM 诊治过程及体会

    洪　卫 / 001

2. 初诊同时性 *EGFR – L858R* 并 MET – 14 跳切突变肺癌的 MDT to HIM 诊治过程及体会

    何　琼　余新民 / 010

3. 双原发肺癌患者 EGFR – TKI 治疗耐药的 MDT to HIM 诊治过程及体会

    卢红阳　李美慧 / 019

4. 初诊胸腺癌的 MDT to HIM 诊治过程及体会

    陈凯燕　龚　磊　黄志煜 / 027

5. 初诊原发性肺淋巴上皮瘤样癌的 MDT to HIM 诊治过程及体会

    周子超　范　云 / 034

6. 肿瘤免疫治疗相关性肠炎 MDT to HIM 诊治过程及体会

    王文娴　娄广媛 / 043

7. HER2 阳性晚期乳腺癌 MDT to HIM 多线诊治过程及体会

    徐正阳　张　昱 / 051

8. HR 阳性 HER2 阴性局部复发晚期乳腺癌 MDT to HIM 诊治过程及体会

    蔡仕彬　陈述政 / 060

9. 年轻 Luminal B 型乳腺癌的 MDT to HIM 诊治过程及体会

    沈　俊　陈文军 / 067

10. 初诊 HER2 阳性晚期乳腺癌 MDT to HIM 六线诊治过程及体会

    李广亮 / 077

11. 晚期三阴性乳腺癌 MDT to HIM 的诊治过程及体会

    王　蓉　叶魏武　陈占红 / 089

12. 食管鳞癌新辅助放化疗及术后肺转移的 MDT to HIM 诊治过程及体会

    魏为添　王长春 / 095

13. 胸上段食管癌合并下咽癌的 MDT to HIM 诊治过程及体会

丁晓慧　赵宏光/107

14. 局部晚期食管鳞癌常规治疗后复发的 MDT to HIM 诊治过程及体会

陈　倩　王长春/116

15. 初诊肝转移 AFP 阳性胃癌的 MDT to HIM 诊治过程及体会

滕理送　俞雄飞　卢　骏/124

16. 初诊胃癌患者卵巢合并腹膜转移的 MDT to HIM 诊治过程及体会

杜义安　俞鹏飞　叶泽耀　徐　琦/134

17. 伴肋骨转移的晚期胃癌 MDT to HIM 诊治过程及体会

陶　锋　叶民峰　张　宇/147

18. 晚期胃癌肝转移的 MDT to HIM 诊治过程及体会

陈笑雷　董千铜　金　尹　孙建城/154

19. 胃癌伴腹膜广泛转移的 MDT to HIM 诊治过程及体会

邬颖杰　章懿欣　苏小宝　徐正阳/164

20. 胆囊恶性肿瘤免疫治疗长期生存的 MDT to HIM 诊治过程及体会

徐　琦　袁　幸/176

21. 可切除的胰腺癌围手术期 MDT to HIM 诊治过程及体会

李晶晶　袁　幸/184

22. 局部晚期胰腺癌转化治疗的 MDT to HIM 诊治过程及体会

董锐增　张宇华/193

23. 十二指肠球部肝样腺癌伴肝转移的 MDT to HIM 诊治过程及体会

董锐增　张宇华/201

24. 巨块型肝癌转化治疗的 MDT to HIM 诊治过程及体会

董锐增　胡　超　张宇华/208

25. 原发性肝癌并肺转移及肝脓肿的 MDT to HIM 诊治过程及体会

罗　君　邵国良　郑家平/215

26. 直肠癌伴同时性肝转移的 MDT to HIM 诊治过程及体会

蔡奕波　蒋　来　刘　卓/228

27. 升结肠癌术后反复肝转移的 MDT to HIM 诊治过程及体会

李　波　刘　勇　罗　军　王　刚/238

28. 直肠癌伴同时性肝转移的 MDT to HIM 诊治过程及体会

马德宁　张　骞　陶金华/247

29. *BRAF* 突变并 MSI-H 结肠癌的 MDT to HIM 诊治过程及体会

　　　　　　　　　　　　　　　　潘声云　纪　青　史　钟　应杰儿/256

30. HER2 阳性晚期胃癌患者的 MDT to HIM 诊治过程及体会

　　　　　　　　　　　　　　　　　　　　　　　　李晶晶　袁　幸/264

31. 晚期甲状腺癌并喉气管颈淋巴结转移的 MDT to HIM 诊治过程及体会

　　　　　　　　　　　　　　　　　　　　　　　　郑　文　楼建林/273

32. 晚期下咽癌喉功能保留的 MDT to HIM 诊治过程及体会

　　　　　　　　　　　　　　　　　　　　郭　良　楼建林　赵佳正/278

33. 下咽癌伴食管癌的 MDT to HIM 诊治过程及体会

　　　　　　　　　　　　　　　　　　　　　　　　楼建林　赵佳正/285

34. 舌根腺样囊性癌 MDT to HIM 诊治过程及体会

　　　　　　　　　　　　　　　　　　　　郭　良　楼建林　谭向荣/292

35. 局部晚期舌癌的 MDT to HIM 诊治过程及体会

　　　　　　　　　　　　　　　　　　　　郭　良　楼建林　谭向荣/299

36. 单肾患者原发局部晚期宫颈癌伴肺转移的 MDT to HIM 诊治过程及体会

　　　　　　　　　　　　　　　　　　　　　　　　倪　镌　楼寒梅/305

37. 多次复发宫颈腺癌伴肺转移的 MDT to HIM 诊治过程及体会

　　　　　　　　　　　　　　　　　　　　赵灵琴　于爱军　章杰捷/313

38. 卵巢癌多次复发长期生存的 MDT to HIM 诊治过程及体会

　　　　　　　　　　　　　　　　　　　　　　　　闻　强　朱笕青/323

39. 保留生育功能宫颈癌术后复发患者的 MDT to HIM 诊治过程及体会

　　　　　　　　　　　　　　　　　　　　　　　　张筱婧　楼寒梅/333

40. 双原发卵巢癌并早期胃癌的 MDT to HIM 诊治过程及体会

　　　　　　　　　　　　　　　　　　　　孙　璐　汪军坚　朱笕青/339

41. 直肠黏膜恶性黑色素瘤的 MDT to HIM 诊治过程及体会

　　　　　　　　　　　　　　　　　　　　曹　君　纪　青　方美玉/346

42. 罕见心脏肉瘤的 MDT to HIM 诊治过程及体会

　　　　　　　　　　　　　　　　　　　　曹　君　纪　青　方美玉/354

43. 肢端恶性黑色素瘤的 MDT to HIM 诊治过程及体会

　　　　　　　　　　　　　　　　　　　　　　　　贾东东　李　涛/360

44. 未分化多形性肉瘤全身广泛转移的 MDT to HIM 诊治过程及体会

　　　　　　　　　　　　　　　　贾东东　李　涛　曹　君　方美玉

　　　　　　　　　　　　　　　　　　　　王　芳　吴　伟　刘　鹏/367

45. 局部晚期前列腺癌的 MDT to HIM 诊治过程及体会

朱绍兴　陈锦超/375

46. 低分化肾盂癌的 MDT to HIM 诊治过程及体会

朱绍兴　陈锦超/382

47. 局部晚期肾癌的 MDT to HIM 诊治过程及体会

朱绍兴　陈锦超/389

48. 年轻复发难治性经典型霍奇金淋巴瘤的 MTD to HIM 诊治过程及体会

陈　曦/397

49. 初治晚期纵隔大 B 细胞淋巴瘤的 MDT to HIM 诊治过程及体会

余海峰/407

50. 反复复发的原发中枢神经系统淋巴瘤的 MTD to HIM 诊治过程及体会

李　聪/417

1 初诊局部晚期 ALK 融合突变肺腺癌 MDT to HIM 诊治过程及体会

◎洪 卫

1 概 述

肺癌是最常见的恶性肿瘤,最新调查显示肺癌死亡率仍居恶性肿瘤首位。2007年发现在肺癌患者中由于染色体倒位形成棘皮动物微管相关类蛋白(EML)基因与间变性淋巴瘤激酶(ALK)基因的重排(EML4-ALK),可促进裸鼠肺癌发生和进展,在非小细胞肺癌(NSCLC)人群中的发生率为6.7%(5/75)。早期研究发现ALK阳性的NSCLC患者,与血管内皮生长因子(EGFR)突变型或均为野生型患者相比,具有特殊临床和病理特征:年轻(平均年龄52岁),倾向男性,不吸烟或轻度吸烟,更多见于肺腺癌以印戒细胞为主的亚型。病理形态学提示在含印戒细胞的黏液型或实性腺癌中,ALK融合发生率更高,达到46.2%。研究显示ALK阳性NSCLC通过克唑替尼、色瑞替尼、阿来替尼等各种ALK抑制剂的治疗可获5年以上的中位总体生存时间(OS),良好的肿瘤全程管理和多学科整合诊治(MDT to HIM)可以进一步提高疗效。

2 MDT to HIM 诊治过程

女性,67岁,身高158cm,体重75kg,BMI 30kg/m^2,美国东部肿瘤协作组(ECOG)评分1分。患者因"反复干咳2月余"于2014年7月被收治于浙江省肿瘤医院内科。2014年5月初无明显诱因咳嗽,为干咳,稍有活动后气促,无胸痛、无咯血、无头晕或记忆减退,无恶心呕吐和腰酸,开始未予重视。因咳嗽逐渐频繁,伴体重下降2kg,2014年6月初就诊于三门县医院,行B超(41202715)提示左侧甲状腺多发结节,右侧颈部锁骨上淋巴结肿大,最大者约25mm×16mm。6月10日行胸部CT平扫+增强(10154269,图1.1)示:右下肺肿块,约2.9cm,分叶状,左锁骨上及纵隔多发肿大淋巴结。查胃镜及肾脏输尿管膀胱CT未见异常。2014年6月11日行锁骨下淋巴结穿刺活检,病理(2014-01-05305)提示低分化癌。为进一步确诊,改就诊于浙江大学附属一院,病理会诊(F14-1135)示转移性低分化腺癌。改就诊于上海肺科医院，行右下肺肿块粗针穿刺，病理报告（图1.2）示右下肺低分化癌，符合腺癌。免疫组化（IHC）：甲状腺转录因子（TTF）-1（3+），CK（细胞角蛋白）7（3+），CK19（3+），ALK（3+），P63（-），突触素（Syn）（-），CK5/6（-），*EGFR* 基因检测（J20140510）提示18、19、20、21外显子未见突变。2014年7月14日解放军第117医院正电子断层扫描（PET）-CT（024367）：左锁骨上高代谢软组织结节影，标准摄取值（SUV）最大值7.46，结合病史，符合恶性淋巴结表现，另纵隔内多发稍高代谢淋巴结，SUV最大值4.01，对比外院既往CT片（2013年12月），淋巴结较前增多且有增大趋势；另右下肺心缘旁有结节考虑良性，且与前片大致相仿。颅脑增强MRI未见转移征象。初诊左上肺腺癌 $cT_1N_3M_0$，ALK阳性。

伴随疾病：患者2型糖尿病病史15年，口服格列齐特等药物血糖控制不佳，2012年6月行诺和锐8U三餐前肌注，甘精胰岛素18U睡前肌注，血糖控制可。有青霉素、头孢类药物及海鲜过敏史。

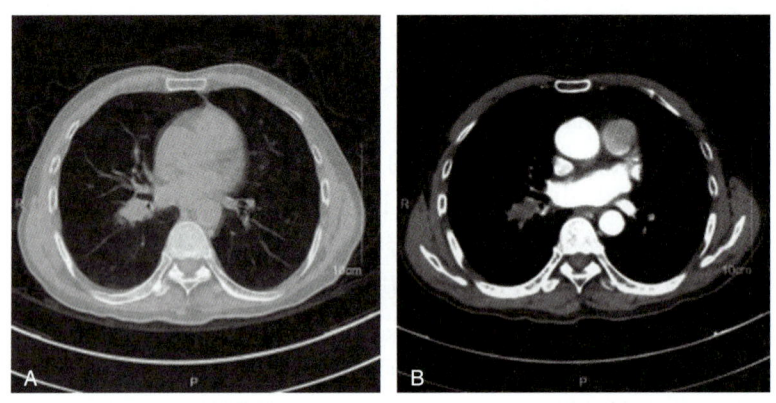

图1.1　A. 右下肺可见约2.9cm肿块，分叶状。B. 纵隔窗可见实性肿块伴强化

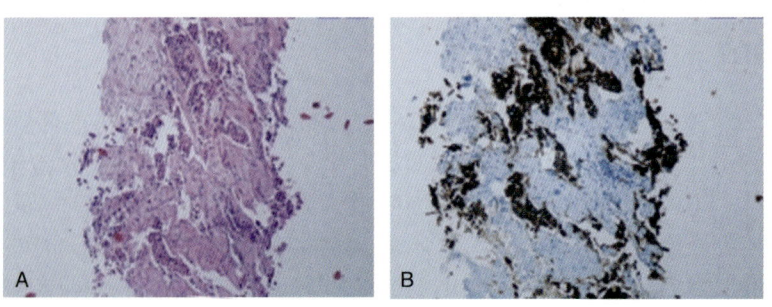

图1.2　A. 初诊时右下肺肿块穿刺病理结果。B. ALK-vitena染色阳性

2.1　第1次MDT to HIM讨论及诊治（2014年7月18日）

(1) 讨论及意见

放射科　根据胸部增强CT结合全身PET-CT检查提示，右下肺肺结节影，肿

块长径2.9cm，边缘见毛刺，呈浅分叶状，符合原发性肺癌表现。左锁骨上淋巴结转移明确。颅脑增强MRI未见转移征象。整合各项检查结果右下肺肺癌右锁骨上淋巴结转移，纵隔淋巴结肿大，临床符合转移。

病理科　右锁骨上穿刺见低分化腺癌，右下肺肿块穿刺免疫组化结果TTF-1（3+）、CK7（3+）、CK19（3+）、ALK（3+）、P63（-）、Syn（-）、CK5/6（-）等，符合肺腺癌特征，可见实性腺癌。目前用于ALK融合基因的检测方法主要有荧光原位杂交（FISH）、免疫组化（IHC）。FISH技术灵敏度在10%~15%，可检测所有ALK基因融合型，特异性高，但操作要求高。免疫组化灵敏度在5%~10%，可检测所有ALK基因融合型，操作简单且价格便宜。ALK-vitena阳性，是学界认可的ALK抑制剂选择依据。

胸部肿瘤外科　局部晚期肺癌，如有鳞癌比如$CT_{3~4}N_{0~2}M_0$患者，尤其是单站非融合N_2者，经积极新辅助治疗后，仍有手术机会。但该患者为腺癌，锁骨上转移明确，$cT_1N_3M_0$，目前无根治性手术指征，建议放化疗相整合等内科治疗。

胸部肿瘤内科　患者确诊为ALK阳性局部晚期肺腺癌，目前美国国家癌症综合网络（NCCN）推荐的标准治疗仍为同步放化疗，评估不能耐受的患者也可诱导化疗后序贯根治性放疗。对少数坚决拒绝放化疗者，ALK-vitena阳性，可选择单纯靶向治疗，获得与同步或序贯放化疗相当的中位无进展生存期（PFS）大约在10个月左右，但不如同步放化疗的是需要长期服药。同步放化疗后有10%~15%的5年总体生存期（OS），且无须长期服药。但靶向治疗药物未进医保，且需要长期服药，对很多家庭是沉重的负担。本例患者肥胖，体力一般，合并长期糖尿病，家属对同步放化疗顾虑较大，应明确是否可以耐受标准同步放化疗。

胸部放疗科　本例为左肺癌伴同侧锁骨上淋巴结转移，根据美国癌症联合委员会（AJCC）第7版分期：$T_{1a}N_3M_0$，ⅢB期，EGFR野生型，ALK-vitena阳性。对局部晚期NSCLC，同步放化疗仍为标准治疗，无论驱动基因是否有突变，也可在诱导化疗后给予根治性放疗。放化疗后巩固治疗未提示有生存获益，放疗后建议予定期复查。

(2) MDT to HIM 结论

整合多学科意见，可选择同步放化疗作为标准方案，但患者合并肥胖伴长期糖尿病，也可选择诱导化疗后予根治性放疗，需与家属沟通商议后决定。

(3) 治疗及效果

患者于2014年7月18日、8月8日、9月10日、10月22日在我院胸内科行PC方案化疗4周期，具体：力比泰900mg d1，顺铂44mg d1~3。2周期化疗后于2014年8月20日至三门县医院复查胸部CT：左肺上叶前段小结节灶，左锁骨上纵隔淋巴结肿大，较前稍缩小。B超：左锁骨上窝见多枚低回声结节，大者23mm×12mm，总体评估为病情稳定（SD）。4周期化疗后复查（2014年11月14日）：左锁骨上淋巴结缩小到12mm×8mm，肺部病灶稳定，评估为部分缓解（PR）。2014

年11月20日至12月30日于我院放疗，范围包括左肺病灶、转移淋巴结，计划靶区（PTV）DT 54Gy/27F。放疗后期复查双锁骨上超声：左锁骨上见数枚低回声结节，较大者约10mm×6mm，诊断：左锁骨上淋巴结。左肺癌化疗后，胸部平扫+增强CT（图1.3，对照2014年11月14日CT片）：①左上肺小片影，与前相仿；②左锁骨上肿大淋巴结，较前缩小；③纵隔多发小淋巴结，较前略缩小。

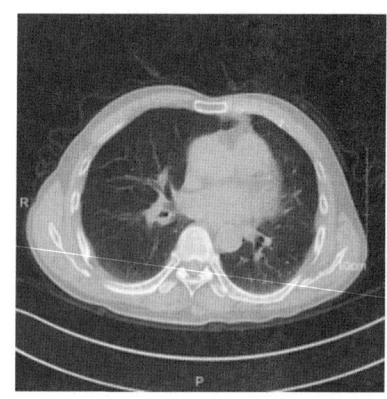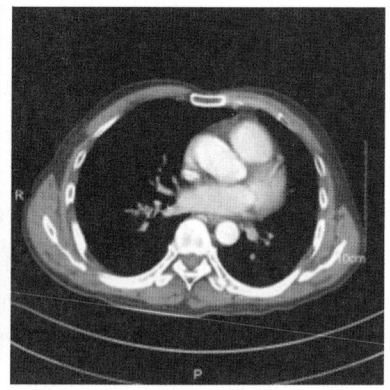

图1.3 经放化疗后肺部病灶明显缩小

患者于2016年2月自觉骨盆至胸骨疼痛，于当地医院行ECT检查，提示无骨转移。2016年8月略觉发声困难，来我院就诊，B超示颈部淋巴结较前增大，短径达15mm，肺部未见明显病灶，纵隔淋巴结增大。患者考虑经济因素，仅口服中药治疗，未行靶向治疗。2016年底，当地医院复查，肺部未见复发病灶，纵隔淋巴结增大相仿，但左锁骨上淋巴结最大22mm，考虑病情进展，带来当地医院复查资料，于2016年12月要求门诊MDT to HIM制订方案。

2.2 第2次门诊MDT to HIM讨论及诊治（2016年12月16日）

（1）讨论及意见

放射科　胸部及上腹部增强CT：①左上肺纵隔旁放射性纤维灶，与前相仿；左侧纵隔胸膜略厚，与前相仿。②纵隔淋巴结较前相仿；左锁骨上淋巴结肿大，最大径约25mm。颅脑增强MRI未见转移征象。整合各项检查，左上肺癌放化疗后左锁骨上淋巴结、纵隔淋巴结未见明确复发转移。既往同步放化疗对原发灶及纵隔转移淋巴结疗效好，处于持续缓解状态。

病理科　2年前的左锁骨上活检见低分化腺癌，免疫组化结果TTF-1（3+）、CK7（3+）、CK19（3+）、ALK（3+）、P63（-）、Syn（-）、CK5/6（-）等，符合肺腺癌特征。目前用ALK融合基因检测方法主要有FISH、IHC。ALK-vitena阳性，是公认的ALK抑制剂选择依据。

胸部肿瘤外科　放化疗后复发，再分期$cT_0N_3M_0$，无根治性手术指征，也不建议姑息性手术治疗，建议内科治疗。

胸部放疗科　目前诊断左肺癌放化疗后左锁骨上淋巴结转移，$rT_0N_3M_0$ ⅢB期，

ALK-vitena 阳性。尽管可考虑二程放疗,但预后差,建议靶向治疗或临床研究筛查。

胸部肿瘤内科　明确诊断为 ALK 阳性局部晚期肺腺癌,放化疗后病情进展,中位 PFS 大于 2 年,ALK-vitena 阳性,可选择单纯靶向治疗,我院参与了 Alex 研究,即阿来替尼一线对比克唑替尼治疗晚期 ALK 融合突变的研究,阿来替尼疗效不错,但研究结果尚未发布。兼顾经济因素,首选克唑替尼靶向治疗,或参与相关的临床研究筛查。

(2) MDT to HIM 结论

整合多学科意见,首选单纯靶向治疗,考虑经济因素,建议克唑替尼靶向治疗,或参加相关的临床研究筛查。

(3) 治疗及效果

2016 年 12 月 19 日开始克唑替尼靶向治疗。2017 年 1 月外院检查锁骨上淋巴结缩小,评估为 PR。2017 年 3 月外院检查锁骨上淋巴结继续缩小。2018 年 2 月 12 日我院 CT 示左肺癌治疗后复查,对照 2018 年 1 月 8 日 CT(图 1.4):①左上肺纵隔旁放射性纤维灶,较前相仿;左侧纵隔胸膜略厚,与前相仿。②纵隔淋巴结,较前相仿。③肝脏多发小囊肿,胆囊多发结石,左腹部局部肠系膜淋巴结,均较前增大。④双肾多发低密度灶,有强化,考虑转移瘤,较前新发,左肾更明显;两肾多发囊肿,较前相仿。2018 年 2 月 26 日我院 PET-CT 示:①颌面部代谢活跃,请结合临床。②右侧锁骨代谢活跃,骨转移可疑,建议密切随访。③第 4 腰椎横条状代谢活跃,请结合临床。④下段颈椎代谢活跃,退行性变首先考虑,建议定期随访。⑤左肾多发低密度灶,考虑转移瘤。整合考虑疾病进展(PD)。

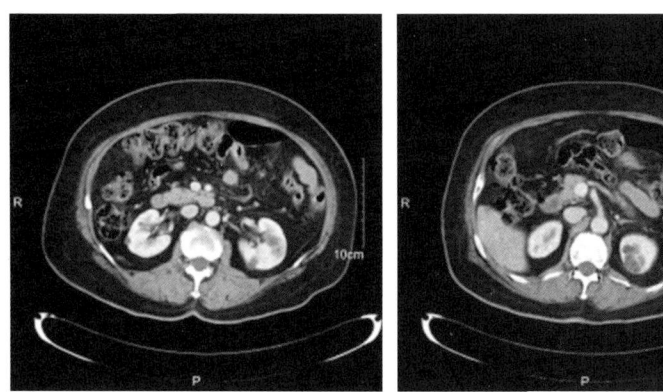

图 1.4　上腹增强 CT:双肾多发低密度结节,强化明显,左肾为主

2.3　第 3 次门诊 MDT to HIM 讨论及诊治(2018 年 2 月 9 日)

(1) 讨论及意见

放射科　胸部及上腹增强 CT:①左上肺纵隔旁放射性纤维灶,较前相仿;左

侧纵隔胸膜略厚，与前相仿。②纵隔淋巴结，与前相仿。③双肾多发低密度灶，有强化，考虑转移瘤，较前新发，左肾更明显；两肾多发囊肿，较前相仿。整合各项检查考虑左上肺癌放化疗后双肾多发转移。

病理科　活检病理明确为低分化腺癌，免疫组化结果符合右下肺腺癌的特征。左上肺癌放化疗后出现双肾多发转移。如果依从性好，可考虑再次穿刺活检病理证实。

泌尿肿瘤外科　放化疗后出现双肾多发转移，无根治性手术指征，也不建议姑息性手术治疗，建议内科治疗。

胸部放疗科　目前诊断为左肺癌放化疗后双肾多发转移，建议二线靶向治疗或临床研究筛查。如靶向治疗不敏感，考虑姑息性放疗。

胸部肿瘤内科　目前确诊为 ALK 阳性晚期肺腺癌，放化疗后病情进展，中位 PFS 大于 2 年，ALK-vitena 阳性，患者放化疗后选择单药克唑替尼靶向治疗，中位 PFS 约 10.9 个月，患者目前 PFS 大于 1 年，疗效可。目前可选药物并不多，有色瑞替尼或阿来替尼，但均未进入医保，布加替尼及三代劳拉替尼国内未上市，也可参与二代 ALK 抑制剂的临床研究筛查。

（2）MDT to HIM 结论

整合多学科意见，首选二线靶向治疗，二线药物有色瑞替尼或阿来替尼，但均未进入医保，也可参与二代 ALK 抑制剂临床研究筛查。如靶向治疗不敏感，考虑姑息性化疗。

（3）治疗及效果

研究者与患者于 2018 年 2 月 13 日一起签署 BTP－42322 项目知情同意书（V1.2 版本，2017 年 8 月 1 日），并各保留一份。患者进入 BTP－42322 项目研究筛选程序。2018 年 3 月 8 日早 8 点开始服用研究药物 225mg po qd。3 月 18 日出现颈背部皮疹，CTCAE 2 级，考虑可能与药物相关。当天开始予扶他林软膏外用。3 月 21 日皮疹增多，继续扶他林少量外用，炉甘石洗剂少量外用治疗。3 月 25 日开始氯雷他定 1 片 po qd 治疗。皮疹仍持续增多。3 月 29 日下唇及双乳头周围伴脓疱，伴发热，CTCAE 3 级，考虑皮疹合并感染。3 月 29 日至 4 月 2 日于当地医院门诊予头孢曲松静脉抗炎。3 月 29 日至今莫西沙星片口服联合抗炎，电话告知，3 月 29 日嘱患者停用研究药物。4 月 8 日皮疹减少，脓疱消失，CTCAE 恢复至 1 级至今。

考虑 3 级皮疹持续时间超过 7d，停用研究药物，退出临床研究。此后患者自备布加替尼（AP26113）治疗，疗效评估为 PR。2019 年 5 月 28 日外院复查双肾转移瘤增大，腹膜后淋巴结多发转移，较前新发，考虑医保内患者，尝试第 2 代色瑞替尼靶向治疗，予以色瑞替尼 450mg 餐前口服 qd 靶向治疗，疗效评估为 SD。2019 年 10 月发现新发脑转移病灶，单发（图 1.5），最大径 2.8cm 伴脑水肿。

初诊局部晚期 *ALK* 融合突变肺腺癌 MDT to HIM 诊治过程及体会

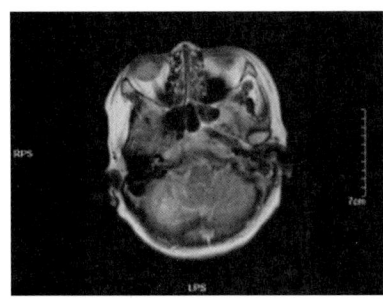 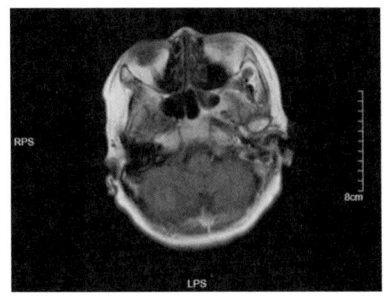

图 1.5　小脑可见单发脑转移瘤，新发，大小 2.5cm

2.4　第 4 次 MDT to HIM 讨论及诊治（2019 年 10 月 25 日）

（1）讨论及意见

放射科　胸部及上腹部增强 CT：①左上肺纵隔旁放射性纤维灶，较前相仿；左侧纵隔胸膜略厚，与前相仿。②纵隔淋巴结，较前相仿。胸部控制情况持续良好，但在双肾转移基础上，新发腹膜后多发转移瘤伴强化，考虑转移瘤。右侧小脑单发转移瘤伴强化，符合单发转移。整合各项检查，左上肺癌双肾转移腹膜后淋巴结多发转移，新发右侧小脑转移。

脑肿瘤外科　放化疗后出现双肾和腹膜后淋巴结多发转移，颅外病灶控制良好，虽无根治性手术指征，建议姑息性脑转移瘤手术治疗，术后全脑放疗。

胸部放疗科　放化疗后出现双肾和腹膜后淋巴结多发转移，颅外病灶控制良好，虽无根治性治疗机会，颅内病灶可以手术治疗，大小 2.5cm，如家属不愿意手术治疗，也可考虑姑息性如立体定向放疗（SBRT）、伽马刀或射波刀。

胸部肿瘤内科　目前确诊为 ALK 阳性晚期肺腺癌，放化疗后病情进展，中位 PFS 大于 2 年，ALK-vitena 阳性，放化疗后选择单药克唑替尼靶向治疗，中位 PFS 约 10.9 个月。患者目前 PFS 大于 1 年，二线药物有色瑞替尼或阿来替尼，因色瑞替尼已于 2019 年年初进入医保支付，根据指南推荐，可继续原靶向治疗，加脑转移瘤局部治疗，也可参与其他 ALK 抑制剂的临床研究筛查。

（2）MDT to HIM 结论

整合多学科意见，首选继续口服色瑞替尼靶向治疗，加脑转移瘤的姑息性局部治疗，可选择手术治疗、SBRT 或者伽马刀治疗。

（3）治疗及效果

选择继续色瑞替尼治疗，同时行脑转移瘤伽马刀治疗，1 个月后复查，脑转移瘤缩小显著（图 1.6）。

2020 年 3 月再次出现病情进展，患者出现贫血、腹腔积液及低蛋白血症，未来院复诊，尝试医保内阿来替尼治疗，疗效评估为 SD。2020 年 6 月病情再次进展恶化，患者死亡，总生存时间（OS）71 个月。

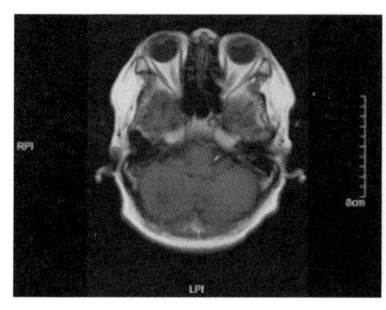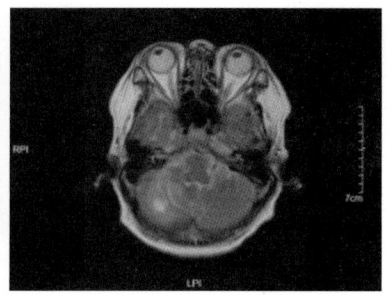

图1.6　小脑可见单发脑转移瘤：明显缩小，大小1.6cm

3　体　会

对第3站淋巴结转移的局部晚期NSCLC，无论基因突变状态如何，无论PD-L1表达水平，只要整合评估患者能耐受，同步放化疗依然是标准治疗。对于无基因突变的患者，推荐同步放化疗后序贯度伐利尤单抗免疫维持治疗。本例由于合并肥胖、长期糖尿病，评估后决定行化疗序贯胸部放疗，PFS达到29个月，是比较成功的治疗。

克唑替尼是第一个上市的第1代ALK抑制剂，疗效优于化疗。新药临床研究是ALK阳性非小细胞肺癌的治疗手段，患者参加了恩沙替尼的二线临床研究，遗憾的是出现严重皮疹而退出研究。正如研究报告中所说的，恩沙替尼不仅在克唑替尼耐药患者的二线治疗有效，而且一线治疗也取得良好的疗效，中位PFS 25.8个月。患者接受了多个二代ALK抑制剂治疗，包括布加替尼、色瑞替尼及阿来替尼，对患者生存带来一定获益。最新研究显示，恩沙替尼和阿来替尼一线使用优于克唑替尼。三代药物劳拉替尼对一二代ALK抑制剂依然有效，遗憾的是国内目前没有上市，如患者有机会通过临床研究等途径使用到该药，生存有望进一步延长。

靶向治疗过程中，部分患者表现为局部进展，如颅脑等寡转移，手术治疗、SBRT、伽马刀及射波刀治疗也有很高价值，需要MDT to HIM。相比于指南也推荐可继续原靶向治疗方案或更换靶向药物，在这个基础上联合局部治疗。

除ALK抑制剂等靶向药物外，IMPOWER150研究提示，化疗与抗血管药贝伐单抗及阿特珠单抗整合也是可选方案，一线治疗［阿特珠单抗（atezo）+贝伐单抗（bev）+卡铂（carbo）+紫杉醇（pac），ABCP组］与bev+carbo+pac（BCP组）对转移性非鳞状NSCLC患者的PFS和OS均有获益，而且在 *EGFR* 突变或 *ALK* 阳性（*EGFR/ALK*+）肿瘤患者中也观察到临床获益。

因此，对ALK阳性晚期NSCLC，除各种靶向新药，采用MDT to HIM讨论模式，应用已有其他治疗手段，包括放化疗、免疫及各种局部治疗手段相整合，也值得密切关注。临床研究会给患者带来新希望。

参考文献

[1] Soda M, Choi YL, Enomoto M, et al. Identification of the transforming EML4-ALK fusion gene in non-small-cell lung cancer[J]. Nature, 2007, 448(7153): 561-6.

[2] Shaw AT, Yeap BY, Mino-Kenudson M, et al. Clinical features and outcome of patients with non-small-cell lung cancer who harbor EML4-ALK[J]. J Clin Oncol, 2009, 27(26): 4247-53.

[3] Solomon BJ, Mok T, Kim DW, et al. First-line crizotinib versus chemotherapy in ALK-positive lung cancer[J]. N Engl J Med, 2014, 371(23): 2167-77.

[4] Li J, Knoll S, Bocharova I, et al. Comparative efficacy of first-line ceritinib and crizotinib in advanced or metastatic anaplastic lymphoma kinase-positive non-small cell lung cancer: an adjusted indirect comparison with external controls[J]. Curr Med Res Opin, 2019, 35(1): 105-111.

[5] Hida T, Nokihara H, Kondo M, et al. Alectinib versus crizotinib in patients with ALK-positive non-small-cell lung cancer (J-ALEX): an open-label, randomised phase 3 trial[J]. Lancet, 2017, 390(10089): 29-39.

[6] Das M. Brigatinib effective in ALK-positive non-small-cell lung cancer[J]. Lancet Oncol, 2017, 18(6): e310.

[7] Antonia SJ, Villegas A, Daniel D, et al. Durvalumab after Chemoradiotherapy in Stage III Non-Small-Cell Lung Cancer[J]. N Engl J Med, 2017, 377(20): 1919-1929.

[8] Yang Y, Zhou J, Zhou J, et al. Efficacy, safety, and biomarker analysis of ensartinib in crizotinib-resistant, ALK-positive non-small-cell lung cancer: a multicentre, phase 2 trial[J]. Lancet Respir Med, 2020, 8(1): 45-53.

[9] Horn L, Wang Z, Wu G, et al. Ensartinib vs Crizotinib for Patients With Anaplastic Lymphoma Kinase-Positive Non-Small Cell Lung Cancer: A Randomized Clinical Trial[J]. JAMA Oncol, 2021, 7(11): 1617-1625.

[10] Waqar SN, Morgensztern D. Lorlatinib: a new-generation drug for ALK-positive NSCLC[J]. Lancet Oncol, 2018, 19(12): 1555-1557.

[11] Franceschini D, De Rose F, Cozzi S, et al. The use of radiation therapy for oligoprogressive/oligopersistent oncogene-driven non small cell lung cancer: State of the art[J]. Crit Rev Oncol Hematol, 2020, 148: 102894.

[12] Cho A, Untersteiner H, Hirschmann D, et al. Gamma Knife Radiosurgery for Brain Metastases in Non-Small Cell Lung Cancer Patients Treated with Immunotherapy or Targeted Therapy[J]. Cancers (Basel), 2020, 12(12): 3668.

[13] Kawabe T, Yamamoto M, Sato Y, et al. Gamma Knife radiosurgery for brain metastases from pulmonary large cell neuroendocrine carcinoma: a Japanese multi-institutional cooperative study (JLGK1401)[J]. J Neurosurg, 2016, 125(Suppl 1): 11-17.

[14] Gibbs IC, Loo BW Jr. CyberKnife stereotactic ablative radiotherapy for lung tumors[J]. Technol Cancer Res Treat, 2010, 9(6): 589-96.

[15] Socinski MA, Nishio M, Jotte RM, et al. IMpower150 Final Overall Survival Analyses for Atezolizumab Plus Bevacizumab and Chemotherapy in First-Line Metastatic Nonsquamous NSCLC[J]. J Thorac Oncol, 2021: 16(11): 1909-1924.

2 初诊同时性 *EGFR* – L858R 并 *MET* – 14 跳切突变肺癌的 MDT to HIM 诊治过程及体会

◎何　琼　余新民

1　概　述

晚期非小细胞肺癌（NSCLC）中常见突变（*EGFR/ALK/ROS*1）及少见突变（*RET/MET* – 14 跳切/*BRAF* V600E）的患者接受相应 TKI 治疗可获得更长生存期及更好的生活质量。免疫检查点抑制剂为驱动基因阴性 NSCLC 又开另一扇希望之窗，但两种治疗模式在临床上普遍认为有"互相排斥"的适应人群。随着高通量测序（下一代测序，NGS）及 PD – L1 检测在临床中的广泛普及，越来越多 *EGFR* 敏感突变并伴其他少见突变或 PD – L1 高表达的"复杂人群"被发现，并逐渐引发关注。但由于这类人群发生率低，难以开展大规模临床研究，本例是初诊同时性 *EGFR* – L858R 合并 *MET* – 14 跳切突变的 NSCLC 患者在本中心多学科整合诊疗（MDT to HIM）多次讨论后从联合靶向治疗走向免疫联合治疗，并从整个治疗中获得了有效的肿瘤应答及良好的生活质量。

2　MDT to HIM 诊治过程

沈某，女，56 岁，退休。查体：身高 162cm，体重 61kg，ECOG 评分 1 分。双颈部、锁骨上、双肺体检（－）。双季肋部阵发性刺痛，NRS 3 分，未服止痛药。因"发现肺部占位病变 1 周余"于 2020 年 8 月 7 日被收治于浙江省肿瘤医院胸部肿瘤内科。患者 2020 年 7 月因"双侧胸痛"就诊于慈溪市人民医院查胸部增强 CT：左上肺门旁见类团块状软组织影，支气管变窄、近乎闭塞，左肺上叶尖后段见实性结节，右上胸膜增厚，左肺门和纵隔见淋巴结影。两侧肋骨骨质破坏。2020 年 7 月 30 日就诊于浙江省人民医院。查胸腹部增强 CT：左肺近肺门不规则团块状软组织影，累及左肺上叶，左肺上叶支气管局部受压截断，增强后强化。左肺尖转移瘤可能，双侧第 4 肋骨质破坏合并软组织形成，考虑转移。2020 年 8 月 3 日行 CT 引导下左肺肿块穿刺术，术后病理：大片凝固性坏死组织，局部不典型增生，间隔内异型肿瘤细胞浸润。2020年8月初就诊于我院，2020年8月6日胸部、上腹部平扫+增强CT：①左肺上叶占位，考虑肺癌，两肺门及纵隔多发淋巴结，考虑转移；左锁骨上淋巴结增大。②两侧第4肋局部骨质破坏伴软组织影，考虑转移。2020年8月11日骨盆CT：左侧髂骨、左侧耻骨上支及左侧股骨上段骨质破坏，考虑转移。骨ECT提示全身多发骨转移。颅脑增强CT未见明显异常。患者否认吸烟、饮酒史，有"高血压"病史十余年，目前服用降压药物治疗，具体药物不详。20余年前行子宫肌瘤子宫切除术。胫骨骨折钢板植入术后。有CT检查造影剂过敏史。2020年8月14日及2020年8月17日分别行CT引导下左肺及右侧胸膜肿块穿刺，左肺病理（图2.1A～B）：左肺恶性肿瘤，结合免疫组化及形态首先考虑低分化腺癌，免疫组化：CK（+），EMA（+），TTF-1（部分+），NapsinA（部分+），P40（-），P63（-），S-100（-），CD10（-），CD163（-），LCA（-），Ki-67（+，60%），PD-L1（22C3）（TPS，+，80%）。右侧胸膜肿块病理（图2.1C～D）：右侧胸膜梭形细胞恶性肿瘤，结合免疫组化，考虑肉瘤样癌。（右侧胸膜肿块粗针穿刺）梭形细胞恶

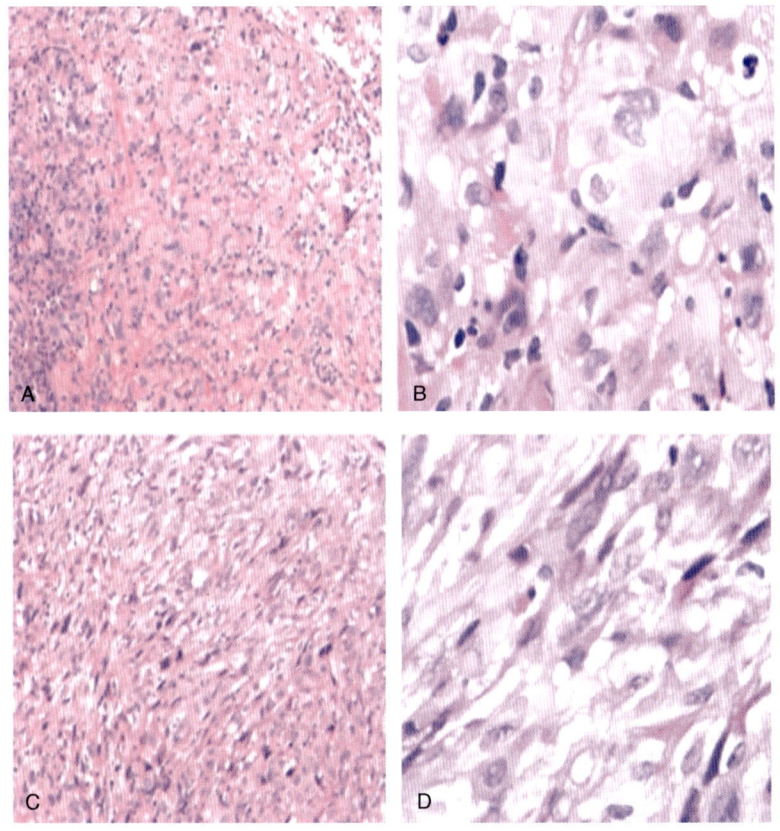

图2.1 初诊时经CT左肺及右侧胸膜活检病理检查结果
A～B. 左肺组织病理。C～D. 右侧胸膜肿块病理

性肿瘤（结合免疫组化结果，符合肉瘤样癌）。免疫组化：CK（+），EMA（+），Vim（+），CK7（+），CK/LMW（−），CK5/6（−），P40（−），TTF−1（−），NapsinA（−），Des（−），CD34（−），bcl−2（散在+），Ki−67（+，30%），PD−L1（ZR3）（TPS，+，约70%）。行双侧组织及血液标本行NGS检测。左肺肿块组织基因检测结果：*EGFR* exo21 L858R突变，丰度19.3%；*MET*−14跳切突变，丰度15.14%；*TP53*突变，丰度7.3%。右侧胸膜组织基因检测结果：*EGFR* exo21 L858R突变，丰度48.31%；*MET*−14跳切突变，丰度54%；*TP53*突变，丰度42.43%；EGFR扩增2.8倍。结合患者发病特点、影像检查结果、病理及基因检测结果，整合判断后诊断：左肺非小细胞肺癌（腺癌合并肉瘤样癌）c$T_3N_3M_{1c}$ ⅣB期，伴骨、胸膜、淋巴结多发转移（AJCC第8版分期），*EGFR* exo21 L858R突变、*MET*−14跳切突变、*TP53*突变、PD−L1高表达（大于50%），ECOG评分1分。

2.1 第1次MDT to HIM诊治（2020年8月20日）

（1）讨论及意见

放射科　多次复查胸腹CT及其他影像提示：左肺上叶占位伴两肺门及纵隔、左锁骨上多个淋巴结肿大，两侧第4肋局部骨质破坏伴软组织影，考虑转移，左肺上叶肿块考虑原发病灶，其余为转移病灶。骨盆CT：左侧髂骨、左侧耻骨上支及左侧股骨上段骨质破坏，考虑转移。骨ECT：全身多发骨转移。影像表现支持肺癌多发转移的初步诊断。

病理科　入院后行CT引导下左肺及右侧胸膜双处肿块穿刺，左肺病理：左肺恶性肿瘤，结合免疫组化及形态首先考虑低分化腺癌。免疫组化：CK（+），EMA（+），TTF−1（部分+），NapsinA（部分+），Ki−67（+，60%），PD−L1（22C3）（TPS，+，80%）。右侧胸膜肿块病理：右侧胸膜梭形细胞恶性肿瘤，结合免疫组化，考虑肉瘤样癌。免疫组化：CK（+），EMA（+），Vim（+），CK7（+），Ki−67（+，30%），PD−L1（ZR3）（TPS，+，约70%）。行双侧组织及血液标本检测。左肺肿块组织基因检测：*EGFR* exo21 L858R突变，丰度19.3%；*MET*−14跳切突变，丰度15.14%；*TP53*突变，丰度7.3%。右侧胸膜组织基因检测：*EGFR* exo21 L858R突变，丰度48.31%；*MET*−14跳切突变，丰度54%；*TP53*突变，丰度42.43%；EGFR扩增2.8倍。从病理形态学和基因分子诊断支持肺非小细胞肺癌诊断，从病理学分析肿瘤来源及进化理论，考虑一元论诊断，左肺和右侧胸膜混合肉瘤样癌和腺癌成分。相对而言，肉瘤样癌成分恶性程度高，可能发展较快，建议临床治疗时侧重肉瘤样癌。

胸部肿瘤外科　明确为肿瘤晚期，多部位转移，目前无根治性手术指征，建议内科治疗。

胸部肿瘤内科　从临床角度，结合发病特点、影像结果、病理及基因检测，整合分析后诊断：左肺非小细胞肺癌（腺癌合并肉瘤样癌）c$T_3N_3M_{1c}$ ⅣB期，伴骨、胸膜、淋巴结多发转移（AJCC 第 8 版分期），*EGFR* exo21 L858R 突变、*MET*-14 跳切突变、*TP53* 突变、PD-L1 高表达（大于 50%），属于临床罕见的初诊 *EGFR* 敏感突变并伴其他少见突变或 PD-L1 高表达的"复杂人群"，治疗可借鉴的临床研究较少，从病理类型及分子突变看，需多方面考虑之后的进展模式和可能的耐药机制，目前属肺癌中双驱动基因阳性患者，临床也有比较成熟的分子靶向药物，考虑安全性、疗效及患者经济等因素，建议内科治疗采用 EGFR 靶向药埃克替尼与 MET-14 抑制剂整合治疗，治疗期间密切监测不良反应。

胸部放疗科 同意以内科治疗为主，患者有局部骨痛，多部位承重骨转移，并见骨质破坏，建议内科治疗期间联合局部放疗以及定期药物抗骨转移的整合治疗。

（2）MDT to HIM 结论

整合多学科 MDT to HIM 结论意见，根据患者影像表现、病理和基因突变图谱考虑疾病诊断"一源论"，本例诊断：左肺非小细胞肺癌（腺癌合并肉瘤样癌）$cT_3N_3M_{1c}$ ⅣB 期，伴骨、胸膜、淋巴结多发转移（AJCC 第 8 版分期），*EGFR* exo21 L858R 突变、*MET*-14 跳切突变、*TP53* 突变、PD-L1 高表达（大于 50%），ECOG 评分 1 分。建议先行双靶整合方案。考虑到药物可及性，及整合治疗的毒性，建议初始口服克唑替尼与埃克替尼的整合治疗。预防并处理治疗相关不良反应。注意消化道反应及肝肾毒性。患者有局部骨痛、多部位承重骨转移，并有骨质破坏，计划行局部放疗与药物抗骨转移的整合治疗。

（3）治疗及效果

2020 年 8 月 25 日予克唑替尼 250mg bid po 与埃克替尼 125mg tid po 整合治疗。2020 年 8 月 31 日始予左侧髂骨、左侧耻骨上支及左侧股骨上段转移病灶的姑息性放疗，PTV 拟予以 DT 30Gy/10F。2020 年 9 月 9 日始予右第 4 后肋转移病灶的姑息性放疗，PTV 予以 DT 27Gy/3F。2020 年 8 月 20 日始每月唑来膦酸 4mg 抗骨转移治疗。靶向治疗过程中未出现骨髓抑制，消化道反应（恶心伴间断呕吐）2 级。最佳疗效为 PR（图 2.2）。

2.2 第 2 次 MDT to HIM 诊疗

2020 年 10 月中旬因恶心、呕吐等不良反应自行停用克唑替尼，继续埃克替尼 125mg tid po 治疗，消化道不良反应消失。2020 年 12 月 14 日复查胸腹 CT（对照 2020 年 11 月 10 日胸部及 2020 年 9 月 11 日颅脑 CT）：左肺上叶肺癌病灶较前增大；两肺门及纵隔多发淋巴结转移，较前略增大。考虑停用克唑替尼治疗 1 月余，既往双靶治疗期间出现不可耐受的消化道反应，2020 年 12 月 15 日予以减量克唑替尼 200mg bid po 与埃克替尼 125mg tid po 整合抗瘤治疗。用药 4 周后，2021 年 1 月 12 日复查胸腹 CT（肺癌靶向治疗后，对照 2020 年 12 月 14 日 CT）：左肺上叶病灶较前缩小；左锁骨上、两肺门及纵隔多发淋巴结转移，较前大致相仿。后续继续双靶治疗，消化道反应（恶心）持续 1 级，未特殊处理。2021 年 3 月咳嗽明显，复查 CT：左肺上叶病灶增大，左锁骨上及纵隔肺门淋巴结较前增大，余同前，判断肿瘤进展。中位 PFS 约 6.5 个月。为明确耐药机制，再行 CT 引导下左肺组织活检病理（图 2.3）：（左肺肿块/左肺穿刺组织条）恶性肿瘤。结合病史及形态考虑肉瘤样癌。再行 NGS 检测，左肺癌组织：*EGFR* 基因 L858R，丰度 28.28%；*MET* 基因 MET-14 跳切突变，丰度 26.05%；*TP53* 突变丰度 19.52%。新出现 *NRAS* exo3 突变。同时期血检基因 NGS：*EGFR* 基因 L858R，丰度 0.14%；*MET*-14 跳切突变，丰度 0.10%。

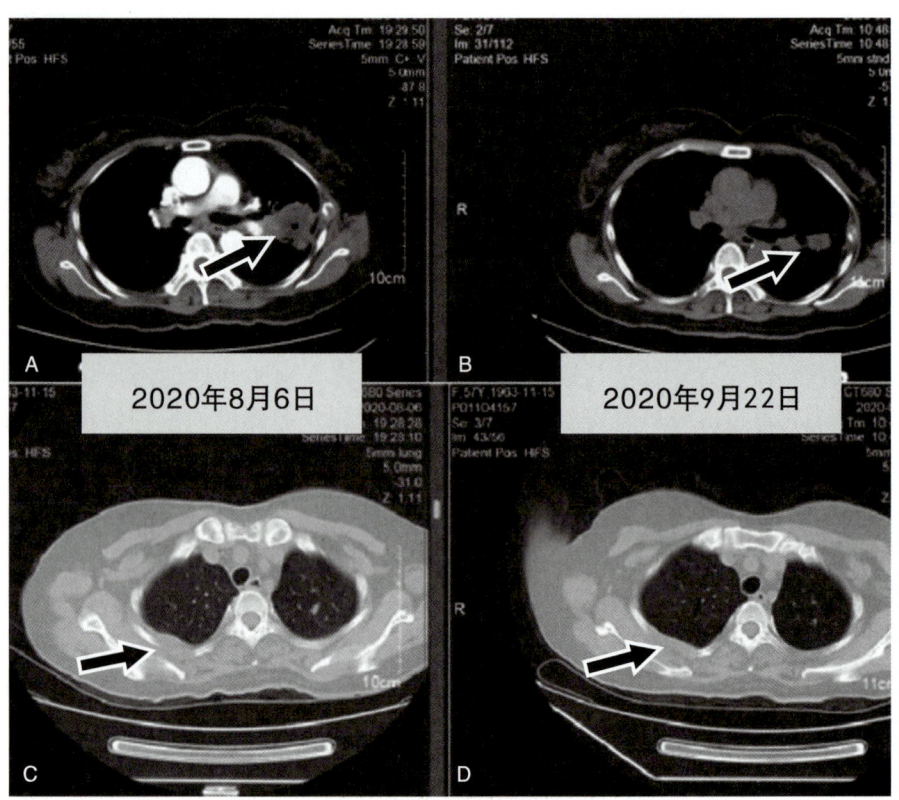

图 2.2　靶向治疗联合局部骨放疗 6 周后复查胸腹部 CT 结果
A→B 左肺病灶较前明显缩小；C→D 右侧胸膜病灶缩小

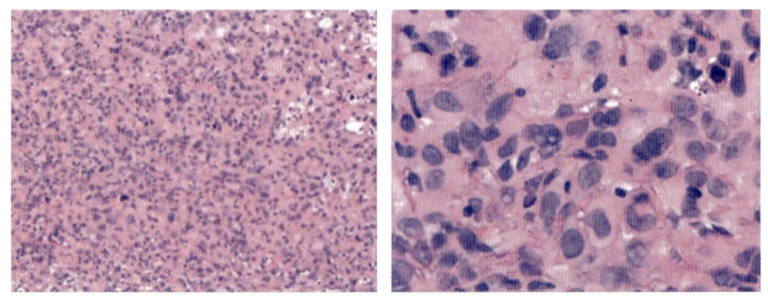

图 2.3　进展时经 CT 左肺活检病理检查结果

2.3 第3次 MDT to HIM 讨论（2021年3月12日）

（1）讨论及意见

放射科　根据 RECIST 1.1 标准，肺部靶病灶较基线缩小 52%，疗效评估为 PR；右侧胸膜病灶放疗后疗效评估为 SD，整合判断最佳疗效 PR。后期由于停药等导致左肺肿块增大，再次联合克唑替尼后左肺肿块又缩小，后期2021年3月左肺肿块明显增大，整合判断为 PD。

病理科　从病理和分子角度看，出现疾病进展后，再次行左肺组织穿刺，病理考虑肉瘤样癌诊断，考虑原来可能混合腺癌成分，从基因突变看，仍能检出 *EGFR* 和 *MET* 基因变异，可能在肿瘤进展时，肉瘤样癌成分和驱动基因仍是导致进展的主要原因。

胸部肿瘤内科　经靶向 *EGFR* 和 *MET* 基因治疗后，出现多部位肿瘤增大，左肺肿块进展明显，再次检测左肺肿块提示肉瘤样癌为主，但双驱动基因仍存在，且丰度较前升高，提示双驱动仍可能是肿瘤进展的主要原因。一般而言，对单基因变异（比如 *EGFR* 或者 *MET*-14），在接受相应靶向药物治疗后，可能会出现明确的耐药机制，比如 *EGFR* T790M 突变、旁路激活、病理类型转化，以及 *MET* 激酶区的二次突变，但本病例再次行基因检测未见明显的靶向治疗耐药机制，对此类靶向药物治疗进展后的患者通常会采用化疗与其他治疗的整合模式，考虑到患者 PD-L1 高表达，免疫治疗单药或整合化疗对于 *EGFR* 突变及其他驱动基因突变的 NSCLC 的疗效目前大部分研究以失败告终，*EGFR* 敏感突变患者免疫联合模式的成功探索非 IMPOWER150 研究莫属，该研究探索性分析表明经 TKI 靶向治疗的 *EGFR* 敏感突变患者能从阿替利珠单抗联合贝伐单抗和化疗方案中获益，为敏感突变患者提供一个新的治疗选择。ABCP 对比 BCP 组提高了 *EGFR* 突变患者的 OS（HR 0.31，95%CI 0.11～0.83）及 PFS（HR 0.41，95%CI 0.23～0.75），且安全性良好。与患者和家属充分沟通后，拟采用四药整合。

胸部放疗科　肺癌晚期，已行骨多部位放疗，目前暂无放疗指征，PD-L1 高表达，既往放疗与免疫治疗也有协同抗肿瘤作用，在目前免疫治疗时代，采用联合免疫治疗很有可能带来长期生存，建议评估病情后，可用积极抗肿瘤方案。

（2）MDT to HIM 结论

经双靶向治疗后，出现多部位肿瘤增大，考虑疾病进展，考虑双驱动基因仍存在，且丰度较前升高，提示双驱动仍可能是肿瘤进展的主要原因，但再次基因检测未找到明显的靶向治疗的耐药机制，且进展部位病理提示以肉瘤样癌成分为主，考虑多学科意见和最新临床研究结果，与患者和家属充分沟通后，拟采用 IMPOWER150 模式，即四药整合。期间注意化疗的不良反应。

（3）治疗及效果

2021年3月16日、4月9日、4月30日、6月3日予第1～4周期的四药整合治疗。具体：（白蛋白结合型）注射用紫杉醇 0.35g d1 +（伯尔定）卡铂注射液 500mg d1 + 贝伐单抗注射液 500mg d1 + 帕博利珠单抗注射液（可瑞达）200mg d1。继续每月唑来膦酸 4mg 抗骨转移治疗。

经四周期四药整合治疗，治疗期间乏力 1 级，血液学不良反应：白细胞减少 2 级，贫血 2 级，血小板计数降低 3 级（因此延缓第 4 周期化疗）。后续免疫联合抗血管维持治疗期间，无明显不良反应，ECOG 1 分。

四药整合治疗 2 周期后（2021 年 4 月 29 日）复查胸腹 CT：左肺上叶病灶，较前明显缩小；左锁骨上、两肺门及纵隔多发淋巴结转移，较前缩小；左肺尖转移结节，较前明显缩小。两侧第 4 肋骨质异常较前成骨稍增加，右侧第 4、5 肋骨病理性骨折可能；局部胸椎成骨性转移，较前相仿。右肺上叶考虑炎症，较前明显吸收；心包少量积液较前基本吸收。2021 年 6 月 30 日周期后再次复查胸腹 CT（肺癌靶向治疗后，对照 2021 年 4 月 29 日 CT）：左肺上叶病灶，较前大致相仿；左锁骨上、两肺门及纵隔多发淋巴结转移，部分较前继续缩小（图 2.4）。后续患者贝伐单抗注射液 500mg d1 + 帕博利珠单抗注射液（可瑞达）200mg 继续维持治疗。最佳疗效为 PR。截至 2021 年 10 月底，仍在继续免疫联合抗血管维持治疗中，疗效仍维持 PR，PFS 已超 7 个月。

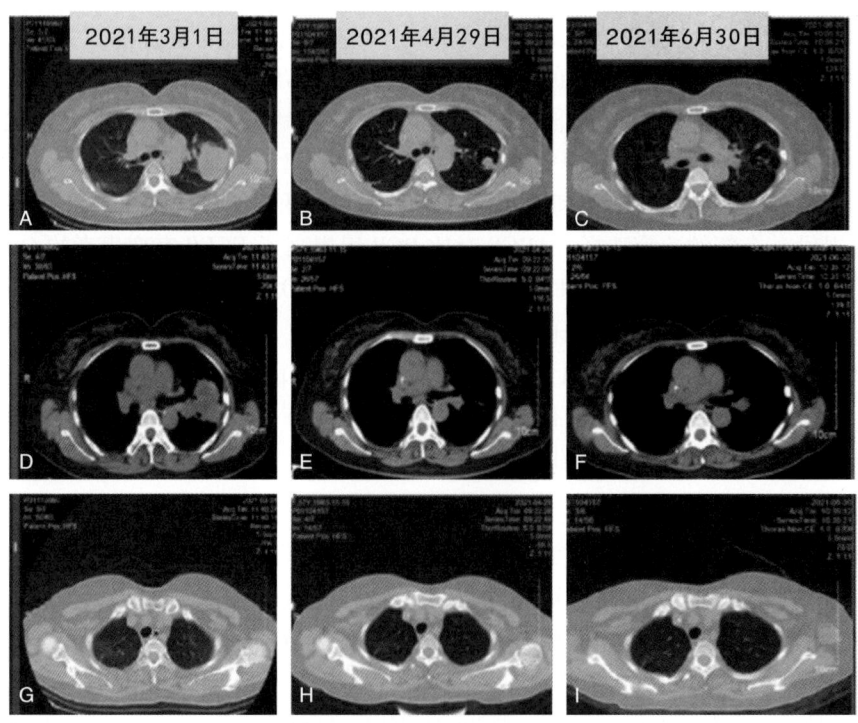

图 2.4　四药联合治疗后 2、4 周期胸腹部 CT 复查结果

A→B→C：左肺病灶较前明显缩小（肺窗）。D→E→F 左肺病灶较前明显缩小（纵隔窗）。H→I→J 右侧胸膜病灶稳定

3 体会

随着 NGS 及 PD-L1 检测在临床中的广泛普及,越来越多 EGFR 敏感突变并伴其他少见突变或 PD-L1 高表达的"复杂人群"被发现,并逐渐引发关注。由于这类人群发生率低,难以开展大规模临床研究。本病例一线接受靶向 EGFR 和 MET 突变的双靶治疗后,最佳疗效为 PR,一线 PFS 超过 6 个月,既往研究认为 PD-L1 高表达会影响 EGFR 突变患者接受 EGFR-TKI 的疗效,但是否会影响其他靶点抑制剂的效果目前尚无明确结果。在驱动基因阳性 NSCLC 患者接受靶向治疗后,能否从免疫治疗中获益呢?有专家认为其实 EGFR 突变并不是免疫治疗的绝对禁区,仍有部分患者可从免疫治疗中获益,寻找优势人群、优化治疗策略具有重要临床意义。ATLANTIC 及 BIRCH 研究均提示 PD-L1 高表达可能作为 EGFR 敏感突变患者免疫治疗潜在的获益标志;同时,不同 EGFR 亚型免疫治疗疗效不尽相同,研究数据提示 L858R 突变患者免疫治疗疗效优于 19Del 人群,可能与前者伴随更高的肿瘤突变负荷(TMB)相关;合并 DNA 损伤修复基因缺失型突变如 TP53 突变导致抗原增加而进一步增强免疫治疗疗效。意大利一项研究发现 EGFR 突变患者中吸烟人群 PD-1 治疗的有效率为非吸烟人群的 10 倍(20.6% vs 1.9%)。除免疫治疗疗效标志物之外,PD-1/PD-L1 抑制剂间的差异、不同免疫联合治疗整合模式的选择、免疫治疗的最佳介入时机等都会影响这类患者接受免疫治疗的疗效。本病例是一例初诊同时性 EGFR-L858R 合并 MET-14 跳切突变的 NSCLC 患者,在本中心肺癌多学科整合诊治(MDT to HIM)经多次会诊后从整合靶向治疗走向免疫整合治疗,并从整体治疗中获得了有效的肿瘤应答及良好的生活质量。该晚期肺癌患者的一线双靶治疗 PFS 超过 6 个月,二线四药整合模式 PFS 超过 7 个月,目前患者疾病控制在 PR 状态(缓解深度超过 50%),无明显不良反应,ECOG 1 分,生活质量高,预计 OS 会比较长,可见其从多学科整合诊治(MDT to HIM)中获益显著。

讨论团队:胸部内科余新民,胸部外科王长春,放射科江海涛,病理科朱慧能,胸部放疗科孙晓江。

参考文献

[1] Karatrasoglou EA, Chatziandreou I, Sakellariou S, et al. Association between PD-L1 expression and driver gene mutations in non-small cell lung cancer patients: correlation with clinical data[J]. Virchows Arch, 2020, 477(2): 207-217.

[2] Masuda K, Horinouchi H, Tanaka M, et al. Efficacy of anti-PD-1 antibodies in NSCLC patients with an EGFR mutation and high PD-L1 expression[J]. J Cancer Res Clin Oncol, 2021, 147(1): 245-251.

[3] Hastings K, Yu HA, Wei W, et al. EGFR mutation subtypes and response to immune checkpoint blockade treatment in non-small-cell lung cancer[J]. Ann Oncol, 2019, 30(8): 1311-1320.

[4] Wu D, Liu Y, Li X, et al. Identification of Clonal Neoantigens Derived From Driver Mutations in an EGFR-Mutated Lung Cancer Patient Benefitting From Anti-PD-1[J]. Front Immunol, 2020, 11:1366.

[5] Guaitoli G, Tiseo M, Di Maio M, et al. Immune checkpoint inhibitors in oncogene-addicted non-small cell lung cancer: a systematic review and meta-analysis[J]. Transl Lung Cancer Res, 2021, 10(6):2890-2916.

[6] Chen K, Pan G, Cheng G, et al. Immune microenvironment features and efficacy of PD-1/PD-L1 blockade in non-small cell lung cancer patients with EGFR or HER2 exon 20 insertions[J]. Thorac Cancer, 2021,12(2):218-226.

[7] To K, Fong W, Cho W. Immunotherapy in Treating EGFR-Mutant Lung Cancer: Current Challenges and New Strategies[J]. Front Oncol, 2021, 11:635007.

[8] Isomoto K, Haratani K, Hayashi H, et al. Impact of EGFR-TKI Treatment on the Tumor Immune Microenvironment in EGFR Mutation-Positive Non-Small Cell Lung Cancer[J]. Clin Cancer Res, 2020, 26(8):2037-2046.

[9] Velez MA, Burns TF. Is the game over for PD-1 inhibitors in EGFR mutant non-small cell lung cancer?[J]. Transl Lung Cancer Res, 2019, 8(Suppl 4):S339-S342.

[10] Liu S, Wu F, Li X, et al. Patients With Short PFS to EGFR-TKIs Predicted Better Response to Subsequent Anti-PD-1/PD-L1 Based Immunotherapy in EGFR Common Mutation NSCLC[J]. Front Oncol, 2021, 11:639947.

[11] Zeng C, Gao Y, Xiong J, et al. Tumor-infiltrating CD8(+) T cells in ALK-positive lung cancer are functionally impaired despite the absence of PD-L1 on tumor cells[J]. Lung Cancer, 2020, 150:139-144.

3 双原发肺癌 EGFR-TKI 治疗耐药的 MDT to HIM 诊治过程及体会

◎卢红阳 李美慧

1 概 述

多原发性肺癌（multiple primary lung cancers，MPLC）指在同一患者肺内同时或先后发生2个或以上的原发性恶性肿瘤，属原发性肺癌中一种少见类型。近年随着影像诊断技术进步，检出率明显增加。临床上 MPLC 与肺癌肺内转移瘤的鉴别是当前难点，诊断应结合病理特征、分子生物学特征等整合分析；在 MPLC 的治疗中常需多学科整合诊治（MDT to HIM）讨论以制订个体化整合诊疗方案，才能获得最大化整合诊治效果。

2 MDT to HIM 诊治过程

女性，59岁，身高153cm，体重53kg，ECOG 评分1分。因"外伤后发现双肺部结节10余天"于2015年12月24日被收治于浙江省肿瘤医院。无胸闷胸痛、咳嗽、咯痰等症状，查体无明显阳性体征。否认吸烟史。既往体健，否认家族肿瘤病史。2015年12月24日胸部增强CT（图3.1）：①右肺上叶后段、左肺下叶类结节影，首先考虑恶性肿瘤；②双肺散在小磨玻璃影，建议随访。2015年12月28日 PET-CT：右肺上叶后段、左肺下叶结节灶，FDG 代谢增高，首先考虑肺癌（多中心，建议左下肺病灶活检以明确性质）。颅脑 MRI 及纤维支气管镜检查大致正常。

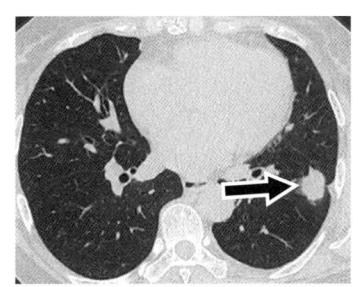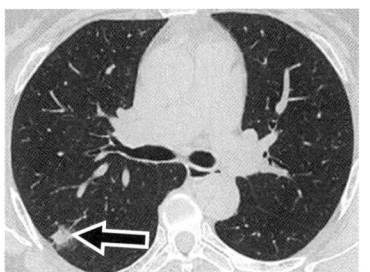

图3.1 术前胸部 CT 检查结果

右肺上叶后段、左肺下叶可见类结节状软组织影，较大截面1.9cm×2.1cm，可见胸膜牵拉

2.1 第1次 MDT to HIM 诊治（2016年1月6日）

（1）讨论及意见

放射科　胸部增强 CT 结合全身 PET-CT 检查提示，左下肺及右上肺周围型占位性病变，肿瘤边缘见毛刺，增强后不均匀强化，双侧均考虑肺恶性肿瘤可能，倾向于双原发性肺癌，不排除肺内转移。右肺中叶、下叶、左肺下叶均可见散在磨玻璃影，考虑原位腺癌或早期原发性肺癌可能性大。颅脑增强 MRI 未见转移征象。

胸部肿瘤内科　多原发性肺癌临床少见，占 NSCLC 的 0.2%~0.8%。按发病时间可分为发病间隔 6 个月内的同时性多原发性肿瘤和发病间隔 6 个月以上的异时性多原发性肿瘤。2007 年和 2013 年美国 AJCC 指南对同时性肺内多原发性癌（SMPLC）的诊断标准，延续并发展了经典的 1975 年 Martini 和 Melamed 的诊断标准（M&M 标准），归纳为：①组织学类型不同，或有不同的基因特征，或有不同的原位癌起源；②组织学类型相同，肿瘤位于不同侧肺或不同肺叶，肺癌共同的淋巴引流部位无癌肿，确立诊断时无肺外转移。根据影像学提示本例双肺均存在一个直径为 1.8cm 的占位性病变，均考虑为恶性肿瘤。建议先行手术治疗，病理标本送检并做免疫组化以明确是双原发性肺癌还是肺癌肺内转移。

胸部肿瘤外科　根据文献报道，多原发性肺癌手术治疗效果良好，5 年 OS 和 PFS 分别为 87.0% 和 81.8%，因此应积极手术治疗。结合影像资料，本病例无全身转移，考虑分二期手术治疗。先行胸腔镜下左下肺切除术，待身体恢复后再视肺功能及术后病理决定右上肺治疗方案；两肺散在磨玻璃结节较小，建议严密观察随访。建议术后根据病理、TNM 分期及驱动基因状况等选择后续治疗。

胸部放疗科　肺部为双发病灶，长径均为 1.8cm，可先行外科治疗，目前双发病灶均可手术切除，暂不考虑放疗。如对手术有顾虑或不愿意手术，经穿刺明确病理后可考虑立体定向体部放疗（SBRT）。

临床心理科　双肺占位，考虑恶性肿瘤，易致紧张、焦虑、自主神经功能紊乱等不良反应，建议对患者及时行心理疏导，密切沟通，必要时辅以药物治疗，缓和不良情绪，以助顺利接受后续治疗。

（2）MDT to HIM 结论

整合多学科意见，目前临床诊断首先考虑双原发性肺癌，肺癌肺内转移不能排除，有待手术病理及免疫组化结果明确诊断。排除手术禁忌后，拟分两次行手术治疗，术后预防性应用抗生素。待病理结果指导下一步治疗。

（3）治疗及效果

2016 年 1 月 8 日第 1 次手术：胸腔镜下"左下肺癌根治术"。术后病理（图3.2）：左下肺结节型（瘤体 1.8cm×1.5cm×1.5cm）浸润性腺癌（以腺泡状生长为主，部分实性及乳头状生长），累犯脏层胸膜及肺内血管壁，可见脉管瘤栓，转移至（左下肺支气管根部）0/2 只、（左下肺内支气管旁）0/4 只、（第 5 组）0/1

只、(第6组) 0/3只、(第7组) 0/3只、(第10组) 0/3只、(第11组) 1/2只淋巴结伴结内炭末沉着 (图3.2)。免疫组化及癌基因检测：ALK (D5F3) (−)，ALK-NC (−)，Napsin A (+)，P63 (少量+)，TTF-1 (+)，CK7 (+)。通过突变扩增系统 (ARMS法) 检测 *EGFR* 基因：肿瘤样本中检测到 *EGFR* 19 del 突变，未发现其他已知突变。左下肺癌术后病理分期 $pT_{2a}N_1M_0$ ⅡB期。

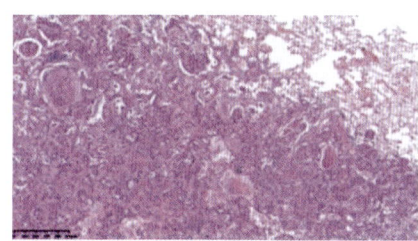 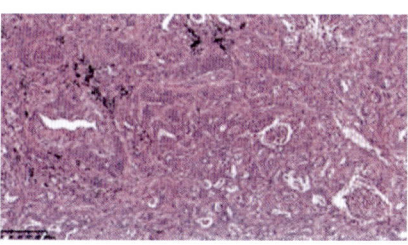

HE，×100　　　　　　　　HE，×200

图3.2　左下肺结节切除后病理检查结果

(左下) 肺结节型浸润性腺癌 (以腺泡状生长为主，部分实性及乳头状生长)，累犯脏层胸膜及肺内血管壁，可见脉管瘤栓

2016年2月22日第2次手术：行胸腔镜下"右上肺癌根治术"。术后病理 (图3.3)：①右上肺结节型 (瘤体1.8cm×1.4cm×1cm) 浸润性腺癌 (以腺泡状生长为主，部分乳头状生长)，累及脏层胸膜。②(右上肺支气管根部) 4只、(肺内支气管旁) 1只、(第4组) 2只、(第11组) 1只淋巴结慢性炎伴部分结内炭末沉着。免疫组化及癌基因检测：ALK (D5F3) (−)，ALK-NC (−)，ROS1 (−)，c-Met (2+，90%)，CK7 (+)，Napsin A (+)，P63 (少量+)，TTF1 (+)。*EGFR* 基因 (ARMS法) 检测报告示：肿瘤样本中检测到 *EGFR* 19 del 突变，未发现其他已知突变。右上肺癌术后病理分期 $pT_{2a}N_0M_0$ ⅠB期。

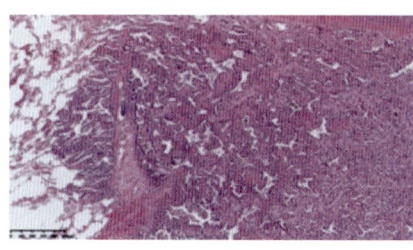 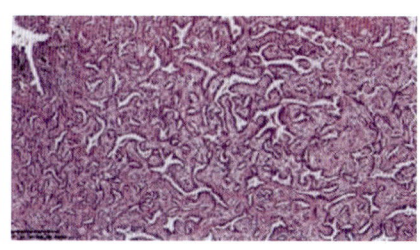

HE，×100　　　　　　　　HE，×200

图3.3　右上肺结节切除后病理检查结果

(右上) 肺结节型浸润性腺癌 (以腺泡状生长为主，部分乳头状生长)，累及脏层胸膜

2.2　第2次 MDT to HIM 诊治 (2016年2月24日)

(1) 讨论及意见

病理科　双侧肺癌病理类型相同，仔细复习两侧肺部肿瘤HE染色片，均存在原位癌成分。因此从病理角度考虑本病例为双原发肺癌，后续治疗根据临床情况

来决定。

胸部肿瘤内科 结合影像以及病理报告等，双原发肺癌诊断明确，建议术后行辅助化疗。

（2）MDT to HIM 结论

整合多学科意见，确诊为双原发性肺癌，左、右侧分期分别为 $pT_{2a}N_1M_0$ ⅡB 期及 $pT_{2a}N_0M_0$ ⅠB 期，现双原发灶已切除，MDT to HIM 达成一致意见，建议术后辅助化疗。

（3）治疗及效果

患者自觉术后身体虚弱，且对化疗不良反应有顾虑，故未至医院就诊。2016年4月12日胸部及上腹部增强 CT（图 3.4A）：①双侧肺癌术后，两肺纤维灶，左下肺少量炎症；②左侧胸腔少量积液，左侧胸膜结节样增厚，转移性不能除外。患者拒绝进一步检查及治疗。

2016年6月14日我院胸部及上腹部增强 CT（图 3.4B）：①两肺纤维灶，较前相仿；②左侧胸腔积液较前增多，伴局部包裹，左侧胸膜结节样增厚，胸膜转移不除外；③纵隔淋巴结较前增大。

根据胸部增强 CT 提示疾病复发，2016年6月15日行"左侧胸腔穿刺术引流"并将胸腔积液送检。2016年6月17日"左侧胸腔积液"病理：找到非小细胞癌细胞，倾向腺癌。根据左下肺癌术后分子病理：*EGFR* 基因 exo19 del 突变，2016年6月17日起予埃克替尼 125mg tid 靶向治疗。2016年8月16日我院胸部增强 CT（图3.4C）：①双肺术后改变，两肺纤维灶，较前相仿；②左侧胸腔积液较前减少，左下胸膜结节状增厚较前缩小，胸膜转移瘤不能除外。疗效评估为 PR。2017年3月21日胸部增强 CT（图 3.4D）：①双肺术后改变，两肺纤维灶，较前相仿；②左下胸膜增厚较前明显，胸膜转移瘤不能除外；③左侧胸腔少量包裹性积液与前相仿。考虑该患者对埃克替尼耐药，疗效评估为 PD。

2.3 第 3 次 MDT to HIM 诊治（2017 年 3 月 22 日）

（1）讨论及意见

胸部肿瘤内科 经过 9 个月埃克替尼靶向治疗，复查胸腹部增强 CT 考虑 PD，建议行胸膜活检并进行基因检测，明确转移灶性质及分子病理后再行治疗。如拒绝行胸膜活检，胸腔积液或血液二代测序（NGS）基因检测也可作为替代或补充。

胸部肿瘤外科 术后出现胸膜转移，靶向治疗后进展，目前无手术治疗指征，同意胸部肿瘤内科治疗意见。

胸部肿瘤放疗科 埃克替尼治疗后胸膜转移有进展，同意胸膜活检取肿瘤组织行 NGS 检测，再决定后续治疗。

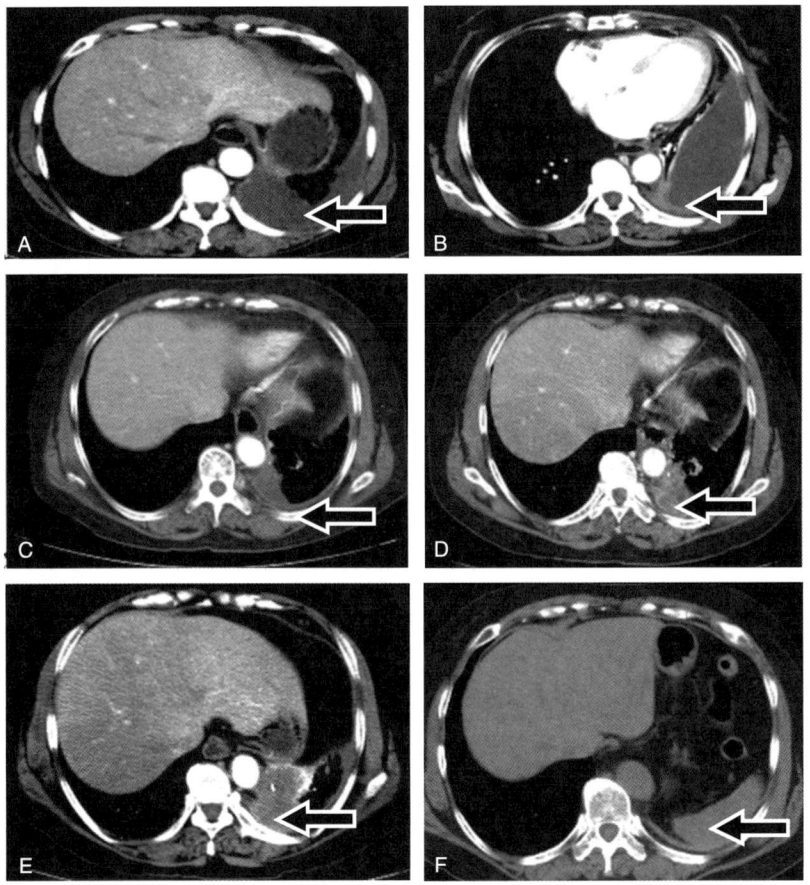

图 3.4 不同时期胸部 CT 检查结果

A. 术后 2 个月胸部增强 CT（2016 年 4 月 12 日），左侧胸膜结节样增厚，考虑转移。B. 术后 4 个月胸部增强 CT（2016 年 6 月 14 日），左侧胸腔积液较前增多，伴局部包裹，左侧胸膜结节样增厚。C. 应用埃克替尼 2 个月后（2016 年 8 月 16 日），左侧胸腔积液较前减少，左下胸膜结节状增厚较前缩小。D. 应用埃克替尼 9 个月后（2017 年 3 月 21 日），左下胸膜增厚较前明显。E. 埃克替尼耐药后继续应用 2.5 个月（2017 年 6 月 6 日），左下胸膜增厚较前明显，范围较前增大。F. 埃克替尼联合克唑替尼联合应用 50 个月后（2021 年 8 月 5 日）左侧胸膜增厚，较前相仿

（2）MDT to HIM 结论

整合多学科意见，达成一致意见，建议行胸膜活检，加做病理检测后考虑行 NGS 基因检测，明确耐药机制后再决定后续治疗。

（3）治疗及效果

患者拒绝胸膜活检，且因经济因素未行 NGS 检测，2017 年 3 月 23 日本院行血液 *EGFR* 突变检测：*EGFR* 基因 exo19 del 突变，T790M 突变阴性。

患者因自身原因拒绝接受化疗等治疗，继续服用埃克替尼近 3 个月。2017 年 6 月 6 日胸部及腹部增强 CT（图 3.4E）：左下胸膜增厚较前明显，范围较前增大，

患者同意行胸膜穿刺活检。2017 年 6 月 13 日病理报告示（图 3.5）：（左下肺胸膜）低分化癌。无足够肿瘤组织用于 NGS 检测和免疫组化检测以明确具体病理类型，2017 年 6 月 10 日行血液 NGS 检测提示：*EGFR* 19 del，EGFR 拷贝数增加（拷贝数 20），细胞间质上皮转换因子（c‐Met）拷贝数增加（拷贝数 18），肿瘤蛋白 53（*TP*53）突变。胸膜穿刺标本荧光原位杂交技术（FISH）检测 c‐Met 结果示：MET = 21.1，CEN7 = 2.84，MET/CEN7 = 7.43。MET 基因比值阳性。左下肺原发灶及右上肺原发灶术后标本 FISH 方法检测 c‐Met 结果均阴性。左下肺原发灶术后标本及 2017 年 6 月 13 日胸膜转移结节穿刺标本补做 c‐Met 免疫组化（IHC）结果显示：c‐Met（2 +，70%）和 c‐Met（3 +，90%）。病理及基因检测结果汇总参见表 3.1。

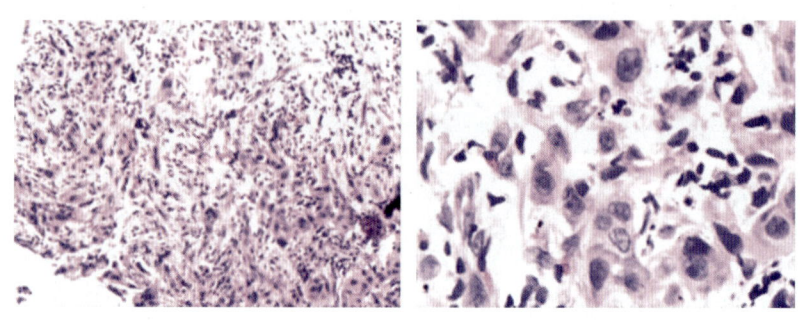

HE，×100　　　　　　　　HE，×200

图 3.5　左下肺胸膜转移灶穿刺活检病理结果

（左下肺胸膜）低分化癌

表 3.1　病理与基因检测结果汇总

组织来源	病理结果	c‐Met（IHC）	c‐Met（FISH）	c‐Met（NGS）	*EGFR*
左下肺术后标本（2016 年 1 月 8 日）	浸润性腺癌（以腺泡状生长为主，部分实性生长）	2 +，70%	阴性	-	*EGFR* 19 del（ARMS）
右上肺术后标本（2016 年 2 月 22 日）	浸润性腺癌（以腺泡状生长为主，部分乳头状生长）累及脏层胸膜	2 +，90%	阴性	-	*EGFR* 19 del（ARMS）
埃克替尼耐药后外周血液（2017 年 6 月 10 日）	-	-	-	c‐Met 扩增 拷贝数 18	*EGFR* 19 del；EGFR 拷贝数 20（NGS）
左下胸膜穿刺活检标本（2017 年 6 月 13 日）	低分化癌	3 +，90%	阳性	-	-

（4）后续治疗

2017年6月起至今口服埃克替尼125mg tid 与克唑替尼250mg bid 整合抗瘤治疗。2个月后复查，疗效评估为显著 PR。后定期复查，疗效稳定。2021 年 8 月 5 日复查胸腹部 CT：两肺癌术后复查，对比前 CT 片（2021 年 6 月 8 日）：①两肺少许炎症及纤维灶；右肺下叶类小结节，较前相仿。②左侧胸膜增厚，较前相仿。③上腹 CT 平扫未见明显异常（图 3.4F）。治疗流程参见图 3.6。

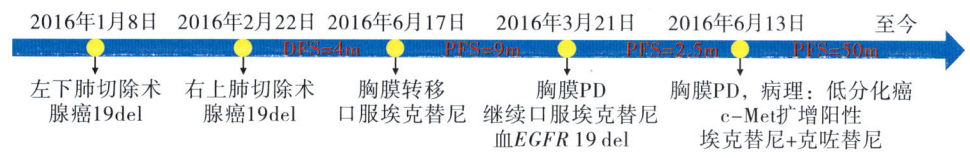

图3.6　治疗流程图

3　体　会

MPLC 作为一种特殊类型的肺癌，既往临床相对少见，如何精准诊治 MPLC 常需 MDT to HIM。2016 年国际肺癌研究协会结合 M&M 标准及 2013 年 AJCC 指南，提出诊断多原发肺癌的建议：整合组织学评估是鉴别多原发肺癌与肺内转移的主要病理学标准，而其他分子生物标记物（如驱动基因突变等）、临床及影像学信息为辅助作用。因此 MPLC 的诊断及治疗应由 MDT to HIM 讨论并决策。

在 NSCLC 中，$c-Met$ 基因变异可见于两种情况，一是 $c-Met$ 原发改变，肿瘤的发生仅依赖于 $c-Met$ 信号通路的异常激活，如扩增、14 外显子跳读或两者同时驱动；另是 $c-Met$ 继发改变，$c-Met$ 扩增通过激活 EGFR 非依赖性 ErbB3 磷酸化从而激活下游 PI3K/AKT 通路引起 EGFR-TKI 耐药，继而在 EGFR-TKI 存在的情况下提供旁路耐药机制。临床前和一些初步临床数据表明，治疗 $c-Met$ 扩增导致 EGFR-TKI 耐药的一个有效选择是 EGFR-TKI 和 $c-Met$ 抑制剂整合应用。本例接受一代埃克替尼治疗后进展，进展前后的组织 FISH 检测证实高水平的 $c-Met$ 扩增为耐药机制。随后在二线克唑替尼与原 EGFR-TKI 整合治疗后获得长期缓解，提示在耐药机制中占据主导地位的 $c-Met$ 高水平扩增被克唑替尼抑制或许是本病例在接受整合治疗模式后长期生存的重要原因。

目前有不同方法可以检测 $c-Met$ 扩增，包括 FISH、实时荧光定量 PCR（RTFQ-PCR）和 NGS，遗憾的是不同检测方法界定 $c-Met$ 扩增的临界值差别很大。FISH 是组织 $c-Met$ 扩增检测的金标准，以 $c-Met$ 基因拷贝数来判定阳性，并根据 $c-Met$ 与 7 号染色体着丝粒（CEP7）的比值来定义扩增水平。IHC 能否作为筛查 $c-Met$ 扩增的检测方法目前尚无定论。本例左下肺及右上肺术后标本 c-Met 免疫组化均为 2+，而对应的 FISH 检测却为阴性；进展后的胸膜穿刺活检标本 c-Met 免疫组化为 3+，经 FISH 验证为阳性，提示 $c-Met$ 免疫组化 3+ 或许可提示 $c-Met$ 扩增，但仍需前瞻性大样本临床研究证实。TATTON 研究中对入组人群的生物标志物分析显示，组织 NGS 可有效识别 c-Met 扩增，然而多倍体在很大程度上被 NGS 所遗漏，此外血液 NGS 与组织 FISH 相比，血液 NGS 检测 c-Met 扩增仅能发现大约 25% 的阳性患者，存在大量漏检，临床使用需谨慎。在本病例中，该患者对应的血液 NGS 同样检出 c-Met 拷贝数增加，与 FISH 结果一致，提示液体活检可作为组织检测的重要补充甚至替代。

讨论团队：胸部肿瘤内科覃晶，胸部肿瘤外科沈迪建，胸部肿瘤放疗科徐裕金，放射科江海涛，病理科余昶。

参考文献

[1] Martini N, Melamed MR. Multiple primary lung cancers[J]. J Thorac Cardiovasc Surg, 1975, 70(4):606-612.

[2] Warth A, Macher-Goeppinger S, Muley T, et al. Clonality of multi focal non-small cell lung cancer: implications for staging and therapy[J]. Eur Respir J, 2012, 39(6):1437-1442.

[3] Shen KR, Meyers BF, Larner JM, et al. Special treatment issues in lung cancer: ACCP evidence-based clinical practice guidelines (2nd edition)[J]. Chest, 2007, 132:290S-305S.

[4] Kozower BD, Larner JM, Detterbeck FC, et al. Special treatment issues in non-small cell lung cancer: diagnosis and management of lung cancer, 3rded: American College of Chest Physicians evidence-based clinical practice guidelines[J]. Chest, 2013, 143:e369S-e399S.

[5] Ishikawa Y, Nakayama H, Ito H, et al. Surgical treatment for synchronous primary lung adenocarcinomas[J]. Ann Thorac Surg, 2014, 98(6):1983-8.

[6] Detterbeck FC, Franklin WA, Nicholson AG, et al. The IASLC lung cancer staging project: background data and proposed criteria to distinguish separate primary lung cancers from metastatic foci in patients with two lung tumors in the forthcoming eighth edition of the TNM classification for lung cancer[J]. J Thorac Oncol, 2016, 11(5):651-665.

[7] Guo R, Luo J, Chang J, et al. MET-dependent solid tumours-molecular diagnosis and targeted therapy[J]. Nat Rev Clin Oncol, 2020, 17(9):569-587.

[8] York ER, Varella-Garcia M, Bang TJ, et al. Tolerable and Effective Combination of Full-Dose Crizotinib and Osimertinib Targeting MET Amplification Sequentially Emerging after T790M Positivity in EGFR-Mutant Non-Small Cell Lung Cancer[J]. J Thorac Oncol, 2017, 12(7):e85-e88.

[9] Gainor JF, Niederst MJ, Lennerz JK, et al. Dramatic Response to Combination Erlotinib and Crizotinib in a Patient with Advanced, EGFR-Mutant Lung Cancer Harboring De Novo MET Amplification[J]. J Thorac Oncol, 2016, 11(7):e83-85.

[10] Ryan J. Hartmaier, Ji-Youn Han, Byoung Chul Cho, et al. Detection of MET-mediated EGFR tyrosine kinase inhibitor (TKI) resistance in advanced non-small cell lung cancer (NSCLC): biomarker analysis of the TATTON study[J]. Cancer Res, 2019, 79(13 Suppl): Abstract 4897.

4 初诊胸腺癌的 MDT to HIM 诊治过程及体会

◎陈凯燕 龚 磊 黄志煜

1 概 述

胸腺肿瘤是胸部肿瘤中一种相对少见的类型，包括胸腺瘤和胸腺癌。胸腺癌侵袭性远高于胸腺瘤，其分为鳞状细胞癌和未分化癌，常伴远处转移，预后较差，5 年生存率约为 55%。组织病理分型和手术根治性切除是预后的独立危险因素。胸腺癌的治疗主要根据手术可切除性及是否完全性切除制订，尤其需要多学科整合诊治（MDT to HIM）讨论，才能制订个体化整合整治方案，以实现最大化整合诊治效果。

2 MDT to HIM 诊治过程

男性，50 岁，身高 178cm，体重 71.5kg，体表面积 1.90m^2，ECOG 评分 1 分。2018 年 4 月 9 日因"体检发现前纵隔肿瘤 1 周"就诊于浙江省肿瘤医院。无胸闷气急，无咳嗽咯痰等不适。既往体健，吸烟史（30 包/年），无饮酒史，无家族肿瘤病史。2018 年 4 月 9 日胸腹部增强 CT（图 4.1）：①前纵隔占位灶，首先考虑恶性肿瘤，最大层面径约 48mm×67mm。血清肿瘤标记物：细胞角蛋白 19（6.33ng/ml）和鳞状上皮细胞癌抗原（2.50ng/ml）升高，甲胎蛋白、β-HCG 阴性。2018 年 4 月 11 日在 CT 引导下行左前纵隔肿块穿刺活检术，病理报告：（前纵隔）纤维组织内见异型增生上皮样细胞巢。由于首次穿刺活检病理未明确，2018 年 4 月 19 日再次在 CT 引导下行左前纵隔肿块穿刺活检术，病理报告（图 4.2）：少量低分化癌（考虑为胸腺来源非角化性癌伴神经内分泌分化）。免疫组化：P63（+），CK5/6（+），P40（+），NapsinA（-），CK7（-），TTF1（-），ALK（D5F3）（-），CHG-A/CgA（+），Sy（+），CD56（-），CD117/c-kit（+），CD5（+），PAX-8（+）、TdT（-）、EBER（-）。2018 年 4 月 26 日全身骨显像未见明显异常。B 超：左锁骨上小淋巴结，双上颈淋巴结，形态可。初步诊断：胸腺癌 Masaoka-Koga 分期ⅢB 期（侵犯心包及主动脉）。ECOG 评分 1 分。

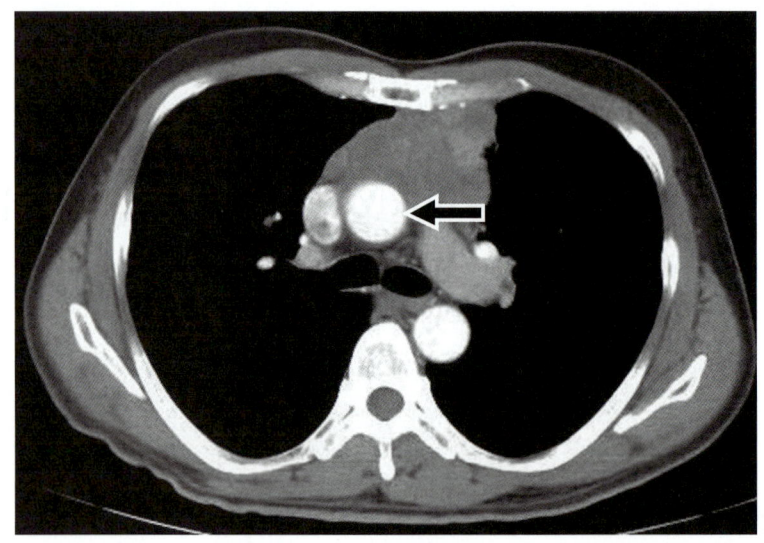

图 4.1 基线胸部增强 CT 图像（2018 年 4 月 9 日）

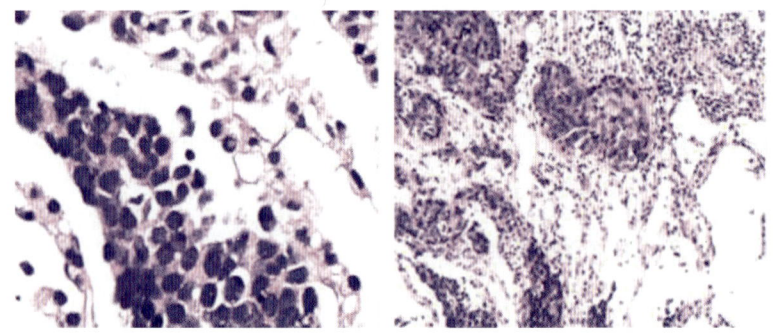

图 4.2 初诊时经 CT 引导下行前纵隔肿块穿刺活检病理结果

左前纵隔穿刺见少量低分化癌，考虑为胸腺来源非角化性癌伴神经内分泌分化。免疫组化：P63（+），CK5/6（+），P40（+），NapsinA（-），CK7（-），TTF1（-），ALK（D5F3）（-），CHG-A/CgA（+），Syn（+），CD56（-），CD117/c-kit（+），CD5（+），PAX-8（+），TdT（-），EBER（-）

2.1 第 1 次 MDT to HIM 诊治

（1）讨论及意见

放射科 胸部增强 CT 提示前纵隔软组织肿块影，密度不均，增强后不均匀强化影，最大层面径约 48mm×67mm，灶周伴多发小结节影，符合胸腺恶性肿瘤。胸腺肿瘤影像学上表现为大块边界不清、易引起渗出的前纵隔肿物，常出现局部浸润，也可出现区域淋巴结转移和远处转移。50% 的前纵隔原发癌是胸腺肿瘤，需与前纵隔其他类型肿瘤（如淋巴瘤、生殖细胞瘤、肺癌转移瘤等）和非恶性胸腺病变相鉴别。本例生殖系统肿瘤标记物（甲胎蛋白和 HCG）阴性，无其他腺病，肿块与甲状腺无连续性，肺内无异常病灶，因此诊断考虑胸腺恶性肿瘤。

病理科 纵隔肿块穿刺病理镜下见少量低分化癌（结合免疫组化考虑胸腺来源非角化性癌伴神经内分泌分化）。免疫组化CD117/c-kit（+）、CD5（+）、PAX-8（+）、TdT（-）、EBER（-），支持胸腺来源恶性肿瘤；P63（+）、CK5/6（+）、P40（+），具有鳞癌特征；CgA（+）、Sy（+），具有神经内分泌分化特征。在病理上，胸腺肿瘤归类为上皮肿瘤，以上皮细胞和淋巴细胞相结合为特征。胸腺癌占胸腺肿瘤发病率的15%，最常见的细胞组织类型为鳞状细胞癌、淋巴上皮癌、神经内分泌癌和未分化癌。2015年WHO将胸腺上皮肿瘤根据肿瘤组织不同亚型的生物学行为差异，将组织学分型简化为低危组（A型、AB型和B1型），高危组（B2型和B3型），胸腺癌组（C型）3个亚型。本例细胞具恶性特征，鳞状细胞分化标记阳性，但瘤细胞未显示角化或细胞间桥，且神经内分泌分化标记阳性，综上考虑诊断"胸腺来源非角化性癌伴神经内分泌分化"。

胸部肿瘤外科 胸腺癌是一种少见的上皮来源恶性肿瘤，较胸腺瘤更具侵袭性。对病灶可切除患者，首选根治性手术治疗，接受R0切除患者5年生存率约为60%。外科手术目标是完全切除病变，完整胸腺癌切除需切除全部肿瘤及其受累的邻近组织，包括心包、膈神经、胸膜、肺甚至大血管等。本例虽无远处转移征象，但影像学提示肿瘤侵犯邻近心包及主动脉。目前预计手术无法完整切除，建议先行2~4周期诱导化疗，待治疗后重新评估疾病再决定治疗方案。

胸部肿瘤内科 对局部晚期（Ⅲ~ⅣA期）胸腺癌，如根据影像学评估无法手术完全切除，应在活检病理明确后，先行诱导化疗，继而根据病灶转归决定后续手术或放疗。因缺乏随机对照研究数据，目前胸腺癌的标准化疗方案尚不确定。根据NCCN指南，胸腺癌一线化疗方案推荐首选紫杉醇与卡铂整合。因临床研究中，紫杉醇+卡铂对胸腺癌的有效率最高（22%~36%）。

放疗科 预计手术无法完全切除的胸腺癌推荐行同步放化疗，建议根治性放疗剂量为60~70Gy。调强适形放疗（IMRT）可以进一步优化放疗剂量分布并减少正常组织的辐射剂量，降低对正常组织的剂量。由于本例患者较年轻，且大多胸腺肿瘤为长期幸存者，因此心脏的平均总剂量应尽可能低，以最大限度地减轻毒副作用，延长生存期。

(2) **MDT to HIM 结论**

整合多学科意见，该患者为胸腺癌（Masaoka-Koga分期ⅢB期），目前预计手术无法完整切除，建议先行诱导化疗，根据病灶转归决定后续手术或放疗。

(3) **治疗及效果**

2018年4月27日行第1周期TC方案化疗，具体：（力扑素）紫杉醇脂质体175mg/m² d1+卡铂注射液 AUC 5 d1。第1周期化疗后出现中性粒细胞缺乏伴发热（FN）。2018年5月7日血常规：中性粒细胞$0.1×10^9$/L；最高体温39℃，予G-CSF、泰能对症治疗后好转。考虑第1周期化疗后出现Ⅳ度骨髓抑制，2018年5月

18日、6月9日予第2~3周期TC方案减量化疗，具体：（力扑素）紫杉醇脂质体 131mg/m² d1 + 卡铂注射液 AUC 3.75 d1，过程顺利。化疗后予G-CSF二级预防。3周期诱导化疗结束后复查CT（2018年7月9日）显示前纵隔肿块较前缩小，疗效部为PR。胸外科会诊认为肿瘤仍侵犯邻近心包及主动脉，手术无法完整切除，建议后续行放疗。2018年7月3日至8月6日予前上纵隔肿瘤及相应淋巴引流区调强放疗 PTV 50Gy/25F；二次扫描，肿瘤较前缩小。8月7日至13日予肿瘤缩野加量调强放疗 PTV2 10Gy/5F，过程顺利。放疗期间予第4周期化疗（2018年7月20日），具体：（力扑素）紫杉醇脂质体 131mg/m² d1 + 卡铂注射液 AUC 3.75 d1，过程顺利。化放疗结束后复查胸腹部增强CT（图4.3），按RECIST 1.1标准评价疗效为PR。

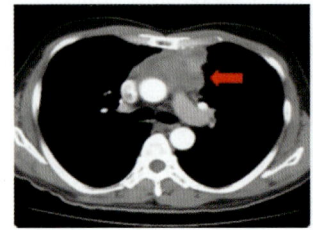 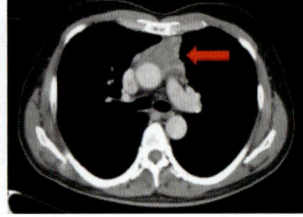 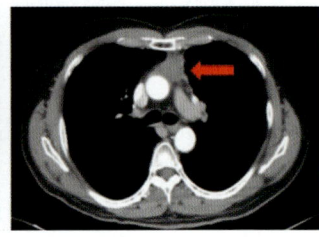

2018年4月10日：基线　　2018年7月9日：化疗后　　2018年11月16日：化放疗后

图4.3　基线、3周期化疗后和化放疗后2个月复查胸腹部增强CT

前纵隔肿块较前明显缩小

（4）MDT to HIM 诊治

患者放化疗结束后定期复查。2020年7月10日（放疗结束后23个月）复查胸腹部增强CT（图4.4，对照2020年4月30日CT）：前纵隔肿块，范围较前大致相仿，最大层面径约 2.6cm × 2.4cm。左侧腋窝多发肿大淋巴结，大者短径约 1.8cm，考虑转移。2020年7月10日行左侧腋窝淋巴结穿刺病理（图4.5）：（左侧腋窝淋巴结穿刺）转移性低分化（鳞）癌。目前诊断：胸腺鳞癌伴左侧腋窝淋巴结转移，Masaoka - Koga 分期：ⅣB期，ECOG评分1分。为探讨下一步治疗方案，行第2次 MDT to HIM 讨论。

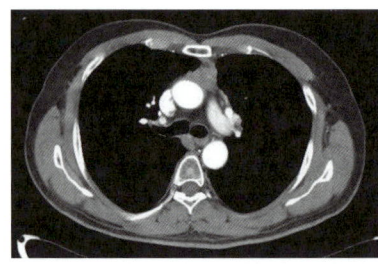 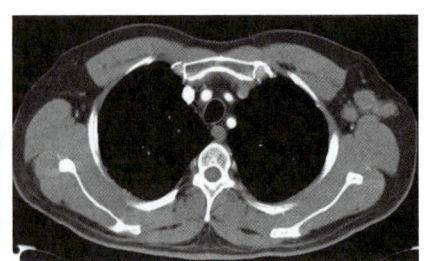

图4.4　2020年7月10日复查胸腹增强CT图像

前纵隔肿块，较前相仿；左侧腋窝多发肿大淋巴结，大者短径约 1.8cm

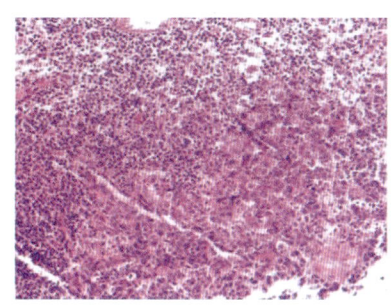
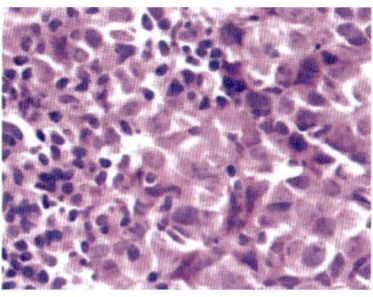

图 4.5　左侧腋窝淋巴结穿刺活检病理检查结果

（左侧腋窝淋巴结穿刺）转移性低分化（鳞）癌

2.2　第 2 次 MDT to HIM 诊治

(1) 讨论及意见

放射科　前纵隔肿块、灶周伴多发小结节影，密度欠均，与主动脉分界不清，最大层面径约 2.6cm×2.4cm，范围较前大致相仿。左侧腋窝新发肿大淋巴结，大者短径约 1.8cm，CT 增强后呈明显强化，考虑转移。根据 RECIST 1.1 标准，评估为 PD。

病理科　本次腋窝淋巴结病理诊断转移性低分化（鳞）癌，鳞癌可分为角化性和非角化性癌。结合前次病理结果分析，诊断考虑胸腺鳞癌伴腋窝淋巴结转移。

胸部肿瘤外科　胸腺癌化放疗后出现胸腔外淋巴结转移，Masaoka - Koga 分期 ⅣB 期，目前无根治性手术指针，建议内科治疗。

胸部肿瘤内科　目前诊断胸腺鳞癌化放疗后腋窝淋巴结转移，建议先予姑息化疗控制疾病。胸腺鳞癌的二线系统治疗无标准方案。考虑一线紫杉烷类＋铂类化疗药物使用后疾病控制时间超过 2 年，且患者为中年男性体力状况评分较好，可继续沿用原化疗方案行二线抗瘤治疗。

放疗科　一线化放疗后出现腋窝多发淋巴结转移，Masaoka - Koga 分期 ⅣB 期，建议予全身化疗。

(2) MDT to HIM 结论

整合多学科意见，该患者为胸腺鳞癌腋窝淋巴结转移（Masaoka - Koga 分期 ⅣB 期），建议行二线姑息化疗，预防并处理化疗相关不良反应。

(3) 治疗及效果

排除化疗禁忌，2020 年 7 月 14 日至 9 月 15 日予二线第 1~4 周期 TP 方案减量化疗（考虑既往化疗后出现 FN），具体：白蛋白紫杉醇 100mg/m^2 d1、d8，顺铂 60mg/m^2 d1~3，过程顺利。分别于化疗 2 周期、4 周期后复查胸腹部增强 CT（图 4.6），按 RECIST 1.1 标准评价左侧腋窝淋巴结病灶为 PR，前纵隔病灶 SD，总体疗效评价为 PR。

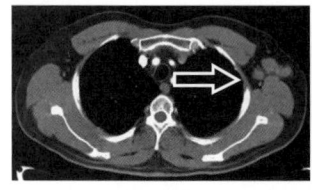 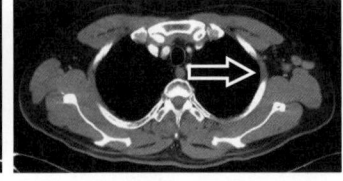 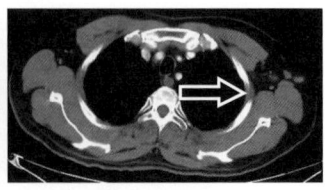

  2020 年 7 月 10 日   2020 年 8 月 25 日   2020 年 10 月 9 日

图 4.6 2 周期化疗后及 4 周期化疗后复查胸腹部增强 CT 图像

患者左侧腋窝淋巴结较前明显缩小

(4) MDT to HIM 诊治

4 周期 TP 化疗方案结束后定期复查，2021 年 4 月 1 日（末次化疗后 6 个月余）复查胸腹部增强 CT（图 4.7）：对照 2020 年 1 月 7 日 CT，前纵隔肿块范围较前大致相仿，最大层面径约 2.6cm×2.4cm。左侧腋窝多发肿大淋巴结，较前增大，大者短径约 2cm。按 RECIST 1.1 标准评价左侧腋窝淋巴结病灶为 PD，前纵隔病灶 SD，总体疾病评价为 PD。为探讨下一步治疗方案，进行第 3 次 MDT to HIM 讨论。

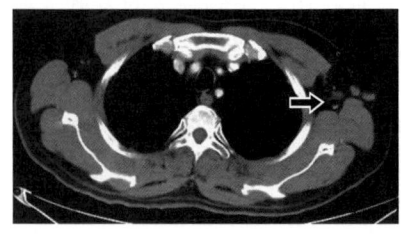 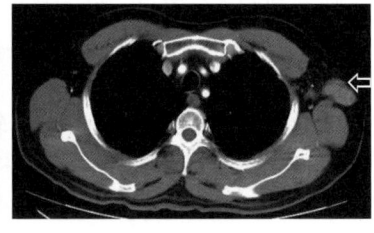

  2020 年 10 月 9 日   2021 年 4 月 1 日

图 4.7 2021 年 4 月 1 日复查胸腹部增强 CT 图像

对照 2020 年 10 月 9 日 CT，左侧腋窝多发肿大淋巴结，较前增大

2.3 第 3 次 MDT to HIM 诊治

(1) 讨论及意见

胸部肿瘤外科 胸腺鳞癌化疗后再次出现腋窝淋巴结进展，Masaoka–Koga 分期ⅣB 期，目前无根治性手术指征，建议放化疗科就诊。

胸部肿瘤内科 胸腺鳞癌放化疗后出现腋窝淋巴结再次进展，原发灶稳定，建议先予全身化疗，在全身疾病控制前提下，予腋窝局部放疗。患者既往紫杉烷类 + 铂类药物使用后进展，胸腺癌后线化疗方案无优选推荐，可考虑使用吉西他滨与顺铂（GP 方案）整合化疗。

放疗科 一线放化疗后出现腋窝多发淋巴结反复进展，考虑为寡转移的患者，建议全身化疗与腋窝局部放疗相整合，加强局部转移病灶处理。

(2) MDT to HIM 结论

整合多学科意见，该患者为胸腺鳞癌腋窝淋巴结转移（Masaoka–Koga 分期ⅣB 期），建议行 GP 方案姑息化疗与腋窝淋巴结局部放疗相整合，注意预防和处理放化疗不良反应。

（3）治疗及疗效

排除相关禁忌，2021 年 4 月 8 日、4 月 30 日、5 月 24 日行第 1～3 周期 GP 方案减量化疗，具体：（泽菲）吉西他滨 1000mg/m² d1、d8 + 顺铂 60mg/m² d1～3；过程顺利。GP 方案化疗 2 周期后复查胸腹增强 CT（图 4.8），按 RECIST 1.1 标准评价左侧腋窝淋巴结病灶为 PR，前纵隔病灶 SD，总体疗效为 PR。2021 年 6 月 23 日起行左侧腋窝淋巴结姑息性放疗，DT 60Gy/30F。放疗后复查胸腹增强 CT，按 RECIST 1.1 标准评价左侧腋窝淋巴结病灶为 PR。

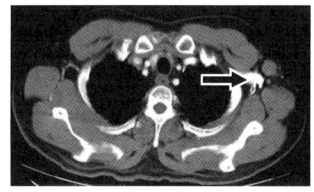 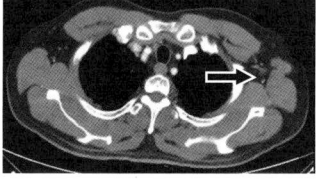 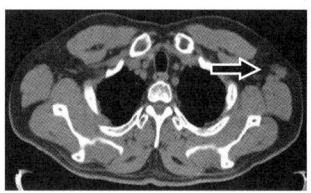

2021 年 4 月 1 日　　　　2021 年 5 月 20 日　　　　2021 年 7 月 31 日

图 4.8　2 周期化疗后及腋窝局部放疗后复查胸腹部增强 CT 图像

患者左侧腋窝淋巴结较前明显缩小

3　体　会

胸腺肿瘤是胸部肿瘤相对少见的一种肿瘤类型，通常位于前纵隔，WHO 病理学分类将其划分为胸腺上皮肿瘤，包括胸腺瘤和胸腺癌。中国胸腺肿瘤的发病率约为 4.09/100 万，略高于欧美国家。对可手术切除的胸腺上皮肿瘤优先推荐手术完全切除，术后或辅助以放化疗；而晚期不可切除的胸腺上皮肿瘤，治疗方式以放化疗为主，但缺乏一、二线标准治疗方案。近年来，靶向治疗药物和免疫检查点抑制剂在胸腺上皮肿瘤中展现出一定的治疗前景。

胸腺肿瘤患者的最佳治疗计划应由胸外科、放疗科、肿瘤内科、影像科、病理科医生组成的 MDT to HIM 团队整合制订。本例胸腺鳞癌患者的 MDT to HIM 的整合诊疗在基于循证医学证据的模式下进行，为患者提供了包含诱导化疗和姑息化疗、根治性放疗和姑息放疗在内的多学科、个性化的整合诊疗方案。该患者的 OS 已超过 3 年，可见其从 MDT to HIM 诊治中获益显著。

讨论团队：放射科江海涛，病理科方铣华，胸部肿瘤内科范云，放疗科王跃珍。

参考文献

[1] Huang J, Detterbeck FC, Wang Z, et al. Standard outcome measures for thymic malignancies[J]. J Thorac Oncol, 2010, 5(12):2017-23.

[2] Detterbeck FC, Nicholson AG, Kondo K, et al. The Masaoka-Koga stage classification for thymic malignancies: clarification and definition of terms[J]. J Thorac Oncol, 2011,6(7 Suppl 3):S1710-6.

5 初诊原发性肺淋巴上皮瘤样癌的 MDT to HIM 诊治过程及体会

◎周子超 范 云

1 概 述

原发性肺淋巴上皮瘤样癌（lymphoepithelioma – like carcinoma，LELC）是一种罕见、EB 病毒相关的恶性肿瘤。诊断主要基于病理。由于肺 LELC 发病率低，目前仍缺乏大样本研究数据，小样本回顾性研究显示晚期肺 LELC 可通过多学科整合诊治（MDT to HIM）讨论，制订个体化整合整治方案，从而实现最大化整合诊治效果。

2 MDT to HIM 诊治过程

男性，47 岁，身高 184cm，体重 81kg，ECOG 体能状况评分 1 分。因"咳嗽伴痰中带血 1 周"于 2016 年 12 月 28 日就诊于浙江省肿瘤医院胸部肿瘤内科。2016 年 12 月无明显诱因咳嗽，痰中带少量鲜红血丝，无其他不适。吸烟史（5 包/年），既往体健，否认家族肿瘤病史。2016 年 12 月 28 日胸部 + 上腹部增强 CT：右下肺门类结节影（长径 2.5cm），恶性肿瘤可能。肝超声：左肝结节，考虑转移性（长径 1.6cm）；肝脏多发粟粒影，肝硬化结节可能。颅脑增强 MRI 未见异常。PET – CT：右肺下叶近肺门结节见氟脱氧葡萄糖（FDG）代谢增高，考虑肺恶性肿瘤；肝顶部结节 FDG 代谢增高，考虑转移；左侧第 7 后肋点状骨质密度异常，FDG 代谢略增高，转移不除外。支气管镜检：（右肺下叶）基底段至亚段开口黏膜增厚、粗糙，咬检。病理检查（图 5.1）：第 1 次报告示（右肺下叶）低分化（鳞）癌；第 2 次示（右肺下叶）低分化癌，免疫组化符合肺 LELC。免疫组化：ALK（－），CK5/6（－），P40（－），TTF1（－），P63（＋），CK7（－），NapsinA（－），嗜铬粒蛋白 A（CGA）（－），Syn（－），CD56（－），EB 病毒（EBV）编码 RNA EBER（＋）。送检组织基因检测（二代测序法）示：*EGFR*、*ALK*、*ROS*1 和 Kirsten 大鼠肉瘤病毒癌基因（*KRAS*）等基因均未见异常。因病理类型特殊，于 2017 年 1 月 4 日行鼻咽镜检查，未见异常。血 EBV DNA 测定：102.13

拷贝/ml；EBV 衣壳抗原抗体 IgA 阳性。建议行肝部病灶粗针穿刺活检，患者及家属拒绝。初步诊断：右肺 LELC，$cT_{1c}N_0M_{1b}$（肝转移可能大），ⅣA 期，驱动基因阴性，ECOG 评分 1 分。

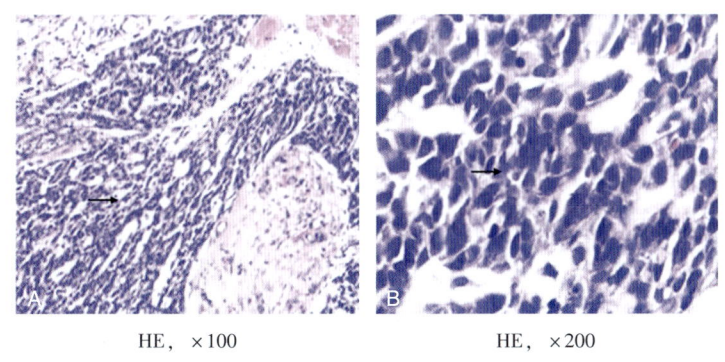

图 5.1　初诊时经支气管镜肺活检病理检查结果

A. 低分化非小细胞肺癌组织（箭头），分化差，未见腺癌形态，未见典型角化珠、细胞间桥等鳞癌形态。B. 结合免疫组织化学检查结果符合淋巴上皮瘤样癌

2.1　第 1 次 MDT to HIM 诊治（2017 年 1 月 5 日）

（1）讨论及意见

胸部肿瘤内科　中年男性，有吸烟史。临床表现为咳嗽咯痰，痰中带血。入院胸部 CT 及全身 PET-CT 示右肺下叶占位，长径 2.5cm，右肝膈顶可见一长径 1.6cm 类圆形混杂密度影。入院行 CT 引导下右肺下叶穿刺活检，结合免疫组化符合肺 LELC。因该病理类型罕见，补充检测血 EBV-DNA 及 EBV 衣壳抗原抗体-IgA 均支持肺 LELC 诊断。结合影像学评估和突变基因检测，初诊：右肺 LELC，$cT_{1c}N_0M_{1b}$（肝病灶转移可能大），ⅣA 期。

放射科　胸部+上腹部增强 CT 及全身 PET-CT，符合原发肺癌典型影像学表现。值得关注的是本例纵隔及肺门未见淋巴结转移征象，但右肝近膈顶部可见一类圆形混杂密度影（直径 1.6cm）；PET-CT 示该结节 FDG 代谢增高，SUV 最大值为 9.6；加查肝脏 MRI 增强示该结节为长 T1 长 T2 信号结节，增强后持续强化。综合各项检查肝单发结节考虑转移可能性大，建议行肝病灶穿刺进一步明确。颅脑增强 MRI 检查未见转移征象。

病理科　右下肺病灶经支气管镜活检，为低分化 NSCLC。免疫组化检查具有鳞癌特征：CK5/6（+）和 P40（+），但镜下观察未见典型鳞状细胞分化。本科讨论后加行 EBER 分子检测（原位杂交法），结果阳性，符合肺 LELC。肺 LELC 类似于未分化鼻咽癌，形态学与其不易区分，由未分化癌细胞、丰富的淋巴间质和具有鳞癌细胞超微结构特征的细胞组成，并伴大量淋巴细胞浸润。在分子检测方面，此类患者驱动基因变异罕见，仅 2% 具有 *EGFR* 突变，但程序性死亡受体配体-1（PD-L1）表达较高。目前已行鼻咽镜检查排除鼻咽癌可能，符合肺原发

LELC 的病理诊断。

胸部肿瘤外科 肺 LELC 是一种少见的病理亚型。研究报道，Ⅰ期及Ⅱ期比例 >50%，多数患者有手术治疗机会；EBV-DNA 拷贝数变化可能是复发的预测因子。该例虽原发肿块偏小，且未见纵隔淋巴结转移，但肝顶部结节灶首先考虑转移，目前暂无根治性手术指征，建议内科治疗。

胸部肿瘤内科 LELC 常发生于鼻咽以外前肠起源的器官，如肺和乳腺等。肺原发 LELC 十分罕见，发生率仅占 NSCLC 的 0.9%，多见于亚裔不吸烟的患者。在病理分类上属于 NSCLC，组织学上与鼻咽未分化癌相似。肺 LELC 发病机制尚不清楚，90% 以上与 EBV 感染相关，该患者血 EBV-DNA 拷贝数阳性 EBV 衣壳抗原抗体-IgA 阳性，EBER 原位杂交结果阳性。总体预后优于常见腺癌、鳞癌等肺癌病理类型，该例虽为晚期，但预后仍可能优于其他类型 NSCLC。在治疗方面，根据 NCCN 指南（Version 4，2016）晚期未分型 NSCLC 一线治疗推荐含铂双药化疗。基于 JMDB 研究，针对未分类的 NSCLC，培美曲塞与铂类整合方案不优于吉西他滨与铂类整合方案。本例肺 LELC，在多种特性上与鼻咽癌相似，故建议选择吉西他滨与顺铂整合方案作为一线治疗方案。

胸部肿瘤放疗科 肝部为单发病灶，长径 1.6cm，结合影像科意见，首先考虑转移。目前患者肝功能无明显异常，可先行内科治疗后观察肝部病灶的反应，必要时可考虑局部姑息性放疗。现有研究显示姑息性放疗可延长原发肺 LELC 的总 OS。

（2）MDT to HIM 结论

整合多学科意见，该患者为可疑肝转移的ⅣA 期原发性肺 LELC（$cT_{1c}N_0M_{1b}$）。建议先行 GP 方案化疗，预防并处理化疗相关不良反应。注意肝脏病灶的变化，必要时再次行肝脏病灶的穿刺活检。

（3）治疗及效果

2017 年 1 月 6 日起行 2 个周期 GP 方案化疗（吉西他滨 $1.6mg/m^2$ d1、d8；顺铂 $40mg/m^2$ d1~3；每 3 周重复）。胸腹部 CT 复查结果参见图 5.2。化疗过程中未出现骨髓抑制，消化道反应 1 级。

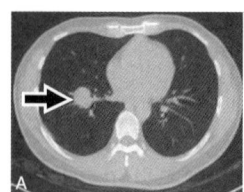 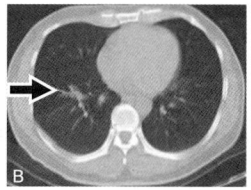 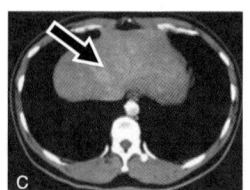 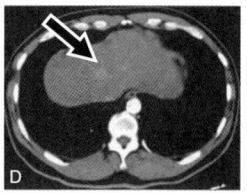

A	B	C	D
2016 年 12 月 28 日	2017 年 2 月 21 日	2016 年 12 月 28 日	2017 年 4 月 10 日

图 5.2 GP 方案化疗 2 个周期后复查胸腹部 CT 检查结果

A~B. 右下肺门病灶较前明显缩小（箭头）。C~D. 肝顶部病灶稳定（箭头）

2.2 第 2 次 MDT to HIM 诊治（2017 年 3 月 3 日）

（1）讨论及意见

胸部肿瘤内科 经过 2 个周期的 GP 方案化疗，复查胸腹部增强 CT，按实体瘤的疗效评价标准 1.1 版（RECIST 1.1）评价肺部病灶疗效达 PR，肝脏病灶为 SD。现患者手术意愿强烈。行本次讨论前已完成第 3 个周期 GP 方案化疗。

放射科 2017 年 2 月 21 日胸部＋上腹部增强 CT 检查与基线 2016 年 12 月 28 日 CT 检查比较（图5.2），右下肺病灶明显缩小，肝部病灶较前无明显变化。基线 CT 及 PET-CT 检查均提示肝部病灶转移，影像学表现较明确。根据 RECIST 1.1 标准，肺部靶病灶较基线缩小 32%，疗效评估为 PR；肝病灶疗效评估为 SD。

胸部肿瘤内科 2 个周期 GP 方案化疗后，肺部病灶缩小，但肝部病灶退缩不明显，两处病灶存在明显异质性。基线时根据影像学诊断肝转移，缺乏病理学支持，建议行肝脏病灶穿刺活检以明确性质。

胸部肿瘤放疗科 初诊为右肺 LELC 伴肝转移，一线 2 个周期 GP 方案化疗后肝部病灶退缩不明显，考虑肿瘤异质性。肝部单发病灶，长径 1.6cm。已有回顾性研究证实，晚期 NSCLC 寡转移患者在有效全身治疗前提下联合积极的局部治疗可使患者生存获益。因此，本病例可在明确肝转移后加行局部放疗。

胸部肿瘤外科 患者年纪较轻，手术意愿强烈。目前 ECOG 评分 0 分，且肺部病灶局限，可考虑穿刺活检以明确肝部结节性质，以评估是否有肺部手术指征。

（2）MDT to HIM 结论

经过 2 个周期的 GP 方案化疗后，肺部病灶明显缩小，肝部病灶变化不明显。团队专家达成较一致意见，建议病理评估肝部病灶性质，重新明确分期，如肝部病灶穿刺阴性，建议行肺部手术治疗。

（3）治疗及效果

2017 年 3 月 6 日行左肝近膈顶结节穿刺，病理检查示：条状肝组织伴部分肝细胞脂肪变，局部间质内纤维组织增生，淋巴细胞浸润，间质内胆管增生，局部伴有轻度异型。免疫组化：Napsin A（−），TTF1（−），CK19（+），CK7（+），CD10（+），肝实质细胞（Hepa-1）（−），CK5/6（−），P63（个别，+）和 P40（−）。分子检测结果：EBER（+）。病理诊断暂不支持肝转移。遂至胸部肿瘤外科行手术治疗，2017 年 4 月 13 日行"腔镜下右下肺切除术＋淋巴清扫术"。术后病理示：右下肺癌化疗后，（右下）肺段支气管管壁浸润型（2.0cm×1.8cm×1.3cm）低分化鳞状细胞癌伴 EBV 感染，癌周纤维组织增生，大量淋巴细胞浸润，累及肺组织，转移至右下肺支气管根部及右下肺内支气管旁淋巴结（图5.3）。结合免疫组化及分子检测结果：EBER（+）。术后诊断：右肺 LELC，分期 $pT_{1b}N_1M_0$ ⅡB 期。术后继续行 GP 方案辅助化疗 2 个周期。

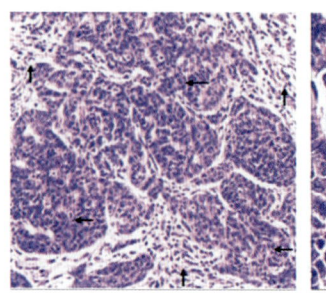 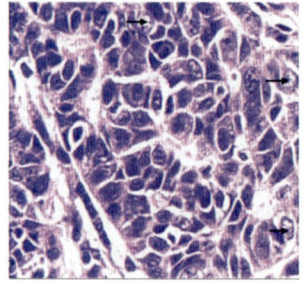

HE，×100　　　　　　　　HE，×200

图 5.3　诱导化疗后手术切除病理检查结果

（右下肺叶手术切除标本）低分化鳞状癌（←），可见单个分离肿瘤细胞呈空泡状（→），癌周纤维组织增生，大量淋巴细胞浸润（↑），累犯肺组织。结合免疫组织化学及分子检测结果示 EBER（+），病理诊断为淋巴上皮瘤样癌。

2.3　第 3 次 MDT to HIM 诊治（2017 年 10 月 23 日）

（1）讨论及意见

胸部肿瘤内科　2017 年 10 月初（术后辅助化疗后 4 个月），患者出现头痛流涎，行走时左下肢无力。复查颅脑增强 MRI 示右侧额叶新发单灶转移性肿瘤。再次分期 $rT_0N_0M_{1b}$ Ⅳ A 期。

放射科　2017 年 10 月 17 日颅脑增强 MRI（图 5.4）：右侧额叶见一长 T1 长 T2 结节灶，大小约 3.8cm×2.8cm，增强后病灶环形强化，周围见明显水肿；右侧侧脑室前角受压变形明显，与 2016 年 12 月 28 日基线颅脑增强 MRI 检查比较，提示右侧额叶新发转移瘤。胸腹部增强 CT 肝脏病灶较前相仿。

胸部肿瘤内科　右肺癌根治术后辅助化疗后 4 个月，新发脑部寡转移灶，局部肿块较大。现出现头痛和步态不稳，结合临床及影像学考虑脑部病灶压迫功能区，宜先行脑部手术治疗以缓解症状。

胸部肿瘤放疗科　目前肺癌脑部单发转移，根据 NCCN 指南（Version 8，2017），存在脑部放疗或手术治疗指征。但该例脑部病灶 > 3cm，且水肿范围大，压迫症状明显，不宜行立体定向放疗。建议先行脑外科手术治疗，术后再评估脑部放疗的必要性。

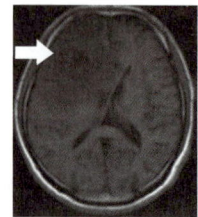 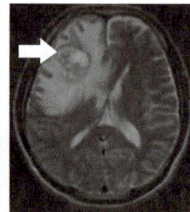 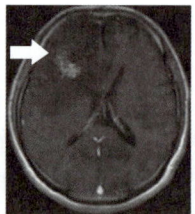 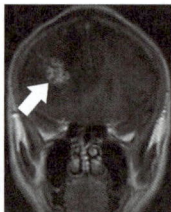 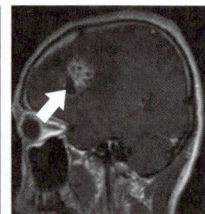

图 5.4　2017 年 10 月颅脑增强 MRI 检查发现脑部新发转移瘤

右侧额叶见一长 T1 长 T2 结节灶（箭头），大小约 3.8cm×2.8cm，增强后病灶环形强化，周围见明显水肿，右侧侧脑室前角受压变形明显；中线结构左移位

神经外科 脑转移临床症状明显,颅脑增强 MRI 检查示单发脑转移灶,脑部水肿明显,需快速减压缓解症状,建议完善相关检查排除手术禁忌后可行脑转移灶切除术。

(2) MDT to HIM **结论**

肺 LELC 手术治疗后 6 个月出现脑转移伴颅脑压迫症状,根据 NSCLC 及中枢神经系统 NCCN 指南(Version 1,2017)推荐,有症状脑转移应积极行局部治疗,脑转移瘤病灶≤3 个可行手术/立体定向体部放疗(SBRT)/SBRT 联合全脑放疗,术后辅助放疗可延长局部控制时间。本病例脑内转移灶单发,体积较大(长径>3cm)且脑水肿明显,宜行手术切除以迅速降低颅内压,减轻脑部刺激症状,术后可联合脑部放疗清除残留病灶。

(3) **治疗及效果**

2017 年 10 月 26 日在全麻下行右侧额叶肿瘤切除术,术后病理检查示:(右侧额叶)脑组织内转移性低分化癌。免疫组化:CK5/6(+),CK7(-),Napsin A(-),P40(+),P63(+),TTF1(-),Ki-67(+,60%)。分子检测结果:EBER(+)。2017 年 12 月 7 日至 26 日行术后脑部瘤床放疗:右侧额叶局部手术瘤床为临床靶区(CTV),外扩 1cm 作为计划靶区(PTV),肿瘤吸收剂量 45Gy/15F,3 周。2018 年 1 月 16 日复查颅脑增强 MRI(图 5.5):脑转移瘤术后,术区血肿已不明显,局部术后改变,术区未见明显强化。

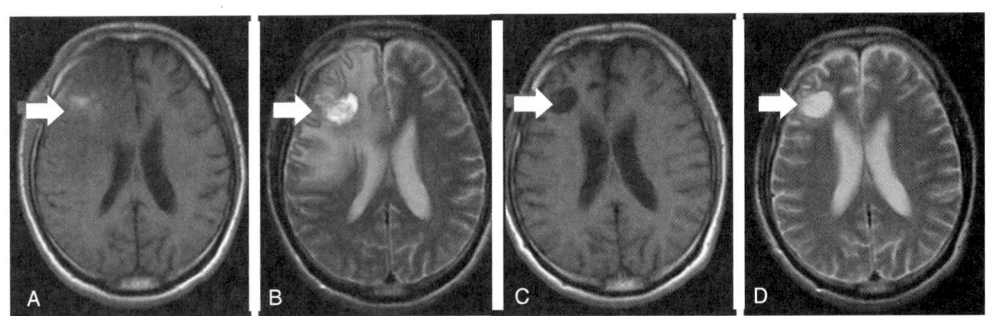

2017 年 11 月 2 日术后　　　　2018 年 1 月 16 日辅助放疗后

图 5.5 脑转移瘤术后及放疗后颅脑 MRI 表现

A～B. 脑转移瘤术后,右侧额骨呈术后改变,术区增强后未见明显异常强化影(箭头)。C～D. 脑转移瘤术后全脑放疗后,术区血肿已不明显,周缘轻度水肿(箭头)

(4) **后续治疗**

2018 年 10 月 12 日在常规上腹部 MRI 增强检查中发现,肝脏 S4 段转移瘤,大小 2.4cm×2.4cm,较前(1.6cm)增大。肝 B 超造影检查也显示:S4 段肝结节,转移瘤可能大。行肝病灶再次穿刺,未找到癌细胞。结合病史及影像检查,诊断仍考虑为肺 LELC 肝和脑转移综合治疗后未控。根据 NCCN 指南(Version 5,2018)推荐,晚期无驱动基因突变 NSCLC 的二线治疗可选择免疫检查点抑制剂或其他系统治疗。2018年10月30日起行纳武利尤单抗240mg（每2周）治疗；免疫治疗1个周期后行肝转移病灶的射频治疗。免疫治疗期间病情稳定，ECOG评分0~1分。纳武利尤单抗治疗满2年（共56个周期）后停药。2021年2月23日复查胸部增强CT：右心缘旁转移性结节。经行胸部姑息性放疗寡转移病灶，控制良好。

3 体 会

肺LELC是一种罕见的EBV相关的恶性肿瘤，仅占NSCLC的0.7%，好发于年轻、无吸烟史的亚裔人群。肺LELC的镜下细胞形态无特异性，免疫组化呈CK5/6、上皮膜抗原（EMA）、P63和P40阳性，提示为鳞状细胞系；且亚裔患者该肿瘤细胞核中常可检测到EBV（+）。在血清学检查中，循环EBV DNA浓度常作为辅助诊断标准，且一项大样本多中心前瞻性研究发现其与预后存在相关性，基线高EBV DNA浓度（≥4000拷贝数/ml）可能与疾病复发及较差的生存率相关。一项基于多中心中国肺LELC患者不同阶段基因谱分析研究发现，区别于肺腺癌，肺LELC很少有 *EGFR*、*ALK* 和 *ROS*1 等驱动基因突变，而52%（14/27）的患者检测到拷贝数变异；78%（21/27）的患者有表观遗传调节因子的突变，提示表观遗传调控可能参与了该病的发生过程。此外，在肺LELC中还可见参与病毒感染相关天然免疫反应的载脂蛋白B-mRNA编辑酶催化多肽家族基因过表达，以及Ⅰ型干扰素基因缺失和核因子κB等通路失调等。

在缺乏 *EGFR* 等常见驱动基因突变的肺LELC中，PD-L1表达阳性率为63.3%~75.8%。多项研究表明肺LELC呈现"炎性肿瘤微环境"状态，其高淋巴细胞浸润可能与EBV的持续感染相关，浸润的淋巴细胞主要是CD8+和T细胞胞质内抗原+细胞毒性T细胞。肺LELC患者中PD-L1的高阳性率及高淋巴细胞浸润的"热肿瘤"状态提示患者可能可从免疫治疗中获益。一项基于27例肺LELC患者的回顾性研究报道，免疫治疗组的疾病客观缓解率（80.0% vs 70.5%，$P=0.678$），疾病控制率（100% vs 88.2%，$P=0.516$），中位PFS（15.0 vs 7.9个月，$P=0.005$），1年PFS率（40% vs 5.9%，$P=0.047$）均优于化疗组。由此提示免疫治疗可能在肺LELC治疗中存在高效性。一项基于128例肺LELC的回顾性研究也得出了相似结论，该研究中包含5例晚期患者后线接受免疫治疗，该5例患者疾病控制率达60%（3/5），中位PFS优于前期化疗阶段（7.8 vs 4.2个月）。另有多个病例分析结果支持上述结论。但PD-1/PD-L1抑制剂对晚期肺LELC是否有较好疗效仍有待大样本研究进一步验证。

由于肺LELC发病率低，缺乏预后相关大样本临床研究数据，除早期患者明确首选手术治疗外，局部晚期/转移性肺LELC患者目前尚无循证医学证据支持的针对性治疗策略。现有研究提示，肺LELC对放化疗敏感，且免疫治疗可能获益。回顾性研究显示，局部晚期/转移性LELC患者可通过接受MDT to HIM整合诊治获得满意的生存期。因此，由有经验的放射科、病理科、胸部肿瘤内科、胸部肿瘤外科和放疗科医生组成的多学科团队对肺 LELC 病例进行全程管理尤为重要。肺 LELC 病理类型罕见，在病理诊断时病理科医生应与临床医生沟通后加行相关免疫组化及 EBER 分子检测，可有效避免误诊或漏诊。本例肺 LELC 患者 MDT to HIM 诊疗在基于循证医学证据的模式下进行，为患者提供了包含肺部手术、脑部手术、免疫治疗、化疗和放疗的多学科个性化整合诊疗方案。该ⅣA 期患者的总生存时间已超过 4 年，MDT to HIM 在该患者长期生存的过程中起到关键作用。

讨论团队：胸部内科范云、黄志煜，胸部外科陈奇勋、蒋友华，放射科江海涛，病理科朱慧能，胸部放疗科裘国勤，神经外科孙才兴。

参考文献

[1] Goldstraw P, Chansky K, Crowley J, et al. The IASLC Lung Cancer Staging Project: Proposals for Revision of the TNM Stage Groupings in the Forthcoming (Eighth) Edition of the TNM Classification for Lung Cancer[J]. J Thorac Oncol, 2016,11(1):39-51.

[2] Fang W, Hong S, Chen N, et al. PD-L1 is remarkably over-expressed in EBV-associated pulmonary lymphoepithelioma-like carcinoma and related to poor disease-free survival[J]. Oncotarget,2015,6(32):33019-33032.

[3] Sathirareuangchai S, Hirata K. Pulmonary Lymphoepithelioma-like Carcinoma[J]. Arch Pathol Lab Med, 2019, 143(8):1027-1030.

[4] He J, Shen J, Pan H, et al. Pulmonary lymphoepithelioma-like carcinoma: a Surveillance, Epidemiology, and End Results database analysis [J]. J Thorac Dis, 2015, 7(12):2330-2338.

[5] Lin Z, Fu S, Zhou Y, et al. First-line platinum-based chemotherapy and survival outcomes in locally advanced or metastatic pulmonary lymphoepithelioma-like carcinoma[J]. Lung Cancer, 2019,137:100-107.

[6] Ricco A, Davis J, Rate W, et al. Lung metastases treated with stereotactic body radiotherapy: the RSSearch(R) patient Registry's experience[J]. Radiat Oncol, 2017,12(1):35.

[7] Salah S, Tanvetyanon T, Abbasi S. Metastatectomy for extra-cranial extra-adrenal non-small cell lung cancer solitary metastases: systematic review and analysis of reported cases[J]. Lung Cancer, 2012,75(1):9-14.

[8] Borghaei H, Paz-Ares L, Horn L, et al. Nivolumab versus Docetaxel in Advanced Nonsquamous Non-Small-Cell Lung Cancer[J]. N Engl J Med, 2015, 373(17):1627-1639.

[9] Kim C, Rajan A, DeBrito PA, et al. Metastatic lymphoepithelioma-like carcinoma of the lung treated with nivolumab: a case report and focused review of literature[J]. Transl Lung Cancer Res, 2016, 5(6):720-726.

[10] Anand A, Zayac A, Curtiss C, et al. Pulmonary Lymphoepithelioma-like Carcinoma Disguised as Squamous Cell Carcinoma[J]. J Thorac Oncol, 2018, 13(5):e75-e76.

[11] Xie M, Wu X, Wang F, et al. Clinical Significance of Plasma Epstein-Barr Virus DNA in Pulmonary Lymphoepithelioma-like Carcinoma (LELC) Patients[J]. J Thorac Oncol, 2018, 13(2):218-227.

[12] Xie Z, Liu L, Lin X, et al. A multicenter analysis of genomic profiles and PD-L1 expression of primary lymphoepithelioma-like carcinoma of the lung[J]. Mod Pathol, 2020,33(4):626-638.

[13] Hong S, Liu D, Luo S, et al. The genomic landscape of Epstein-Barr virus-associated pulmonary

lymphoepithelioma-like carcinoma[J]. Nat Commun, 2019,10(1):3108.

[14] Hu Y, Ren S, Liu Y, et al. Pulmonary Lymphoepithelioma-Like Carcinoma: A Mini-Review[J]. Onco Targets Ther, 2020, 13:3921 – 3929.

[15] Bremnes RM, Busund LT, Kilvaer TL, et al. The Role of Tumor-Infiltrating Lymphocytes in Development, Progression, and Prognosis of Non-Small Cell Lung Cancer[J]. J Thorac Oncol, 2016,11(6):789 – 800.

[16] Fu Y, Zheng Y, Wang PP, et al. Pulmonary Lymphoepithelioma-Like Carcinoma Treated with Immunotherapy or Chemotherapy: A Single Institute Experience[J]. Onco Targets Ther, 2021,14: 1073 – 1081.

[17] Wu Z, Xian X, Wang K, et al. Immune Checkpoint Blockade Therapy May Be a Feasible Option for Primary Pulmonary Lymphoepithelioma-like Carcinoma[J]. Front Oncol, 2021,11:626566.

[18] Sasaki A, Kato T, Ujiie H, et al. Primary pulmonary lymphoepithelioma-like carcinoma with positive expression of Epstein-Barr virus and PD-L1: A case report[J]. Int J Surg Case Rep, 2021,79:431 – 435.

[19] Qiu ZX, Zhou P, Wang K. Primary Pulmonary Lymphoepithelioma-Like Carcinoma Response Favorably To Nivolumab: A Case Report[J]. Onco Targets Ther, 2019, 12:8595 – 8600.

[20] Zhou N, Lin Y, Peng X, et al. Thorough survey and analysis of pulmonary lymphoepithelioma-like carcinoma in Macau and multimodality treatment for advanced disease[J]. Lung Cancer, 2019, 138:116 – 123.

[21] Qin Y, Gao G, Xie X, et al. Clinical Features and Prognosis of Pulmonary Lymphoepithelioma-like Carcinoma: Summary of Eighty-five Cases[J]. Clin Lung Cancer, 2019, 20(3):e329 – e337.

6 肿瘤免疫治疗相关性肠炎 MDT to HIM 诊治过程及体会

◎王文娴　娄广媛

1 概　述

目前，肿瘤治疗已经进入了免疫治疗时代，免疫检查点抑制剂（ICI）通过阻断免疫检查点信号通路的抑制性免疫调节，进而发挥抗瘤作用。ICI 现已广泛用于临床，为肿瘤治疗带来很大进步，但同时也引发了一个全新医学难题，即免疫治疗相关不良反应（irAE）。irAE 可发生于人体多个系统，但总体发生率较低，多数通过停药及治疗可逆转。因此，对 irAE 的早期管理至关重要。ICI 相关腹泻和结肠炎作为常见的 irAE，发生率分别为 6%～19% 和 1%～4%。irAE 可能危及生命，所以，irAE 的早期诊断和有效治疗以保证抗肿瘤治疗顺利并让患者有更好的生活质量是目前免疫治疗的关键，但要解决好这个问题，需要多学科整合诊治（MDT to HIM）才能实现。

2 MDT to HIM 诊治过程

男性，65 岁，身高 175cm，体重 75kg，ECOG 评分 1 分。因"右肺小细胞癌伴脑转移 1 程化疗后 3 周余"于 2020 年 3 月 17 日被收治于浙江省肿瘤医院胸部肿瘤内科。2019 年 11 月无明显诱因咳嗽，为刺激性干咳，无咯血，无其他不适。吸烟史 40 年，每天 40 支；饮酒史 40 年，每天白酒 250ml。高血压病史 3 年，利血平 1 片 qd 降压治疗，血压控制可；糖尿病病史 2 年，二甲双胍 1 片 qd 降糖治疗，血糖控制可。否认家族肿瘤病史。2020 年 2 月 11 日山东东营医院胸部增强 CT：右肺下叶见软组织肿块影，大小约 9.0cm×7.5cm，右肺门见肿大淋巴结。脑增强 MRI：颅内多发转移瘤。2020 年 2 月 12 日右肺穿刺活检，病理（2020 - 01388）：右肺下叶基底段活检组织内见小细胞癌。免疫组化：CK5/6（-）、Syn（+）、CK7（局灶+）、NapsinA（-）、Ki - 67（+，60%）、CgA（+）、CD56（+）。确诊为右肺小细胞肺癌，伴脑转移，广泛期。2020 年 2 月 22 日行依托泊苷 0.1g 静滴 d1～5 + 奈达铂 40mg d1～3 静滴化疗 1 周期。2020 年 3 月 17 日遂来我院，血常规（五分类）

（2020年3月17日13:50）：白细胞$1.8×10^9/L$，中性粒细胞计数$0.8×10^9/L$，予以升白治疗后恢复正常。2020年3月16日本院胸部+上腹部增强CT：右肺癌化疗后，右肺下叶占位仍明显，建议对照前片；右肺下叶散在炎症，建议随访。两肺胸膜下粟粒灶结节，建议随访。纵隔、右肺门见增大淋巴结，建议随访。两肾小囊肿，建议随访。2020年3月16日本院脑增强MRI：两侧脑实质内多发转移瘤。对比外院一疗程化疗前增强CT及脑MRI，病灶均有缩小，疗效为PR。根据CASPIAN研究，与家属充分沟通后，行化疗联合免疫治疗，2020年3月18日至6月16日予以第2~6周期EP方案联合免疫治疗，具体：依托泊苷170mg静滴d1~3+顺铂50mg静滴d1~3+度伐利尤单抗注射液1500mg静滴d1。2020年7月2日至15日予3D CRT（三维适形放疗）技术照射全脑，处方剂量3Gy×10次。2020年8月20日开始度伐利尤单抗注射液1500mg免疫维持治疗。8月25日开始腹痛，腹泻3~4次/天，水样便为主，无血便，无寒战发热，无恶心呕吐等不适主诉。诊断：①腹泻；②肺恶性肿瘤（右下肺小细胞癌$T_4N_1M_{1c}$，ⅣB期）；③脑继发恶性肿瘤。入院后完善相关检查，白细胞$4.4×10^9/L$，中性粒细胞计数$2.2×10^9/L$，超敏C反应蛋白3.56mg/L。2021年9月4日大便隐血阳性，培养阴性。2020年9月7日肠镜：进入末端回肠10cm，所见回肠黏膜无特殊，全结肠黏膜弥漫性充血水肿，覆黏液，横结肠及乙状结肠处散在糜烂，伴白苔，横结肠处活检。直肠黏膜尚光滑。诊断：结肠弥漫性炎症，请结合临床。病理（图6.1）：（横结肠黏膜）黏膜慢性炎伴局灶淋巴组织增生。ECOG 2分。

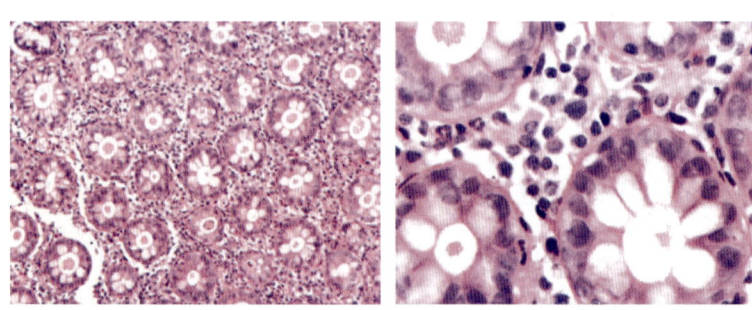

图6.1 发生腹泻时（2020年9月7日）肠镜病理检查结果

2.1 第1次MDT to HIM诊治（2020年9月7日）

（1）讨论及意见

病理科 肠镜示全结肠黏膜弥漫性充血水肿，覆黏液，横结肠及乙状结肠处散在糜烂，伴白苔；病理示横结肠黏膜慢性炎伴局灶淋巴组织增生。免疫检查点抑制剂相关性结肠炎内镜下多表现为黏膜充血、血管纹理消失、糜烂和溃疡形成，病变可弥漫分布，也可呈节段性分布，多累及左半结肠。组织学图像多出现中性粒细胞、嗜酸性粒细胞浸润等急性结肠炎表现，也有部分出现慢性炎症性肠病特征，如单核细胞及中性粒细胞浸润、肉芽肿隐窝异常、萎缩、扭曲和分支等。根据内镜和病理结果，首先考虑免疫介导的相关性结肠炎。

肿瘤内科 末次度伐利尤单抗免疫治疗后5d出现腹痛，腹泻4~5次/天，水样便为主，无血便，无寒战发热。需鉴别感染性腹泻和免疫相关性腹泻，结合粪便常规、粪便培养未见病原学异常，炎症指标均未升高，结合内镜下横结肠黏膜慢性炎伴局灶淋巴组织增生，首先考虑免疫相关性肠炎，停用免疫治疗，CTCTAE（常见不良反应术语标准）2级，予以激素治疗。长期糖皮质激素治疗会增加感染风险，需高度警惕。继后可否重启免疫治疗，要根据疾病情况及腹泻好转程度再整合评估。

消化内科 肺部肿瘤伴转移，给予化疗联合免疫治疗，后期合并放疗后出现腹痛、腹泻，大便次数3~4次/天，水样便为主，同时血常规及大便并未表现为感染性腹泻特点，结合肠镜及病理，需要考虑免疫相关性结肠炎。既往无腹泻症状，药物使用后出现腹泻，也需考虑药物相关性腹泻。结合病理图片，淋巴细胞增生明显，需排除药物诱发的淋巴细胞性结肠炎。同时建议明确并追踪腹痛性腹泻变化特点，多次大便培养，并增加影像学及胶囊内镜检查，患者为肿瘤患者并承受大剂量长时间治疗，需关注小肠情况及肠道血管情况，是否存在营养吸收障碍及肠道血供不良导致的腹痛腹泻，建议完善检查后，制订进一步治疗方案。

(2) **MDT to HIM 结论**

患者度伐利尤单抗免疫治疗后5d出现腹痛伴腹泻，炎症指标未升高且粪便培养阴性，肠镜提示横结肠黏膜慢性炎伴局灶淋巴组织增生，首先考虑为免疫相关性结肠炎，依据指南给予足量激素治疗为主。后续逐步减量，预防复发，根据激素治疗后症状变化，必要时再调整治疗方案。后续是否重启免疫治疗，视患者情况再综合考虑。

(3) **治疗及效果**

结肠炎CTCAE 2级，2020年9月4月开始予甲强龙40mg bid 静滴［1mg/（kg·d）］并逐渐减量，9月10日大便隐血阴性，且患者腹痛腹泻症状好转。

后续治疗：2020年10月12日起予以胸部姑息性放疗（95% PTV 剂量为61.6Gy）。考虑疾病控制好，2020年12月14日给予免疫药物再挑战，放疗后继续度伐利尤单抗注射液免疫治疗（末次时间2021年1月16日）。2021年2月7日再次出现腹泻3~4次/天，水样便，CTCAE 2级，考虑为免疫相关性肠炎，粪便白细胞升高、隐血试验阳性，可能合并肠道感染，故2021年2月7日至10日予以左氧氟沙星氯化钠注射液0.50g静滴qd抗感染治疗，甲强龙40mg静滴bid处理肠炎并逐渐减量。

2021年2月8日本院脑增强MRI：脑实质多发转移瘤。胸部CT提示右肺下叶肿块，较前缩小。一线治疗后疾病进展PFS 12个月，现免疫不良反应恢复，行二线治疗。2021年3月11日至18日起予第1周期IC方案化疗，具体：伊立替康110mg静滴d1、d8 + 卡铂400mg静滴d1。2021年3月25日出现化疗后中性粒细胞下降Ⅱ度、血小板下降Ⅱ度，予以吉粒芬升白、特比澳升血小板治疗。2021 年 4 月 2 日夜间出现腹泻 7~8 次/天，粪便呈墨绿色，伴有腹痛，予不规律使用洛哌啶胺，未好转。2021 年 4 月 6 日急诊行全腹部增强 CT（图 6.2，小细胞肺癌化疗后，对照 2021 年 2 月 8 日上腹部 CT）：多发结肠增厚水肿，肠系膜多发渗出，炎性可能，请结合临床病史；腹盆腔新发积液。两肾小囊肿，较前相仿。粪便隐血阳性，细菌阴性，未见感染，红细胞沉降率 103mm/h，降钙素原（PCT）0.43ng/ml，EB 病毒 + 巨细胞病毒均阴性。

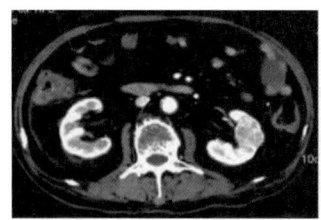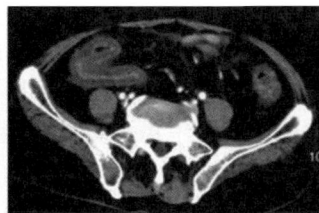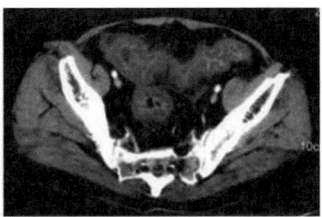

图 6.2　2021 年 4 月 6 日全腹部增强 CT 结果

2.2　第 2 次 MDT to HIM 诊治（2021 年 4 月 6 日）

（1）讨论及意见

放射科　上腹部和盆腔增强 CT 显示，各段结肠和直肠肠壁广泛增厚水肿，肠壁增厚程度较均匀且主要为黏膜下层的水肿增厚，最厚处管壁径线约 2.5cm，结直肠各段黏膜层显示尚连续完整，未见肠梗阻征象和肠周淋巴结肿大。对比 2021 年 2 月 8 日上腹部 CT 结肠增厚为新发，另外结肠肠周和肠系膜可见多发增厚模糊，提示为渗出性改变。结合免疫治疗病史、腹泻症状及急性起病特征，影像诊断为免疫相关性结直肠炎和肠系膜炎。还需注意的是，该患者双侧肾周脂肪间隙可见增厚模糊，可能也有渗出性改变，是否存在免疫相关性肾炎也值得怀疑，建议临床结合肾功检查。最后补充一点，该患者左肾肿块大小约 3.6cm × 3.0cm，影像诊断考虑肾原发恶性肿瘤，建议泌尿外科会诊。上腹部 CT 显示肝周及脾周少量积液。

肿瘤内科　重启免疫治疗后再次出现腹泻，但因炎症指标升高，也不除外肠道感染，所以首先考虑免疫相关性肠炎合并感染，故永久停用免疫治疗，同时激素联合抗生素治疗。后疾病进展选择二线伊立替康化疗后再次出现腹泻，首先考虑伊立替康引起的腹泻，此外，距末次免疫治疗近 3 个月，也无法排除既往免疫相关性结肠炎，因此在治疗上需兼顾。

消化内科　上腹部和盆腔增强 CT 图像显示，各段结肠和直肠肠壁广泛增厚水肿，黏膜下层水肿增厚为主，再次行内镜复查时机并不成熟，可考虑使用 5 - 氨基酸水杨酸制剂，必要时使用糖皮质激素治疗，同时关注腹泻及腹痛变化，复查 CT 观察肠道周围渗出情况。同时需指出的是，前期存在肠道感染迹象，激素使用时需复查感染情况，并补充益生菌，维持肠道菌群平衡。

（2）MDT to HIM 结论

整合多学科意见，首先考虑免疫相关性肠炎合并肠道感染，先使用 5 - 氨基酸水杨酸制剂，联合糖皮质激素治疗，注意肠道感染情况变化，及时复查 CT。

（3）治疗及效果

首先考虑伊立替康或既往免疫药物引起的肠炎，结合 CT 提示肠道炎症伴渗出明显，肠炎 CTCAE 3 级，予甲强龙 150mg 静滴 qd［2mg/(kg·d)］，美沙拉秦 2 片口服，每日 4 次，醋酸奥曲肽 0.10mg 皮下 q8h 抑制肠液分泌，后逐渐调整甲强龙用量至 40mg 静滴 qd，逐步改为口服减量，期间控制血糖。2021 年 4 月 13 日腹部增强 CT 提示肠内炎症较前明显好转（图 6.3），红细胞沉降率也持续下降（图 6.4）。4 月 14 日继续甲强龙 40mg 静滴治疗，腹泻好转，后改口服激素美卓乐 7 片 qd 并规律减量至 2021 年 5 月 16 日停药。

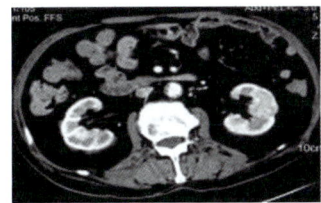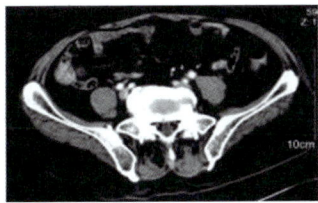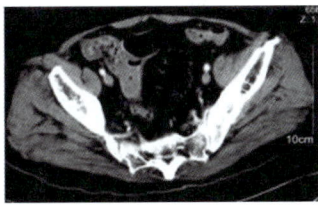

图 6.3　腹泻治疗后（2021 年 4 月 13 日）全腹部增强 CT 结果

炎症较前（图 6.2）明显好转

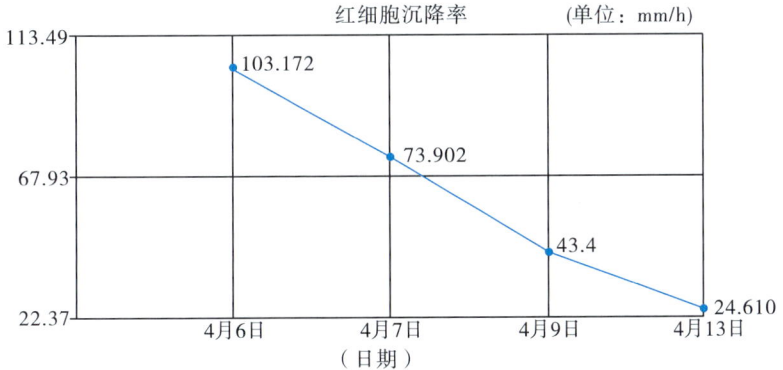

图 6.4　腹泻治疗前后红细胞沉降率结果动态对比，呈持续下降

（4）后续治疗

2021 年 5 月 15 日出现头晕、头痛伴步态不稳。5 月 18 日本院颅脑增强 MRI：脑实质多发转移瘤，与 2021 年 4 月 9 日 MRI 片对照较前增大、增多。5 月 18 日增强 CT：肺小细胞肺癌治疗后复查，对照 2021 年 3 月 10 日胸部及 2021 年 4 月 13 日上腹部 CT。右肺下叶肿块与周围散在炎性灶分界不清，范围较前增大。二线化疗

后，脑转移病灶较前明显增多增大，伴脑转移症状，与家属谈话告知相关预后并签字。排除抗血管药物治疗禁忌证，2021年5月19日予以三线安罗替尼12mg口服qd治疗。于2021年5月21日开始醋酸泼尼松4片口服bid（嘱患者5d减1片，逐步减量），服药期间注意避免感染，多漱口。安罗替尼2周期后在当地复查脑MRI好转，肺部病灶稳定。2021年7月出现多发静脉血栓，当地医院脑部复查提示疾病再次进展。

3 体 会

近年来，免疫治疗在恶性肿瘤中的应用和研究如火如荼，能明显提高肿瘤患者的疗效和生存，但不良反应亦需重视。免疫检查点抑制剂（ICI）通过抑制免疫检查点的活性，恢复并提高效应T细胞特异性识别和杀伤肿瘤细胞的能力，从而增强全身抗肿瘤免疫应答系统的反应，导致各个器官系统损伤，从而产生一系列的免疫相关不良反应（irAE），免疫相关性结肠炎就是其中之一。随着ICI的广泛应用，免疫相关性结肠炎的发生率也逐步上升，目前仅有少许相关报道。为提高重视，分析免疫相关结肠炎的起病特点、临床和内镜表现、病理特点，以及治疗经过、重启ICI的情况，为ICI相关结肠炎的诊断和治疗提供一定临床经验。

目前免疫相关性肠炎的发病机制尚未完全阐明，更多研究集中在可能与阻断CTLA-4（细胞毒性T细胞相关蛋白-4）有关，如导致淋巴细胞不受限制的活化和效应因子促炎通路的扩大，以及CTLA-4在T_{reg}细胞上表达，CTLA-4负调节T细胞激活和免疫抑制细胞因子分泌可能参与T_{reg}细胞控制肠道炎症以及维持肠道稳态。而PD-L1/PD-1抑制剂尚待进一步研究。

免疫相关性肠炎的临床表现主要为腹泻和结肠炎，可伴腹痛、发热，严重者会致肠梗阻、中毒性巨结肠、穿孔等危及生命的并发症。通常在开始治疗后的6周内发生，也可较晚发生（PD-1抑制剂3~6个月），因此在ICI治疗后的数个月内需高度怀疑。而在CT上多表现为肠系膜充血、肠壁增厚和结肠囊性扩张，节段性或连续性。在内镜下，可见溃疡、糜烂、红斑、血管消失、出血，病理活检可见中性粒细胞浸润、隐窝炎和隐窝脓肿，偶可伴萎缩、上皮内细胞凋亡改变。研究表明，还存在一种特殊模式，即淋巴细胞性结肠炎（>20淋巴细胞/100个上皮细胞）。CTLA-4抑制剂导致的结肠炎，肠黏膜主要以CD4+T细胞浸润为主，而PD-1抑制剂导致的结肠炎，肠黏膜则以CD8+T细胞浸润为主。因此，对免疫相关性结肠炎的诊断是在排除其他因素引起的腹痛、腹泻等症状后，根据症状、CT、内镜、组织病理活检等整合诊断的。对存在2级及2级以上胃肠道毒性的患者，应及时完善内镜检查评估病情，3级及3级以上患者，建议完善腹部盆腔增强CT。

对于治疗，在暂停免疫药物同时，需早期识别并及时使用激素治疗。轻度（1级）腹泻和结肠炎通常以改变饮食，口服洛哌丁胺止泻等对症处理为主，如无感染，可加美沙拉嗪、考来烯胺治疗。若无改善，则需激素治疗。而对中、重度

（≥2级）患者，应予激素治疗［1～2mg/（kg·d）］，症状改善后，改为口服激素并逐步在1～2个月内减量，以预防复发。若足量激素治疗3～5d后仍未改善，可联合英夫利昔单抗每2周静注5mg/kg，如对英夫利昔单抗反应不佳，可用维多利珠单抗治疗。

对1～2级患者缓解后可恢复免疫治疗，3～4级则建议永久停用。研究表明，55%的患者重启免疫治疗后病情复发，重启时间越短越易出现新发不良反应，但较原发程度轻。

综上所述，当接受免疫治疗出现腹泻、腹痛症状时，应及时接受粪便培养等检查排除其他感染因素后，并结合CT、内镜或组织病理活检等检查明确诊断。根据患者的具体情况，给予相应的处理和激素药物及必要的生物治疗。可见，消化内科、肿瘤科、病理科、放射科等多学科MDT to HIM的整合诊治非常重要，可以更好地诊断和治疗免疫相关性肠炎。

参考文献

[1] Sharma P, Allison JP. The future of immune checkpoint therapy. Science[J]. 2015, 348(6230): 56-61. doi: 10.1126/science.aaa8172. PMID: 25838373.

[2] Som A, Mandaliya R, Alsaadi D, et al. Immune checkpoint inhibitor-induced colitis: A comprehensive review[J]. World J Clin Cases, 2019, 7(4):405-418. doi: 10.12998/wjcc.v7.i4.405. PMID: 30842952; PMCID: PMC6397821.

[3] Martins F, Sofiya L, Sykiotis GP, et al. Adverse effects of immune-checkpoint inhibitors: epidemiology, management and surveillance[J]. Nat Rev Clin Oncol, 2019, 16(9):563-580. doi: 10.1038/s41571-019-0218-0. PMID: 31092901.

[4] 汪龙,王莉,周宁宁,等. 免疫检查点抑制剂致结肠炎的研究进展[J]. 中国新药与临床杂志, 2019, 38(3):135－140.

[5] Bamias G, Delladetsima I, Perdiki M, et al. Immunological Characteristics of Colitis Associated with Anti-CTLA-4 Antibody Therapy[J]. Cancer Invest, 2017, 35(7):443-455. doi: 10.1080/07357907.2017.1324032. Epub 2017 May 26. PMID: 28548891.

[6] Prieux-Klotz C, Dior M, Damotte D, et al. Immune Checkpoint Inhibitor-Induced Colitis: Diagnosis and Management[J]. Target Oncol, 2017, 12(3):301-308. doi: 10.1007/s11523-017-0495-4. PMID: 28540478.

[7] Geukes Foppen MH, Rozeman EA, van Wilpe S, et al. Immune checkpoint inhibition-related colitis: symptoms, endoscopic features, histology and response to management[J]. ESMO Open, 2018, 3(1): e000278. doi: 10.1136/esmoopen-2017-000278. PMID: 29387476; PMCID: PMC5786923.

[8] Marthey L, Mateus C, Mussini C, et al. Cancer Immunotherapy with Anti-CTLA-4 Monoclonal Antibodies Induces an Inflammatory Bowel Disease[J]. J Crohns Colitis, 2016, 10(4):395-401. doi: 10.1093/ecco-jcc/jjv227. Epub 2016 Jan 18. PMID: 26783344; PMCID: PMC4946758.

[9] Karamchandani DM, Chetty R. Immune checkpoint inhibitor-induced gastrointestinal and hepatic injury: pathologists' perspective[J]. J Clin Pathol, 2018, 71(8):665-671. doi: 10.1136/jclinpath-2018-205143. Epub 2018 Apr 27. PMID: 29703758.

[10] Coutzac C, Adam J, Soularue E, et al. Colon Immune-Related Adverse Events: Anti-CTLA-4 and Anti-PD-1 Blockade Induce Distinct Immunopathological Entities[J]. J Crohns Colitis, 2017, 11

(10):1238-1246. doi:10.1093/ecco-jcc/jjx081. PMID:28967957.

[11] Thompson JA, Schneider BJ, Brahmer J, et al. NCCN Guidelines Insights: Management of Immunotherapy-Related Toxicities, Version 1. 2020[J]. J Natl Compr Canc Netw, 2020, 18(3):230-241. doi:10.6004/jnccn.2020.0012. PMID:32135517.

[12] Abu-Sbeih H, Ali FS, Alsaadi D, et al. Outcomes of vedolizumab therapy in patients with immune checkpoint inhibitor-induced colitis: a multi-center study[J]. J Immunother Cancer, 2018, 6(1):142. doi:10.1186/s40425-018-0461-4. PMID:30518410; PMCID:PMC6280383.

[13] Simonaggio A, Michot JM, Voisin AL, et al. Evaluation of Readministration of Immune Checkpoint Inhibitors After Immune-Related Adverse Events in Patients With Cancer[J]. JAMA Oncol, 2019, 5(9):1310-1317. doi:10.1001/jamaoncol.2019.1022. PMID:31169866; PMCID:PMC6555478.

[14] Badran YR, Cohen JV, Brastianos PK, et al. Concurrent therapy with immune checkpoint inhibitors and TNFα blockade in patients with gastrointestinal immune-related adverse events[J]. J Immunother Cancer, 2019, 7(1):226. doi:10.1186/s40425-019-0711-0. PMID:31439050; PMCID:PMC6704680.

7 HER2 阳性晚期乳腺癌 MDT to HIM 多线诊治过程及体会

◎徐正阳　张　昱

1　概　述

在乳腺癌患者中，约 20%～30% 为 HER2 阳性型。自第一个抗 HER2 靶向治疗药物曲妥珠单抗上市以来，针对 HER2 及相关靶点治疗的药物层出不穷，其显著改善了 HER2 阳性乳腺癌的预后，而在晚期 HER2 阳性乳腺癌的治疗中，多个抗 HER2 靶向治疗药物如何整合应用及排兵布阵上，给临床应用带来了新挑战。只有经过多学科整合诊疗（MDT to HIM），制订出个体化整合诊疗方案才能实现最大化整合诊疗效果。

2　MDT to HIM 诊治过程

女性，67 岁，身高 163cm，体重 49kg，ECOG 评分 1 分。2014 年 4 月 22 日因"发现右乳肿块半年余"就诊于宁波大学附属人民医院。患者自行触摸发现右乳一 3cm×2cm 大小肿块，局部无胀痛，患侧肢体无酸胀麻木，无畏寒发热，乳房无红肿，乳头无溢液，皮肤无瘙痒、无破溃、无凹陷。术前乳腺彩超：双侧乳腺小叶增生，右乳腺内实质性不均匀包块，右侧腋下低回声区（bi-RAS 4b 类）。入院后完善检查，排除手术禁忌，于 2014 年 4 月 30 日在我院行"右乳癌根治术"，手术过程顺利。术后病理：右乳浸润性癌-非特殊性（4cm×2.5cm×2.5cm），部分为浸润性微乳头状癌。组织学分级为Ⅲ级。癌组织沿导管系统侵犯乳头呈 Paget 病样改变，累及近端皮下真皮纤维脂肪组织。基底切缘阴性。送检胸大肌未见癌组织侵犯。腋窝淋巴结 6/13 枚见癌转移。送检小块脂肪组织内见 3 枚癌结节。免疫组化：HER2（3+），ER（-），PR（-）。术后于 2014 年 5 月 9 日开始行"ADM 90mg d1 + CTX 0.8 d1 q21d"方案化疗 4 次，多西他赛 140mg d1 + 曲妥珠单抗（8mg/kg，维持）6mg/kg q21d 化疗联合抗 HER2 靶向治疗 4 周期，化疗完成后行术后辅助放疗（靶区：右胸壁、锁骨上下、内乳淋巴引流区，剂量 50Gy/25Fx）并完成后续曲妥珠单抗辅助抗 HER2 靶向治疗共 1

年。术后不定期复查。2019 年 9 月初无明显诱因出现阵发性咳嗽及胸闷不适，于当地医院就诊。胸部 CT：右肺中叶见一大小约 4cm×3cm 肿块影，纵隔可见增大淋巴结；心包积液。血常规、生化、肝肾功能、CRP、肿瘤指标等未见异常。进一步完善 PET－CT（图 7.1）：①右肺上叶占位，FDG 代谢不同程度升高，首先考虑转移瘤；②纵隔、左肺门多发肿大淋巴结，FDG 代谢异常升高，考虑多发淋巴结转移；③心包积液。

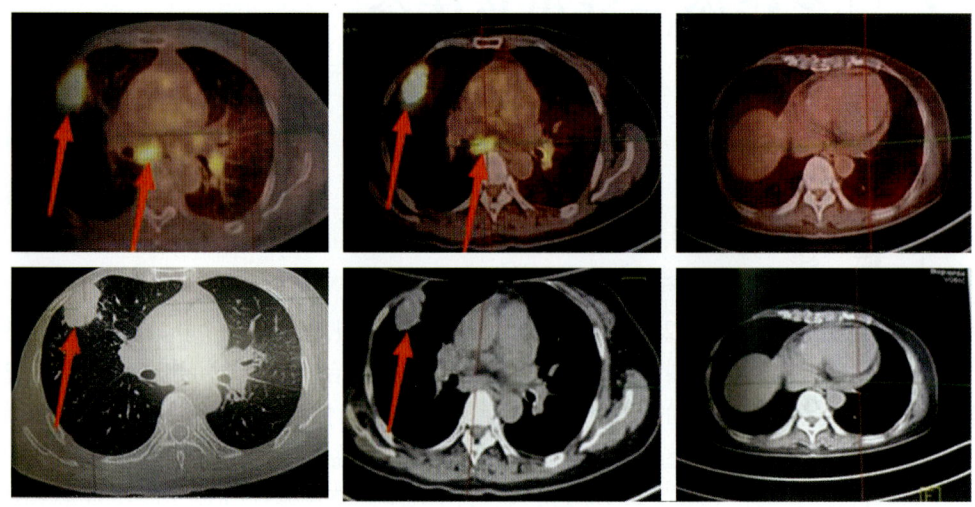

图 7.1　肿瘤复发基线 PET－CT 图像

2019 年 9 月 13 日行超声引导下右肺病灶穿刺活检。病理（图 7.2）：恶性肿瘤，结合临床及免疫组化，符合转移性乳腺癌。免疫组化：ER（－），PR（－），HER2（3＋），Ki－67（＋，15%），TTF－1（－），CK7（2＋），CK5/6（－），CA15－3（＋）。

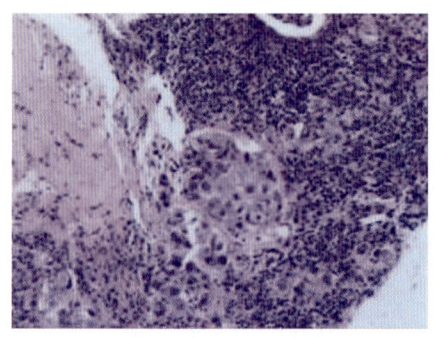

图 7.2　肺内转移瘤穿刺活检病理结果

穿刺 1 周左右出现咳嗽加重，胸闷气促明显，不能平卧，烦躁不安。查体：颈静脉充盈，听诊心音遥远。复查心脏彩超及胸部 CT（图 7.3），提示大量心包积液，前心包分离 16mm，后心包分离 21mm，心尖部最宽处分离 29mm。

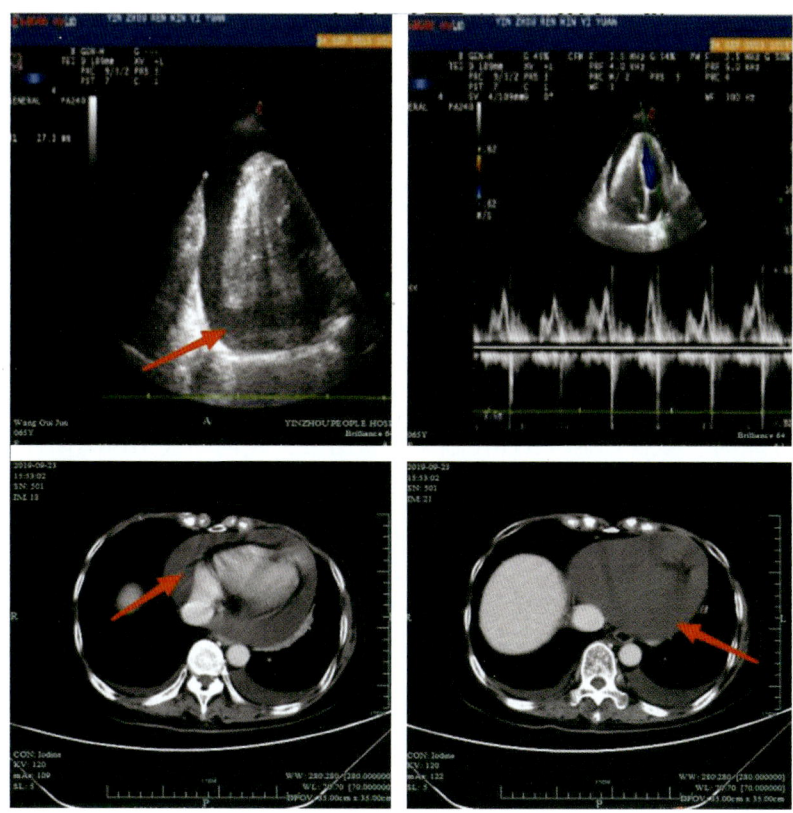

图 7.3 心包积液情况

2.1 第 1 次 MDT to HIM 诊治（2019 年 9 月 18 日）

（1）讨论及意见

影像科 胸部 CT：右肺中叶见一约 4cm×3cm 肿块影，纵隔可见增大淋巴结，心包积液；左肺内未见明显病灶。PET - CT：①右肺上叶占位，FDG 代谢不同程度升高，首先考虑恶性瘤；②纵隔、左肺门多发肿大淋巴结，FDG 代谢异常升高，考虑多发淋巴结转移；③心包积液。颅脑、浅表淋巴结、肝、骨、后腹膜未见明显异常病灶。

病理科 复习原发灶病理类型为 HER2 阳性型（HR 阴性），右肺活检病灶活检免疫组化：CK7（2+）提示为乳腺癌、肺腺癌可能，TTF - 1（-）提示非肺内腺癌，CK5/6（-）提示非鳞癌来源，CA15 - 3（+）提示符合乳腺癌来源。根据免疫组化 ER（-）、PR（-）、HER2（3+）、Ki - 67（+，15%）、TTF - 1（-）、CK7（2+）、CK5/6（-）、CA15 - 3（+），提示肺内活检病灶符合乳腺癌转移，分子分型为 HER2 阳性型（HR 阴性）。

心内科 当前诊断为右乳腺癌术后多发转移，既往无心血管病史，无外伤史，无风湿病史。超声提示大量心包积液，考虑肿瘤转移导致可能性大，当前症状明显，超声检查提示心尖部最宽处分离 29mm，有心包穿刺指征，建议立即行心包穿刺置管引流，抢救生命。

肿瘤外科 诊断乳腺癌多发转移，肺内寡转移，并伴多发淋巴结转移，应行系统性全身治疗，暂无手术适应证。

放疗科 乳腺癌肺、淋巴结转移，心包大量积液，无放疗指征，建议心包穿刺置管引流。

肿瘤内科 右乳癌术后肺、淋巴结转移Ⅳ期，HER2 阳性，HR 阴性，心包大量积液，存在心包填塞症状。建议紧急行心包穿刺引流，改善症状维持生命，若心包积液脱落细胞学证实为肿瘤转移所致，可考虑心包腔灌注化疗，然后全身系统治疗。既往术后辅助治疗结束至今已 5 年余，全身抗肿瘤治疗应遵循晚期一线抗 HER2 治疗原则。参照 CLEOPATRA 临床试验结果，晚期一线 HER2 阳性治疗选择曲妥珠单抗 + 帕妥珠单抗，联合多西他赛单药化疗（THP 方案），对比 TH（多西他赛化疗 + 曲妥珠单抗抗 HER2 治疗）方案，联合帕妥珠单抗显著延长一线 PFS 达到 18.7 个月，为目前最优一线抗 HER2 治疗方案，故本病例当前全身治疗为首选推荐 THP 方案。

（2）MDT to HIM **结论**

整合多学科意见，乳腺癌多发转移 $rT_xN_xM_1$ Ⅳ期（HER2 阳性，HR 阴性），无外科干预及姑息放疗指征，建议立即行心包穿刺。根据心包积液脱落细胞学结果决定是否心包灌注化疗，待患者一般情况好转后，建议全身抗肿瘤治疗，推荐 THP 方案。

（3）治疗及效果

2019 年 9 月 19 日由心内科予心包穿刺置管引流。心包积液脱落细胞提示成团恶性肿瘤细胞，结合镜下形态学及临床病史，首先考虑乳腺癌转移。心包穿刺引流后阵发性咳嗽及胸闷气急明显好转，可平卧，累计心包引流量约 1230ml。ECOG 评分好转为 1 分，2019 年 9 月 30 日予顺铂 40mg 心包腔灌注化疗，2019 年 10 月 1 日予曲妥珠单抗 440mg（8mg/kg，维持）+ 帕妥珠单抗 840mg（维持）抗 HER2 治疗，2019 年 10 月 22 日起予曲妥珠单抗 330mg（6mg/kg）d1 + 帕妥珠单抗 420mg d1 q21d 抗 HER2 治疗，联合多西他赛 120mg d1 q21d 化学治疗。经 2 个疗程的 THP 方案治疗，复查胸腹部 CT（图 7.4）示心包积液明显减少。按 RECIST 1.1 标准评价右肺病灶及纵隔淋巴结病灶较前缩小约 70%（图 7.5），疗效达 PR。

患者经过 6 个疗程的 THP 方案治疗，2020 年 3 月 19 日复查胸腹部增强 CT 提示右肺上叶占位，对比前片（2019 年 12 月 2 日）增大。排除颅内及骨转移，按 RECIST 1.1 标准评价右肺、纵隔淋巴结病灶，疗效达 PD。为进一步治疗，准备第 2 次 MDT to HIM 讨论。

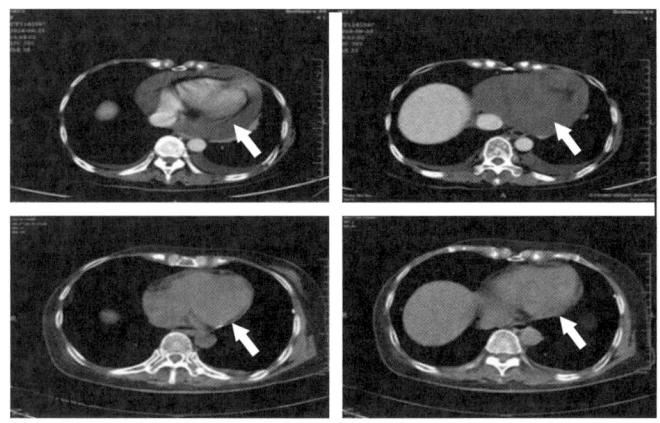

图 7.4　心包灌注化疗后复胸部 CT 结果
上图为 2019 年 9 月检查结果，下图为 2019 年 10 月检查结果

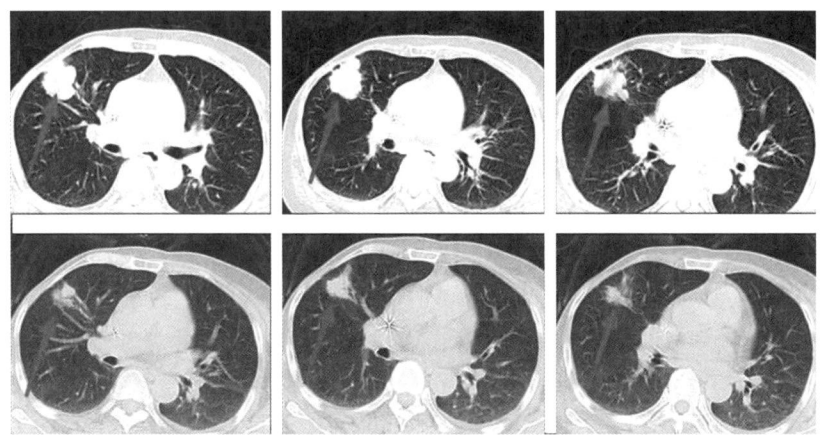

图 7.5　THP 方案治疗 2 周期后复查胸部 CT 结果
上图为 2019 年 10 月检查结果，下图为 2019 年 12 月检查结果

2.2　第 2 次 MDT to HIM 诊治（2020 年 3 月 25 日）

（1）讨论及意见

影像科　2020 年 3 月 19 日胸部 CT 提示肺内病灶较 2019 年 12 月 2 日胸部 CT 片明显增大约 50%，原纵隔淋巴结病灶较前无明显变化，整体评估考虑 PD。

肿瘤内科　肺转移考虑进展，一线 PFS 只有 6 个月，第 1 次评估有效，所以不属于原发性抗 HER2 耐药，需继续抗 HER2 治疗。HERMINE 试验提示一线抗 HER2 治疗耐药后，持续抑制 HER2 通路才能持续带来生存获益。因此一线曲妥珠单抗病情进展后，推荐二线继续使用抗 HER2 靶向治疗，EMILIA 临床试验结果提示 T-DM1 单药对比卡培他滨+拉帕替尼，显著延长 PFS 3.2 个月、OS 5.8 个月，该试验结果奠定了 T-DM1 作为晚期 HER2 阳性乳腺癌国际标准二线治疗地位。而针对 TKI 类药物吡咯替尼联合卡培他滨在晚期二线抗 HER2 中效果的 PHENIX 研究中，对比安慰剂联合卡培他滨化疗，PFS 显著延长 7 个月至 11.1 个月。2020 年 ASCO 报道 PHOEBE 研究结果，吡咯替尼联合卡培他滨治疗的 PFS 可达 12.5 个月，明显优于对照组拉帕替尼联合卡培他滨的 6.8 个月，提示吡咯替尼是晚期二线抗 HER2 治疗中的优选靶向药物。综上所述，建议首选 TKI 类药物（如吡咯替尼）联合卡培他滨治疗，也可考虑选择 TDM-1 治疗。

放疗科 本次表现为肺转移瘤局部进展，纵隔淋巴结控制稳定，一线 PFS 只有 6 个月，提示患者肿瘤的生物学行为不佳，目前以全身治疗优先；且右侧乳腺术后进行过辅助放疗，右肺接受了一定的放射剂量，再次放疗需注意毒副作用，建议暂时更改全身治疗方案，肺转移病灶放疗根据患者后续病情变化再考虑。

（2）MDT to HIM 结论

肺转移较前增大，疗效评估为 PD。肿瘤负荷主要为右肺病灶和纵隔淋巴肿大，建议患者行吡咯替尼联合卡培他滨治疗，也可以行 T-DM1 单药治疗。暂不考虑局部放疗。

（3）治疗及效果

自 2020 年 3 月开始，吡咯替尼 400mg po qd 联合卡培他滨 1.5 bid d1~14，q21d 化疗。因多次出现 3 度腹泻，药物剂量调整至吡咯替尼 320mg po qd 靶向抗 HER2 治疗，联合卡培他滨 1.0 bid d1~14，q21d 化疗。

2 周期治疗后，复查胸腹部 CT，按 RECIST 1.1 标准评价，肺内病灶较前缩小了将近 90%（图 7.6），其他器官未见新增转移，疗效达 PR。

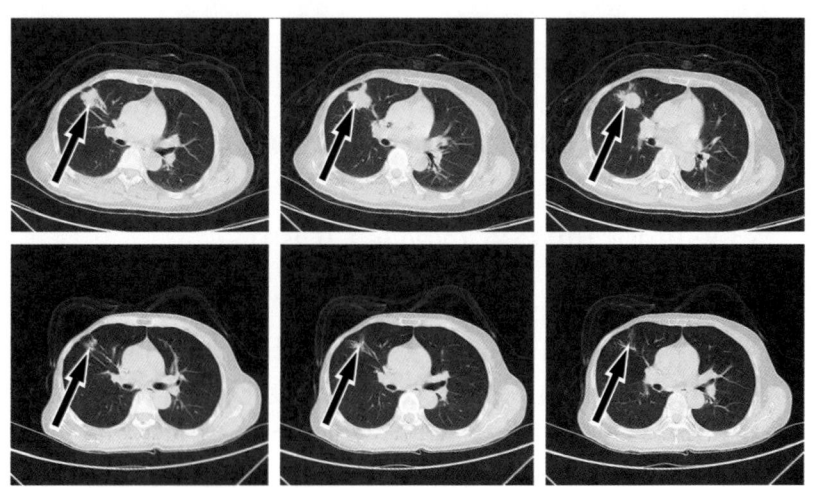

图 7.6 吡咯替尼+卡培他滨方案治疗 2 周期后复查胸部 CT
上图为 2020 年 3 月检查结果，下图为 2020 年 5 月检查结果

吡咯替尼+卡培他滨治疗至 2021 年 4 月（PFS2 13 个月），影像学复查提示右肺病灶较前明显增大（80%），按 RECIST 1.1 标准评价右肺病灶疗效达 PD。为进一步治疗，准备第 3 次 MDT to HIM 讨论。

2.3 第3次 MDT to HIM 诊治（2021年4月21日）

(1) 讨论及意见

影像科 2021年4月胸部CT提示肺内病灶较2020年4月胸部CT片明显增大（80%），原纵隔淋巴结病灶较前无明显变化，颅脑MRI、上腹部MRI及全身骨ECT未见肿瘤进展表现，按RECIST 1.1标准评价疗效达PD。

肿瘤内科 肺转移局部进展，建议：①可考虑行肺转移再次穿刺活检；②后续全身治疗建议：晚期HER2阳性乳腺癌已行二线抗HER2治疗，目前体力耐受情况可，三线治疗首先推荐抗体偶联药物（ADC）类TDM-1单药治疗，考虑二线PFS长达13个月，可继续吡咯替尼靶向治疗，更改联合的化疗药物如长春瑞滨等。

放疗科 本次表现为肺转移瘤局部进展，原纵隔肿大淋巴结控制稳定，未见新增其他器官转移，既往辅助放疗结束后，原发灶区域（胸壁、锁骨上下区域）未见肿瘤复发，PFS时间13个月，可考虑肺转移瘤局部放疗，全身治疗继续原方案不变。

(2) MDT to HIM 结论

HER2阳性乳腺癌，既往经晚期一线曲妥珠单抗+帕妥珠单抗双靶向抗HER2治疗联合多西他赛化疗，PFS1 6个月，二线吡咯替尼靶向抗HER2治疗+卡培他滨化疗，PFS2 13个月。目前肺转移再次进展，建议：①TDM-1单药治疗；②继续吡咯替尼靶向治疗，更改联合的化疗药物如长春瑞滨；③全身治疗原方案不变，局部姑息放疗。

(3) 治疗及效果

患者因经济原因拒绝T-DM1单药治疗，顾忌局部放疗毒副作用。2021年4月开始，行吡咯替尼320mg po qd 靶向抗HER2治疗，联合长春瑞滨单药化疗。

2周期治疗后，2021年6月复查胸腹部CT，按RECIST 1.1标准评价，肺内病灶较前缩小近70%（图7.7），纵隔淋巴结较前相仿，其他器官未见新增转移，疗效达PR。

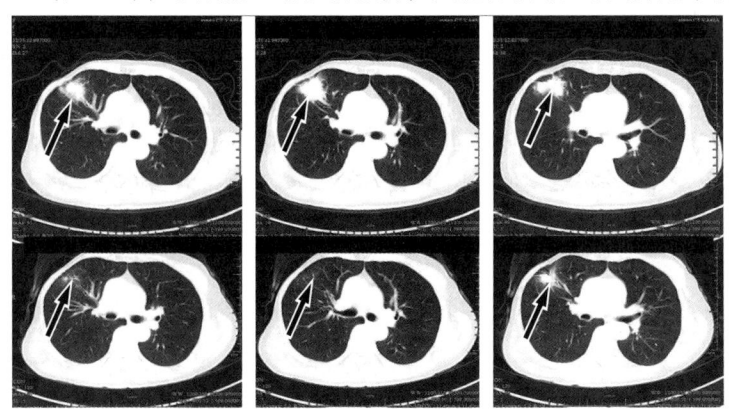

图7.7 长春瑞滨+卡培他滨方案治疗2周期后复查胸部CT结果

上图为2021年4月检查结果，下图为2021年6月检查结果

（4）后续治疗

2021年6月继续长春瑞滨化疗联合吡咯替尼靶向治疗至今，目前病情稳定，影像学评估未见肿瘤进展，ECOG评分0~1分，无明显腹泻等不良反应。

3 体　会

晚期乳腺癌患者治疗的主要目的是延长生存期，提高生活质量，抗HER2靶向治疗出现之前，晚期HER2阳性乳腺癌是疗效最差的类型，中位OS只有约20个月，抗HER2治疗新药的不断出现，使晚期HER2阳性乳腺癌中位OS不断延长，一线治疗中位PFS由单靶联合化疗11.7个月左右、双靶CLEOPATRA提高到PFS 18.7个月，中位OS已达到57.1个月。但在术后辅助治疗已使用过曲妥珠单抗的患者中，晚期一线继续使用曲妥珠单抗单靶向治疗或曲妥珠单抗+帕妥珠单抗双靶向治疗，疗效比既往辅助治疗中未使用过曲妥珠单抗的患者较低。本病例晚期一线双靶向治疗PFS时间仅6个月，可能与既往术后使用曲妥珠单抗辅助抗HER2治疗有关。

晚期二线抗HER2治疗，根据国际研究EMILIA试验结果，NCCN指南首选ADC类药物T-DM1，其中位PFS时间为9.6个月，而PHENIX及PHEOEBE临床试验结果提示，二线使用TKI类药物吡咯替尼联合卡培他滨，中位PFS分别为11.1个月和12.5个月，而且是我国原创药物的研究结果，不存在种族的差异。所以CSCO指南中，将吡咯替尼联合卡培他滨化疗作为二线治疗Ⅰ类推荐，本例二线治疗PFS约13个月，与前述临床研究中位PFS相符。三线治疗目前无明确临床试验数据说明何种方案最优，2020年公布的Destiny-Breast 01研究数据中，在平均接受六线的HER2阳性乳腺癌中，使用DS-8201的受试者平均可达19.4个月的PFS时间，提示在HER2阳性晚期乳腺癌治疗中，ADC类药物可能具有广阔的应用前景。

本病例乳腺癌复发后，通过MDT to HIM团队的齐心协作，首先将患者从大量心包积液危及生命的紧急情况中挽救过来，随后晚期一线、二线、跨线治疗方案，使患者目前已获得36个月的生存时间，生存时间仍在继续延长。从治疗过程看，有以下几点收获：①MDT to HIM模式让患者有更多获益，该患者出现肿瘤危象，大量心包积液，经心内科、影像超声科、病理科、肿瘤内科及时处理，为全身系统治疗创造条件。②患者一线治疗mPFS只有6个月，二线mPFS有13个月，进展后进行跨线治疗，使二线靶向药物的效果用到极致，达到物尽其用，同时为后续更多治疗提供了可能。③晚期乳腺癌治疗已经从不能治愈、很难治愈到走向治愈之路。

参考文献

[1] SWAIN SM, BASELGA J, KIM SB, et al. Pertuzumab, trastuzumab, and docetaxel in HER2-positive

metastatic breast cancer[J]. The New England journal of medicine, 2015, 372 (8): 724-734.
[2] Eisenhauer EA, Therasse P, Bogaerts J, et al. New response evaluation criteria in solid tumours: revised RECIST guideline(version 1.1)[J]. Eur J Cancer, 2009, 45(2):228-47.
[3] VERMA S, MILES D, GIANNI L, et al. Trastuzumab emtansine for HER2-positive advanced breast cancer[J]. The New England journal of medicine, 2012, 367 (19): 1783-1791.
[4] Pyrotinib combined with capecitabine in women with HER2 + metastatic breast cancer previously treated with trastuzumab and taxanes: A randomized phase Ⅲ study[C]//ASCO Annual Meeting; Chicago, IL, 2019-5-31.
[5] MARTY M, COGNETTI F, MARANINCHI D, et al. Randomized phase Ⅱ trial of the effificacy and safety of trastuzumab combined with docetaxel in patients with human epidermal growth factor receptor 2-positive metastatic breast cancer administered as fifirst-line treatment: the M77001 study group[J]. Journal of Clinical ncology, 2005, 23 (19): 4265-4274.

8 HR阳性HER2阴性局部复发晚期乳腺癌MDT to HIM诊治过程及体会

◎蔡仕彬　陈述政

1　概　述

激素受体（HR）阳性HER2阴性乳腺癌约占70%，2017年EBCTCG荟萃分析显示在肿瘤直径<2cm的乳腺癌患者中，淋巴结阴性、1~3个淋巴结阳性或4~9个淋巴结阳性的患者术后20年累计复发风险为13%、20%和34%。内分泌治疗是HR阳性HER2阴性乳腺癌的重要治疗手段，这个手段需要多学科综合诊治（MDT to HIM）讨论，制订个体化综合诊治方案，才能实现最优化综合诊治效果。

2　MDT to HIM 诊治过程

女性，42岁，因"发现左乳肿块10d"于2012年3月7日就诊于浙江省丽水市中心医院乳腺外科。否认家族史。月经状态：未绝经。

发现左乳乳晕旁一肿块，约"花生米"大小，无压痛，至我院查乳腺超声提示"左乳低回声团，BI-RADS 4C类"。查体：左乳晕旁可及大小约2.0cm×1.5cm肿块，质硬，活动度差，边界欠清；双侧腋下及锁骨上区均未触及肿大淋巴结。2012年3月7日行肿块穿刺病理活检诊断为左乳癌。于2012年3月10日在我院乳腺外科行"左乳癌改良根治术"。术后病理：左乳浸润性导管癌Ⅱ级（肿瘤直径约1.8cm），乳头、皮肤及基底切缘阴性，可见少量脉管内瘤栓，左腋窝1/16只淋巴结转移。免疫组化：ER（2+，90%），PR（-），CerbB-2（-），Ki-67（+，50%）。病理分期$pT_1N_1M_0$ⅡA期，分子分型Luminal B（HER2阴性）。

2012年3月23日开始予EC-T方案辅助化疗，具体方案：表柔比星140mg+环磷酰胺850mg序贯多西他赛140mg，化疗8个疗程。末次化疗时间为2012年8月21日。2012年9月15日开始他莫昔芬内分泌治疗。

患者在我院门诊定期复查并进行他莫昔芬内分泌治疗。2018年11月20日复查胸部CT（图8.1）：左乳癌术后，左前壁软组织局部增厚，最厚处约2.3cm，复发可能。PET-CT（图8.2）：左侧胸壁软组织不规则增厚，最厚处约2.2cm，侵犯毗邻胸膜及左第4、5前肋软骨，考虑复发。颅脑MRI未见异常征象。左胸壁肿块空芯针穿刺病理活检（图8.3）：低分化腺癌，符合乳腺癌复发，免疫组化：ER（+）（强，约90%），PR（-），CerbB-2（2+），Ki-67（+，约40%）；*HER2*基因FISH检测：*HER2*阴性（基因无扩增）。诊断：左乳癌术后，左胸壁复发（累犯胸膜及肋软骨）。DFS为6.7年。

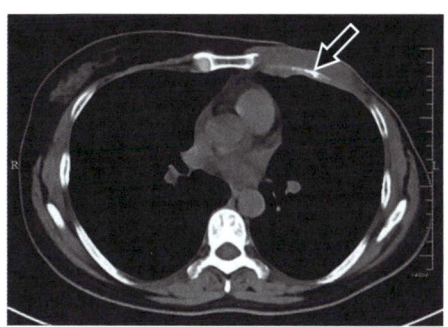

图8.1　2018年11月20日胸部CT

左乳癌术后，左前壁软组织局部增厚，最厚处约2.3cm，可能复发

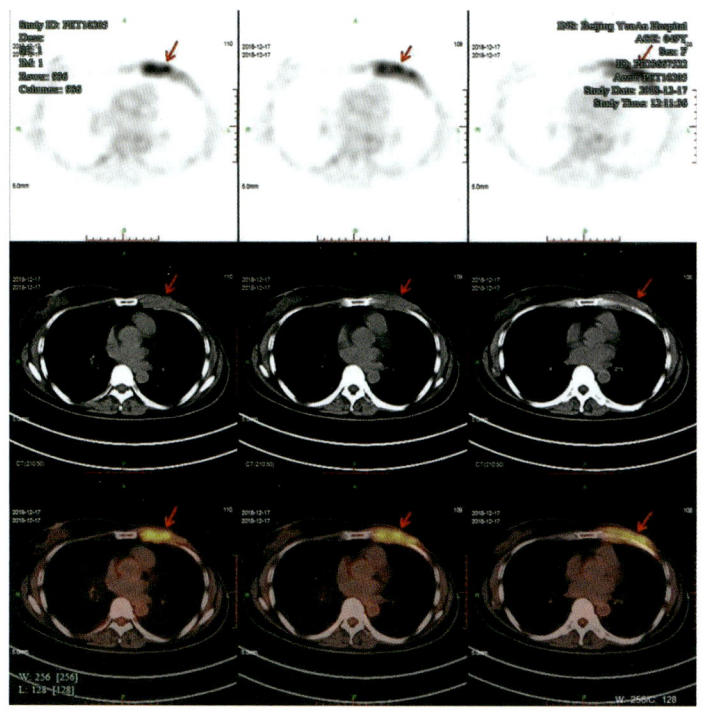

图8.2　2018年12月17日PET-CT

左侧胸壁软组织不规则增厚，最厚处约2.2cm，侵犯毗邻胸膜及左第4、5前肋软骨，考虑复发

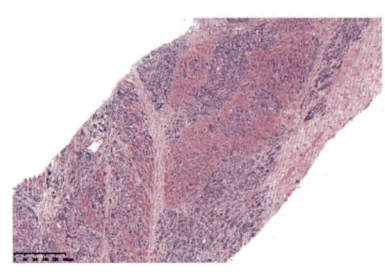
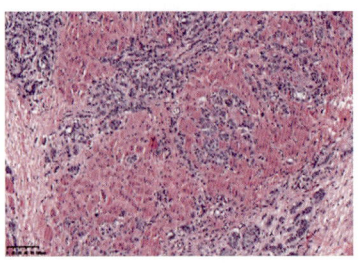

图 8.3　左胸壁肿物粗针穿刺病理：低分化癌，符合乳腺癌复发

第 1 次 MDT to HIM 诊治

(1) 讨论及意见

病理科　胸壁肿块粗针穿刺，组织学病理示肿瘤细胞在横纹肌当中，弥漫浸润性生长，诊断恶性肿瘤。鉴于患者 6 年前有乳腺癌病史，且肿瘤细胞形态和 6 年前乳腺癌细胞形态相似，首先做乳腺免疫组化，HER2 虽有 2 个 +，但 FISH 检测未见扩增，其分子分型和 6 年前相同，因此胸壁肿块诊断为乳腺癌局部复发。

影像科　胸部 CT 显示左侧第 4、5 肋软骨周围软组织明显增厚，累及毗邻的胸膜，PET - CT 提示病灶 FDG 代谢增高，整合考虑左前胸壁复发，同时其上一层面见一枚内乳淋巴结肿大，考虑转移；此外，还发现左后胸膜局部见 FDG 代谢增高的小结节，考虑转移可能。

乳腺外科　6 年前行左乳癌改良根治术，术后化疗及他莫昔芬内分泌治疗，未行放疗。6 年后出现胸壁软组织复发，PET - CT 示肿瘤侵犯胸膜及肋软骨，有内乳淋巴结肿大。局部胸壁复发属于晚期乳腺癌，以全身治疗为主，局部复发病灶可作为疗效评估依据，若疾病反应良好，可适时选择局部治疗。既往观点是对局部复发性病变行广泛性手术治疗时，应考虑尽减少手术并发症。但本病例常规外科切除软组织肿瘤无法达到完全无瘤；若行广泛扩大切除全层胸壁及胸壁重建，手术创伤大，术后并发症多，生活质量差，因此不宜行手术切除。术后未行辅助胸壁放疗，放疗是局部胸壁复发后的治疗手段之一，本病例可行胸壁放疗。

放疗科　许多数据表明，即使孤立局部复发乳腺癌患者，发生远处转移的风险也很高，例如，来自 Danish 82b/c 研究，将乳房切除术后患者随机分为接受或不接受放疗两组，结果表明在接受乳房切除术后和全身治疗后，73% 孤立局部区域复发（LRR）患者在 5 年内发生远处转移。研究者还发现复发后进行放疗是胸壁复发患者预后改善的独立预测指标。本例乳房切除术后未立即放疗，局部胸壁复发后行外照射放疗是标准治疗之一。

放疗时机选择很重要，来自 MD 安德森癌症中心的研究评估了 159 例乳房切除术后采用放疗的孤立 LRR 患者，发现无肉眼可见病灶的患者相对于放疗时存在肉眼可见病灶者（无肉眼可见病灶是指通过手术切除或新辅助化疗达到完全缓解），其 5 年局部控制率得到了改善，完全切除术后放疗的局部控制率为 77%；化疗完全缓解后放疗为 83%，对比存在肉眼可见病灶经挽救性放疗的局部控制率仅为 63%。

因此，首选方案是标记肿块范围并开始全身治疗，如疾病反应性良好，然后再行放疗巩固疗效；如疾病缓解较小或疾病进展，将为临床医生提供疗效评估和改变疗法的机会。对未接受常规术后放疗患者，放疗靶区应包括胸壁及锁骨上淋巴结引流区，放疗剂量常规 50Gy/25F，手术完整切除者，瘤床追加 10Gy/5F，如有残留则为 16~20Gy/8~10F。

肿瘤内科　局部治疗决策常因患者会否接受全身性治疗而改变，有时也会因全身性治疗效果而改变。对某些患者，如有明显孤立性锁骨上淋巴结复发或有胸壁复发而需大面积切除的患者，最好先予全身性治疗，不仅有助于局部区域治疗成功，还可确定未出现远处转移的早期证据。

本病例在他莫昔芬治疗 6 年多出现胸壁复发，属于继发性内分泌耐药。再次对胸壁软组织病灶穿刺活检，病理证实 ER（+）、PR（−）、HER2（−）。中国抗癌协会乳腺癌诊治指南与规范（2017 年版）及 CSCO 乳腺癌指南（2018 年版）等均推荐他莫昔芬治疗失败的绝经后患者可选择芳香化酶抑制剂或氟维司群或芳香化酶抑制剂联合 CDK4/6 抑制剂；绝经前患者采用卵巢功能抑制，随后遵循绝经后患者治疗指南。Ⅱ 期 PALOMA−1 试验证实 Palbociclib 联合来曲唑组中位无进展生存期（mPFS）为 20.2 个月，较单药来曲唑组 10.2 个月明显延长绝经后 ER 阳性/HER2 阴性的晚期乳腺癌患者一线治疗的 PFS。其后的 Ⅲ 期 PALOMA−2 研究结果证实了上述结论（mPFS 24.8 个月 *vs* 14.5 个月，HR 0.58，$P<0.01$），其中有约 43% 未经内分泌治疗，约 47% 接受过辅助他莫昔芬治疗。MONALEESA−2 研究再次证实 Ribociclib 联合来曲唑较来曲唑联合安慰剂可显著延长 mPFS（mPFS 25.3 个月 *vs* 16.0 个月，HR 0.568，$P<0.01$）。MONALEESA−7 入组绝经前的 HR（+）/HER（−）晚期乳腺癌患者，其中 62% 未经内分泌治疗，38% 接受过辅助他莫昔芬或非甾体类芳香酶抑制剂（AI）治疗，结果证实 Ribociclib 联合来曲唑组 mPFS 23.8 个月，来曲唑联合安慰剂组中位 PFS 13.0 个月（HR 0.55，$P<0.0001$）。多项随机对照临床试验均证明 CDK4/6 抑制剂联合来曲唑优于单药来曲唑治疗。不良反应在联合治疗组中 3 级或 4 级的中性粒细胞减少和白细胞减少更为常见。因此建议本病例优先行 CDK4/6 抑制剂联合 AI 内分泌治疗，予戈舍瑞林卵巢功能抑制。

(2) MDT to HIM 结论

局部胸壁复发，根治性手术难度大，MDT to HIM 讨论达成一致意见，建议优选 AI + 哌柏西利 + 戈舍瑞林的整合治疗方案。疾病持续维持在 PR 状态后再选择行胸壁放疗巩固疗效。

(3) 治疗及效果

胸壁病灶再次活检的免疫组化提示 HR 阳性、HER2 阴性。2018 年 12 月 17 日开始予卵巢功能抑制（戈舍瑞林）+依西美坦+CDK4/6抑制剂（哌柏西利）内分泌治疗。哌柏西利第1疗程剂量为125mg/d，服药3周后出现3度中性粒细胞减少，第2疗程降低剂量至100mg/d，28d为1个疗程维持治疗。CDK4/6抑制剂治疗3个疗程后（2019年3月7日）复查胸部CT提示左前胸壁局部软组织增厚，最厚处约1.3cm（图8.4A），较治疗前肿块退缩，临床疗效评估为PR。治疗6个疗程后（2019年5月30日）复查胸部CT提示左前壁局部软组织稍增厚，最厚处约1.2cm（图8.4B），临床疗效维持PR。最近一次复查是2020年10月29日，胸部CT提示左胸壁局部软组织稍增厚，最厚处约1.0cm（图8.4D），与2019年5月30日比较，病灶仍维持PR状态。

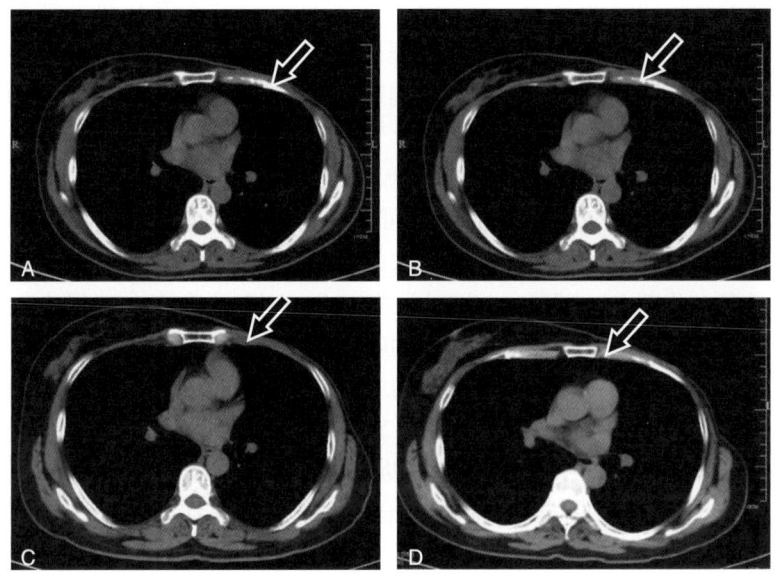

图8.4　治疗后胸壁肿块的CT表现

A. 2019年3月7日，左前胸壁局部软组织增厚，最厚处约1.3cm。B. 2019年5月30日左前壁局部软组织稍增厚，最厚处约1.2cm。C. 2019年9月27日左胸壁局部软组织稍增厚，最厚处约1.0cm。D. 2020年10月29日左胸壁局部软组织稍增厚，最厚处约1.0cm

3　体　会

本病例诊疗分为两个阶段，即辅助治疗和复发后的一线治疗。患者2012年确诊左乳癌，行改良根治术，术后病理示 $pT_1N_1M_0$，术后予EC-T方案辅助化疗及他莫昔芬内分泌治疗。

《2011年中国抗癌协会乳腺癌诊治指南与规范》中乳房切除术后的放疗指征为：肿瘤大于5cm或侵及皮肤、胸壁；腋淋巴结转移≥4个。对1~3个淋巴结转移的 $T_{1~2}$，指南支持术后放疗，尤其对年龄≤40岁、腋窝淋巴结清扫数目<10个时转移比例>20%、激素受体阴性、HER2阴性的患者。因此建议行术后辅助放疗，但患者因工作因素拒绝放疗。2014年EBCTCG的一项荟萃分析结果显示：接受胸壁和区域淋巴结放疗的 1~3 个淋巴结转移患者 10 年局部复发率从 20.3% 降至 3.8%（$P<0.00001$）。自此确立了 1~3 个淋巴结转移的 T_{1-2} 应接受放疗的专家共识。

2011 年中国抗癌协会指南指出，绝经前辅助内分泌治疗推荐他莫昔芬治疗 5 年。随着 2013 年 ATLAS 和 aTTom 研究结果公布后，中国抗癌协会指南更新为"服用他莫昔芬 5 年后，患者仍处于绝经前状态，部分高危患者可考虑延长至满 10 年"。直至 2018 年 SOFT 和 TEXT 联合分析 8 年随访结果，卵巢功能抑制联合他莫昔芬或依西美坦显著提高 DFS，降低复发风险 24%~35%。目前指南中对 1~3 个淋巴结转移患者推荐卵巢功能抑制联合他莫昔芬，≥4 个淋巴结转移患者推荐卵巢功能抑制联合依西美坦。因此，根据当时乳腺癌指南推荐，我们选择他莫昔芬治疗，同时随着指南的更新，我们也选择了延长他莫昔芬内分泌治疗。

2018 年 CSCO 乳腺癌指南指出：晚期乳腺癌内分泌治疗指征为初始治疗或复发转移后病理证实为激素受体阳性、肿瘤进展慢、无内脏危象的患者；建议对复发转移病灶进一步活检评估 ER、PR、HER2 状态。指南对内分泌耐药的定义：原发内分泌耐药（辅助内分泌治疗时间小于 2 年复发，或晚期一线内分泌治疗小于 6 个月出现疾病进展），继发性内分泌耐药（辅助内分泌治疗时间大于 2 年且于停药后 1 年内复发的患者，或晚期一线内分泌治疗≥6 个月出现疾病进展）。该患者在他莫昔芬治疗 6 年时出现胸壁复发，属于继发性内分泌耐药。再次对胸壁软组织病灶穿刺活检，病理证实 ER（+）、PR（-）、HER2（-）。该患者属于不可手术的局部胸壁复发，可选择放疗和全身治疗，我们首选全身治疗，一线内分泌治疗首选卵巢功能抑制联合 CDK4/6 抑制剂联合 AI 或氟维司群；疾病控制稳定后再选择胸壁放疗巩固疗效。

4 结　语

本例为 HR（+）、HER2（-）乳房切除术后孤立 LRR 乳腺癌患者，MDT to HIM 管理为患者提供了规范、全程的治疗决策。首先评估所有潜在可能的转移脏器，并对局部复发进行活检确定病理类型及分子分型；然后结合既往治疗史，确定是否适合手术、化疗、放疗或内分泌治疗；然后确定放疗与全身治疗的时序选择；最后确定全身治疗方案。本病例的处理过程为我们提供了一个乳房切除术后孤立 LRR 乳腺癌的 MDT to HIM 管理策略。

参考文献

[1] Danish Breast Cancer Cooperative Group, et al. Study of failure pattern among high-risk breast cancer patients with or without postmastectomy radiotherapy in addition to adjuvant systemic therapy: long-term results from the Danish Breast Cancer Cooperative Group DBCG 82 b and c randomized studies[J]. J Clin Oncol, 2006, 24(15):2268-75. doi: 10.1200/JCO.2005.02.8738.

[2] Skinner HD, Strom EA, Motwani SB, et al. Radiation dose escalation for loco-regional recurrence of breast cancer after mastectomy[J]. Radiat Oncol, 2013, 8:13. doi: 10.1186/1748-717X-

8-13.
- [3] Buchholz TA, Ali S, Hunt KK. Multidisciplinary Management of Locoregional Recurrent Breast Cancer[J]. J Clin Oncol, 2020, 38(20):2321-2328. doi: 10.1200/JCO.19.02806.
- [4] Finn RS, Crown JP, Lang I, et al. The cyclin-dependent kinase 4/6 inhibitor palbociclib in combination with letrozole versus letrozole alone as first-line treatment of oestrogen receptor-positive, HER2-negative, advanced breast cancer (PALOMA-1/TRIO-18): a randomised phase 2 study[J]. Lancet Oncol, 2015, 16(1):25-35. doi: 10.1016/S1470-2045(14)71159-3.
- [5] Finn RS, Martin M, Rugo HS, et al. Palbociclib and Letrozole in Advanced Breast Cancer. N Engl J Med[J]. 2016, 375(20):1925-1936. doi: 10.1056/NEJMoa1607303.
- [6] Hortobagyi GN, Stemmer SM, Burris HA, et al. Updated results from MONALEESA-2, a phase III trial of first-line ribociclib plus letrozole versus placebo plus letrozole in hormone receptor-positive, HER2-negative advanced breast cancer. Ann Oncol[J]. 2018, 29(7):1541-1547. doi: 10.1093/annonc/mdy155.
- [7] Tripathy D, Im SA, Colleoni M, et al. Ribociclib plus endocrine therapy for premenopausal women with hormone-receptor-positive, advanced breast cancer (MONALEESA-7): a randomised phase 3 trial[J]. Lancet Oncol, 2018, 19(7):904-915. doi: 10.1016/S1470-2045(18)30292-4.
- [8] Early Breast Cancer Trialists' Collaborative Group. Postmastectomy radiotherapy in patients with breast cancer – Authors' reply[J]. Lancet, 2014, 384(9957):1846-1847. doi: 10.1016/S0140-6736(14)62240-6.
- [9] Davies C, Pan H, Godwin J, et al. Long-term effects of continuing adjuvant tamoxifen to 10 years versus stopping at 5 years after diagnosis of oestrogen receptor-positive breast cancer: ATLAS, a randomised trial[J]. Lancet, 2013, 381(9869):805-16. doi: 10.1016/S0140-6736(12)61963-1.
- [10] Francis PA, Pagani O, Fleming GF, et al. Tailoring Adjuvant Endocrine Therapy for Premenopausal Breast Cancer[J]. N Engl J Med, 2018, 379(2):122-137. doi: 10.1056/NEJMoa1803164.

9 | 年轻 Luminal B 型乳腺癌的 MDT to HIM 诊治过程及体会

◎沈　俊　陈文军

1　概　述

乳腺癌是目前全球及中国女性发病率最高的恶性肿瘤，中国乳腺癌发病年龄相比于欧美国家普遍较年轻，其中 40 岁以下约占 14%，甚至有 0.5% 的患者小于 25 岁，欧美国家只有约 5% 的患者为 40 岁以下。对年轻的女性乳腺癌患者保乳、保腋窝、保生育能力等需求成了治疗过程中必须面对的问题。对此，必须通过多学科整合诊治（MDT to HIM），制订个体化整合诊治方案，才能实现最优化整合诊治效果。

2　MDT to HIM 诊治经过

女性，27 岁，已婚未生育，否认既往史，否认家族史。因"发现左乳肿块 1 个月余"于 2019 年 1 月 11 日就诊于浙江大学医学院附属邵逸夫医院肿瘤外科。当时无发热，无疼痛，否认乳头溢液，无皮肤巩膜黄染，无咳嗽、胸闷等不适。查体：神清，精神可，身高 158cm，体重 70kg，ECOG 评分 0 分，未见贫血貌，皮肤巩膜无黄染，双肺呼吸音清，未闻及啰音。双乳外形对称，双乳头无内陷，双乳头未见皮疹，挤压无溢液，左乳外上象限可及一 6cm×8cm 不规则肿块，质硬，边界不清，活动度差，酒窝征阳性，橘皮征阴性，表面皮肤无红肿破溃。左腋下多发肿大淋巴结，部分融合，活动度差，右腋下及双侧锁骨上未及肿大淋巴结。实验室检查：血常规、肝肾功能、凝血功能、术前免疫、肿瘤标记物等未见异常。影像学检查：双侧锁骨上淋巴结 B 超、子宫及双侧附件 B 超、肺部 CT 平扫、颅脑 MRI、肿瘤代谢显像、骨 ECT 等均未见明显异常。心脏 B 超提示结构正常，EF 75%。

2019 年 1 月 11 日乳腺及腋窝淋巴结超声征象分析（图 9.1）。乳腺：左乳 3 点可见一大小约 2.16cm×1.43cm 的低回声结节，界清，形态规则，左乳内可见多发低回声结节，以外象限为主，界不清，形态不规则，部分融合，测得 3 点有一大小约 3.57cm×2.34cm 结节，外上象限一大小约 3.87cm×1.61cm 结节，其旁可见扩张导管，内透声差。腋窝：左侧腋下可见多发低回声结节，体积增大，皮髓质结构不清，较大 2 枚分别为 4.04cm×1.63cm、4.53cm×2.44cm，右侧腋下未见明显肿大淋巴结。

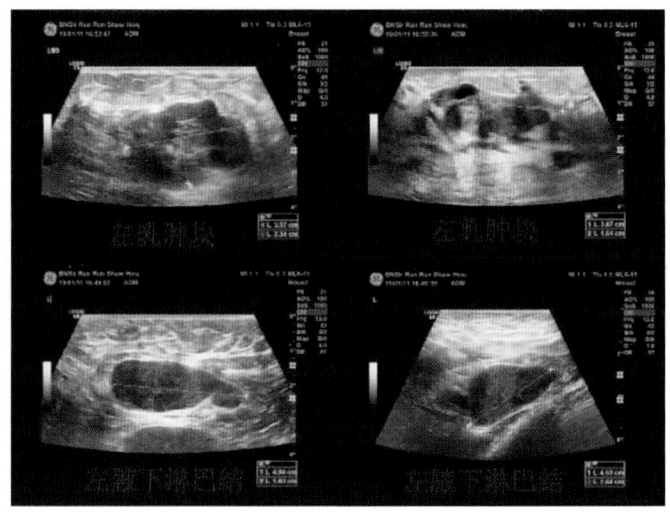

图 9.1　初诊时乳腺及腋窝淋巴结超声检查

2019 年 1 月 11 日双乳钼靶（图 9.2）：双侧乳腺实质构成为 ACR-c 类，两侧乳腺球形不对称，左乳腺体密度增高，结构不清，未见明显钙化，左腋下多发淋巴结肿大，左侧乳头似稍凹陷，左乳皮肤未见明显增厚。2019 年 1 月 11 日乳腺 MRI 增强（图 9.3）：双侧乳腺纤维腺体丰富，背景未见明显强化，左乳外上象限为主，增强后可见大片段样分布环簇状非肿块样强化影；DWI 序列示弥散受限，时间-信号强度曲线为 Ⅱ 型（平台型）及 Ⅲ 型（流出型），病灶紧邻乳头下方，伴左侧乳头稍牵拉凹陷，余双侧乳腺内另散在多发小肿块样及局灶性强化，强化方式

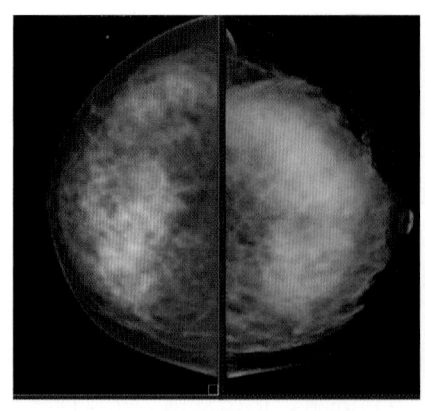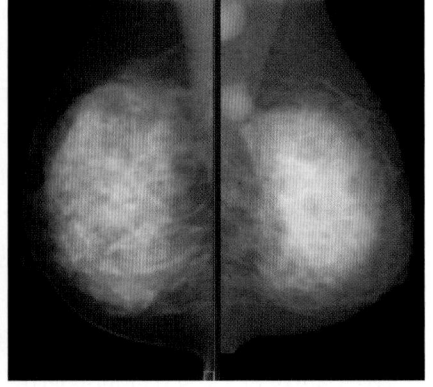

图 9.2　初诊时钼靶影像

多呈Ⅰ型（上升型）或Ⅱ型（平台型），左侧腋下多发肿大淋巴结，可见强化，较大者约30mm×24mm。内乳淋巴结未见明显显示。2019年1月15日穿刺活检病理学检查（图9.4）：A片左乳肿块穿刺提示：浸润性癌，ER（+，约50%），PR（-），HER2（2+），Ki-67（+，约60%）。B片左腋下淋巴结穿刺：癌瘤，GATA-3（+），GCDFP-15（-），Mammaglobin（-）。2019年1月23日FISH检测提示 HER2 基因无扩增。诊断：左乳浸润性导管癌Luminal B型，$cT_3N_2M_0$ⅢB期。

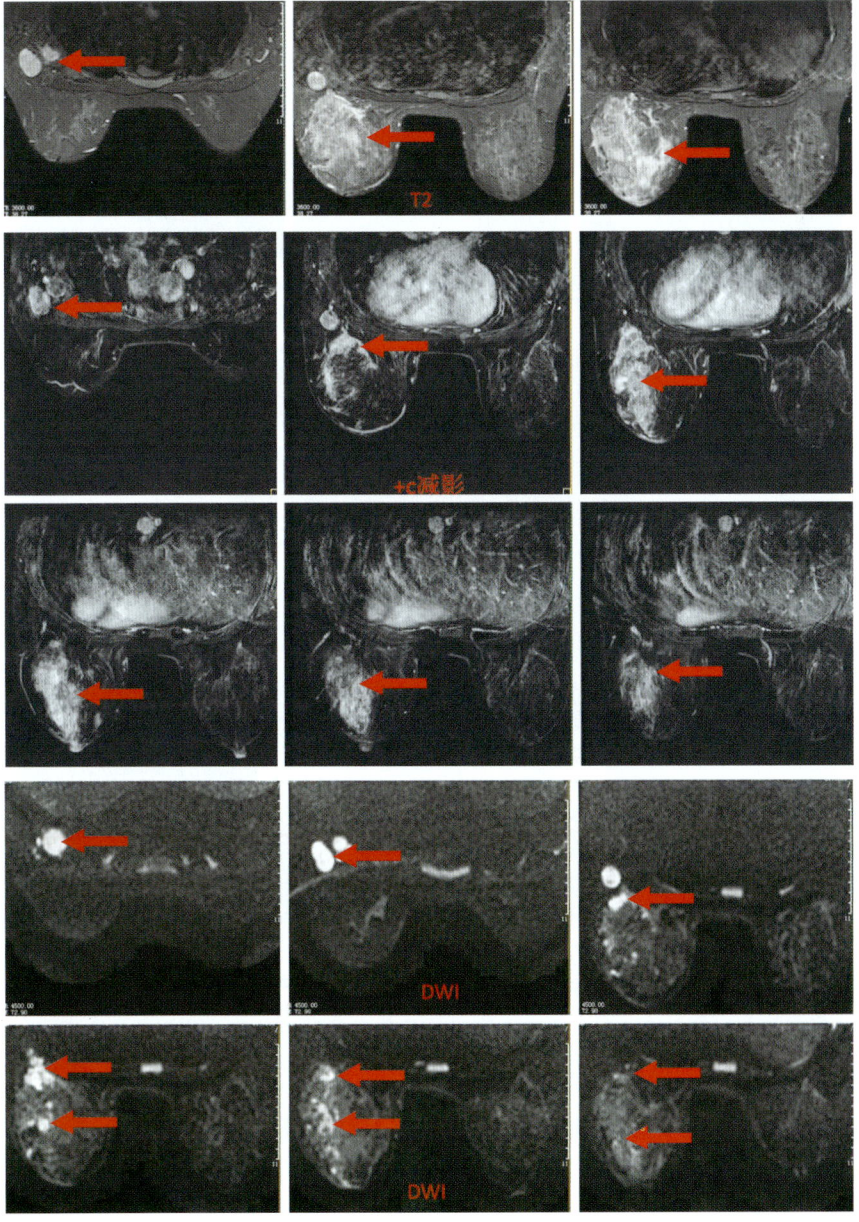

图9.3 初诊时乳腺MRI

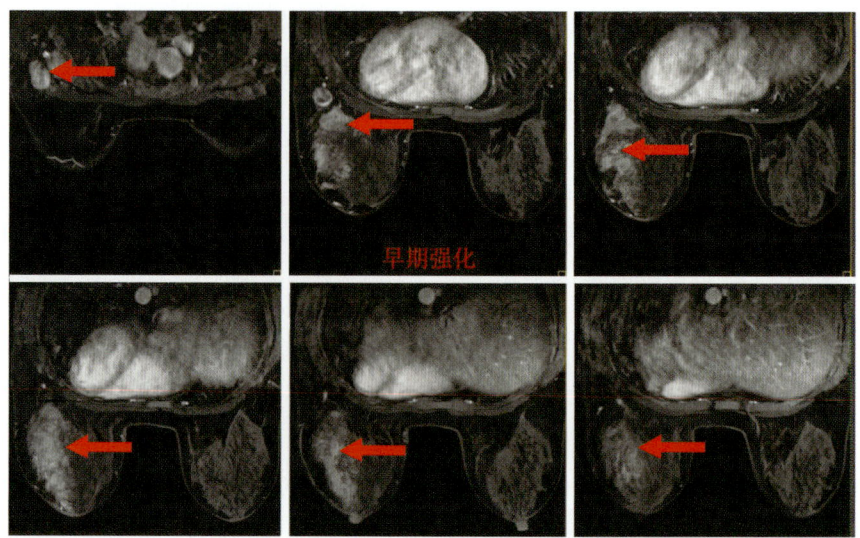

图 9.3 初诊时乳腺 MRI（续）

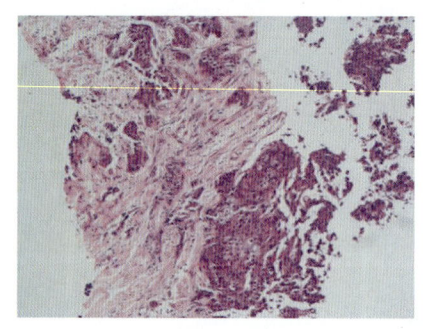

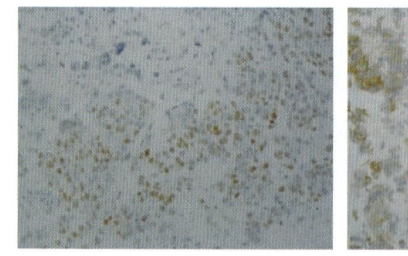
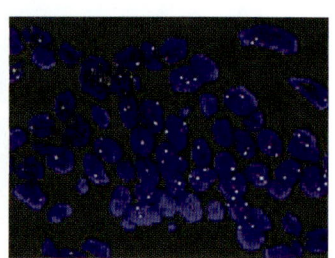

ER（+，50%，中等阳性）　　　HER2（2+）　　　FISH 阴性

图 9.4 乳房肿块穿刺活检组织病理学及 FISH 检测图像

乳腺穿刺标本，部分组织失去正常乳腺腺泡结构，见肿瘤细胞片状、巢状分布，细胞核浆比增高，核染色深，细胞排列失去极向，可见明显核仁和核分裂像

2.1 第 1 次 MDT to HIM 诊治（2019 年 1 月 23 日）

（1）讨论及意见

肿瘤外科　27 岁女性，已婚未生育，有强烈保乳意愿和后期生育需求，家庭

经济情况一般,无法承受整形重建等大额医疗费用。如先行手术治疗,目前瘤体不适合保乳手术,无条件行乳房重建,预计将影响日后生活质量。

影像科 27岁女性,乳腺组织致密,钼靶见左乳腺体不对称或肿块伴腋下淋巴结肿大,符合BI-RADS 4类表现。超声所见左乳多发低回声肿块符合BI-RADS 4c类表现,同时见左腋下多发淋巴结增大伴皮髓质不清。MRI见左乳外上象限病变符合BI-RADS 4c类表现,左腋下多发淋巴结肿大伴强化。影像学考虑本病例左乳外上象限恶性肿瘤,病灶紧邻乳头下方伴左侧乳头稍牵拉凹陷,存在累及乳头乳晕复合体可能性,左侧腋窝淋巴结多发转移,左侧内乳区及双侧锁骨上未见肿大淋巴结。对本例年轻女性乳腺癌MRI检查显示在乳房病灶范围评估上的优势。MRI在乳腺癌术前治疗疗效评估上目前也是最优选择。

病理科 本例病理诊断明确,HER2免疫组化显示2+,FISH检测显示HER2=2.4,CEP17=2.20,HER2/CEP17=1.09,提示*HER2*基因无扩增,Ki-67表达50%阳性,增殖活跃,符合病史、查体及影像学等临床信息。

肿瘤内科 27岁女性,诊断明确:左乳浸润性导管癌Luminal B型 $cT_3N_2M_0$ ⅢB期,患者有降期保乳需求,根据NCCN指南(Version 1,2019年)建议术前全身治疗。本例患者优选术前化疗,推荐含蒽环和紫杉烷的方案,可选方案包括TEC、EC-T、ddEC-P。考虑疗效及尽早完成术前治疗后手术的需求,可优选ddEC-P方案。化疗前1~2周开始予以GnRHa抑制卵巢功能保护生育能力,患者有*BRCA*基因检测指征,建议基因检测。

放疗科 根据目前诊断结果,依据NCCN指南(Version 1,2019)术后辅助放疗指征明确,目前术前新辅助放疗尚无依据,如术前化疗效果不佳,病情进展,术前放疗为可选治疗方案。

辅助生殖科 27岁未生育女性,生育需求高,建议化疗前行生育力保留。患者已婚,可综合考虑选择受精卵冻存、卵子冻存、卵巢组织冻存、GnRHa药物抑制卵巢功能等措施。目前对化疗前药物性卵巢功能抑制(OFS)对生育力保留的作用十分有限,使用后无法促排卵(取卵)。促排卵药物常为来曲唑,取卵时间需2~3周不等。

精神科 27岁女性,确诊局部进展期乳腺癌,必然给其带来恐惧心理和焦虑,目前患者这种状态尚未达到需要医学干预的程度。恐惧和焦虑具有双向作用,一方面促进患者接受自己的疾病状态,另一方面可能导致患者失眠等精神卫生症状。治疗期间需对患者进行持续观察和干预。

(2) MDT to HIM **结论**

27岁女性,诊断左乳浸润性导管癌Luminal B型 $cT_3N_2M_0$ ⅢB期明确,有强烈的保乳意愿,有后期生育需求,无整形重建的(经济)条件。建议行综合方案生育力保留,具体方式与患者沟通后决定。无论考虑疾病分期还是患者强烈保乳需求,均建议术前化疗,优选ddEC-P方案,化疗前1~2周用GnRHa保护卵巢功能。每 2 个周期通过 MRI 行化疗疗效评估。虽然 Luminal 型乳腺癌术前化疗 pCR 率低,但有效率高,约 70%~80% 患者可有肿瘤退缩,通过术前化疗提高患者保乳成功率或保留乳头乳晕成功率依据充分。注意蒽环类药物使用期间心脏功能保护、胃肠道反应及骨髓抑制情况的预防、观察和对症支持治疗。建议行 *BRCA* 基因检测。关注睡眠等心理状态。

（3）治疗及疗效

因需准备时间,需有创操作及经费等问题,患者拒绝有创的生育力保留方案,也因经济问题拒绝 *BRCA* 基因检测。术前方案如下：2019 年 1 月 18 日化疗前 1 周起予以戈舍瑞林 3.6mg q28d；2019 年 1 月 25 日起予以 dEC-P 方案（EPI 100mg/m² + CTX 600mg/m² ×4，q2w；P 175mg/m² ×4，q2w）术前化疗；同时表柔比星使用期间按 1:10 的剂量予右雷佐生减少心脏毒性；同时予以地塞米松联合 5-TH 受体抑制剂止吐 3d；每周期化疗后 24~48h 时予以短效集落刺激因子（初级）预防性使用 3d；每周复查血常规及肝肾功能,每 2 个周期评估疗效。第 1 轮评估,查体：双乳未及肿块,双侧腋下未及肿大淋巴结。B 超：左乳外上多发长径约 1cm 肿块,左腋下小淋巴结转移考虑。MRI 增强：左乳癌伴导管扩张积液并左侧腋下多发淋巴结,BI-RADS 6,较治疗前病灶明显缩小,淋巴结缩小。

4 次评估的 MRI（图 9.5）：每次评估乳房病灶和腋下淋巴结均有缓解,8 周期术前治疗完成时,MRI 提示 cCR。

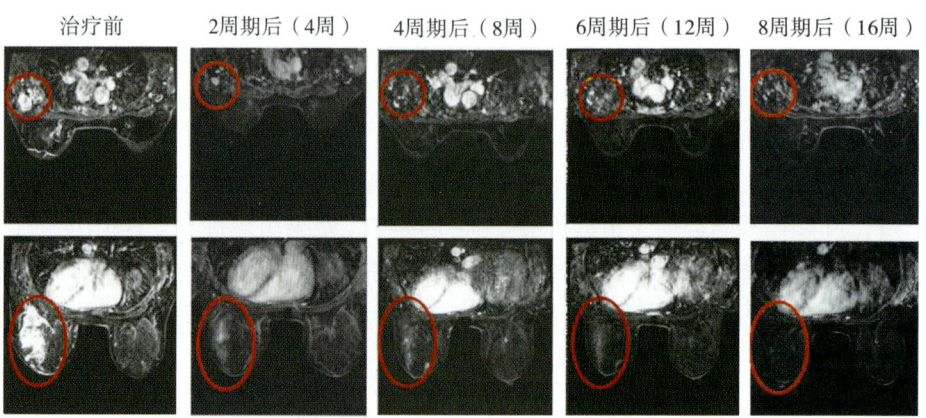

图 9.5　术前治疗期间 4 次乳房 MRI 评估

8 周期 ddEC-P 方案术前化疗期间无明显恶心呕吐等不适,无粒细胞减少,无发热。基于 MRI 评估病灶完全缓解及患者强烈保乳意愿,2019 年 5 月 22 日外科尝试保乳根治术。术前 B 超定位低回声疑似残余病灶,标记切除范围。术中见左乳 2 点距乳晕 2cm 处有一 3cm×2cm 肿块,质硬,边界不清,左腋下可及多发淋巴结肿大,质硬,无融合。术中冰冻切片活检：肿块处未见癌,切缘未见癌组织。

术后恢复良好,无术后并发症发生。术后病理提示乳房病灶及腋窝淋巴结 pCR,术后患者双乳外观尚对称（图 9.6）。

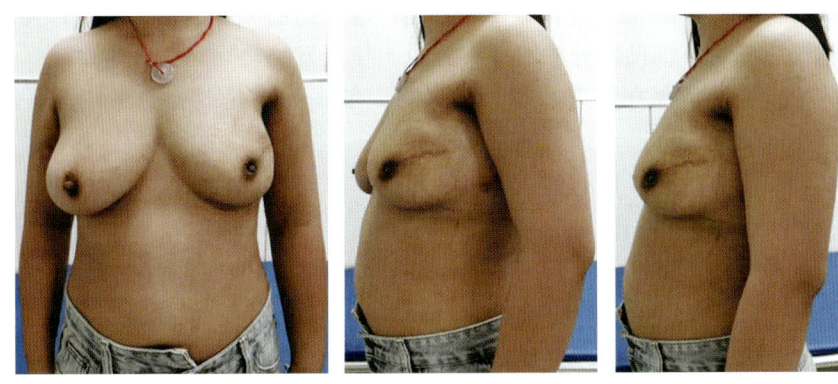

图 9.6　术后 1 个月（放疗前）患者双乳外观照片

2.2　第 2 次 MDT to HIM 诊治

经 8 个周期的 ddEC－P 术前化疗，成功达到保乳目的，同时达到病理完全缓解，后续辅助放疗、辅助内分泌治疗、术后是否需化疗强化、心理健康和生育等多方面问题需再次进行 MDT to HIM 讨论决策。

（1）讨论及意见

病理科　乳房病灶及腋下淋巴结在化疗后达 pCR。化疗后乳腺瘤床组织（9.7 图 A）：纤维组织增生，淋巴细胞浸润，泡沫细胞聚集，可见含铁血红素沉积，局灶见钙化。乳腺组织全部取材，未发现残余肿瘤组织，呈化疗后反应（MP 分级，G5）。腋窝淋巴结 17 枚，均未见癌转移（0/17），其中 1 枚淋巴结被膜内见泡沫细胞聚集，呈化疗后改变（图 9.7B）。

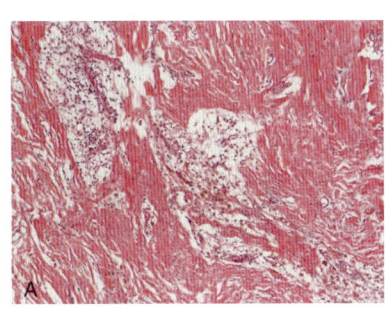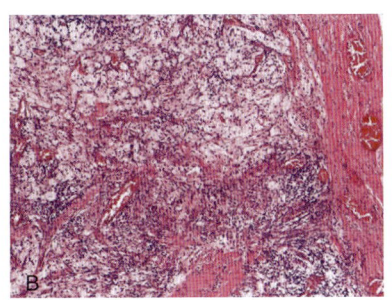

图 9.7　术后乳腺病灶及腋窝淋巴结病理组织学图像

肿瘤内科　27 岁女性，Luminal 型乳腺癌，术前化疗后达 pCR，约占 Luminal 型乳腺癌 10%，pCR 对预后意义不详。按化疗前临床分期，后续建议 OFS＋AI 内分泌治疗 5 年，再后续考虑他莫昔芬延长治疗 5 年（NCCN 指南 Version 1，2019）。

放疗科　化疗前分期为 cN_2，虽术前化疗后达 pCR，但目前无免除放疗依据。根据 NCCN 指南（Version 1，2019），建议按术前分期及手术方式，予以全乳及锁骨上下及内乳区淋巴结野辅助放疗。

辅助生殖科 术前化疗后 pCR，预后佳，且目前回顾性数据提示生育并不影响预后。建议完成 5 年辅助内分泌治疗或渡过 3 年复发高峰后可尝试生育。

精神科 如患者存在焦虑状态、失眠等，催眠治疗是改善患者焦虑、睡眠状态的有效手段之一。

影像科 保乳术后存在局部复发可能，MRI 有助于评估病灶性质。

（2）MDT to HIM 结论

术前化疗效果佳，术后病理提示 pCR，保乳手术成功，保乳后外形效果佳，治疗过程耐受性好，MDT to HIM 团队治疗较成功，很好地保证了患者生活质量，减少了患者后续生活中的心理疾病风险。后续完成辅助放疗及 OFS 联合 AI 辅助内分泌治疗。完成辅助治疗后患者可尝试自然妊娠或人工辅助生殖。患者较年轻，虽然疗效佳，后期仍需规范随访复查，关注患者心理问题，必要时行心理干预。希望患者能真正成为乳腺癌治愈者，如同常人般进行后续人生。

（3）治疗及效果

2019 年 6 月 21 日起行辅助放疗，方案为：胸部调强野（左乳全乳 + 左侧锁骨上淋巴结区）6，10MV - X SAD 100DT 180cGy/F 至 DT 5040cGy/28F 后瘤床区局部电子线补量 800cGy/4F。同时予以阿那曲唑联合诺雷德辅助内分泌治疗。定期复查，每 3 个月一次（至今）。

3 体 会

患者为 27 岁女性，已婚未生育，以"乳房无痛性肿块"的典型症状起病。查体符合乳腺癌典型体征。入院后按明确定性、分子分型、分期及全身情况的诊断和评估原则，迅速确诊：左乳浸润性导管癌 Luminal B 型 $cT_3N_2M_0$ Ⅲ B 期。排除化疗、手术、放疗等治疗禁忌。随着诊断和分期明确，根据 NCCN 等国际指南及国内指南，以及患者有强烈降期保乳和生育等方面需求，由有经验的超声及影像科、病理科、肿瘤内科、肿瘤放疗科、肿瘤外科、辅助生殖科、精神科医生组成的 MDT to HIM 团队进行全程管理十分必要。首选术前化疗得到了团队的一致认可。本例选择 ddEC - P 方案行标准剂量的术前化疗，同时按辅助治疗指南规范，予以标准止吐、缓解心脏毒性、预防性升白细胞等支持治疗。在团队制订的规范的个体化整合诊治方案下治疗过程顺利，耐受性好，肿瘤退缩迅速而明显，在短短 16 周的时间里完成了足量足疗程的术前化疗，保乳成功且达到 pCR。对于无经济能力行整形重建的年轻患者，必将改善其日后的生活质量。

本病例与保乳需求一样重要的是日后的生育需求。年轻女性恶性肿瘤治愈者中，未生育者对生育需求显著高于已有孩子的女性。与保乳相同，成为母亲使患者的社会功能更完善，生活质量提高，坚持辅助治疗，甚至有回顾性研究显示可能改善预后。优秀的辅助生殖科成员使团队帮助患者生育力保留提供了足够的技术支持，使其有机会最大可能达到日后生育目的。多个回顾性研究显示治愈乳腺癌患者生育不影响预后。甚至有研究显示生育时机选择也不影响预后。本团队仍建议患者完成辅助治疗后，可尝试生育。如无生育计划，可继续延长 5 年他莫昔芬内分泌治疗。

心理问题将从诊断乳腺癌开始，伴随患者终生，需要医生关注与适当干预。疾病确诊必然给患者造成恐惧和焦虑，内分泌治疗等可能加重焦虑、抑郁等状态。焦虑与抑郁是一把双刃剑，一方面促进患者正视疾病，另一方面可能导致失眠等心理问题。本例患者年轻，团队给予了完善的治疗方案和全方位关怀，疗效好，保乳成功，保证了生活质量，帮助患者正视疾病，尚无需要干预的心理问题。如需要干预，催眠疗法是治疗方案之一。

本例年轻 Luminal B 型乳腺癌患者的 MDT to HIM 在基于循证医学证据模式下进行，为患者提供了包含保乳手术、化疗、内分泌治疗、放疗、生育力保留和精神等方面的个性化整合诊疗方案。使Ⅲb 期术前化疗达到了 pCR，保乳术后随访 2 年未见局部复发，保留了乳房并尽可能保留了更多的生育能力，保持了良好生活质量，可见其显著从 MDT to HIM 整合诊治中获益。

参考文献

[1] Sung H, Ferlay J, Siegel RL, et al. Global Cancer Statistics 2020：GLOBOCAN Estimates of Incidence and Mortality Worldwide for 36 Cancers in 185 Countries[J]. CA Cancer J Clin, 2021, 71(3):209-249.

[2] Yeo W, Lee HM, Chan A, et al. Risk factors and natural history of breast cancer in younger Chinese women[J]. World J Clin Oncol, 2014, 5(5):1097-1106.

[3] Yao S, Xu B, Ma F, et al. Breast cancer in women younger than 25：clinicopathological features and prognostic factors[J]. Ann Oncol, 2009, 20(2):387-389.

[4] Rosenberg SM, Dominici LS, Gelber S, et al. Association of Breast Cancer Surgery With Quality of Life and Psychosocial Well-being in Young Breast Cancer Survivors[J]. JAMA Surg, 2020, 155(11):1035-1042.

[5] Wolff AC, Hammond MEH, Allison KH, et al. HER2 Testing in Breast Cancer：American Society of Clinical Oncology/College of American Pathologists Clinical Practice Guideline Focused Update Summary[J]. J Oncol Pract, 2018, 14(7):437-441.

[6] Early Breast Cancer Trialists' Collaborative G：Increasing the dose intensity of chemotherapy by more frequent administration or sequential scheduling：a patient-level meta-analysis of 37 298 women with early breast cancer in 26 randomised trials[J]. Lancet, 2019, 393(10179):1440-1452.

[7] Petrelli F, Coinu A, Lonati V, et al. Neoadjuvant dose-dense chemotherapy for locally advanced breast cancer：a meta-analysis of published studies[J]. Anticancer Drugs, 2016, 27(7):702-708.

[8] Moore HC, Unger JM, Phillips KA, et al. Goserelin for ovarian protection during breast-cancer adjuvant chemotherapy[J]. N Engl J Med, 2015, 372(10):923-932.

[9] 中国抗癌协会乳腺癌专业委员会. 中国乳腺癌患者 BRCA1 2 基因检测与临床应用专家共识[J]. 中国癌症杂志, 2018, 28(10):14.

[10] Cortazar P, Zhang L, Untch M, et al: Pathological complete response and long-term clinical benefit in breast cancer：the CTNeoBC pooled analysis[J]. Lancet, 2014, 384(9938):164-172.

[11] Bonnefoi H, Litiere S, Piccart M, et al. Pathological complete response after neoadjuvant

chemotherapy is an independent predictive factor irrespective of simplified breast cancer intrinsic subtypes: a landmark and two-step approach analyses from the EORTC 10994/BIG 1-00 phase III trial[J]. Ann Oncol 2014, 25(6):1128-1136.

[12] Azim HA Jr, Santoro L, Pavlidis N, et al. Safety of pregnancy following breast cancer diagnosis: a meta-analysis of 14 studies[J]. Eur J Cancer 2011, 47(1):74-83.

[13] Lambertini M, Kroman N, Ameye L, et al. Long-term Safety of Pregnancy Following Breast Cancer According to Estrogen Receptor Status[J]. J Natl Cancer Inst, 2018, 110(4):426-429.

[14] Pagani O, Ruggeri M, Manunta S, et al: Pregnancy after breast cancer: Are young patients willing to participate in clinical studies? [J]. Breast, 2015, 24(3):201-207.

[15] Benedict C, Thom B, Teplinsky E, et al. Family-building After Breast Cancer: Considering the Effect on Adherence to Adjuvant Endocrine Therapy[J]. Clin Breast Cancer, 2017, 17(3):165-170.

10 初诊 HER2 阳性晚期乳腺癌 MDT to HIM 六线诊治过程及体会

◎李广亮

1 概　述

据 2021 年 SEER 数据库显示，乳腺癌已超越肺癌，成为全球第一高发肿瘤，对女性健康造成极大威胁。HER2 阳性乳腺癌约占乳腺癌的 25%，是一类侵袭性较强，预后较差的乳腺癌亚型。曲妥珠单抗联合化疗和曲妥珠单抗及帕妥珠单抗联合化疗提高了 HER2 阳性乳腺癌的预后，是目前 HER2 阳性乳腺癌的标准一线治疗方案。抗 HER2 治疗的应用，显著改变了这类患者的疾病进程，使其长期生存成为可能。因此对 HER2 阳性的乳腺癌患者，应依照指南进行多学科整合诊疗（MDT to HIM）的规范化抗 HER2 治疗，尤其是在晚期疾病阶段，抗 HER2 应贯穿始终。

2 MDT to HIM 诊治经过

女性，51 岁，因"右髋部疼痛 1 个月，加重伴活动不利半个月"于 2014 年 11 月 5 日就诊于杭州某三甲医院。既往体健，个人史无特殊，已婚，育有 1 女，50 岁绝经，无肿瘤家族史。2014 年 11 月 7 日查髋关节 CT：右侧股骨颈、左侧股骨头、右侧髋臼多发骨质破坏，转移性肿瘤可能。骨 ECT：左 4、7 前肋、右 9 后肋、胸椎 4、左骶髂关节、右髋臼、双股骨骨质代谢活跃，腰椎 4、5 右肩关节骨质代谢活跃。2014 年 11 月 13 日乳腺 MRI（图 10.1A～B）：左乳外上局部占位性病变，考虑乳腺癌可能；双乳少量良性小结节形成；两腋下多发淋巴结影；左腋下多发淋巴结增大，提示转移可能。附见（图 10.1C～D）：左侧前部肋骨局部骨髓信号异常，考虑转移可能，肝脏局部结节状异常信号影。2014 年 11 月 10 日行 B 超引导下左乳肿块穿刺活检术，病理（F20143588）："左乳外上肿块"为乳腺浸润性癌。"左乳腋尾肿块"为乳腺浸润性导管癌Ⅲ级。免疫组化：ER（+，95%），PR（+，95%），CerbB-2（+～2+，建议 FISH 检测），Ki-67（+，70%），P53（+，80%）。2014 年 11 月 20 日左乳肿块穿刺标本于复旦大学附属肿瘤医院行病理会诊，结果示（左乳）浸润性癌。免疫组化：ER（3+，>90%），PR（3+，

>90%），CerbB-2（2+），Ki-67（+，60%）。HER2 基因 FISH 检测：HER2 基因有扩增。2014 年 11 月 20 日行 B 超引导下右肝结节穿刺活检术，病理（20143697）：低分化腺癌（结合病史，考虑转移性）。免疫组化：ER（3+，90%），PR（3+，70%），CerbB-2（1+），Ki-67（+，40%），CK5/6（-）。诊断：左乳腺癌肝、骨转移Ⅳ期，分子分型：Luminal B 型（HER2 阳性）。

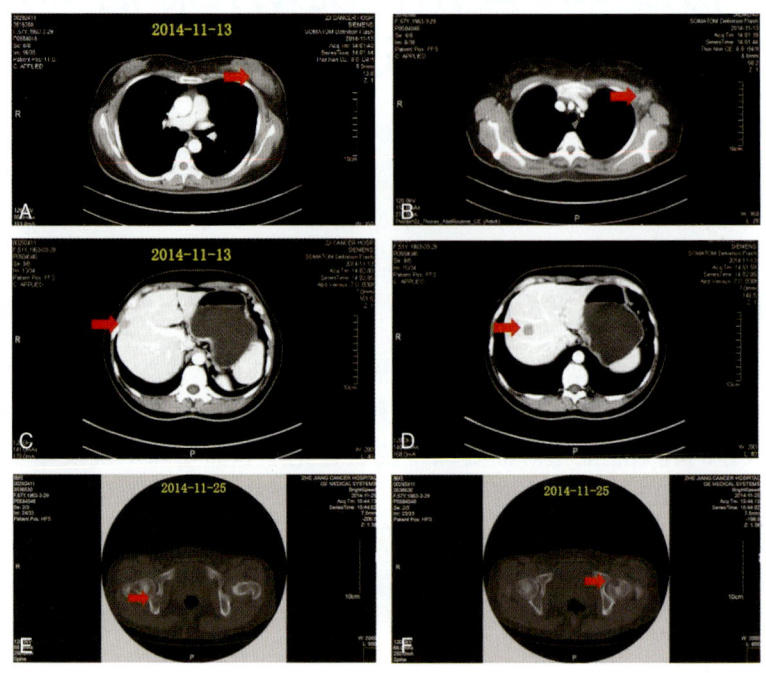

图 10.1　基线评估

第 1 次 MDT to HIM（2014 年 11 月 20 日）

(1) 讨论及意见

乳腺外科　本例患者属初治 4 期患者，又伴多发肝转移和骨转移，是否需要对原发灶进行局部治疗？国内外各个多中心的前瞻性开放标签随机对照临床试验，只有一项 Turkey trail 研究提示术后再行系统治疗者会优于单纯系统治疗，但只限于骨转移的部分患者。考虑到本例初治是骨转移和肝转移，也无相关手术适应证。外科不建议手术。

放疗科　从放疗科角度，骨转移局部治疗还有机会，可能后续会考虑放射和骨改良药物使用。能缓解的疼痛，75% 以上患者会有持续 8~10 个月的疼痛缓解，且能防止病理性骨折和脊髓压迫。建议在化疗间期行放疗。

病理科　乳腺病灶穿刺病理证实为浸润性癌。免疫组化及癌基因检测：ER 及 PR 均高表达，CerbB-2（2+），Ki-67（+，60%）。HER2 进一步行 FISH 检测：HER2 基因有扩增，分子分型为 Luminal B（HER2 阳性）。肝脏病灶 GATA-3 阳性，提示乳腺转移。

影像科 左乳腺癌多发骨转移、肝转移诊断明确。左腋窝淋巴结、肝转移影像学表现典型。

乳腺内科 初诊Ⅳ期HER2阳性、HR阳性晚期乳腺癌，伴肝、骨转移。一线治疗考虑全身治疗为主。方案考虑化疗联合抗HER2靶向治疗，已有多项临床研究显示，在常规化疗基础上联合曲妥珠单抗，可显著延长PFS和OS。骨转移应及时用骨改良药物，并选择合适时机进行骨病灶放疗。

（2）**MDT to HIM 结论**

整合多学科意见，本病例考虑为左乳腺癌肝、骨转移Ⅳ期，分子分型为Luminal B型（HER2阳性）。建议化疗联合抗HER2靶向治疗，考虑药物可及性原因，可采取紫杉烷类联合曲妥珠单抗的治疗方案。疗程中应预防并处理化疗相关不良反应。骨转移应及时用骨改良药物，并选择合适时机行骨病灶放疗。

（3）**治疗及效果**

一线治疗：2014年11月28日至2015年4月9日予一线化疗及抗HER2靶向治疗，多西他赛（75mg/m^2，ivgtt，q3w）+曲妥珠单抗（首剂8mg/kg，维持6mg/kg，ivgtt，q3w）。同时予唑来膦酸（4mg，ivgtt，q4w）抑制破骨细胞活性，预防骨相关事件。2周期治疗后复查评价疗效为PR。共治疗8周期，疗效评价为持续性PR（图10.2）。8周期化疗结束后，2015年4月30日改予阿那曲唑（1mg，po，qd）内分泌治疗，继续曲妥珠单抗（6mg/kg，ivgtt，q3w）抗HER2靶向治疗。期间定期复查评价疗效。2018年10月15日就诊于本院，查乳房MRI（对照2018年6月29日，图10.3）：①左乳外侧局部腺体紊乱，癌灶已不明显，与前相仿；②两侧前胸壁多发转移灶。疗效评价为PD（图10.4），一线PFS约47个月。

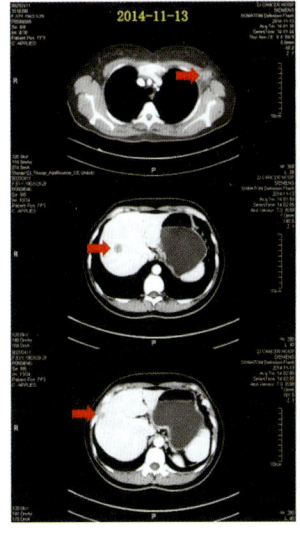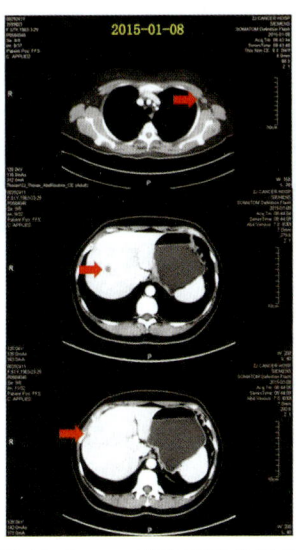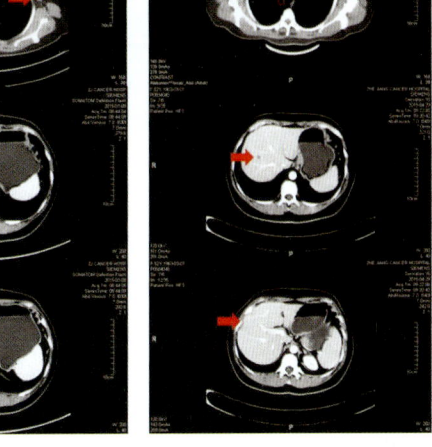

图10.2　一线治疗疗效评估

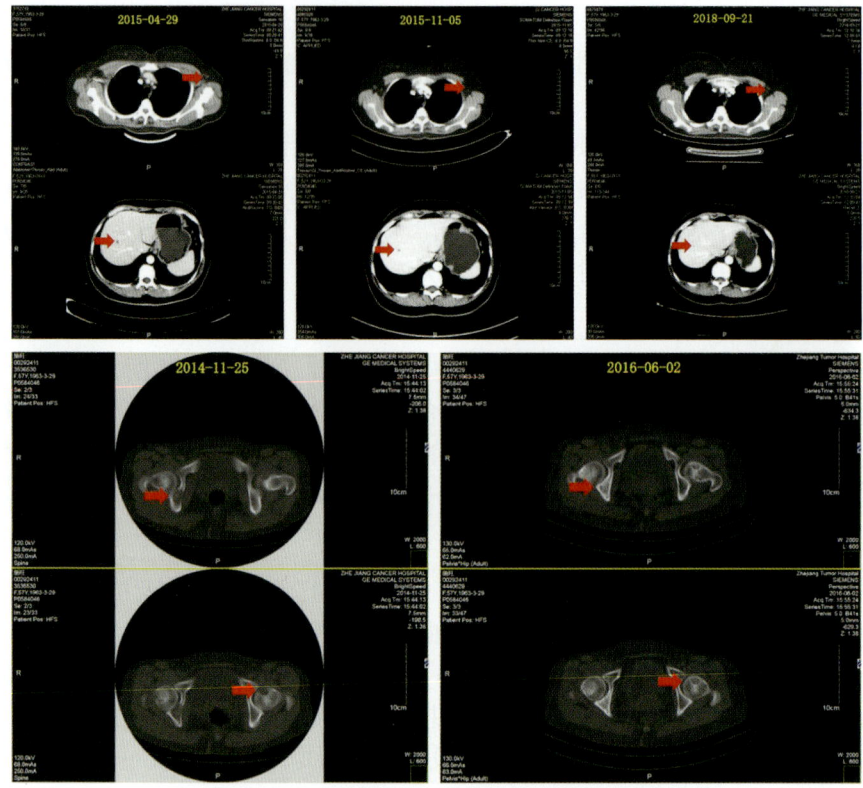

图 10.3　一线内分泌维持治疗期间疗效评估

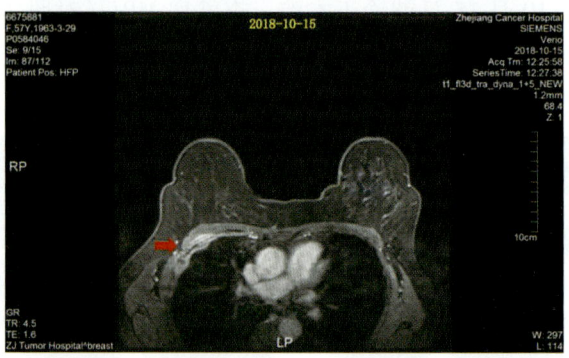

图 10.4　一线治疗后进展（右胸壁新发结节）

二线治疗：2018 年 10 月 22 日开始二线治疗，吡咯替尼（400mg，po，qd）抗 HER2 靶向治疗，联合卡培他滨（1.5g，po，bid，d1～14，q3w）化疗，继续用唑来膦酸（4mg，ivgtt，q12w）以预防骨相关事件。2 周期后复查评价疗效为 PR（图 10.5）。继续该方案持续治疗至 2020 年 4 月。2020 年 4 月 13 日于本院复查胸部、上腹部增强 CT（对照 2020 年 1 月 20 日 CT，图 10.6）：①双肺多发小结节，较前增大、增多，考虑转移；②肝内新发多枚小结节，考虑转移可能；③多发椎体、两侧部分肋骨、左侧髂骨骨转移，较前大致相仿。疗效评价为 PD，二线 PFS 约 18 个月。

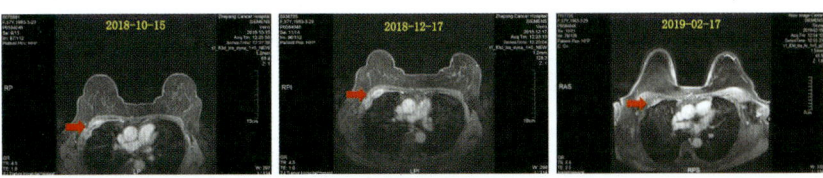

图10.5 二线治疗疗效评估情况（胸壁结节）

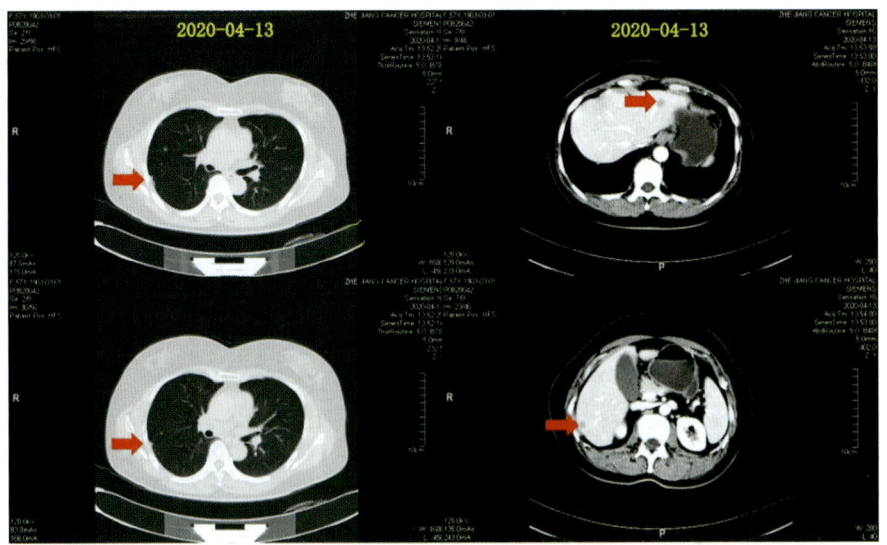

图10.6 二线治疗后进展（新发胸膜结节、肝转移）

三线治疗：2020年4月21日行B超引导下肝肿块穿刺活检，病理：肝组织内见低分化癌。CerbB-2（2+），ER（3+，90%），PR（+，约1%），Ki-67（+，25%），GATA-3（+）。*HER2*基因FISH检测：*HER2*基因有扩增。2020年4月23日至2020年8月11日予T-DM1（3.6mg/kg，ivgtt，q3w）治疗6周期。继续用唑来膦酸（4mg，ivgtt，q12w）以防骨相关事件。2周期后复查评价疗效为PR，4周期后复查评价疗效为持续性PR（图10.7），6周期后复查评价疗效为PD（图10.8），三线PFS约为4个月。

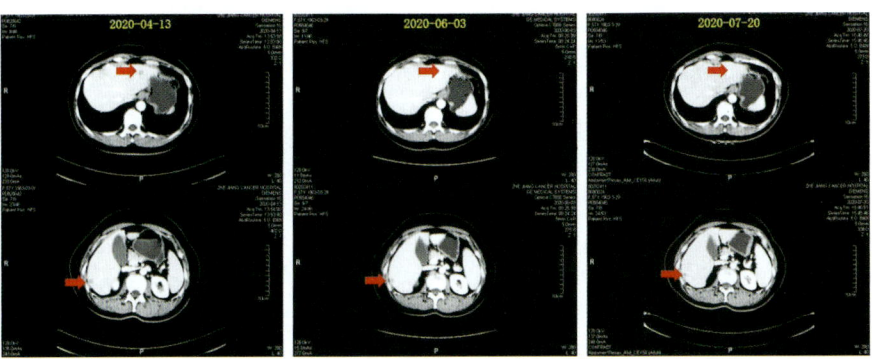

图10.7 三线治疗疗效评估情况（肝转移灶）

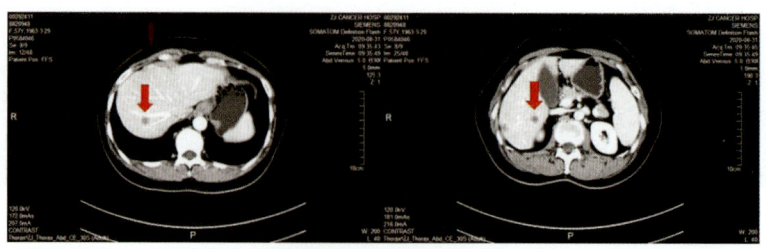

图 10.8 三线治疗后进展（新发肝转移灶）

四线治疗：2020 年 9 月 1 日至 2021 年 2 月 11 日予白蛋白结合型紫杉醇 125mg/m² d1、d8，帕妥珠单抗（首剂 840mg，维持 420mg），伊尼妥单抗（首剂 8mg/kg，维持 6mg/kg）治疗 8 周期。2 周期后复查评价疗效为 PR（图 10.9）。2021 年 2 月 24 日至 2021 年 6 月 21 日予依西美坦（25mg qd）+ 帕妥珠单抗（420mg，q3w），伊尼妥单抗（6mg/kg，q3w）维持治疗。2021 年 6 月 29 日复查评价疗效为 PD（肝脏新发转移灶，图 10.10），四线 PFS 约 10 个月。

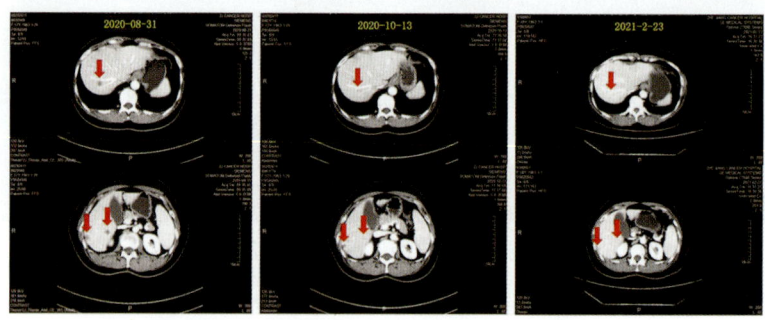

图 10.9 四线治疗疗效评估情况（肝转移灶）

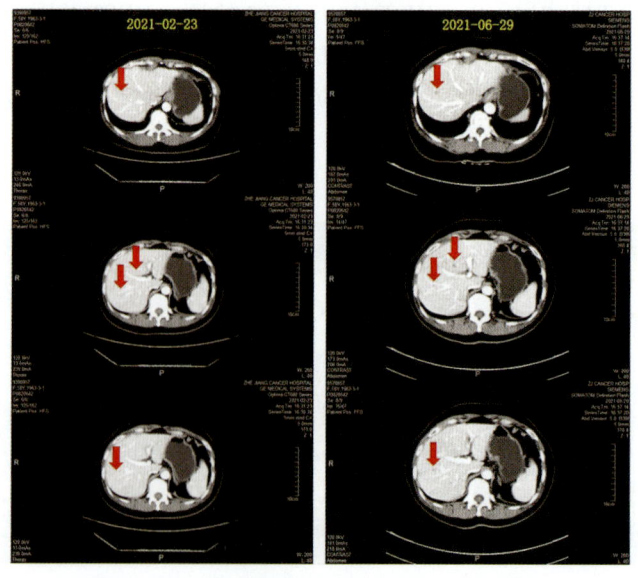

图 10.10 四线治疗后进展（新发肝转移灶）

五线治疗：2021年7月1日至10月19日予长春瑞滨（25mg/㎡ d1、d8），伊尼妥单抗6mg/kg，吡咯替尼（400mg qd）治疗。2021年11月3日复查评价疗效为PD（肝脏新发转移灶，图10.11，图10.12），五线PFS约为4个月。

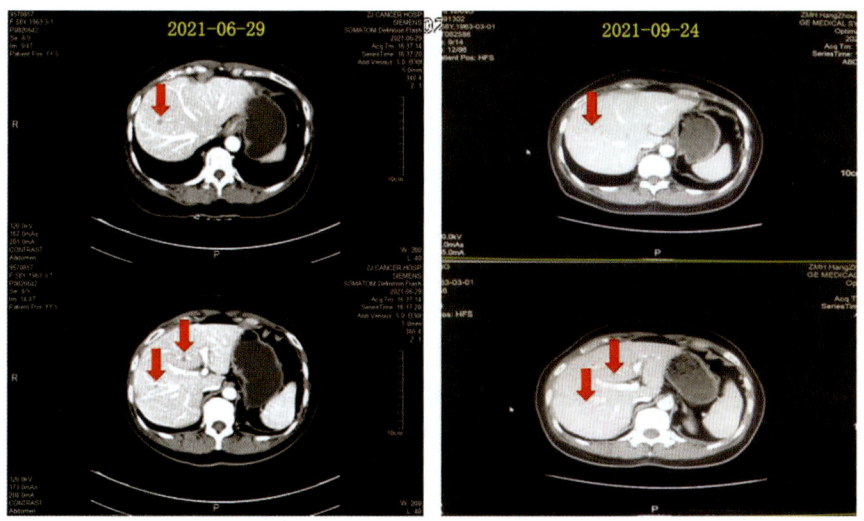

图10.11　五线治疗疗效评估情况

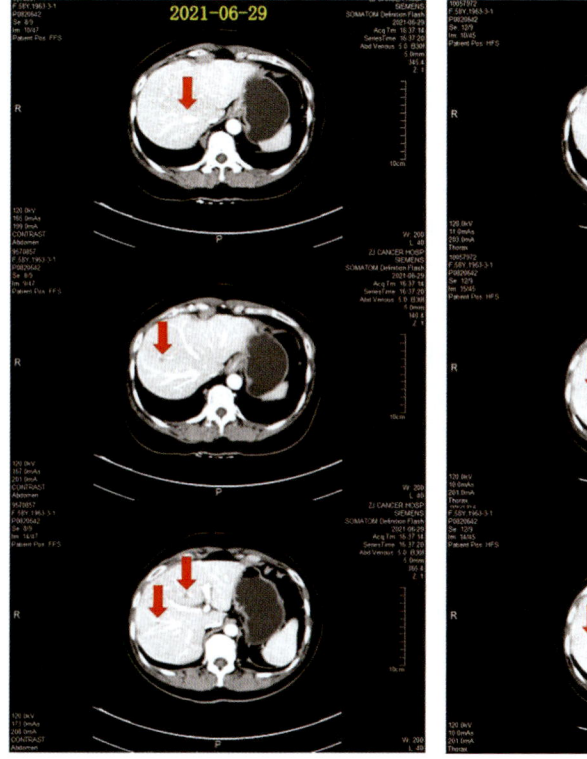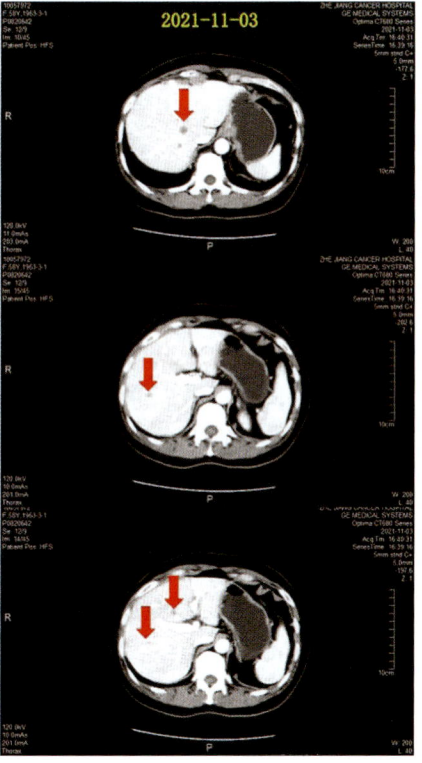

图10.12　五线治疗后进展（新发肝转移）

六线治疗：2021年11月7日始予维迪西妥单抗/Disitamab Vedotin（RC48-ADC）2.0mg/kg，q3w 静滴治疗。

3 体 会

HER2 阳性乳腺癌是一类特殊类型乳腺癌，约占全部乳腺癌的 20%~30%，因其恶性程度高、病情进展快、易发生淋巴结转移、化疗缓解期短等特点，预后非常差，因此又被称为"粉红丝带上的黑蝴蝶"。随着曲妥珠单抗的出现，HER2 阳性晚期乳腺癌预后得以明显改善。21 世纪初的多项研究显示，在常规化疗基础上联合曲妥珠单抗，可显著延长 PFS 和 OS。H0648g 及 M77001 研究奠定了曲妥珠单抗一线标准治疗的基础地位。H0684g 研究是一项曲妥珠单抗联合 AC/P 对比单纯 AC/P 化疗方案一线治疗 HER2 阳性晚期乳腺癌的Ⅲ期临床试验，结果显示曲妥珠单抗联合化疗组与单纯化疗组 OS 分别为 25.1 个月和 20.3 个月（$P=0.046$），差异存在统计学意义。M77001 研究是一项曲妥珠单抗联合多西他赛对比多西他赛一线治疗 HER2 阳性晚期乳腺癌患者的Ⅱ期临床研究，共 186 例，结果显示曲妥珠单抗联合多西他赛的整合治疗组与多西他赛组的 OS 分别为 31.2 个月和 22.7 个月（$P=0.0325$）。US Oncology、CHAT、HERNATA 等研究的结果也进一步表明，在化疗基础上联合曲妥珠单抗的整合治疗能够显著延长患者的 PFS 和 OS。

CLEOPATRA 研究奠定了帕妥珠单抗+曲妥珠单抗治疗 HER2 阳性晚期乳腺癌一线治疗新的标准地位。共 808 例晚期 HER2 阳性乳腺癌，按 1∶1 比例随机分为帕妥珠单抗+曲妥珠单抗+多西他赛组（402 例）或安慰剂+曲妥珠单抗+多西他赛组（406 例），主要研究终点为 PFS，次要研究终点为客观缓解率（ORR）、OS、安全性等。2011 年 *NEJM* 公布了 CLEOPATRA 研究的初步结果：双靶联合化疗与单靶联合化疗相比，PFS 和 OS 均显著改善。2019 年 ASCO 公布的 CLEOPATRA 研究最新随访结果显示，双靶联合化疗组可使中位 PFS 从单靶联合化疗治疗下的 12.4 个月增加至 18.7 个月（HR 0.69，95% CI 0.59~0.81），复发风险降低 31%。中位 OS 从 40.8 个月增加至 57.1 个月（HR 0.69，95% CI 0.58~0.82），死亡风险降低 31%。与此同时，双靶联合方案的安全性良好，不良反应可控。PUFFIN 研究是 CLEOPATRA 的中国桥接研究，入组了与 CLEOPATRA 相同的人群，再次验证了曲妥珠单抗联合帕妥珠单抗双靶方案在中国患者中的疗效与安全性。PUFFIN 研究的设计与 CLEOPATRA 类似，于 2016 年 9 月 13 日至 2017 年 9 月 28 日从全国 15 家中心入组 243 例晚期 HER2 阳性乳腺癌，按 1∶1 随机分组，分别给予帕妥珠单抗+曲妥珠单抗+多西他赛或安慰剂+曲妥珠单抗+多西他赛方案。主要研究终点是研究者评估的 PFS-HR，次要研究终点包括研究者评估的 ORR、OS 以及安全性。PUFFIN 研究中主要终点研究者评估的 PFS-HR 为 0.69（95% CI 0.49~0.99），与 CLEOPATRA 研究主要终点 PFS-HR 0.62 一致；患者的复发或死亡风险降低了 31%，中位 PFS 从 12.4 个月延长至 14.5 个月，具显著临床意义。次要研究结果显示，双靶联合治疗组的 ORR 也明显提高 9.9%，达到 79.0%，而对照组 ORR 为 69.1%，这也与 CLEOPATRA 研究中观察到的情况相似（双靶联合治疗组为 80.2%，对照组为 69.3%）。ABC4 共识中，针对既往未接受过抗 HER2 治疗的 HER2 阳性晚期乳腺癌，推荐的标准一线治疗为化疗联合曲妥珠单抗和帕妥珠单抗。但 2014 年，帕妥珠单抗国内尚不可及。因此，一线标准治疗方案依然是化疗联合曲妥珠单抗。本例采用多西他赛化疗联合曲妥珠单抗靶向治疗的一线方案，取得了 47 个月左右的 PFS，效果非常不错。

尽管曲妥珠单抗给 HER2 阳性乳腺癌带来了巨大的希望，但研究显示曲妥珠单抗联合化疗治疗后仍有约半数转移性乳腺癌患者在 1 年左右发生进展。对曲妥珠单抗耐药的 HER2 阳性晚期乳腺癌，目前国际标准的二线治疗药物是 T-DM1。T-DM1 是第一个抗体偶联药物（ADC），即将化疗药物和靶向治疗进行偶联，使化疗药物可精准进入肿瘤组织，进而减轻毒副作用，避免正常组织损伤。早期研究证实 T-DM1 在 HER2 阳性的肿瘤中具有非常好的疗效，且毒性反应小。EMILIA 研究奠定了 T-DM1 在 HER2 阳性晚期乳腺癌中的二线标准治疗地位。该研究入组 HER2 阳性局部晚期或转移性乳腺癌、既往接受紫杉醇和曲妥珠单抗治疗、辅助治疗 6 个月内或转移性疾病治疗后进展的患者，随机接受 T-DM1 或拉帕替尼联合卡培他滨治疗。研究允许拉帕替尼联合卡培他滨治疗组疾病进展后交叉至 T-DM1 治疗组，且对照组有 27% 交叉至 T-DM1 治疗组。相比于拉帕替尼联合卡培他滨治疗组，T-DM1 治疗可改善患者的中位 PFS（9.6 vs 6.4 个月，$P<0.001$）和 OS（29.9 vs 25.9 个月）。此外，在安全性上，T-DM1 也明显优于拉帕替尼联合卡培他滨治疗，且 T-DM1 引起的毒副反应临床意义较小，主要表现为中性粒细胞减少和转氨酶升高，但胃肠道副作用和脱发等不良反应非常轻。ABC4 共识推荐 HER2 阳性晚期乳腺癌在一线接受曲妥珠单抗为基础的治疗后，二线可考虑 T-DM1 治疗。

然而，由于 T-DM1 在我国可及性较差，国内抗 HER2 的二线治疗仍以小分子酪氨酸激酶抑制剂的联合方案为主。拉帕替尼是一种口服的人源 HER2 和 EGFR 双重酪氨酸激酶抑制剂，能抑制与 ERK1/2 和 P13K 的活性，从而干扰肿瘤细胞增殖、分化等过程。EGF100151 研究纳入曲妥珠单抗联合蒽环或紫杉烷类药物治疗后出现进展的晚期乳腺癌患者，将全部患者随机纳入拉帕替尼联合卡培他滨组和单药卡培他滨组。结果显示，联合治疗组再次出现疾病进展的风险较单药组降低 51%，PFS 显著延长（8.4 个月 vs 4.4 个月，$P<0.05$），但 OS 无明显改善。吡咯替尼是我国自主研发的 1.1 类新药，是一种口服、不可逆、泛 ErbB 酪氨酸激酶抑制剂，能抑制 HER1、HER2 和 HER4。一项评估吡咯替尼联合卡培他滨方案对比拉帕替尼联合卡培他滨方案治疗 HER2 阳性转移性乳腺癌有效性和安全性的 II 期研究显示，吡咯替尼组对比拉帕替尼组可显著提高 ORR（78.5% vs 57.1%），两组间统计学差异显著（$P=0.01$）；此外，吡咯替尼组的中位 PFS 达 18.1 个月，显著

优于拉帕替尼组的 7.0 个月（$P < 0.0001$）。PHENIX 研究中，对经曲妥珠单抗和紫杉烷类药物治疗的中国 HER2 阳性转移性乳腺癌患者，吡咯替尼联合卡培他滨相对于安慰剂+卡培他滨可显著延长中位 PFS（11.1 个月 vs 4.1 个月），耐受性良好。2020 ASCO 报道的 PHOEBE 研究，是一项吡咯替尼对比拉帕替尼联合卡培他滨用于既往接受曲妥珠单抗联合化疗的晚期 HER2 阳性乳腺癌的Ⅲ期研究。既定中期分析结果显示，吡咯替尼联合卡培他滨组和拉帕替尼联合卡培他滨组的中位 PFS 分别为 12.5 个月和 6.8 个月（HR 0.39；$P < 0.0001$），达到既定统计学界值（$P \leq 0.0066$），进一步确认了以往Ⅱ期研究结果。本例一线治疗进展后适逢吡咯替尼在国内上市，二线治疗遂采取了吡咯替尼联合卡培他滨的方案，取得了 18 个月左右的 PFS。

对一线化疗联合曲妥珠单抗治疗后进展、二线化疗联合 TKI 治疗后进展的 HER2 阳性晚期乳腺癌，三线治疗该如何选择？对曲妥珠单抗耐药患者，二线治疗如用 T-DM1，则三线治疗可用化疗+TKI；二线治疗如用化疗+TKI，则三线治疗可用 T-DM1。本例二线吡咯替尼联合卡培他滨治疗进展后，T-DM1 已在国内上市。因此本例选用了 T-DM1 作为三线治疗方案，取得了 4 个月的 PFS，效果并不是很理想。

三线 T-DM1 治疗进展后，四线该如何选择呢？PHEREXA 研究表明，对 HER2 阳性晚期乳腺癌，一线曲妥珠单抗联合化疗治疗进展后加用帕妥珠单抗，相比继续曲妥珠单抗单靶治疗，能够显著延长 OS 9.1 个月。本例既往三线治疗中，并未接受过两种大分子单抗双靶联合化疗的治疗方案，借鉴 PHEREXA 研究，四线治疗可考虑更换化疗联合两种大分子抗 HER2 单抗的治疗方案。Ⅲ期 HOPES 研究纳入未经抗 HER2 治疗的 HER2+复发转移性乳腺癌，随机接受伊尼妥单抗联合长春瑞滨治疗或长春瑞滨单药治疗，主要研究终点为 PFS。入组患者中近 70% 具有内脏转移。结果显示两组中位 PFS 分别为 39.6 周和 14.0 周，伊尼妥单抗的加入显著降低了 76% 疾病进展风险。两组 ORR 分别为 46.7% 和 18.5%，疾病控制率（DCR）分别为 79.7% 和 45.6%。HOPES 研究入组 1~4 线化疗患者，患者基线更差。在一线亚组中，伊尼妥单抗联合长春瑞滨治疗组中位 PFS 达到 11.2 个月，较对照组延长了近 8 个月，ORR 分别为 61.5% 和 29.7%，疗效更优。伊尼妥单抗是中国原研的抗 HER2 单抗，与 HER2 结合活性和体外抑瘤活性和曲妥珠端口相同，将 Fc 段进行修饰和生产工艺优化，增强抗体依赖的细胞介导的细胞毒性（ADCC）效应，降低免疫原性风险。体外研究证实伊尼妥单抗 ADCC 效应为曲妥珠单抗的 1.11 倍。伊尼妥单抗的上市为中国 HER2 阳性晚期乳腺癌提供了新的治疗选择。四线治疗中，我们选择了白蛋白结合型紫杉醇联合帕妥珠单抗+伊尼妥单抗的治疗策略，8 周期化疗后改为帕妥珠单抗+伊尼妥单抗维持，最终取得了 10 个月的 PFS，疗效非常不错。

四线白蛋白结合型紫杉醇联合帕妥珠单抗+伊尼妥单抗治疗进展后，五线治疗的选择已无标准答案，可根据既往治疗药物的反应、可选择药物及经济负担再选择进一步治疗方案。国内关于伊尼妥单抗+吡咯替尼+化疗治疗经治 HER2+进展期乳腺癌（ABC）的真实世界中，观察到 ORR 可达 69%。本病例尚未采用这一治疗策略，大分子单抗与小分子 TKI 的联合是不错的选择。故五线治疗选择了长春瑞滨+伊尼妥单抗+吡咯替尼的治疗策略，患者依然能获益，取得了 4 个月左右的 PFS。

维迪西妥单抗是我国自主研发的靶向 HER2 的 ADC（抗体偶联药物），由人源化抗体迪西妥单抗、可裂解的连接子、微管单体蛋白聚合抑制剂 MMAE（单甲基澳瑞他汀 E）组成。在 2021 年 ASCO 大会上，徐兵河教授团队展示了维迪西妥单抗用于 HER2 阳性（IHC 3+或 IHC 2+/FISH+）和 HER2 低表达（IHC 2+/FISH-，或 IHC 1+）晚期或转移性乳腺癌的 I 期研究和 I b 期研究的汇总分析数据。结果显示，在 HER2 阳性亚组中，1.5mg/kg、2.0mg/kg 和 2.5mg/kg 剂量组中患者确证的 ORR 分别为 22.2%、42.9% 和 40.0%，中位 PFS 在 1.5mg/kg、2.0mg/kg 和 2.5mg/kg 剂量组中分别为 4.0 个月、5.7 个月和 6.3 个月。在 HER2 低表达亚组中，确证的 ORR 和中位 PFS 分别为 39.6% 和 5.7 个月。其中，IHC 2+/FISH-患者确证的 ORR 和中位 PFS 分别为 42.9%（15/35）和 6.6 个月，维迪西妥单抗在 HER2 阳性和 HER2 低表达晚期乳腺癌中显示出一致的疗效，未发现新的安全性风险，是 HER2 阳性晚期乳腺癌潜在有效的治疗药物。本病例在五线长春瑞滨+伊尼妥单抗+吡咯替尼治疗进展后，已无标准的治疗方案可选。患者既往三线 T-DM1 治疗后获得过 PR，对 ADC 有一定敏感性。因此，六线治疗时我们选择了维迪西妥单抗，目前还在治疗中。

4 结　语

本例为初诊Ⅳ期乳腺癌，HER2 阳性。一线治疗采取多西他赛化疗与曲妥珠单抗靶向治疗相整合的方案，取得了 47 个月左右的 PFS。二线治疗采取吡咯替尼与卡培他滨的整合方案，取得了 18 个月左右的 PFS。三线治疗采取 T-DM1 治疗，取得了约 4 个月的 PFS。四线治疗采取白蛋白结合型紫杉醇与帕妥珠单抗+伊尼妥单抗的整合治疗，取得了 10 个月的 PFS。五线治疗采取了长春瑞滨+伊尼妥单抗+吡咯替尼的整合治疗策略，取得了 4 个月的 PFS。六线治疗采用了新型 ADC 维迪西妥单抗，目前仍在治疗中。患者从诊断至今，已生存 7 年，是一个治疗非常成功的案例。该患者的成功，有赖于对临床指南的遵循，也离不开与临床实践的结合，一、二、三、四、五、六线治疗均采取了持续抗 HER2 治疗的方案，是治疗成功的关键。持久抗 HER2，持久获益。未来的治疗方案，仍应结合循证医学证据和药物可及性的临床实际来选择，抗 HER2 治疗仍应全程应用，以期取得最佳临床预后。

参考文献

[1] Zhang SW, Sun KX, Zheng RS, et al. Cancer incidence and mortality in China, 2015[J]. JNCC, 2020.

[2] Fatima Cardoso, et al. Global analysis of advanced/metastatic breast cancer: Decade report (2005-2015)[J]. The Breast, 39 (2018) 131-138.

[3] Cardoso F, Senkus E, Costa A, et al. 4th ESO-ESMO International Consensus Guidelines for Advanced Breast Cancer (ABC 4) [J]. Ann Oncol, 2018, 29(8): 1634-1657.

[4] Slamon DJ, Leyland-Jones B, Shak S, et al. Use of chemotherapy plus a monoclonal antibody against HER2 for metastatic breast cancer that overexpresses HER2[J]. N Engl J Med, 2001, 344(11): 783-92.

[5] MARTY M, COGNETTI F, MARANINCHI D, et al. Randomized phase II trial of the efficacy and safety of trastuzumab combined with docetaxel in patients with human epidermal growth factor receptor 2-positive metastatic breast cancer administered as first-line treatment: The M77001 study group[J]. J Clin Oncol, 2005, 23(19): 4265-4274.

[6] Andersson M, Lidbrink E, Bjerre K, et al. Phase III randomized study comparing docetaxel plus trastuzumab with vinorelbine plus trastuzumab as first-line therapy of metastatic or locally advanced human epidermal growth factor receptor 2-positive breast cancer: the HERNATA study[J]. J Clin Oncol, 2011, 29(3): 264-71.

[7] WARDLEY AM, PIVOT X, MORALES-VASQUEZ F, et al. Randomized phase II trial of first-line trastuzumab plus docetaxel and capecitabine compared with trastuzumab plus docetaxel in HER2-positive metastatic breast cancer [J]. J Clin Oncol, 2010, 28 (6): 976-983. DOI: 10.1200/JCO.2008.21.6531.

[8] Dieras V, Miles D, Verma S, et al. Trastuzumab emtansine versus capecitabine plus lapatinib in patients with previously treated HER2-positive advanced breast cancer (EMILIA): a deive analysis of final overall survival results from a randomised, open-label, phase 3 trial[J]. Lancet Oncol, 2017, 18 (6): 732-742. DOI: 10.1016/S1470-2045(17)30312-1.

[9] Geyer CE, Forster J, Lindquist D, et al. Lapatinib plus capecitabine for HER2-positive advanced breast cancer[J]. N Engl J Med, 2006, 355(26): 2733-2743.

[10] Blackwell KL, Burstein HJ, Storniolo AM, et al. Overall survival benefit with lapatinib in combination with trastuzumab for patients with human epidermal growth factor receptor 2-positive metastatic breast cancer: final results from the EGF104900 Study[J]. J Clin Oncol, 2012, 30(21): 2585-2592.

11 晚期三阴性乳腺癌 MDT to HIM 的诊治过程及体会

◎王 蓉 叶魏武 陈占红

1 概 述

世界卫生组织国际癌症研究机构（IARC）发布了2020年全球最新癌症负担数据，目前乳腺癌已是全球发病率最高的恶性肿瘤。三阴性乳腺癌约占所有乳腺癌的12%～17%，是一类恶性程度高、异质性明显、预后较差的乳腺癌亚型。目前，化疗仍是三阴性乳腺癌的核心治疗手段，其他治疗措施还有免疫治疗、PARP抑制剂靶向治疗等，但后者获益人群相对有限。此外，靶向TROP2的抗体药物偶联物（ADC）也是一种选择。整体来说，三阴性乳腺癌的治疗目前仍具有很大的挑战，应对这种挑战需要多学科整合诊治讨论（MDT to HIM）并制订个体化整合诊治方案，才能实现最优化整合诊治效果。

2 诊治过程

女性，42岁，2018年5月21日因"发现左乳肿物4个月"在外院住院诊治。当时左乳肿块占据整个左乳伴乳头凹陷，大小约15cm×15cm，质硬，固定，界不清，无压痛，表面皮肤稍有红肿，左侧腋窝可及多枚肿大淋巴结，大小约2cm×2cm，质硬，较固定，似融合，界不清。2018年5月17日在外院行左乳肿物粗针穿刺病理（P0364754）：（左乳中上）乳腺浸润性癌，建议行免疫组化明确分型。后续无进一步免疫组化报告。诊断：乳腺恶性肿瘤（左，$cT_4N_3M_0$ ⅢC）。于2018年5月22日、6月11日、7月2日行AT方案新辅助化疗3周期，具体：吡柔比星80mg d1 + 紫杉醇270mg d1。化疗后未行B超或乳腺MRI复查评估疗效，患者自诉肿块较治疗前明显缩小，且左侧腋窝淋巴结较前缩小，但乳头凹陷及皮肤外观无改变。化疗后建议手术治疗，患者拒绝，于浙江省肿瘤医院就诊，专科检查：左乳中央区肿物，10cm×10cm，伴乳头凹陷，表面皮肤稍红肿，按压退色，左侧腋窝肿大淋巴结2cm×2cm，较固定。病理会诊（201806276）：（左乳穿刺）乳腺浸润性癌。免疫组化：ER（-），PR（-），HER2（1+），Ki-67（+，40%）。

诊断：乳腺恶性肿瘤（左，$cT_{4b}N_2M_0$ ⅢB，三阴型）。

2.1 第1次 MDT to HIM 诊治（2018年7月23日）

（1）讨论及意见

乳腺外科　左乳腺癌伴左侧腋窝淋巴结转移，分子分型为三阴型，左乳肿块巨大，具有新辅助化疗适应证。新辅助化疗后达到 pCR 的患者较未达到者生存预后更佳，本例目前3周期 AT 方案化疗后，自述肿块较前明显缩小，说明有效，建议继续完成新辅助治疗后行手术。

放疗科　三阴型乳腺癌，巨大肿块，并伴腋窝淋巴结转移，有新辅助治疗指征，建议继续行新辅助化疗，完成后行手术，术后按常规接受辅助放疗。

病理科　左乳肿块穿刺病理提示浸润性癌，免疫组化提示 ER（－）、PR（－）、HER2（＋），分子分型为三阴型，三阴型乳腺癌诊断明确。

影像科　结合专科体格检查，左乳腺癌伴腋窝淋巴结转移影像学表现典型。

乳腺内科　左侧乳腺癌伴左侧腋窝淋巴结转移，分子分型为三阴型，具有新辅助治疗适应证，目前3周期新辅助化疗后，肿块缩小，建议继续行新辅助治疗，完成后行手术，再接受辅助放疗。若术后未达 pCR，根据 CREATE–X 研究，可接受 6~8 周期卡培他滨强化治疗。

（2）MDT to HIM 结论

整合多学科意见，诊断左乳腺癌伴左侧腋窝淋巴结转移，分子分型为三阴型，分期 $cT_{4b}N_2M_0$ ⅢB 期，有新辅助治疗指征，目前3周期 AT 方案化疗后，肿块较前明显缩小，建议完成新辅助化疗后行手术，但需密切监测肿块变化，术后按常规行辅助放疗，若术后未达 pCR，可接受 6~8 周期卡培他滨强化治疗。

（3）治疗及效果

2018年7月24日行 EC 方案化疗1周期，具体：表柔比星 145mg d1 ＋ 环磷酰胺 850mg d1。2018年8月15日、9月5日、9月26日予 ET 方案化疗3周期，具体：表柔比星 120mg d1 ＋ 多西他赛 120mg d1。化疗后乳房肿块明显缩小。于 2018年10月17日在全麻下行"左乳癌改良根治术"（乳腺全切＋腋窝淋巴结清扫术），术后病理（201831452）：乳腺恶性肿瘤化疗后：①（左）乳下象限散在导管内癌伴退变，周围纤维组织增生，炎症细胞浸润，多核巨细胞反应（符合化疗后反应：MP5级）；②15只淋巴结慢性炎伴（左腋窝）2只淋巴结内纤维组织增生，多核巨细胞反应（符合化疗后反应）。免疫组化：ER（－），PR（－），HER2（－），Ki–67（＋，20%），ToPoⅡ（＋，30%），EGFR（＋），AR（＋，30%）。术后分期 $ypT_{is}N_0M_0$ 0期（图 11.1）。2018年11月27日起行放疗，放疗范围：左胸壁及左锁骨区，95% PTV 体积剂量为 50Gy/25F，高、低剂量容积剂量及位置满足临床要求。周围正常组织限量实际情况：脊髓 Dmax 912cGy；肺 V20 12.03%，MLD 864cGy；心脏 MHD 797cGy。

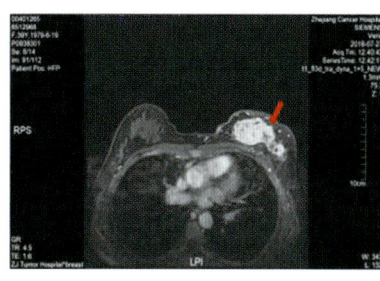 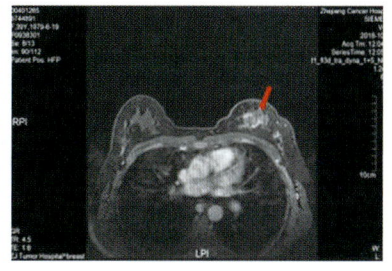

| 2018 年 7 月 27 日　新辅助化疗前 | 2018 年 10 月 11 日　新辅助化疗后 |

图 11.1　新辅助化疗前后（左乳肿块）

2019 年 7 月 9 日本院复查 B 超：肝内结节，约 60mm×44mm、16mm×14mm，考虑转移灶。2019 年 7 月 19 日我院行 B 超引导下肝肿块穿刺，病理（201922996）：（肝脏肿块穿刺）纤维组织内见腺癌伴部分区退变、坏死。免疫组化：HER2（BC）（+），ER（-），PR（-），AR（2+，约 40%），Ki-67（+，约 40%），EGFR（+），CK5/6（少量+），ToPoⅡ（+，约 10%），P53（3+，约 90%），P63（-），E-cad（+），Syn（-），P120catenin（+）。DFS 为 9 个月。

2.2　第 2 次 MDT to HIM 诊治（2019 年 7 月 29 日）

（1）讨论及意见

乳腺外科　三阴型乳腺癌，新发肝转移，肝内转移灶大，多发，目前不建议手术治疗，三阴型分子亚型，化疗仍是主要治疗手段，建议内科治疗。

放疗科　从放疗科角度，既往有乳腺癌病史，目前肝多发转移，肿块大，首先建议内科治疗。系统治疗效果较好，可考虑放疗局部巩固的介入，但目前不是好时机。

病理科　既往乳腺癌病史，目前肝内结节穿刺病理：（肝脏肿块穿刺）纤维组织内见腺癌伴部分区退变、坏死。HER2（BC）（+）、ER（-）、PR（-），结合病史及形态学，考虑乳腺癌转移。

影像科　结合既往乳腺癌病史，目前乳腺癌肝转移明确。肝转移影像学表现典型。

乳腺内科　乳腺癌肝转移，肝穿刺病理明确，免疫组化提示分子分型仍为三阴型，根据 CBCSG006 研究结果，目前三阴型乳腺癌一线治疗指南推荐 GP（吉西他滨+顺铂）方案。此外，IMPassion130 研究显示，在 PD-L1 表达阳性患者，免疫联合化疗相较于单纯化疗有更长 PFS，但需做伴随诊断，目前国内无该研究中检测 PD-L1 的 SP142 的试剂盒。E2100 研究结果显示，对比单独化疗，贝伐珠单抗联合化疗可延长 PFS，但 OS 无改善。虽不改善 OS，但抗血管生成治疗联合化疗仍有许多探索空间。

（2）MDT to HIM 结论

整合多学科意见，左侧乳腺癌术后 9 个月，现肝有多发转移，分子分型为三阴型,目前一线治疗首选 GP 方案,此外,IMPassion130 研究提示 PD-L1 阳性患者免疫联合化疗可带来更长生存获益,建议行相关检测,亦可参加合适的临床研究。

(3) 治疗及效果

一线治疗:2019 年 7 月 30 日入组本科"多中心临床研究评估恩度联合化疗治疗复发或转移性乳腺癌的疗效与安全性"自发临床研究。2019 年 7 月 30 日至 2020 年 1 月 7 日行 8 周期吉西他滨联合恩度方案,具体:吉西他滨 1700mg 静滴 d1、d8,顺铂 40mg 静滴 d1~3,恩度 165mg 持续静脉注射 7d。最佳疗效为 PR。2020 年 2 月 4 日至 4 月 21 日予第 9~12 周期"吉西他滨+恩度"方案化疗,具体:吉西他滨 1700mg d1,恩度 165mg 持续静脉注射 7d。2020 年 5 月 12 日至 7 月 28 日予第 13~16 周期吉西他滨单药维持化疗,具体:吉西他滨 1600mg d1、d8。疗效为 PR 持续。因无法耐受不良反应,2020 年 8 月 25、9 月 21 日改行 2 周期卡培他滨维持化疗,具体:卡培他滨 1~5g po bid×14d q3w。2020 年 10 月 12 日复查 CT:右肝新出现转移灶,左肝片状影与前相仿。疗效评价为 PD(图 11.2)。一线 PFS 14 个月。

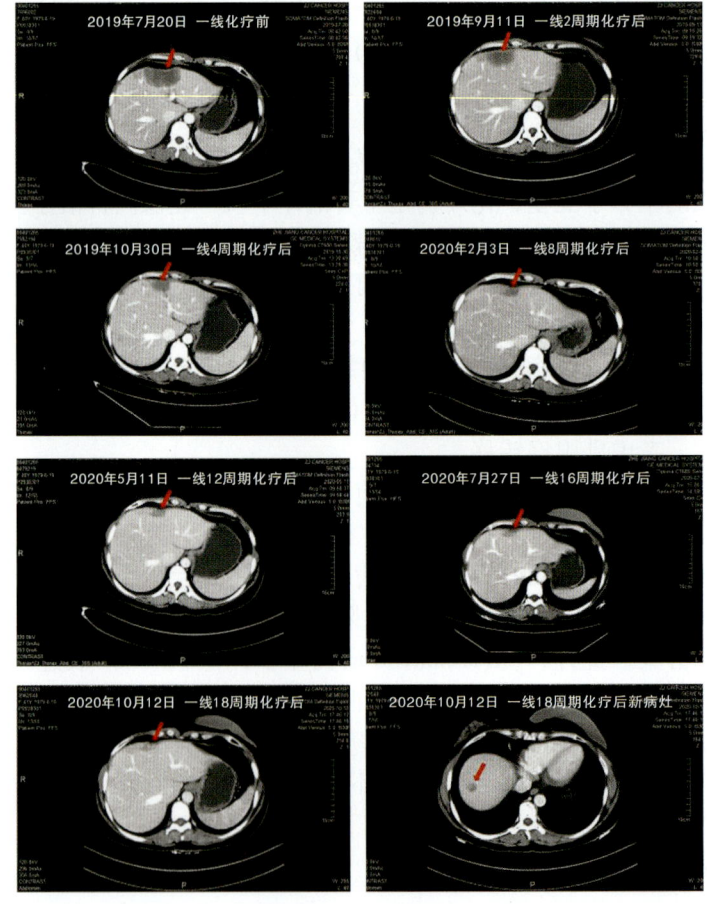

图 11.2　一线治疗疗效评估情况(肝脏病灶)

二线治疗：入组"阿帕替尼联合化疗对照单纯化疗治疗晚期 HER2 阴性乳腺癌的疗效与安全性随机、对照、开放性 II 期临床研究"，随机至阿帕替尼联合化疗组。2020 年 10 月 19 日至 2021 年 4 月 29 日予 9 周期治疗，具体：白蛋白结合型注射用紫杉醇 180mg，静滴 d1、d8，阿帕替尼 250mg po qd。期间疗效评价为 PR。2021 年 5 月 28 日至 11 月 9 日改为 3 周方案治疗 8 周期，具体：白蛋白结合型注射用紫杉醇 360mg d1 静滴 q3w，阿帕替尼 250mg po qd。定期复查，疗效为 PR 持续（图 11.3）。

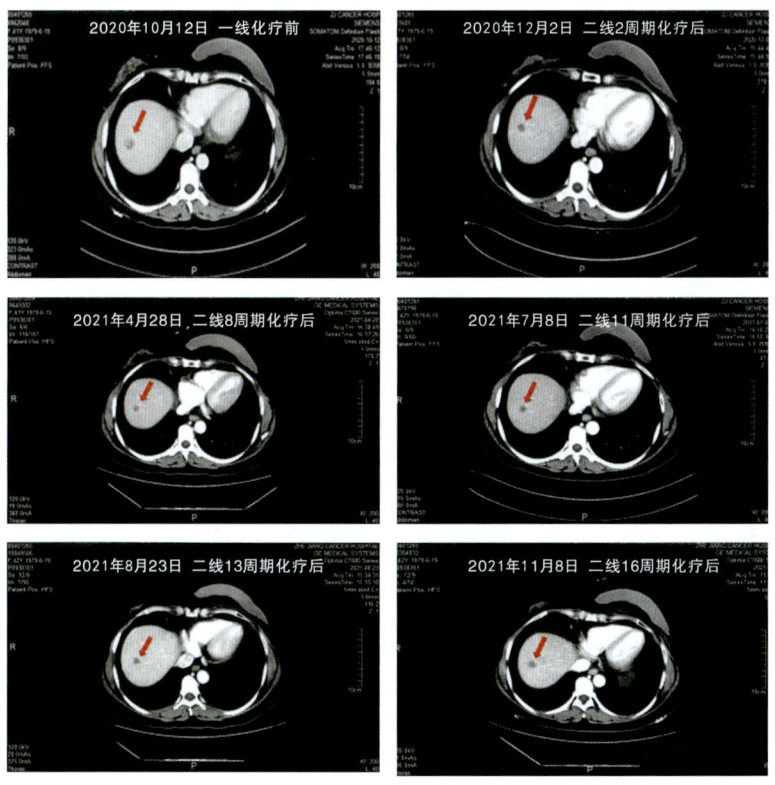

图 11.3　二线治疗疗效评估情况（右肝新病灶）

3　体　会

本例初诊左侧乳腺癌伴腋窝淋巴结转移，分子分型为三阴型，左乳腺巨大肿块，直径约 15cm，接受新辅助化疗，方案选择采用含蒽环和紫杉烷的联合化疗，疗效显著，缩瘤明显，成功实现了降期，且术后病理提示 pCR。在 2018 SABCS 大会上的一项荟萃分析提示，总体人群中，与新辅助治疗（NAC）后有残留病灶（RD）相比，获得 pCR 的患者乳腺癌复发风险（EFS）降低 69%，获得 pCR 的患者 OS 改善 78%；其中，三阴型患者 pCR 者 EFS 比 RD 者低 82%，关联性最强。因此，本例早期治疗是成功的，DFS 约 9 个月。

患者首次复发为肝多发转移，一线接受吉西他滨联合恩度治疗，是入组了一项自发临床研究，PFS 达到 14 个月，超过了 CBCSG006 研究中单纯吉西他滨方案的 7.73 个月，提示联合抗血管生成治疗在三阴型乳腺癌未来还有很多探索空间。患者二线接受白蛋白紫杉醇联合阿帕替尼治疗，二线 PFS 已经超过 13 个月，且目前仍在治疗中。结合 CA012 和 CA024 研究结果，白蛋白紫杉醇在晚期乳腺癌中，优于普通紫杉醇及多西他赛。因此在化疗药物选择上，白蛋白紫杉醇是最优的。基于一线化疗联合抗血管生成治疗获得了 14 个月的 PFS，二线治疗继续应用小分子多靶点的抗血管生成药物，同样也取得了超过 13 个月的 PFS，无疑是成功的。本病例启发我们，在晚期三阴型乳腺癌患者中，联合抗血管生成治疗也是一种可选择的策略。但是，三阴型乳腺癌异质性明显，将其再分亚型，并寻找出各亚型的最佳治疗方案，或许还需要更多的研究论证。

参考文献

[1] Foulkes WD, Smith IE, Reis-Filho JS. Triple-negative breast cancer[J]. N Engl J Med, 2010, 363: 1938-48.

[2] Jiang YZ, Liu Y, Xiao Y, et al. Molecular subtyping and genomic profiling expand precision medicine in refractory metastatic triplenegative breast cancer: the FUTURE trial[J]. Cell Res, 2021, 31(2):178-186

[3] Robson M, Im SA, Senkus E, et al. Olaparib for metastatic breast cancer in patients with a germline BRCA mutation[[J]. N Engl J Med, 2017, 377(6):523-533

[4] Litton JK, Rugo HS, Ettl J, et al. Talazoparib in Patients with Advanced Breast Cancer and a Germline BRCA Mutation[J]. N Engl J Med, 2018, 379(8): 753-763

[5] Masuda N, Lee SJ, Ohtani S, et al. Adjuvant capecitabine for breast cancer after preoperative chemotherapy[J]. N Engl J Med, 2017, 376(22):2147-2159.

[6] Xi-Chun Hu, Jian Zhang, Bing-He Xu, et al. Cisplatin plus gemcitabine versus paclitaxel plus gemcitabine as first-line therapy for metastatic triple-negative breast cancer (CBCSG006): a randomised, open-label, multicentre, phase 3 trial[J]. Lancet Oncol, 2015, 16: 436-46

[7] Schmid P, Adams S, Rugo HS, et al. Atezolizumab and nabpaclitaxel in advanced triple-negative breast cancer[J]. N Engl J Med, 2018, 379(22): 2108-2121.

[8] MAYER EL. Paclitaxel plus bevacizumab versus paclitaxel alone for metastatic breast cancer[J]. Breast Dis: A Year Book Q, 2008, 19(3): 272-273.

[9] ZIELINSKI C, LÁNG I, INBAR M, et al. Bevacizumab plus paclitaxel versus bevacizumab plus capecitabine as first-line treatment for HER2-negative metastatic breast cancer (TURANDOT): Primary endpoint results of a randomised, open-label, non-inferiority, phase 3 trial[J]. Lancet Oncol, 2016, 17(9): 1230-1239.

[10] William J. Gradishar, Sergei Tjulandin, et al. Phase III Trial of Nanoparticle Albumin-Bound Paclitaxel Compared With Polyethylated Castor Oil-Based Paclitaxel in Women With Breast Cancer[J]. J Clin Oncol. 2005, 23(31):7794-803.

[11] William J. Gradishar, Dimitry Krasnojon, Sergey Cheporov, et al. Significantly Longer Progression-Free Survival With nab-Paclitaxel Compared With Docetaxel As First-Line Therapy for Metastatic Breast Cancer[J]. J Clin Oncol, 2009, 27(22):3611-3619.

12 食管鳞癌新辅助放化疗及术后肺转移的 MDT to HIM 诊治过程及体会

◎魏为添　王长春

1　概　述

我国绝大多数鳞状细胞癌（squamous cell carcinoma，SCC），但因食管解剖位置隐匿，待患者出现进食梗阻症状时，大多已发展至中晚期。近年来，"新辅助放化疗+手术"已成为中晚期 SCC 的标准治疗模式。接受过治疗的患者，随访中出现肺部寡转移时，治疗策略该如何确定？在Ⅲ期食管癌患者，经过标准治疗，以及术后两年半出现肺部寡转移。我们经过多学科整合诊治（MDT to HIM）讨论，制订出个体化整合诊治方案，实现了整合诊治效果的最大化。

2　诊治过程

男性，68 岁，KPS 90，有吸烟史（15 支×20 年）。2017 年 10 月因"进食哽咽半个月"入院。2017 年 10 月 18 日外院查胃镜：食管距门齿 30~35cm 新生物。活检病理：食管中分化鳞状细胞癌。2017 年 10 月 20 日我院查超声胃镜：食管病变累及肌层。2017 年 10 月 23 日喉镜大致正常。2017 年 10 月 24 日食管造影：食管中段 5.5cm 不规则充盈缺损，黏膜破坏明显。2017 年 11 月 14 日支气管镜：大致正常。2017 年 10 月 23 日肺功能：FEV_1 2.29L，占预计值 93%。FEV_1/FVC 为 92%。2017 年 10 月 23 日超声心动图：左心舒张功能减低，EF 70%。2017 年 10 月 21 日 B 超：双侧颈部，锁骨上未见明显异常肿大淋巴结。2017 年 10 月 21 日 CT（图 12.1）：食管中下段增厚，有恶性肿瘤可能，伴管周肿大淋巴结，右颈根部及余纵隔淋巴结显示。

诊断：胸中段食管鳞癌 $cT_2N_2M_0$ Ⅲ期（UICC/AJCC 2017 TNM 临床分期系统）。

2.1　第 1 次 MDT to HIM 诊治（2017 年 10 月 25 日）

（1）讨论及意见

放射科胸部增强 CT　食管中下段增厚，结合病理明确食管癌，右颈部喉返神经旁、上段食管旁、隆突下、胃周等部位淋巴结肿大，考虑转移。无肝肺等器官转移。

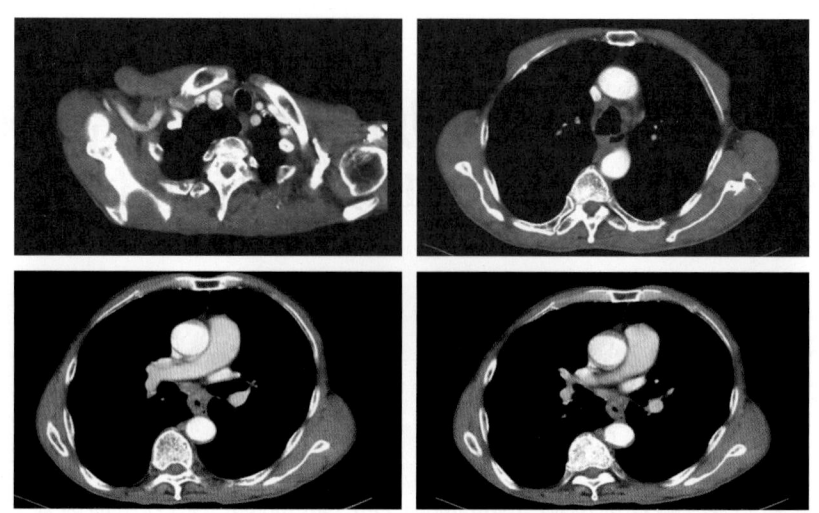

图12.1 初诊时CT增强扫描检查结果：可见右侧喉返神经旁淋巴结及隆突下淋巴结肿大

胸部肿瘤外科 明确食管下段鳞癌，伴纵隔及胃周多发淋巴结考虑转移，单纯手术疗效不佳，建议新辅助治疗，采用新辅助化疗或新辅助同步放化疗，由化疗科及放疗科医师整合评估决定。

胸部肿瘤放疗科 食管局部晚期鳞癌。国内外指南建议选择新辅助同步化疗+放疗。患者体力评分尚可，建议予标准同步放化疗。同时关注治疗不良反应并及时处理。疗效不佳仍可选择挽救性手术治疗。免疫治疗目前在部分食管鳞癌的新辅助治疗中取得显著疗效，但尚无可靠依据，评定临床不良反应尚须更多数据。

胸部肿瘤化疗科 同意放疗科意见，本例可按照CROSS研究结果，选择新辅助放化疗，符合指南推荐。药物选择：虽然目前对最佳类型、剂量、联合方式及用药安排尚未明确，但我们建议使用荷兰CROSS试验中采用的每周一次小剂量卡铂+紫杉醇整合方案，而非CALGB 9781试验中采用的两周期顺铂+氟尿嘧啶（FU）方案。目前食管鳞癌治疗的热点即免疫治疗，可在充分征求家属意见的基础上，考虑加入联合新辅助放化疗，但尚无指南依据及高级别研究的证据，当然最好可加入相关临床研究。

(2) MDT to HIM 结论

整合多学科意见，患者为局部晚期食管鳞癌。建议先新辅助同步放化疗方案，预防并处理放化疗相关不良反应。注意观察疗效。

(3) 治疗及效果

2017年11月10日开始新辅助放化疗，放疗剂量为PTV 4140cGy/23F（靶区参见图12.2），qd，包括食管原发肿瘤（距门齿30～35cm）及淋巴结引流区域（2、4、5、7双锁骨上）。化疗：脂质体紫杉醇80mg，卡铂［AUC=2mg/（ml·min）］每周化疗持续5个周期。2018年1月8日（放疗后1个月）复查胸部增强CT（图12.3）。食管癌放化疗后，比较2017年12月7日CT：食管中下段管壁增厚，右侧气管食管沟，隆突下淋巴结较前缩小，余纵隔淋巴结，较前相仿。

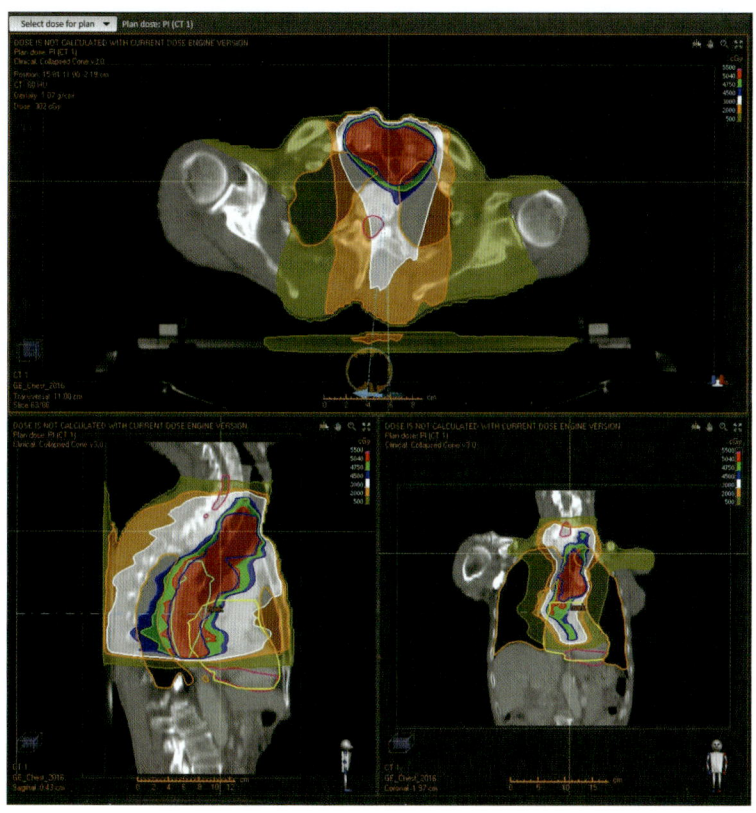

图12.2 放疗靶区图

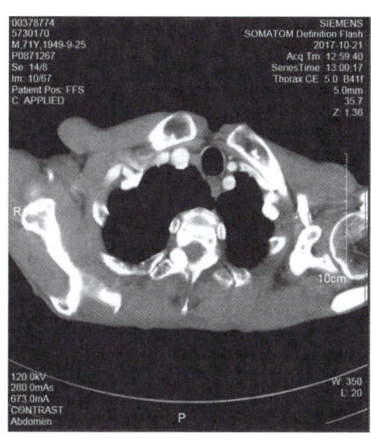
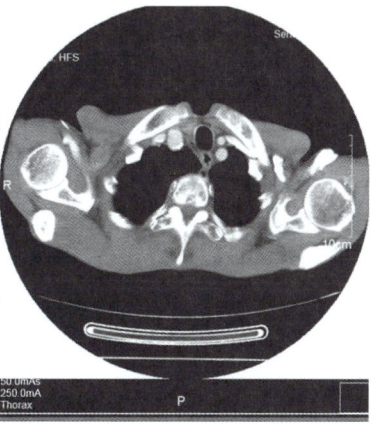

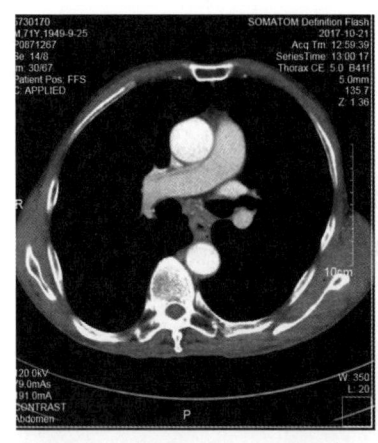 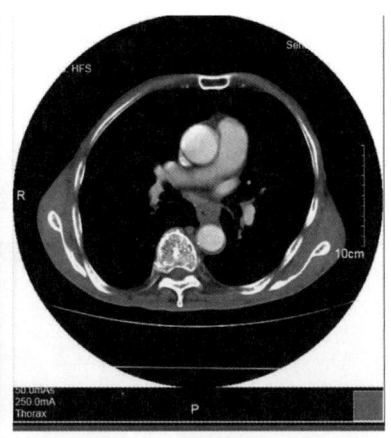

图 12.3　2018 年 1 月 CT 评价疗效（续）

左边两图为 2017 年 10 月治疗前，右边两图为 2018 年 1 月放疗后。可见放化疗后右侧喉返神经淋巴结及隆突下淋巴结缩小

2.2　第 2 次 MDT to HIM 诊治（2018 年 1 月 15 日）

患者经新辅助同步化疗，复查胸腹部增强 CT，病灶较前缩小。为进一步治疗，再行 MDT to HIM 讨论。

（1）讨论及意见

放射科　经过新辅助放化疗，原发灶及淋巴结均较前缩小，未见远处转移。目前食管癌缺乏明确的近期疗效评价标准，食管造影、CT 及胃镜仍是最主要评估手段，功能影像学检查及基因组学在预测疗效和预后判断中具有价值和潜力，需进一步探索。

胸部肿瘤外科　明确食管下段鳞癌局部晚期，经新辅助同步放化疗已取得较好效果，淋巴结明显缩小，R0 切除可能性大，目前局部晚期食管癌仍主张以手术为主的整合治疗，充分告知患者及家属手术方案及相关风险，在知情同意基础上，可考虑行根治性食管手术。

胸部肿瘤放疗科　食管局部晚期鳞癌。据国内外指南，已完成新辅助同步化疗 + 放疗。过程顺利，疗效良好。手术仍为主要根治手段，支持手术治疗，若患方拒绝手术，可选择根治性放化疗。

胸部肿瘤化疗科　同意上述意见。术后根据病理情况，可续行辅助化疗，或行相关免疫治疗的临床研究。

（2）MDT to HIM 结论

经过放疗加化疗后，食管病灶及淋巴结明显缩小，未见远处转移，团队达成较一致意见，建议首选手术治疗，应充分告知患者手术风险。次选根治性放化疗。

（3）治疗及效果

2018 年 1 月 16 日全麻下行食管癌根治术（腔镜下三切口食管癌根治术，McKeown

MIE），术中见肿瘤：位于食管下段，长约 5cm，无明显外侵。术后病理（图 12.4）：食管恶性肿瘤化疗。放疗后①食管壁肌层内见少量低分化鳞状细胞癌伴退变，间质纤维组织增生、炎症细胞浸润，周围部分黏膜糜烂、炎性肉芽组织形成，可见多核巨细胞反应（符合化疗后反应 1 级）。②（左喉返）1 只、（右喉返）2 只、（隆突下）3 只、（胃周）13 只淋巴结慢性炎，其中（左喉返）淋巴结见少量多核巨细胞。备注：①上下切缘均阴性。②片内未见明确脉管瘤栓及神经侵犯。PD – L1 CPS = 8。分期 $ypT_2N_0M_0$ ⅡA 期（UICC/AJCC 2017 TNM 新辅助治疗后病理分期预后分组）。

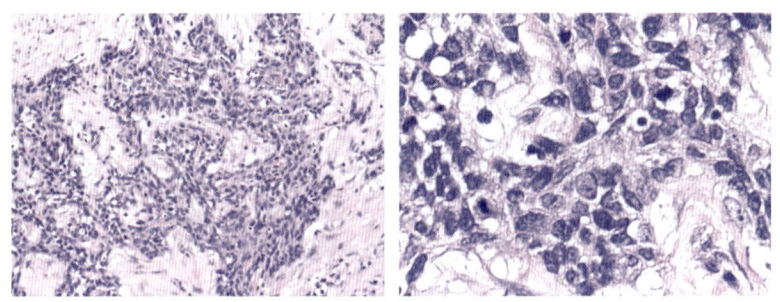

图 12.4　术后病理所见

术后定期随访，2020 年 6 月 12 日我院复查胸腹 CT：食管吻合口显示尚可；右上肺新发多发结节灶，建议抗炎后复查除外转移。2020 年 6 月 18 日 PET – CT 复查（图 12.5）：①食管癌术后，胸腔胃，吻合口未见明确肿瘤复发征象。②右肺上叶水平裂胸膜旁两枚结节，FDG 代谢增高，考虑转移。③纵隔 3A、4R、4L、5 区及双肺门多发高密度淋巴结，FDG 代谢增高，首选考虑为炎性反应性增生。

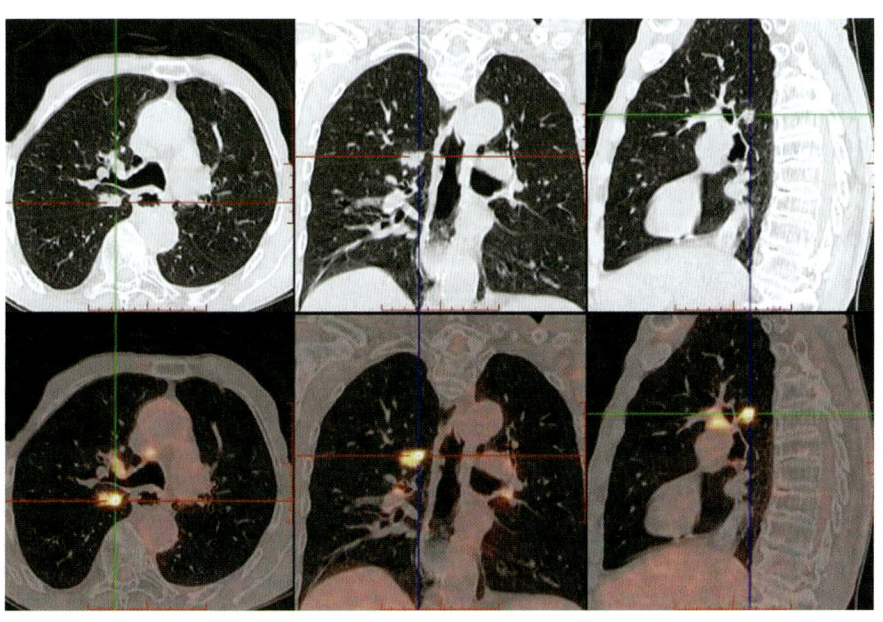

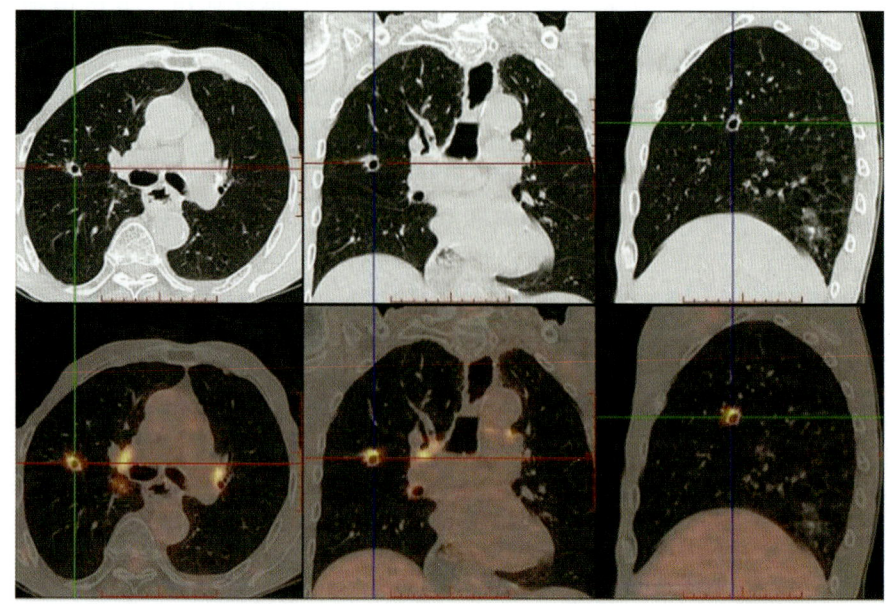

图 12.5 PET-CT（2020 年 6 月 18 日）（续）

2.3 第 3 次 MDT to HIM 诊治

（1）讨论及意见

放射科 患者经过新辅助放化疗+手术治疗后，右肺出现新发结节，PET-CT 提示代谢增高，首选考虑食管癌术后转移。

胸部肿瘤外科 食管鳞癌经新辅助同步放化疗及手术后发现肺转移，位置深在，非单发病灶，无手术指征。

胸部肿瘤放疗科 同意外科意见，患者为术后短期复发，考虑食管癌晚期，非单发结节，不适合放疗，建议内科治疗。

胸部肿瘤化疗科 根据 KN590 研究，免疫治疗目前为食管癌晚期一线治疗，建议行化疗+免疫治疗。

（2）MDT to HIM 结论

专家达成较一致意见，目前为食管癌晚期，建议首选化疗+免疫治疗。

（3）治疗及效果

2020 年 7 月 1 日，2020 年 7 月 23 日予以一、二周期化疗：白蛋白结合型紫杉醇 0.40g + 卡铂 450mg + 艾瑞卡 200mg。2020 年 8 月 12 日复查胸部增强 CT，比较 2020 年 6 月 12 日片显示①食管吻合口未见明显复发征象。②右肺上叶结节空洞形成，较前缩小。③左肺下叶少许新发炎症。右肺下叶支气管内痰栓可能大（图 12.6）。疗效评价为 PR。

2020 年 8 月 12 日，2020 年 9 月 3 日予以一线第 3~4 个周期化疗：白蛋白紫杉醇 0.20g d1、d8 + 卡铂 450mg d1 + 艾瑞卡 200mg（图 12.7）。患者拒绝免疫维持治疗，中医调理治疗中。2021 年 1 月 4 日复查 CT：右肺上叶结节空洞形成，较前相仿；左侧胸腔少量积液（图 12.7）。

2021 年 8 月 11 日复查胸部及上腹部增强 CT，食管癌术后比较 2021 年 1 月 4 日片：①食管吻合口未见明显复发征象。②右肺上叶类结节灶，与前相仿、左肺下叶炎症较前相仿，右肺下叶支气管内痰栓与前相仿。③左侧胸腔积液较前略减少。④肝胰脾未见明显占位灶，后腹膜腹腔干旁软组织增厚与前相仿，左肾囊肿。

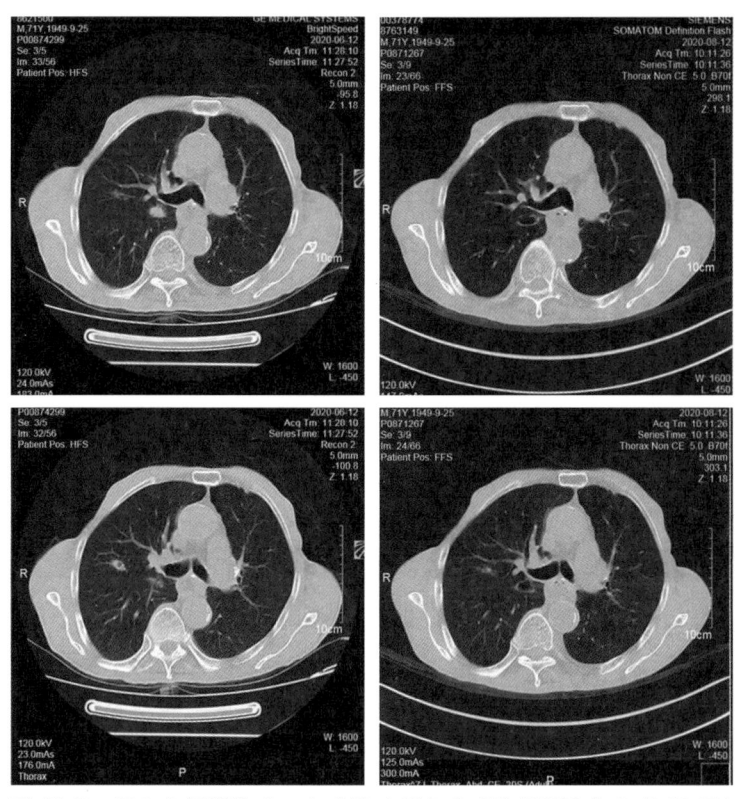

图 12.6　经 2 个周期化疗 + 免疫治疗后复查 CT（2020 年 8 月 12 日）

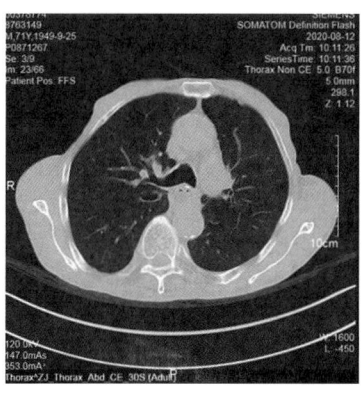
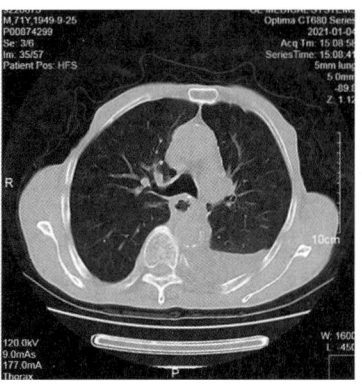

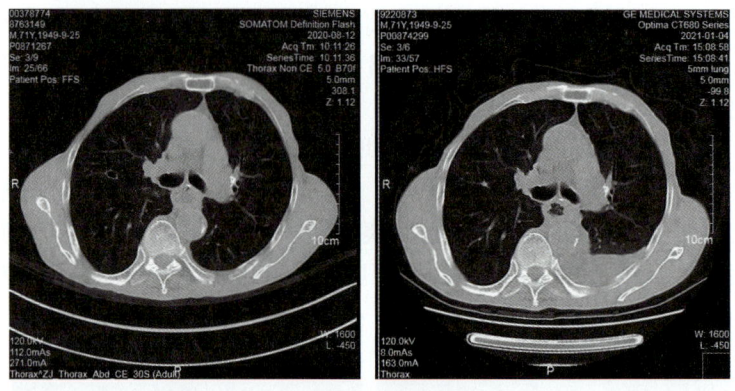

图12.7　经4个周期化疗+免疫治疗后复查CT（2021年1月4日）（续）

3　体　会

本例食管鳞癌 MDT to HIM 整合诊疗在基于循证医学证据的模式下进行，为患者提供了包含手术、免疫治疗、化疗和放疗的 MDT to HIM 的整合诊疗方案，诊疗过程参见图12.8。该患者生存已超过3年，可见其从 MDT to HIM 的整合诊治中获益。

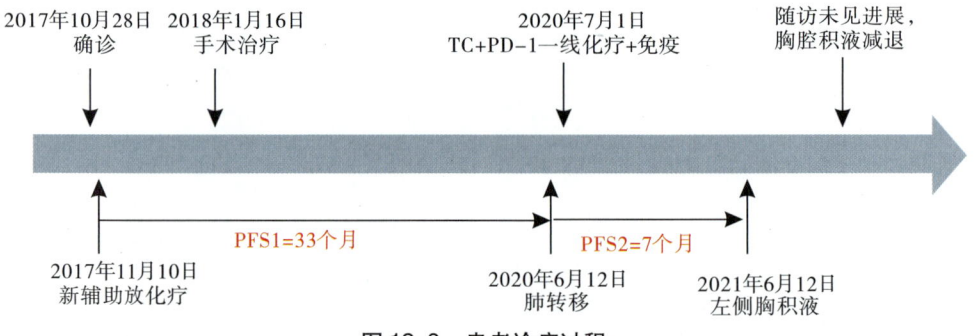

图12.8　患者诊疗过程

本例中第1次 MDT to HIM 讨论主要针对是否采用新辅助治疗，如采用何种模式最佳，免疫治疗可否同时参与等问题展开。

更多证据表明，食管腺鳞癌的发病机制、流行病学、肿瘤生物学和预后不同，上皮非典型增生是前者的前期病变，接着进展为原位癌，最终发展为侵袭性癌。相比之下，腺癌通常由持续的胃食管返流引起，胃食管反流会使远端食管黏膜发生肠上皮化生。

对临床 $T_{3\sim4}$ 期或淋巴结阳性的胸段食管癌患者，我们的治疗建议是：无论何种组织学类型，均推荐联合治疗，而非单纯手术。CROSS 研究是一项荷兰的研究，纳入了363例潜在可切除的食管癌或胃－食管交界（EGJ）癌，其中有86例鳞癌，273例腺癌，4例其他组织学类型，大多数为远端食管癌，EGJ 癌占11%。研究者将这些患者随机分配至术前放化疗组和单纯手术组，术前放化疗组接受每周紫杉醇 50mg/m² + 卡铂［药物浓度 - 时间曲线下面积（AUC）值为 2］+ 同步放疗（总剂量 41.4Gy，5 周完成）。结果显示术前放化疗组耐受良好，3 级及以上血液学毒性反应的发生率为 7%，3 级及以上非血液学毒性反应的发生率不到 13%，两组术后并发症的发生率和死亡率也无差异。术前放化疗组的显微镜下完全切除（R0）率更高（92% vs 69%），pCR 率为 29%。中位随访 32 个月时，术前放化疗组的中位 OS 显著更好（死亡 HR 0.657，95% CI 0.495~0.871；3 年生存率为 58% vs 44%）。

随访时间延长发现患者生存获益仍持续存在（5 年生存率 47% vs 33%，死亡 HR 0.67，95% CI 0.51~0.87；10 年生存率 38% vs 25%，死亡 HR 0.70，95% CI 0.55~0.89）。最新分析显示，新辅助放化疗无显著差异。

有几例荟萃分析也探讨了食管癌三联治疗对比单纯手术的优势，其中最新、规模最大的荟萃分析纳入了 12 项随机试验，比较了新辅助放化疗（同步或序贯）与单纯手术治疗食管癌或 EGJ 癌，包括 FFCD 9901 试验、CALGB 9781 试验和 CROSS 试验。新辅助放化疗患者的全因死亡 HR 为 0.78（95% CI 0.70~0.88），2 年时绝对生存获益为 8.7%，防止 1 例死亡所需治疗人数为 11 例。不同组织学类型间的生存获益相似（SCC 组 HR 0.80，95% CI 0.68~0.93；腺癌组 HR 0.75，95% CI 0.59~0.95）。新辅助治疗的潜在益处并不因较高的术后死亡率（院内死亡或术后 30d 死亡）而抵消。

本例在第一阶段 MDT to HIM 讨论结论也是行新辅助放化疗，这符合 NCCN、ASCO 及 CSCO 的指南建议。事实上，对手术时仍有残留病灶的新辅助放化疗后的患者，也有推荐术后免疫维持治疗的，当然本案例已达 R0 切除，故随访或辅助化疗均是可选方案。

本例第 2 次 MDT to HIM 讨论的主要问题是外科治疗的必要性。

CROSS 研究表明，约 50% 的鳞癌患者和 25% 的腺癌患者在新辅助放化疗后获得 pCR，放化疗后完全缓解者有无必要行切除术尚存争议。对美国国家癌症数据库资料的分析和对中国台湾癌症登记数据库中 3522 例胸段食管鳞癌患者（2006 至 2014 年间采用现代放疗和放化疗技术治疗）的分析显示，相比单纯确定性放疗或放化疗，三联治疗（包括放疗后或放化疗后食管切除术）可带来生存获益。但仍有人质疑，化疗有效者是否必须接受外科治疗。

事实上，"放化疗完全缓解者"的最佳界定方法尚未确定。一些医疗机构常规实施 EUS 引导下的 FNA 活检，而另一些（包括 NCCN）则建议在考虑避免手术时仅需行上消化道内镜活检。也有人建议使用 FDG-PET-CT 扫描来筛查间隔转移。但将 FDG-PET-CT 扫描用于评估局部疗效以确定哪些患者可避免手术的做法尚存争议。研究发现，根治性放化疗可使多达 27% 的食管鳞癌患者长期存活，与术前放化疗后手术、新辅助化疗 + 手术，以及单纯手术的结果相似。但几乎所有报道一致发现，未经外科切除肿瘤的局部复发率较高。至少有两项随机试验直接比较了单纯放化疗与三联治疗（放化疗后手术），结果发现手术并未显著改善患者的生存情况，不过这两项试验均显示，加用手术的三联治疗组的局部区域控制更好，对姑息性手术的需求更少。

综合考虑，新辅助放化疗后手术治疗应能使患者获益，只要患方知情同意相关风险，是值得考虑手术治疗的，且可回顾术后病理，事实上该患者并未达到PCR。将来在术前判断新辅助治疗是否真正达到PCR的问题上，可能还要借助于更先进的检测手段或多种检测手段整合，从而尽可能避免不必要的手术，毕竟食管癌手术创伤大，并发症多，对患者的生活质量影响深远。在此暂不多做讨论。

本例第3次MDT to HIM讨论，考虑患者为食管癌肺转移，以全身治疗为主，根据2020年欧洲肿瘤内科学会（ESMO）会议上发布的Check Mate 648试验和KEYNOTE-590试验初步报告，对晚期食管鳞癌，无论是否存在PD-L1过表达，均建议将化疗+免疫疗法作为一线治疗，而非单用化疗。这些试验使用的化疗骨干药物为顺铂+FU，但也有许多医生首选帕博利珠单抗或纳武利尤单抗+基于奥沙利铂的方案，例如奥沙利铂+亚叶酸+推注及短期输注FU（FOLFOX方案）。另外，KEYNOTE-590研究在对PD-L1过表达情况分层时，获益仅见于CPS≥10的患者（汇总腺癌和鳞癌患者的中位生存期13.5个月 vs 9.4个月；HR 0.62，95% CI 0.49~0.78）。在CPS<10的患者中加用帕博利珠单抗似乎无益（中位生存期10.5个月 vs 10.6个月，HR 0.86，95% CI 0.68~1.10）。本例中，患者选择化疗+免疫治疗当属首选。

参考文献

[1] Kuwano H, Saeki H, Kawaguchi H, et al. Proliferative activity of cancer cells in front and center areas of carcinoma in situ and invasive sites of esophageal squamous-cell carcinoma[J]. Int J Cancer,1998, 78:149-155.

[2] Van Hagen P, Hulshof MC, Van Lanschot JJ, et al. Preoperative chemoradiotHERapy for esophageal or junctional cancer[J]. N Engl J Med,2012, 366:2074-2089.

[3] Shapiro J, van Lanschot JJ, Hulshof MC, et al. Neoadjuvant chemoradiotHERapy plus surgery versus surgery alone for oesophageal or junctional cancer (CROSS): long-term results of a randomised controlled trial[J]. Lancet Oncol,2015, 16:1090-1103.

[4] Eyck BM, Van Lanschot JJB, Hulshof MCCM, et al. Ten-Year Outcome of Neoadjuvant ChemoradiotHERapy Plus Surgery for Esophageal Cancer: The Randomized Controlled CROSS Trial [J]. J Clin Oncol,2021, 39:1995-2012.

[5] Shah MA, Kennedy EB, Catenacci DV, et al. Treatment of Locally Advanced Esophageal Carcinoma: ASCO Guideline[J]. J Clin Oncol, 2020, 38:2677-2686.

[6] Chan KKW, Saluja R, Delos Santos K, et al. Neoadjuvant treatments for locally advanced, resectable esophageal cancer: A network meta-analysis[J]. Int J Cancer,2018, 143:430-441.

[7] Sjoquist KM, Burmeister BH, SmitHERs BM, et al. Survival after neoadjuvant chemotHERapy or chemoradiotHERapy for resectable oesophageal carcinoma: an updated meta-analysis[J]. Lancet Oncol,2011, 12:681-691.

[8] Pasquali S, Yim G, Vohra RS, et al. Survival After Neoadjuvant and Adjuvant Treatments Compared to Surgery Alone for Resectable Esophageal Carcinoma: A Network Meta-analysis[J]. Ann Surg,2017,265:481-493.

[9] Naik KB, Liu Y, Goodman M, et al. Concurrent chemoradiotHERapy with or without surgery for patients with resectable esophageal cancer: An analysis of the National Cancer Data Base[J]. Cancer, 2017, 123:3476-3485.

[10] McKenzie S, Mailey B, Artinyan A, et al. Improved outcomes in the management of esophageal cancer with the addition of surgical resection to chemoradiation tHERapy[J]. Ann Surg Oncol, 2011, 18:551-561.

[11] Lin WC, Ding YF, Hsu HL, et al. Value and application of trimodality tHERapy or definitive concurrent chemoradiotHERapy in thoracic esophageal squamous cell carcinoma[J]. Cancer, 2017, 123:3904-4013.

[12] Yen YC, Chang JH, Lin WC, et al. Effectiveness of esophagectomy in patients with thoracic esophageal squamous cell carcinoma receiving definitive radiotHERapy or concurrent chemoradiotHERapy through intensity-modulated radiation tHERapy techniques[J]. Cancer, 2017, 123:2043-2055.

[13] Noordman BJ, Spaander MCW, Valkema R, et al. Detection of residual disease after neoadjuvant chemoradiotHERapy for oesophageal cancer (preSANO): a prospective multicentre, diagnostic cohort study[J]. Lancet Oncol, 2018, 19:965-978.

[14] van der Wilk BJ, Noordman BJ, Neijenhuis LKA, et al. Active Surveillance Versus Immediate Surgery in Clinically Complete Responders After Neoadjuvant ChemoradiotHERapy for Esophageal Cancer: A Multicenter Propensity Matched Study[J]. Ann Surg, 2019, 28(18):2947-2951.

[15] Piessen G, Petyt G, Duhamel A, et al. Ineffectiveness of ^{18}F-fluorodeoxyglucose positron emission tomography in the evaluation of tumor response after completion of neoadjuvant chemoradiation in esophageal cancer[J]. Ann Surg, 2013, 258:66-79.

[16] Arnett AL, Merrell KW, Macintosh EM, et al. Utility of (18) F-FDG PET for Predicting Histopathologic Response in Esophageal Carcinoma following Chemoradiation[J]. J Thorac Oncol, 2017, 12:121-132.

[17] HERskovic A, Martz K, al-Sarraf M, et al. Combined chemotHERapy and radiotHERapy compared with radiotHERapy alone in patients with cancer of the esophagus[J]. N Engl J Med, 1992, 326:1593-1601.

[18] Minsky BD, Pajak TF, Ginsberg RJ, et al. INT 0123 (Radiation THERapy Oncology Group 94-05) phase III trial of combined-modality tHERapy for esophageal cancer: high-dose versus standard-dose radiation tHERapy[J]. J Clin Oncol, 2002, 20:1167-1183.

[19] Crehange G, Maingon P, Peignaux K, et al. Phase III trial of protracted compared with split-course chemoradiation for esophageal carcinoma: Federation Francophone de Cancerologie Digestive 9102 [J]. J Clin Oncol, 2007, 25:4895-4902.

[20] al-Sarraf M, Martz K, HERskovic A, et al. Progress report of combined chemoradiotHERapy versus radiotHERapy alone in patients with esophageal cancer: an intergroup study[J]. J Clin Oncol, 1997, 15:277-284.

[21] Chen Y, Ye J, Zhu Z, et al. Comparing Paclitaxel Plus Fluorouracil Versus Cisplatin Plus Fluorouracil in ChemoradiotHERapy for Locally Advanced Esophageal Squamous Cell Cancer: A Randomized, Multicenter, Phase III Clinical Trial[J]. J Clin Oncol, 2019, 37:1695-1701.

[22] O'Reilly S, Forastiere AA. Is surgery necessary with multimodality treatment of oesophageal cancer [J]. Ann Oncol, 1995, 6:519-529.

[23] Urba SG, Orringer MB, Turrisi A, et al. Randomized trial of preoperative chemoradiation versus surgery alone in patients with locoregional esophageal carcinoma[J]. J Clin Oncol, 2001, 19:305-316.

[24] Urba SG, Orringer MB, Turrisi A, et al. Randomized trial of preoperative chemoradiation versus

surgery alone in patients with locoregional esophageal carcinoma[J]. J Clin Oncol,2001, 19: 305 – 316.

[25] Urba SG, Orringer MB, Turrisi A, et al. Randomized trial of preoperative chemoradiation versus surgery alone in patients with locoregional esophageal carcinoma[J]. J Clin Oncol,2001, 19: 305 – 316.

[26] Urba SG, Orringer MB, Turrisi A, et al. Randomized trial of preoperative chemoradiation versus surgery alone in patients with locoregional esophageal carcinoma[J]. J Clin Oncol,2001, 19: 305 – 316.

[27] Bosset JF, Gignoux M, Triboulet JP, et al. ChemoradiotHERapy followed by surgery compared with surgery alone in squamous-cell cancer of the esophagus[J]. N Engl J Med,1997, 337:161 – 175.

[28] Stahl M, Stuschke M, Lehmann N, et al. Chemoradiation with and without surgery in patients with locally advanced squamous cell carcinoma of the esophagus [J]. J Clin Oncol, 2005, 23: 2310 – 2335.

[29] Bedenne L, Michel P, Bouché O, et al. Chemoradiation followed by surgery compared with chemoradiation alone in squamous cancer of the esophagus: FFCD 9102[J]. J Clin Oncol,2007, 25:1160 – 1172.

13 | 胸上段食管癌合并下咽癌的 MDT to HIM 诊治过程及体会

◎丁晓慧　赵宏光

1　概　述

食管癌是一类严重危害人类健康的疾病，死亡率较高，其诊断主要依靠内镜及病理诊断，治疗方法主要有手术、放疗、化疗、免疫治疗等。胸段食管癌据其所在部位分上中下三段。胸上段食管癌发病率低，但治疗比较困难，且有时会伴下咽癌，治疗上更为棘手。需要多学科整合诊治（MDT to HIM）讨论制订个体化整合诊治方案，从而实现最优化 MDT to HIM 效果。

2　MDT to HIM 诊治过程

男，56岁，2017年11月初无明显诱因出现咽喉部异物感，但进食无障碍，无吞咽疼痛，无呕血，无发热、咳嗽、胸闷、气急，无腹痛、腰酸。2017年11月21日到余杭区第五人民医院就诊，2017年11月21日食管钡餐造影：可能为食管上段癌，请结合胃镜检查。2017年11月22日在第五人民医院胃镜检查：全程食道黏膜粗糙，距门齿约20cm可见一大小约1cm×1cm占位性病变，活检易出血，距门齿约30cm可见一大小约0.5cm×0.5cm黏膜隆起，表面糜烂予活检。诊断：食管上段占位，性质有待病理诊断。2017年11月24日余杭区第五人民医院胃镜病理：食管距门齿约20cm/30cm中分化鳞状细胞癌。"胃窦"黏膜慢性轻度萎缩性胃炎伴轻度肠上皮化生。2017年11月28日我院喉镜显示喉黏膜大致正常。2017年11月28日我院门诊查B超：左锁骨上淋巴结肿大，首先考虑转移。2017年11月28日我院门诊查胸部+上腹CT：①食管上段管壁增厚，符合食管癌，请结合内镜检查。②两侧气管食管沟淋巴结肿大，右肺门可疑肿大淋巴结。③右肺中叶小结节灶，请随访。④脂肪肝，上腹部未见明显占位。为进一步治疗于2017年11月28日到我院门诊就诊（图13.1）。入院后完善相关检查，胃镜（图13.2，图13.3）：食管距门齿20～21cm见一直径约1.5cm隆起新生物，距门齿23cm前壁见一直径约1cm结节，距门齿22～25cm见数个直径约0.3～0.5cm小颗粒增生，距门齿30cm见一直径约0.8cm黏膜增生隆起，表面充血，食管下段另见多个直径约0.2～0.4cm的小隆起考虑增生。全食管行1.2%的卢戈氏液喷洒染色，食管距门齿20cm以下至贲门上缘全食管呈豹皮状改变，散在多发不染区，局部融合状片；距门齿30cm片状不染。超声胃镜：食管恶性肿瘤，考虑多发灶，距门齿20～21cm病变考虑侵犯黏膜下层，食管多发黏膜病变。左锁骨上淋巴结针吸病理：血液成分。明确诊断为全段食管鳞癌，$cT_2N_2M_0$，ⅢA期。排除放化疗禁忌后，于2017年12月11日至2018年1月18日行同步放化疗，采用6MV-X线照射，PTV 5040cGy/28F，PGTV 5600cGy/28F，同期于2017年12月12日、2017月12月19日、2018年1月3日行3周同步TP方案同步化疗，具体为紫杉醇脂质体（力扑素）90MG d1；奈达铂针（泉铂）50MG d1，并于2018年1月3日、2018年1月10日、2018年1月17日行同步3周泰欣生针200MG靶向治疗。治疗期间出现Ⅲ°骨髓抑制（白细胞和血小板）以及2°～3°放射性食管炎，给予对症处理后好转。治疗期间食管钡片复查示病变较前好转。后于2018年2月2日、2018年2月28日行TP巩固化疗2程，具体为紫杉醇脂质体（力扑素）280mg d1，奈达铂针（泉铂）140mg d1，泰欣生200mg d1。定期复查，肿瘤稳定。2018年10月复查提示左锁骨上淋巴结复发，穿刺病理示鳞癌。颈部CT提示会厌部软组织增厚，请结合临床。左侧锁骨上淋巴结肿大。喉镜示会厌舌面可见较大隆起新生物，病理示（会厌舌面）破碎重度异型增生、癌变鳞状上皮。胸腹部CT示食管癌放化疗后复查，对照2018年8月13日胸、6月22日上腹CT：①食管上段管壁增厚，较前相仿。②左侧锁骨上、两侧气管食管沟及纵隔多发淋巴结，其中左侧锁骨上淋巴结较前略饱满。胃镜示食管入口见隆起新生物，食管入口至距门齿30cm黏膜粗糙不平，见多发增生隆起，距门齿40cm至贲门见黏膜不规则结节隆起。

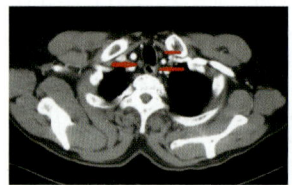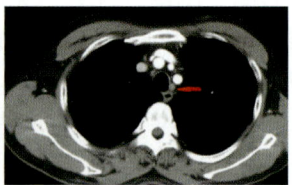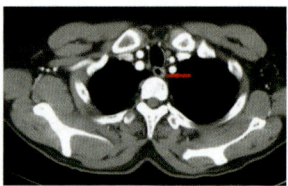

图13.1 胸部CT（2017年11月28日）

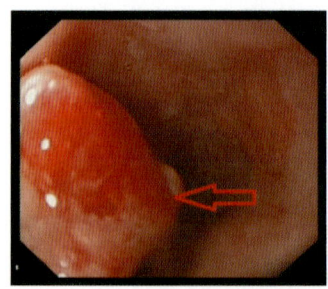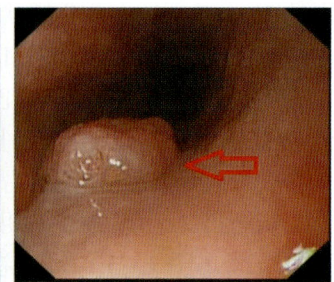

图13.2 胃镜（2017年12月1日）

查体情况：左侧锁骨上淋巴结触及，质硬，无法推动，下界无法触及。

辅助检查情况：2018年10月31日双锁骨上淋巴结B超显示左下颈近左侧锁骨上结节团（转移性考虑），右颈部淋巴结（请随访）。

2018年11月8日左锁骨上淋巴结穿刺病理：（左侧锁骨上淋巴结）纤维组织内转移性或浸润性低分化鳞状细胞癌。

2018年11月9日颈部增强CT（图13.4）：会厌部软组织增厚，请结合临床；左侧锁骨上淋巴结肿大。

2018年11月20日喉镜：会厌舌面可见较大隆起新生物，

2018年11月22日病理：（会厌舌面）破碎重度异型增生、癌变鳞状上皮。

2018年11月16日胸腹部CT：食管癌放化疗后复查，对照2018年08月13日胸，6月22日上腹CT：①食管上段管壁增厚，较前相仿。②左侧锁骨上、两侧气管食管沟及纵隔多发淋巴结，其中左侧锁骨上淋巴结较前略饱满。胃镜示食管入口见隆起新生物，食管入口至距门齿30cm黏膜粗糙不平，见多发增生隆起，距门齿40cm至贲门见黏膜不规则结节隆起。

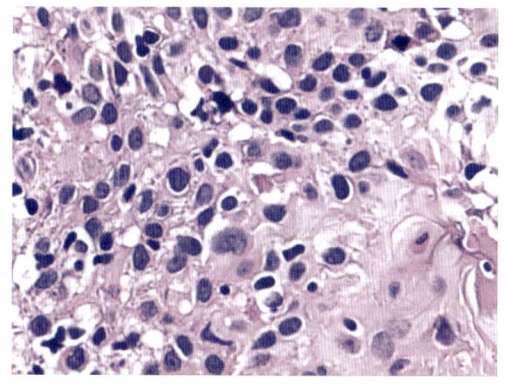

图13.3　胃镜病理

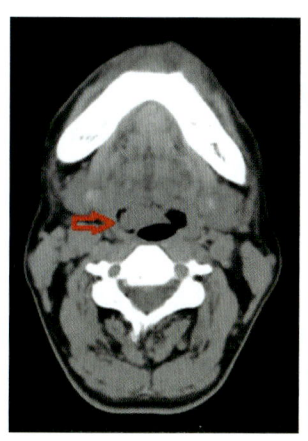 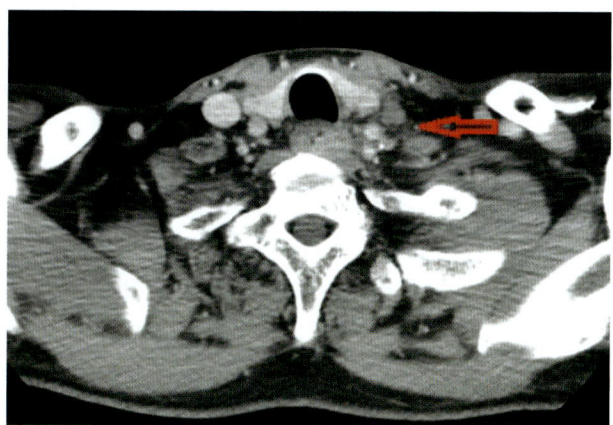

图13.4　颈部增强CT（2018年11月9日）

2.1 第1次 MDT to HIM 诊治（2018年11月28日）

(1) 讨论及意见

头颈外科 本例为食管癌，存在多处病变。胃镜显示最高位置在距门齿20cm处。位置较高，但仍属胸段食管癌。胃镜显示多灶性病变。淋巴结转移较多，除胸部淋巴结转移，颈部也有淋巴结转移。食管癌病变得到病理证实，但左锁骨上淋巴结经针吸活检显示为血液成分，未见肿瘤细胞，也未报出有淋巴细胞。考虑左锁骨上淋巴结并非无淋巴结转移，可能是没穿到淋巴结所致。2017年12月11日至2018年1月18日行同步放化疗，后又行TP巩固化疗。2018年10月发现左锁骨上淋巴结肿大，穿刺病理证实为转移。肿瘤控制时间不到1年。喉镜显示会厌舌面较大隆起新生物，病理示（会厌舌面）破碎重度异型增生、癌变鳞状上皮，提示伴发下咽癌。综合病史，患者目前主要为左侧颈部淋巴结，而左侧颈部淋巴结浸润包绕血管明显，手术完全切除难度大，姑息切除意义不大。患者已行放疗不到1年，难行再次放疗。综上考虑，建议姑息性化疗。

胸外科 食管癌是胸外科的常见病，最常见的是肺癌和食管癌。通常食管癌呈单发，只发生在食管的某一段，像本例这种多灶性食管癌为特殊性病例。其实，食管癌易发生多点起源，造成多灶性食管癌。这样的病例往往不易治疗，且治疗后易复发。本例就是典型的多灶性食管癌。多点起源，且在较高部位发生，易伴发下咽癌。因此，要查喉镜以明确是否伴发下咽癌。该例初治时喉镜正常，并未伴发下咽癌。随治疗进行，尤其是治疗后，再查喉镜就发现会厌癌。食管癌细胞侵及黏膜下层可发生淋巴结转移。该例食管癌侵及黏膜下层，T分期上属早期，但已发生了多处淋巴结转移。这提示不能单从食管癌肿瘤局部改变判断食管癌的分期。该患者已进行了放化疗，现在左颈部淋巴结出现进展，而且有了会厌癌。如行手术治疗，需行食管及喉、下咽全切除。但考虑患者左侧颈部淋巴结较大，与周围血管包绕，手术切除难度大，清除不干净，而且风险高。手术价值需要谨慎考虑，还是建议药物化疗。

胸部放疗科 本例为多灶性食管癌。淋巴结转移较多，行同步放化疗，并于放化疗后行化疗。该治疗方案是规范化治疗。然而，治疗不到1年就出现进展，左锁骨上淋巴结增大并经病理证实为低分化鳞癌，考虑为左锁骨上淋巴结转移。食管癌治疗后复发，控制时间短，不到1年就出现复发，在治疗上就较棘手。结合目前病情，患者预后差，胸部再程放疗风险大，放疗不敏感，我们也建议行药物化疗。

头颈放疗科 该患者为多灶性胸段食管癌。放疗主要由胸部放疗科进行。食管癌放化疗后不到1年就复发，控制时间段，预后不佳。目前左锁骨上淋巴结复发，同时合并会厌癌。已行食管癌放疗，下咽癌治疗就较为棘手。理论上应该放疗，但会厌肿瘤放疗应考虑食管肿瘤放疗后上界衔接问题，且放疗不能解决食管复发病灶。综合整体情况，需要整体考虑，还是建议行药物化疗。

胸部肿瘤内科 多灶性食管癌淋巴结转移放化疗后复发。控制时间短，预后较差。目前病情晚，食管癌复发同时合并会厌癌，难行手术治疗。放疗时间也较短，无法再行放疗。只能姑息性化疗。患者 PS = 1，有化疗指征，可考虑化疗联合免疫治疗。

（2）MDT to HIM 结论

建议化疗科行姑息治疗。

（3）治疗及效果

2018 年 12 月 3 日起行 GP + 可瑞达化疗联合免疫治疗：可瑞达 200mg d1；吉西他滨 1800mg d1；顺铂 40mg d1～3。因出现重度血小板低下取消第 8 天化疗，对症处理后好转。2018 年 12 月 24 日行第 2 周期 GP + 可瑞达化疗联合免疫治疗：可瑞达 200mg d1；吉西他滨 1600mg d1、d8；顺铂 40mg d1～3。因血小板低下，未行第 8 天化疗，继续第 3、4 周期 GP 方案减量，后可瑞达维持治疗。

2019 年 5 月 7 日颈胸部增强 CT（图 13.5）：食管癌放化疗后，对照 2019 年 2 月 21 日 CT：①食管管壁未见明显增厚，请结合其他检查，两肺炎症较前明显。②左侧锁骨上、两侧气管食管沟、纵隔及双肺门多发淋巴结，较前大致相仿。③右肺中叶、左肺上叶结节，较前相仿，建议复查；右肺中叶钙化灶。④会厌部软组织增厚，范围较前（2018 年 11 月 9 日）缩小。⑤左侧锁骨上淋巴结显示，较前增大，请结合临床。⑥左侧枕骨见类圆形骨质缺损，请复查。

2019 年 5 月 7 日双颈部及双锁骨上淋巴结（图 13.6）：左侧锁骨上低回声团（考虑转移）。

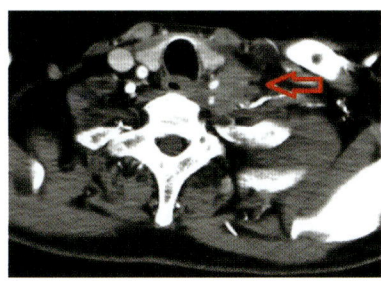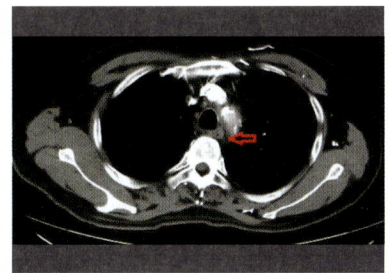

图 13.5 颈胸部增强 CT（2019 年 5 月 7 日）

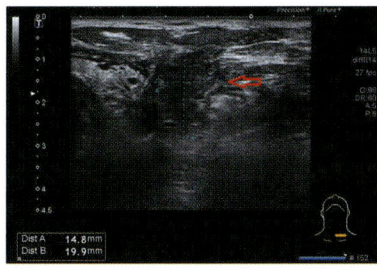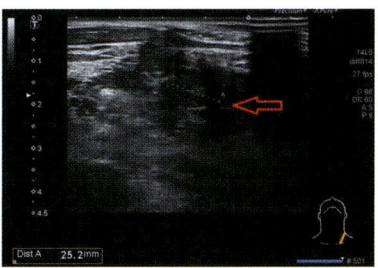

图 13.6 颈部淋巴结超声（2019 年 5 月 7 日）

2.2 第2次 MDT To HIM 及诊治情况（2019年5月14日）

（1）讨论及意见

放射科 回顾影像资料，食管癌治疗后仍有残留病灶，复查过程中，新发第二原发癌会厌癌并左锁骨上淋巴结转移。锁骨上淋巴结转移要分析到底是哪里起源。目前患者有两个部位的肿瘤：食管癌和会厌癌。食管癌和会厌癌均可发生锁骨上淋巴结转移。由于会厌和食管均为鳞癌，锁骨上淋巴结转移就很难鉴别哪种癌起源。目前，化疗及免疫治疗后，会厌及锁骨上病灶均有退缩。

胸部肿瘤内科 多灶性食管癌淋巴结转移放化疗后复发，合并会厌癌。控制时间短，无法行手术及放疗。根据 MDT to HIM 讨论意见，行化疗联合免疫治疗。目前已行6周期化疗联合免疫治疗，肿瘤病灶有退缩，但未达 CR，建议继续免疫治疗维持治疗。

胸部放疗科 食管癌放化疗后左锁骨上淋巴结复发，并新出现会厌癌。经 MDT to HIM 讨论认为食管癌治疗后复发，控制时间短，预后差，放疗风险大，建议药物化疗。目前，经过6周期化疗联合免疫治疗，会厌癌和锁骨上淋巴结均有退缩，但仍有残留。从目前病情看，肿瘤控制尚可，但会厌和锁骨上淋巴结仍有病灶，建议行药物放疗，给予会厌及锁骨上淋巴结放疗，联合免疫治疗巩固，希望能延长疾病控制时间。

（2）MDT to HIM 结论

建议会厌及颈部残留病灶药物放疗，继续免疫治疗巩固维持。

（3）治疗及效果

2019年5月28日开始行会厌及锁骨上淋巴结药物放疗，锁骨上淋巴结区放疗剂量 PGTV1 45Gy/15F，会厌肿块放疗剂量 PGTV2 60Gy/30F。2019年6月17日和7月8日行2周期信迪利单抗200mg免疫治疗，8月10日起未再用药。自感2019年6月开始左锁骨上肿块有不断进展趋势，伴有酸胀痛 NRS 为3~4分，伴左上肢肢端麻木，口服西乐葆0.2qd；2019年8月20日起疼痛不断加剧，口服奥施康定10mg，q12h，增加普瑞巴林75mg，便秘明显，使用杜密克通便，无恶心呕吐，无头晕，无嗜睡。2019年9月2日本院 B 超显示左下颈近左锁骨上见片样低回声区，大小约19mm×23mm，边界欠清，CDFI 血流信号1级；左侧锁骨上另见数枚低回声结节，较大者约7mm×4mm，边界清，CDFI 血流信号不明显。右颈部、右侧锁骨上置管处纱布遮挡扫查受限，可见区未见明显异常肿大淋巴结。对照本院2019年8月5日 B 超以及疼痛症状进展，考虑进展，2019年9月4日、9月26日、10月16日、2019年11月18日予4疗程姑息性化疗：白蛋白紫杉醇0.2g d1、8 化疗后无恶心呕吐，化疗后左锁骨上疼痛有减轻，左颈肿块明显缩小，基本变平，已停奥施康定。因咽痛明显，经查颈增强 MR：口咽、喉咽及喉室未见明显实质性占位，因吞咽不适10d前放置鼻饲管，现使用每日1 000ml/d 鼻饲，无发热，无恶心呕吐，双上肢活动自如。

食管癌放化疗后，诉进食后呛咳 1 周，当地 MRI 提示颈段食管癌复发伴气管食管瘘。

2.3 第 3 次 MDT to HIM 及诊治（2019 年 12 月 18 日）

（1）讨论及意见

头颈外科　病史较长，食管癌放化疗后左锁骨上淋巴结复发，合并会厌癌。经第 1 次 MDT to HIM 讨论后，行化疗联合免疫治疗。肿瘤有退缩，再经第 2 次 MDT to HIM 讨论后，行放疗且维持免疫治疗。目前出现颈段食管处气管食管瘘，要考虑复发的可能。需进一步检查，明确有无复发。目前鼻饲营养支持治疗。瘘口无法手术修复，若患者手术意愿强烈，可考虑行气管切开，颈部切口引流，长期换药等。

头颈放疗科　结合当地医院 MRI 及我院放疗病史，目前颈段食管气管瘘考虑放射性溃疡所致可能大，是否有局部肿瘤复发，建议进一步完善检查，如 CT、MRI、胃镜、气管镜等。如有复发，可进一步治疗。目前应加强营养和对症支持治疗。

肿瘤内科　二程放疗后，免疫维持治疗，出现颈部食管气管瘘。该瘘可由放射性溃疡引起，也可能是肿瘤复发。需进一步完善相关检查，若肿瘤复发，可行靶向、免疫治疗等。

（2）MDT to HIM 结论

建议完善检查，CT、MRI、胃镜、气管镜等，若患者愿意手术介入，可考虑气管切开，颈部切口引流，长期换药等。

（3）治疗及效果

2019 年 12 月 24 日余杭区第一人民医院气管镜：气管食管瘘，距声门 3cm。

2020 年 1 月 2 日浙江省肿瘤医院胃镜：食管入口狭小，内镜无法通过，营养管深入食管腔内。

患者未行手术治疗。只在门诊行止痛对症治疗。

3　体　会

食管癌是常见的消化道恶性肿瘤。GLOBOCAN 2018 研究显示，食管癌的发病率和死亡率在所有肿瘤中分别排在第七位和第六位。中国是食管癌高发区，发病和死亡患者数量均居世界首位。中国和欧美国家食管癌的病理类型有差异。欧美国家以腺癌为主，中国以鳞癌为主。

胸上段食管癌由于解剖特殊性，往往与颈段食管癌相提并论。颈段与胸上段食管癌发病率约占食管癌的 15%，在整个食管癌中占比较低。然而，由于解剖复杂，手术操作较其他部位食管癌困难，术后并发症发生显著增高，往往采用放疗。

但颈段及胸上段食管癌的放疗效果尚不十分满意，5年生存率只有5%～30%左右，局部未控和复发是放疗失败的主要原因，大多数患者在根治性放疗后1～2年内复发。

食管癌容易多点起源，部分患者会伴发下咽癌，食管癌预后较差。下咽癌具有发病隐匿、恶性度高和侵袭性强等特点，预后差，食管癌伴下咽癌预后更差。食管癌和下咽癌可同时发生，也可异时发生。这会给治疗带来很大困难。

食管癌合并下咽癌的治疗目前尚无明确指南。各种治疗方案都存在争议。因此，针对不同患者 MDT to HIM 讨论就尤显重要。由包括胸外科、头颈外科、放疗科、化疗科、放射科等学科组成的多学科整合诊治团队及方案将对该病的诊断和治疗决策起到至关重要的作用。

本例胸上段食管癌合并下咽癌患者的 MDT to HIM 整合诊疗基于循证医学证据的模式下进行，为患者提供了多学科、个性化的整合诊疗方案，使患者从 MDT to HIM 诊治中获益显著。

参考文献

[1] Bray F, Ferlay J, Soerjomataram I, Siegel RL, Torre LA, Jemal A. Global cancer statistics 2018: GLOBOCAN estimates of incidence and mortality worldwide for 36 cancers in 185 countries[J]. CA Cancer J Clin, 2018, 68(6):394-424.

[2] Ferlay J, Colombet M, Soerjomataram I, MatHERs C, Parkin DM, Piñeros M, Znaor A, Bray F. Estimating the global cancer incidence and mortality in 2018: GLOBOCAN sources and methods[J]. Int J Cancer, 2019, 144(8):1941-1953.

[3] Oezcelik A, DeMeester SR. General anatomy of the esophagus[J]. Thorac Surg Clin, 2011, 21(2): 289-229.

[4] Smith TJ, Ryan LM, Douglass HO Jr, Haller DG, Dayal Y, Kirkwood J, Tormey DC, Schutt AJ, Hinson J, Sischy B. Combined chemoradiotHERapy vs. radiotHERapy alone for early stage squamous cell carcinoma of the esophagus: a study of the Eastern Cooperative Oncology Group[J]. Int J Radiat Oncol Biol Phys, 1998, 42(2):269-276.

[5] Lo OS, Law S, Wei WI, Ng WM, Wong KH, Tong KH, Wong J. Esophageal cancers with synchronous or antecedent head and neck cancers: a more formidable challenge?[J]. Ann Surg Onco. 2008, 15(6): 1750-1756.

[6] Lee KD, Lu CH, Chen PT, Chan CH, Lin JT, Huang CE, Chen CC, Chen MC. The incidence and risk of developing a second primary esophageal cancer in patients with oral and pharyngeal carcinoma: a population-based study in Taiwan over a 25 year period[J]. BMC Cancer. 2009, 9: 373 (18):2947-2951.

[7] Lin MQ, Li YP, Wu SG, Sun JY, Lin HX, Zhang SY, He ZY. Differences in esophageal cancer characteristics and survival between Chinese and Caucasian patients in the SEER database[J]. Onco Targets THER. 2016, 9: 6435-6444.

[8] Rodrigo JP, Grilli G, Shah JP, Medina JE, Robbins KT, Takes RP, Hamoir M, Kowalski LP, Suárez C, López F, Quer M, Boedeker CC, de Bree R, Coskun H, Rinaldo A, Silver CE, Ferlito A. Selective neck dissection in surgically treated head and neck squamous cell carcinoma patients with a clinically positive neck: Systematic review[J]. Eur J Surg Oncol. 2018, 44(4): 395-403.

[9] Carvalho AL, Nishimoto IN, Califano JA, Kowalski LP. Trends in incidence and prognosis for head

and neck cancer in the United States: a site-specific analysis of the SEER database[J]. Int J Cancer. 2005, 114(5): 806 – 816.

[10] Kuo P, Chen MM, Decker RH, Yarbrough WG, Judson BL. Hypopharyngeal cancer incidence, treatment, and survival: temporal trends in the United States[J]. Laryngoscope. 2014, 124(9): 2064 – 2069.

[11] Newman JR, Connolly TM, Illing EA, Kilgore ML, LocHER JL, Carroll WR. Survival trends in hypopharyngeal cancer: a population-based review[J]. Laryngoscope. 2015, 125(3): 624 – 629.

14 局部晚期食管鳞癌常规治疗后复发的 MDT to HIM 诊治过程及体会

◎陈 倩 王长春

1 概 述

根治性手术切除是可切除食管鳞癌的主要治疗手段，但仍有部分患者在术后出现区域复发，包括纵隔淋巴结（含锁骨上淋巴结）转移和吻合口复发。食管癌根治术后区域复发的挽救性治疗主要包括手术、放疗、化疗及放化疗等整合治疗等，有关区域复发的最优治疗策略仍存争议。目前认为挽救性手术是食管癌根治术后区域淋巴结复发的重要治疗手段。该手段需经多学科整合诊治（MDT to HIM）讨论，制订个体化整合诊治方案，才能实现最优化整合诊治效果。

2 MDT to HIM 诊治过程

男性，69 岁，身高 150cm，体重 43kg，ECOG 评分 1 分。因"进食梗阻 20 余天"于 2020 年 12 月 14 日收治于浙江省肿瘤医院胸部肿瘤外科。2020 年 11 月无明显诱因出现进食时梗阻感，伴胸骨后疼痛，无呕血黑便，无腹痛腹胀等不适。2020 年 12 月 8 日当地医院查胃镜：食管距门齿 32cm 以下可见黏膜隆起，活检病理未回报。既往体健，饮酒史 40 余年，每天约饮 200ml 白酒，吸烟史 40 余年，每天约 20 支，否认家族肿瘤病史。2020 年 12 月 9 日食管造影：食管中下段见长约 5.3cm 左右充盈缺损，局部黏膜破坏中断紊乱，管壁僵硬。2020 年 12 月 15 日无痛胃镜：食管距门齿 30~40cm 近全周黏膜呈不规则溃疡状，被污苔，质脆易出血。贲门距门齿 40cm 受累。胃镜活检病理（图 14.1）提示（食管）中分化鳞状细胞癌。2020 年 12 月 15 日胸部＋上腹部增强 CT：食管胸下段、胃贲门部壁异常增厚，考虑食管下段 - 贲门癌；贲门旁淋巴结肿大，气管食管沟未见肿大淋巴结。2020 年 12 月 16 日颈部增强 CT：右侧犁状窝及右侧声门增厚伴强化，2R 区、双侧颈部多发小淋巴结。2020 年 12 月 18 日喉镜：喉黏膜大致正常。初步诊断：胸下段食管癌，$cT_3N_1M_0$，ⅢA 期。

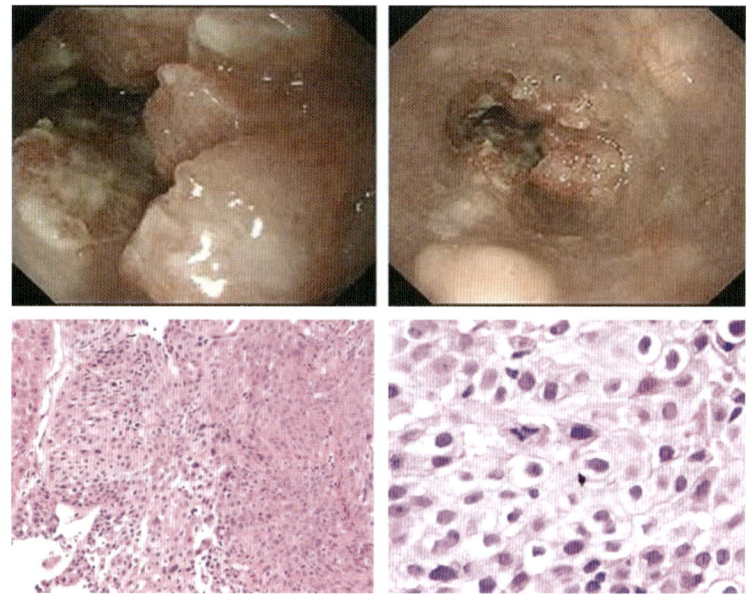

图 14.1　初诊时胃镜及活检病理结果

2.1　第 1 次 MDT to HIM 诊治

(1) 讨论及意见

放射科　胸部+上腹部增强 CT：食管胸下段、胃贲门部壁异常增厚，增强后不均匀强化，外膜外间隙欠清，考虑食管肿瘤可能已侵犯食管外膜，气管食管沟、食管旁及隆突下部分未见肿大淋巴结，但可见贲门旁肿大淋巴结，首先转移考虑。颈部增强 CT 提示：右侧梨状窝及右侧声门不规则增厚伴强化，2R 及双侧颈部多发小淋巴结，无明确淋巴结转移征象。结合喉镜检查未见咽喉部黏膜异常。

病理科　食管病灶经胃镜活检，病理为（食管）鳞状细胞癌，中分化，诊断明确。

肿瘤外科　诊断为食管胸下段鳞状细胞癌，但瘤体较大，CT 可见肿瘤外膜外间隙模糊，不除外累及降主动脉外壁、心包及膈肌可能，R0 切除难度大，手术风险大。另外贲门旁淋巴结肿大，考虑淋巴结转移，目前检查颈部淋巴结无转移征象，咽喉部无肿瘤证据，根据 AJCC 第 8 版 TNM 肿瘤分期为 $cT_3N_1M_0$，ⅢA 期，根据 2012 年发表的 CROSS 临床研究结果及其 2015 发表的长期随访数据显示，对局部进展期可切除食管或食管胃交界癌，新辅助放化疗较单纯手术显著提高 R0 切除率，局部复发率和远处转移率也明显低于单纯手术的患者，因此证实了新辅助放化疗可使局部进展期食管癌总体生存获益。另外根据我国的 NEOCRTEC5010 临床研究结果，新辅助放化疗的病理完全缓解率高达 43.2%。与单纯手术相比，中位 OS 和 PFS 均显著延长。因此本例不建议直接手术，建议先行内科整合治疗，待肿瘤缩小后再决定是否有 R0 切除可能。

肿瘤放疗科　根据目前检查结果，诊断胸下段食管鳞癌，$cT_3N_1M_0$，ⅢA 期。根据 NCCN 可知，非颈段食管鳞癌ⅢA 推荐术前放化疗（放疗 41.4～50.4Gy + 同步化疗），疗程结束后疗效评价考虑肿瘤可手术切除的，再行食管切除术。但本例为胸下段食管癌，肿瘤累及贲门，范围大，贲门旁淋巴结考虑转移，该区域局部放疗靶区剂量控制难度大，周围正常组织损伤大，且放疗效果常不理想。

肿瘤内科　局部进展期胸下段食管鳞癌，外科评价可手术切除，但 R0 切除难度大，根据 2020 年发布的 ASCO 指南，局部晚期食管鳞状细胞癌应行术前放化疗，对不能选择放疗者，可考虑术前化疗。但单纯化疗对食管癌的效果目前不够理想。近来免疫检查点抑制剂在晚期食管癌的治疗中看到了新曙光，2018 年发表的 CheckMate – 032 研究显示，纳武利尤单抗（Nivolumab）和利尤加伊匹木单抗（ipilimumab）在化疗难治性食管癌中显示出具有临床意义的抗瘤活性和可控的安全性。2019 年发表的 ATTRACTION – 3 研究数据显示，与先前治疗的晚期食管鳞状细胞癌患者相比，纳武利尤单抗可显著改善 OS，并具良好安全性。此外，国内的卡瑞利珠单抗（Camrelizumab）在一项与化疗对比作为晚期或转移性食管癌二线治疗的对比 3 期研究中显示，卡瑞利珠单抗可显著提高晚期或转移性食管鳞癌 OS，且安全性可控。但目前免疫治疗或免疫治疗联合化疗都在晚期或转移性食管癌中应用，对可切除的局部进展期食管癌术前治疗尚无具体的临床研究数据，由胸外科牵头的可切除胸段食管癌术前新辅助化疗联合免疫治疗的临床研究刚好可以填补其空白。本例目前检查各项指标应该符合该临床研究入组要求，建议考虑入组研究。

（2）MDT to HIM 结论

整合多学科意见，本例为胸下段食管鳞癌，$cT_3N_1M_0$，ⅢA 期，建议入组可切除胸段食管癌术前新辅助化疗联合免疫治疗的临床研究，在研究过程中预防化疗联合免疫治疗引起的相关不良反应，做好及时处理和上报。

（3）治疗及结果

患者在经过临床研究条件筛选后认为符合入组条件，于 2020 年 12 月 21 日起行 2 个疗程术前新辅助 TC 方案化疗联合卡瑞利珠单抗免疫治疗，具体为：卡铂 [AUC = 5mg/（ml·min）] d1，紫杉醇（白蛋白结合型）$200mg/m^2$ 于 d1、d8 进行治疗。治疗过程中曾出现Ⅰ度骨髓抑制，消化道反应 1 级。经过两个疗程的术前新辅助 TC 方案化疗联合卡瑞利珠单抗免疫治疗，复查胸部 + 上腹部增强 CT，按照 RECIST 1.1 标准评价食管肿瘤病灶疗效达到 PR，贲门旁淋巴结疗效达到 PR。复查颈部增强 CT 仍未见颈部异常占位灶及异常淋巴结影。为进一步治疗，行第 2 次 MDT to HIM 讨论。

2.2 第 2 次 MDT to HIM 诊治

(1) 讨论及意见

放射科 2021 年 2 月 18 日胸部 + 上腹部增强 CT 检查与基线 2020 年 12 月 16 日 CT 检查比较（图 14.2）可以看出，胸下段食管肿瘤病灶较前明显缩小，贲门旁的淋巴结也较前缩小。根据 RECIST 1.1 标准评价食管肿瘤病灶疗效达到部分缓解（PR），贲门旁淋巴结疗效达到 PR。2021 年 2 月 19 日复查的颈部增强 CT 未见肿大淋巴结征象。

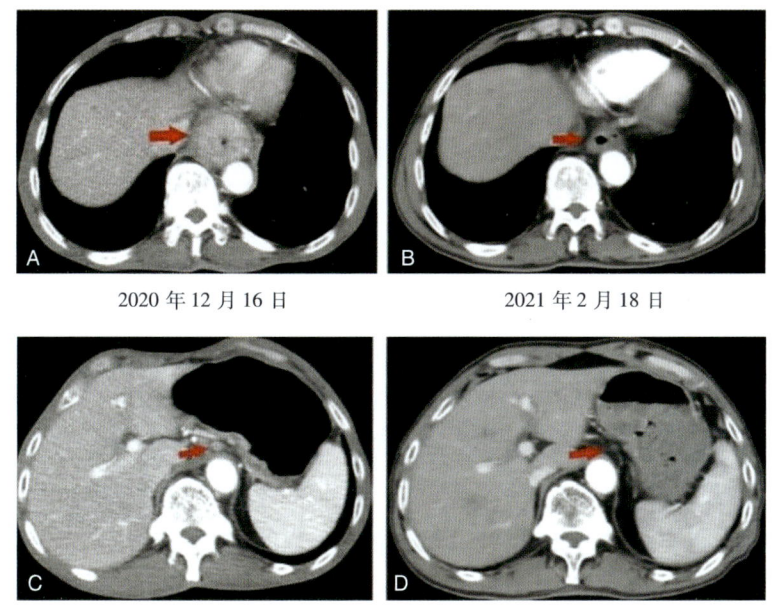

图 14.2 术前新辅助 TC 方案化疗联合卡瑞利珠单抗免疫治疗后复查胸腹部增强 CT 结果
A~B. 食管胸下段肿瘤较前明显缩小。C~D. 贲门旁淋巴结较前缩小

肿瘤外科 经过两个疗程术前新辅助 TC 方案化疗联合卡瑞利珠单抗免疫治疗，胸下段食管肿瘤病灶退缩明显，贲门旁淋巴结也有缩小，手术难度及风险较前明显降低，R0 切除概率高，有手术指征。但是否还需继续 1~2 个疗程新辅助治疗还请肿瘤内科协助评估。

肿瘤内科 该患者成功入组可切除胸段食管癌术前新辅助化疗联合免疫治疗的临床研究，并已完成 2 个疗程的治疗，食管肿瘤及贲门旁淋巴结均有明显缩小，治疗效果显著。患者年龄较大，基础体质一般，若再进行 1~2 个疗程治疗可能造成体力进一步下降，可能会影响术后恢复，且目前的新辅助治疗效果已较显著，外科评价已有手术指征，不建议延长术前新辅助治疗疗程。但术后可考虑继续辅助化疗联合免疫治疗，或行单用免疫维持治疗。

肿瘤放疗科 经过新辅助化疗联合免疫治疗后食管肿瘤及贲门旁淋巴结均较

前明显退缩，可以认为术前联合辅助治疗效果显著，外科评价 R0 切除概率高，有手术指征，可行食管癌切除术。若术中仍发现肿瘤侵出食管外膜并侵犯纵隔周围组织器官，可考虑术后局部辅助放疗。

（2）MDT to HIM 诊治

经过两个疗程术前新辅助 TC 方案化疗联合卡瑞利珠单抗免疫治疗后，胸下段食管肿瘤病灶较前明显缩小，贲门旁淋巴结较前缩小，说明该新辅助疗法效果显著，专家达成一致意见，建议下一步行食管切除术。术后再据病理（图 14.3）及患者基础情况行辅助化疗联合免疫治疗，或单用免疫治疗，必要时行局部放疗。

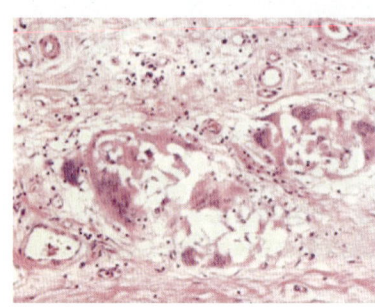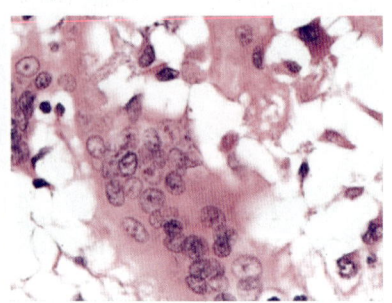

图 14.3　新辅助化疗联合免疫治疗后手术切除常规病理结果

食管局灶黏膜示高级别异型增生，黏膜下局部可见退变角化物伴坏死及多核巨细胞反应，周围纤维组织增生伴淋巴细胞浸润及多核巨细胞反应

（3）治疗及效果

2021 年 2 月 23 日在全麻 + 硬膜外麻醉下行"剖右胸食管部分切除术 + 胃近端切除伴食管 - 胃右胸内吻合术 + 淋巴结清扫术 + 幽门成形术 + 空肠（营养性）造口术"，术中探查食管胸下段稍增粗，未扪及明显病灶，贲门旁可见小淋巴结。术后常规病理报告，食管恶性肿瘤治疗后：①食管局灶黏膜示高级别异型增生，黏膜下局部可见退变角化物伴坏死及多核巨细胞反应，周围纤维组织增生伴淋巴细胞浸润及多核巨细胞反应（符合治疗后改变，治疗反应：0 级）。②（食管周）4 只、（胃周）12 只、（胃左）2 只、（肝总）1 只、（奇静脉旁）1 只、（隆突下）1 只淋巴结慢性炎，部分淋巴结内可见退变角化物伴多核巨细胞反应（考虑为转移灶伴治疗后改变）。③部分胃组织。根据病理报告，考虑经新辅助治疗后该患者食管恶性肿瘤达到病理学完全缓解（pCR）。术后于 2021 年 3 月 31 日起给予 5 个周期单独免疫治疗：卡瑞利珠单抗 200mg q3w。2021 年 6 月 24 日来我院复查胸部 + 上腹部增强。CT：食管术后，吻合口未见增厚及异常强化灶，气管食管沟未见肿大淋巴结影，纵隔未见肿大淋巴结。左侧锁骨上见肿大淋巴结，最大短径约 1.0cm，较明显强化。2021 年 6 月 30 日行超声引导下左锁骨上淋巴结穿刺活检，活检病理显示：（左侧锁骨上肿块粗针活检）纤维、淋巴组织内见转移或浸润性低分化癌（形态符合鳞状细胞癌）。2021 年 7 月 5 日查全身 PET - CT：①食管癌术

后，胸腔胃，局部未见明显复发征象。②左侧锁骨上肿大淋巴结伴高代谢，考虑转移。③甲状腺右叶低密度灶伴 FDG 代谢增高，建议进一步 B 超检查；甲状腺左叶良性低密度结节考虑。④右侧声门增厚，FDG 代谢稍高，倾向炎性摄取，请随诊。⑤右肺局限性胸膜增厚，右肺下叶纤维灶，前胸壁局部 FDG 代谢增高灶，考虑术后改变。⑥纵隔、双肺门、双侧腋窝、腹膜后、双髂血管旁、双侧腹股沟炎性增生淋巴结。⑦前列腺增生，横结肠生理性或炎性摄取。⑧右侧第 6 肋骨、右侧第 7 肋骨骨折，双侧坐骨旁、左侧肩关节、双侧髋关节周围炎症，脊柱退行性改变。为进一步治疗，行第 3 次 MDT to HIM 讨论。

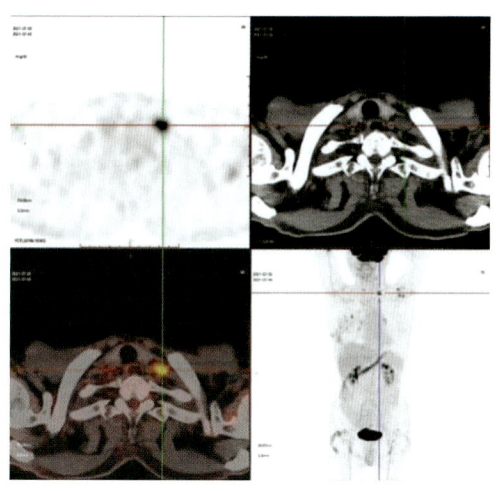

图 14.4　考虑全身 PET‑CT 显示左锁骨上淋巴结转移（2021 年 7 月 5 日）

2.3　第 3 次 MDT to HIM 诊治

(1) 讨论及意见：

放射科　2021 年 6 月 24 日复查胸部 + 上腹部增强 CT 时发现，左锁骨上可见肿大淋巴结，最大短径约 1.0cm，强化较明显，对比前片考虑新发淋巴结，转移可能性大（图 14.4）。2021 年 6 月 30 日左锁骨上淋巴结穿刺活检病理证实淋巴结内见转移或浸润性低分化癌（形态符合鳞状细胞癌）。2021 年 7 月 5 日全身 PET‑CT 食管及吻合口未见复发征象，全身其他区域淋巴结未见转移，仅左锁骨上淋巴结肿大伴高代谢，考虑转移。

肿瘤内科　初诊时颈部增强 CT 未见颈部及锁骨上区淋巴结肿大，两个疗程新辅助化疗联合免疫治疗后复查颈部增强 CT 仍未见颈部及锁骨上区淋巴结肿大征象，患者在食管癌根治术后 4 个月，新发左锁骨上淋巴结转移，考虑食管癌术后淋巴结转移。该患者术后常规病理显示食管癌经新辅助化疗联合免疫治疗后达到 pCR，且术后仍继续单独免疫药物辅助维持治疗，但在术后仅 4 个月时间就出现淋巴结转移，情况较为少见。根据目前 PET‑CT 结果显示，仅发现左锁骨上淋巴结转移，食管及吻合口未见复发征象，其他区域淋巴结未见转移，暂不推荐全身辅助化疗。

肿瘤放疗科 在新辅助治疗前未发现颈部及锁骨上区淋巴结转移征象，但在术后 4 个月即发现左锁骨上淋巴结转移，现病理诊断明确，因 PET-CT 提示无局部复发及其他淋巴结转移证据，肿瘤内科不推荐全身辅助化疗，可考虑行颈部局部放疗。

肿瘤外科 食管癌根治术后 4 个月复查发现左锁骨上淋巴结转移，PET-CT 提示无局部复发及其他淋巴结转移证据，可考虑行颈部淋巴结清扫术，据术后病理再考虑术后辅助局部放疗。

(2) MDT to HIM 结论

新辅助治疗前及术前复查均未发现颈部及锁骨上淋巴结转移征象，食管癌术后 4 个月复查发现左锁骨上淋巴结转移，PET-CT 提示无局部复发及其他淋巴结转移证据，可考虑行颈部淋巴结清扫，术后可行辅助局部放疗。

(3) 治疗及效果

患者在 2021 年 7 月 13 日在全麻下行双侧颈部淋巴结清扫术，术后常规病理示：（右颈第 5 区）0/7 只、（左颈第 5 区）7/12 只、（左颈第 6 区）0/1 只、（右喉返旁）0/6 只淋巴结内见转移性低分化鳞状细胞癌（结合病史，考虑食管癌转移）。

3 体　会

局部晚期食管癌的治疗方式，根据 NCCN（Version1.2018），非颈段食管鳞癌推荐术前放化疗（放疗 41.4~50.4Gy + 同步化疗），疗程结束后疗效评价考虑肿瘤可手术切除的，再行食管癌切除术。但随着免疫检查点抑制剂的出现，既往晚期食管癌根治性放化疗的治疗方法已经受到挑战。KEYNOTE-181 和 KEYNOTE-590 两项研究相继显示化疗联合帕博利珠单抗免疫治疗在晚期食管癌中的有效性和安全性，另外纳武利尤单抗和卡瑞利珠单抗也都在各自针对晚期食管癌治疗的临床研究中表现出明显优势，在 2021 年 CSCO 食管癌诊疗指南中，也都推荐了帕博利珠单抗和卡瑞利珠单抗作为晚期食管鳞癌或 HER2 阴性腺癌的一线治疗 Ⅱ 级推荐。由于目前免疫治疗在局部进展期食管癌的术前新辅助治疗领域尚缺乏可靠临床数据，因此我院胸外科牵头发起了可切除胸段食管癌术前新辅助化疗联合免疫治疗的单臂临床研究，旨在让免疫治疗为局部进展期食管癌患者带来更多获益。本例在基于 MDT to HIM 讨论的模式下确定了入组新辅助化疗联合免疫治疗的临床试验，并在治疗中证实了该疗法的有效性及安全性。

食管癌锁骨上淋巴结转移为术后、放疗后主要失败原因之一，发生率约为 10%。出现这种情况预示预后较差，3 年生存率为 17.3%。本例患者在接受新辅助化疗联合免疫治疗后，行开放 Ivor-Lewis 食管癌根治术，术后病理示食管肿瘤及贲门旁淋巴结均达到了 pCR，但术后 4 个月即出现左锁骨上淋巴结转移。由于

PET-CT评估未见食管吻合口复发或其他区域淋巴结转移，因此判断左锁骨上淋巴结转移属于"局部复发"，根据2021年CSCO食管癌诊疗指南，局部区域复发可手术切除且复发部位未接受放疗的，I级推荐根治性手术。该患者在经过MDT to HIM讨论后决定行双侧颈部淋巴结清扫术，术后病理证实仅左锁骨上淋巴结转移。MDT to HIM整合诊治为该患者提供了充分的循证医学证据，并在该模式下取得了显著效果。

参考文献

[1] Van Hagen P, Hulshof MC, Van Lanschot JJ, et al. Preoperative chemoradiotHERapy for esophageal or junctional cancer[J]. N Engl J Med 2012, 366(22):2074-2084.

[2] Shapiro J, Van Lanschot JJB, Hulshof M, et al. Neoadjuvant chemoradiotHERapy plus surgery versus surgery alone for oesophageal or junctional cancer (CROSS): long-term results of a randomised controlled trial[J]. Lancet Oncol 2015, 16(9):1090-1098.

[3] Yang H, Liu H, Chen Y, et al. Long-term Efficacy of Neoadjuvant ChemoradiotHERapy Plus Surgery for the Treatment of Locally Advanced Esophageal Squamous Cell Carcinoma: The NEOCRTEC5010 Randomized Clinical Trial[J]. JAMA Surg 2021, 30(28):3507-3515.

[4] Janjigian YY, Bendell J, Calvo E, et al. CheckMate-032 Study: Efficacy and Safety of Nivolumab and Nivolumab Plus Ipilimumab in Patients With Metastatic Esophagogastric Cancer[J]. J Clin Oncol 2018, 36(28):2836-2844.

[5] Kato K, Cho BC, Takahashi M, et al. Nivolumab versus chemotHERapy in patients with advanced oesophageal squamous cell carcinoma refractory or intolerant to previous chemotHERapy (ATTRACTION-3): a multicentre, randomised, open-label, phase 3 trial[J]. Lancet Oncol 2019, 20(11):1506-1517.

[6] Huang J, Xu J, Chen Y, et al. Camrelizumab versus investigator's choice of chemotHERapy as second-line tHERapy for advanced or metastatic oesophageal squamous cell carcinoma (ESCORT): a multicentre, randomised, open-label, phase 3 study[J]. Lancet Oncol 2020, 21(6):832-842.

[7] Eisenhauer EA, THERasse P, Bogaerts J, et al. New response evaluation criteria in solid tumours: revised RECIST guideline (version 1.1) [J]. Eur J Cancer 2009, 45(2):228-247.

[8] Shah MA, Kojima T, Hochhauser D, et al. Efficacy and Safety of Pembrolizumab for Heavily Pretreated Patients With Advanced, Metastatic Adenocarcinoma or Squamous Cell Carcinoma of the Esophagus: The Phase 2 KEYNOTE-180 Study[J]. JAMA Oncol 2019, 5(4):546-550.

[9] Sun JM, Shen L, Shah MA, et al. Pembrolizumab plus chemotHERapy versus chemotHERapy alone for first-line treatment of advanced oesophageal cancer (KEYNOTE-590): a randomised, placebo-controlled, phase 3 study[J]. Lancet 2021, 398(10302):759-771.

[10] Xiao ZF, Yang ZY, Miao YJ, et al. Influence of number of metastatic lymph nodes on survival of curative resected thoracic esophageal cancer patients and value of radiotHERapy: report of 549 cases[J]. Int J Radiat Oncol Biol Phys 2005, 62(1):82-90.

[11] Yamasaki M, Miyata H, Miyazaki Y, et al. Evaluation of the nodal status in the 7th edition of the UICC-TNM classification for esophageal squamous cell carcinoma: proposed modifications for improved survival stratification: impact of lymph node metastases on overall survival after esophagectomy[J]. Ann Surg Oncol 2014, 21(9):2850-2856.

15 初诊肝转移 AFP 阳性胃癌的 MDT to HIM 诊治过程及体会

◎滕理送　俞雄飞　卢　骏

1　概　述

甲胎蛋白阳性胃癌（alpha-fetoprotein producing gastric carcinoma，AFPGC）是一种罕见且特殊的胃癌亚型，诊断主要基于患者体内血清 AFP 升高水平或免疫组化 AFP 蛋白的阳性表达情况。AFPGC 肝转移率高预后不良，目前临床指南中缺乏针对该特殊亚型的标准诊疗。因此，只有开展 MDT to HIM 讨论，制订个体化整合整治方案，才能实现最优化整合诊治效果。

2　MDT to HIM 诊治过程

男性，65 岁，身高 170cm，体重 65kg，ECOG 评分 0 分。因"体检发现肿瘤标志物 AFP 升高 1 周"于 2020 年 9 月 17 日收治于浙江大学附一院老年病房。2020 年 9 月于当地医院体检查肿瘤标志物 AFP 明显升高，血清 AFP 值为 775ng/ml，无腹痛腹胀，无恶心呕吐，无肤黄尿黄，无黑便血便等。既往体健，否认肝炎病史，否认家族肿瘤病史。2020 年 9 月 18 日腹部增强 CT：胃窦部胃癌侵犯浆膜面，伴胃周多发淋巴结肿大及肝转移灶（图 15.1）。胃镜病理（图 15.2）提示：（胃窦）低分化腺癌，AFP（+），CKpan（+），C-erbB-2（0），MSH2（+），MSH6（+），MLH1（-），PMS2（-），CEA（+），EBER（-）。2020 年 9 月 23 日胃 MRI 平扫弥散增强：提示胃窦部胃癌，侵犯浆膜面，伴胃小弯侧多发淋巴结肿大，肝脏 S6 一枚转移瘤（图 15.3）。2020 年 9 月 24 日 PET-CT（图 15.4）：胃窦后壁呈不规则增厚，FDG 代谢增高，病灶凸出胃轮廓外，浆膜面显示模糊，符合胃癌形态及代谢表现；胃小弯侧见多发增大淋巴结显示，FDG 代谢增高，考虑淋巴结转移；肝脏 S6 结节状 FDG 代谢增高灶，考虑肝转移。初步诊断：①胃癌［低分化腺癌（呈肝样分化）］，$cT_{4a}N_1M_1$，Ⅳ期 ECOG 评分 0 分。②肝转移性肿瘤。

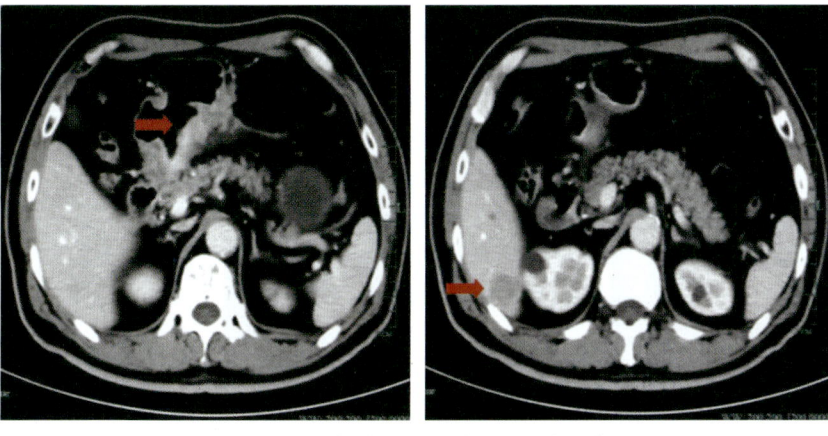

图 15.1　初诊时病灶的 CT 影像评估

胃窦部增厚，胃癌考虑侵犯浆膜面，考虑伴胃周多发淋巴结肿大及肝脏转移瘤

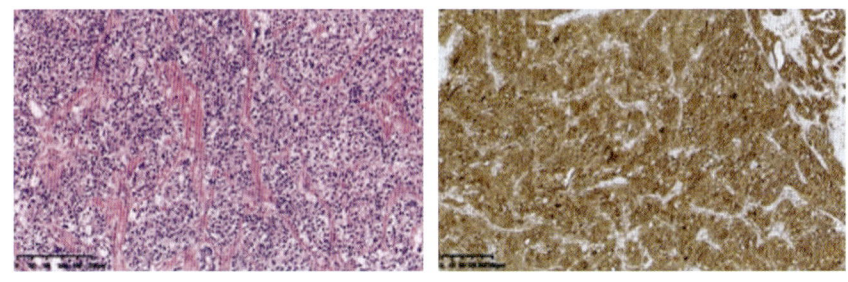

HE 染色切片　　　　　　　　AFP 蛋白免疫组化染色

图 15.2　初诊时胃镜活检病理检查结果

低分化腺癌，分化差，表现呈现肝细胞癌样，结合 AFP 免疫组化结果考虑胃肝样腺癌

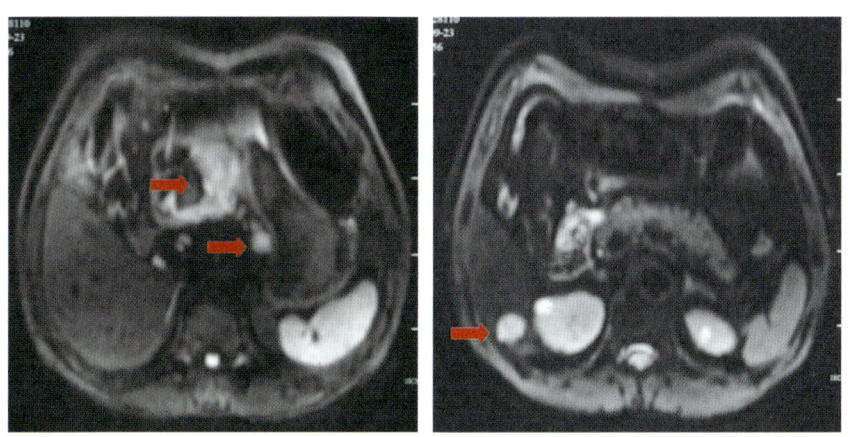

图 15.3　初诊时病灶的 MRI 影像评估

胃窦部胃壁不规则增厚，侵犯浆膜面，伴胃小弯侧淋巴结肿大，肝脏 S6 一枚转移瘤，附见双肾囊肿

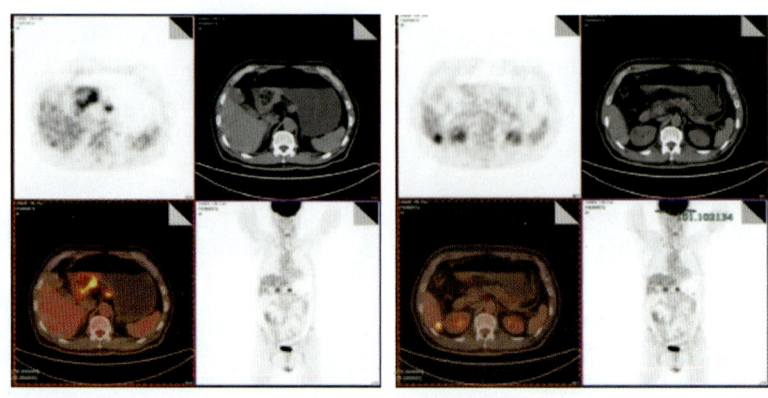

图 15.4　初诊时病灶的 PET-CT 评估

胃窦后壁呈不规则增厚，FDG 代谢增高，浆膜面显示模糊，考虑符合胃癌形态及代谢表现；胃小弯侧见多发增大淋巴结显示，FDG 代谢增高；肝脏 S6 结节状 FDG 代谢增高灶

2.1 第 1 次 MDT to HIM 诊治

（1）讨论及意见

放射科　胃增强 CT 提示胃窦部胃壁不规则增厚，最厚处约 1.4cm，浆膜面及胃周脂肪间隙可见受侵，胃左动脉旁肿大淋巴结，右肝 S6 段可及一枚结节，直径约 2.2cm，增强呈轻度强化（图 15.1）。胃 MRI 增强 + 弥散：胃窦后壁不规则增厚，局部黏膜中断，伴溃疡形成，突向胃轮廓外，浆膜面模糊，显示不清，胃小弯侧见多发增大淋巴结，较大一枚直径约 1.7cm，DWI 上呈高信号，肝脏 S6 见一类圆形异常信号灶，大小约 2.1cm×2.2cm，T1WI 呈低信号，T2WI 呈稍高信号，DWI 呈高信号（图 15.3）。PET-CT：胃窦后壁呈不规则增厚（SUV 最大值约 5.8），胃小弯侧见多发增大淋巴结，大者直径约 1.8cm，SUV 最大值约为 5.2，肝脏 S6 见结节，直径约 2.1cm，最大 SUV 值约为 5.4（图 15.4）。整合各项检查结果考虑胃癌，肝脏单发转移结节，临床分期 $cT_{4a}N_1M_1$。

病理科　胃镜活检提示：（胃窦）低分化腺癌（肝样腺癌分化）。镜下除腺癌区，可及肝样分化区，呈典型肝细胞癌样表现，癌细胞大，多边形，胞质丰富，呈嗜酸性或透明染色，瘤细胞排列方式类似肝癌组织，部分区域血窦丰富（图 15.2），免疫组化提示 AFP 蛋白阳性表达。免疫组化还提示 MSH2（+）、MSH6（+）、MLH1（-）、PMS2（-）、EBER（-），考虑微卫星不稳定，但 EBV 病毒感染阴性；C-erbB-2 靶点检测阴性。结合上述考虑胃肝样腺癌，ERBB2 阴性，微卫星不稳定，可能从靶向 PD-1 的免疫治疗中获益。

肿瘤外科　AFPGC 是一种罕见且特殊的胃癌亚型，最早于 1970 年由 Bourreille 等报道，发病率占所有胃癌的 1.3%～5.4%。临床上往往将 AFPGC 定义为血清 AFP 水平升高或免疫组化 AFP 阳性表达的胃癌，组织学表现为肝样腺癌和其他分化腺癌，如管状、乳头状腺癌，肠母细胞腺癌和卵黄囊肿瘤样腺癌。AFPGC 的临床表现与普通胃癌相似，如腹痛、腹胀、黑便等。多数研究表明，AFPGC 具有高度恶性的生物学行为，文献报道肝转移率高达 50%。AFPGC 的发病率低，缺乏大规模临床试验，目前 NCCN 指南、JGCA 指南、CSCO 指南中无专门针对 AFPGC 的治疗，仍以参考常规胃癌的治疗为主。本例考虑胃癌肝转移，目前暂无手术指征，建议内科先行转化治疗。证据级别比较高的研究为 REGATTA 研究。该研究纳入包括肝转移（H1 即 2~4 个转移病灶，直径为 1~5cm）、横膈或横结肠水平以上，不伴有腹腔积液或小肠梗阻的腹膜转移（P1）或腹主动脉旁淋巴结（16a1/b2）转移的单一不可治愈因素的晚期胃癌患者，分为胃癌 D1 手术+CTX 化疗组（89 例）者 CTX 单纯化疗组（86 例），结果提示手术组 vs 单纯化疗组 2 年生存率（25.7% vs 31.4%，$P=0.66$）；中位生存期（14.3 个月 vs 16.6 个月，$P=0.70$），对存在 H1、P1 或腹主动脉旁淋巴结（16a1/b2）转移的单一不可治愈因素的晚期胃癌患者应首选化疗，而不推荐先手术再化疗的策略。同时也得注意该研究中对转移灶并未进行针对性治疗，仅施行了姑息性胃切除及 D1 淋巴结清扫术，如能达到 R0 切除，是否有部分患者能够因此获益？这值得进一步探索。

肿瘤内科　AFPGC 是一类罕见胃癌亚型，嗜肝转移为其显著的特征，本例为 AFPGC 肝转移的典型病例。目前该亚型胃癌的分子特征研究少，其特征性靶点并不清楚，因此还是参考常规胃癌的治疗方式。本例临床分期为 $cT_{4a}N_1M_1$，Ⅳ期。作为晚期胃癌，目前治疗以全身药物治疗为主的综合治疗，部分单一器官远处转移的晚期胃癌患者有望通过有效的全身治疗获得实施 R0 手术的机会。药物选择主要包括化疗药物及分子靶向药物。化疗药物的选择，CSCO 指南（2020）推荐的晚期一线化疗主要包括铂类（奥沙利铂/顺铂）与氟尿嘧啶类（5-FU/卡培他滨/替吉奥）或紫杉类（紫杉醇或者多西紫杉醇）与氟尿嘧啶类等的两药的整合方案，欧洲的 FLOT 研究报道过三药整合方案，但需考虑患者对化疗的耐受度及完成度。关于分子靶向药物，主要有包括抗 HER2 的一线治疗和抗血管生成的二/三线治疗。值得注意的是，免疫治疗在晚期胃癌中崭露头角，FDA 批准帕博利珠单抗和纳武利尤单抗用于具有微卫星高度不稳定性（MSH-H）或错位修复缺陷（dMMR）实体瘤的二或三线治疗。从一线治疗来看，KEYNOTE-062 研究亚组结果分析，单药帕博利珠单抗的 PFS 及 OS 较单药化疗均有延长。目前许多临床研究在探究化疗联合免疫在晚期胃癌一线治疗中的价值，其中 Checkmate-649 的结果令人期待。本例免疫组化提示微卫星不稳定，可能从免疫治疗中获益。整合考虑该患者的年龄（65 岁）、ECOG 评分 1 分，结合国内指南，推荐可行 SOX 化疗，并加用 PD-1 治疗。

肿瘤放疗科　该患者为胃窦部癌，肝部为单发病灶，长径约 2cm。肝功能无明显异常，目前以全身治疗为主，争取获 R0 手术可能。建议先内科治疗后观察原发病灶及肝脏病灶的反应情况。必要时可考虑局部姑息性放疗。

营养科　患者为胃癌患者，NRS2002 评分 1 分，目前暂不存在营养风险，如后续需要接受胃肠道手术或化疗需要动态评估，应加强营养，合理营养治疗可改善患者的营养状态，提高手术耐受性。

(2) **MDT to HIM 结论**

整合多学科意见，患者为 AFP 阳性胃癌伴孤立性肝转移，临床分期为 $cT_{4a}N_1M_1$，Ⅳ期。建议先行 SOX + PD-1 方案化疗转化，预防并处理化疗相关不良反应，观察原发病灶及转移病灶的变化情况，期间建议行腹部增强 CT 及 MRI 及时评估，根据全身治疗结果再决定下一步治疗方案。

(3) **治疗及效果**

2020 年 9 月 26 日起行 4 个疗程 SOX + PD-1 单抗化疗，具体：奥沙利铂 240mg + 替吉奥 60mg bid d1~14 + 替雷利珠单抗（百泽安）200mg q3w 方案化疗，消化道反应 1 级。分别在化疗 2 个疗程及 4 个疗程时进行评估（图 15.5~图 15.7）。

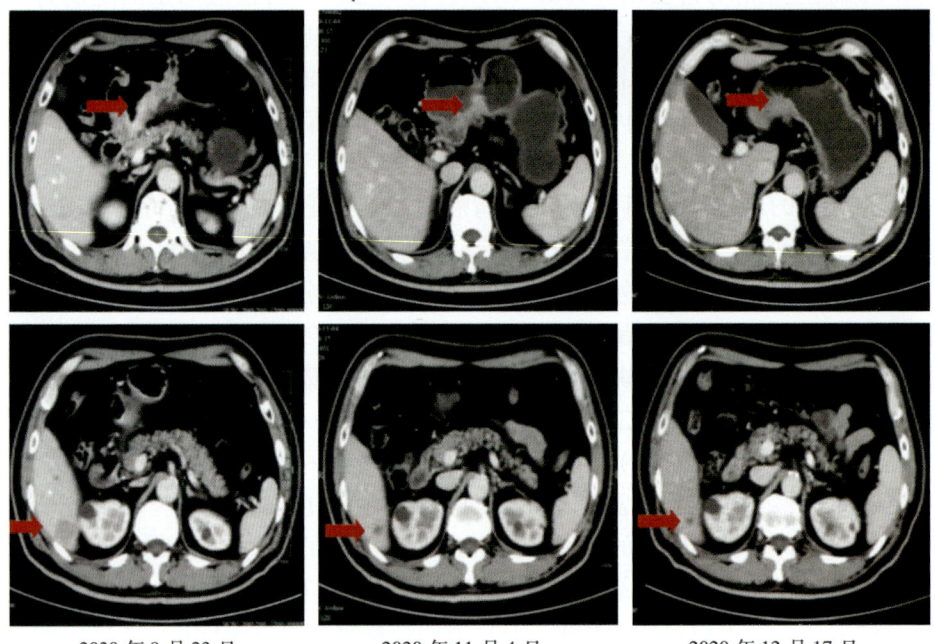

2020 年 9 月 23 日　　　　2020 年 11 月 4 日　　　　2020 年 12 月 17 日

图 15.5　化疗前 2 个疗程及 4 个疗程 CT 影像评估

胃原发病灶及肝脏转移病灶较基线明显缩小

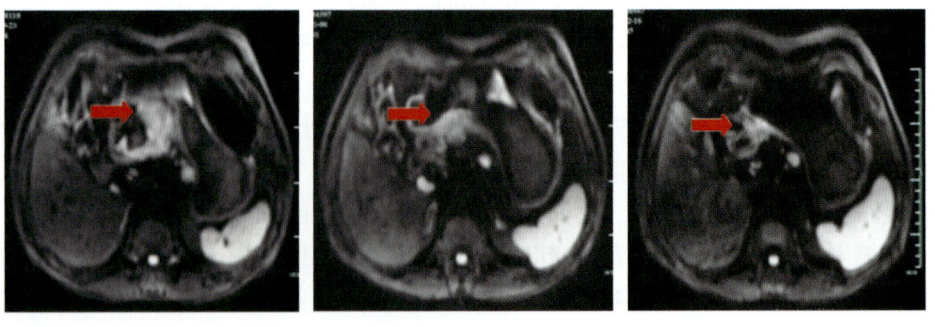

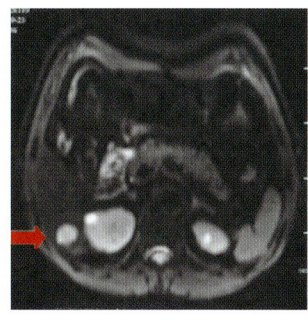 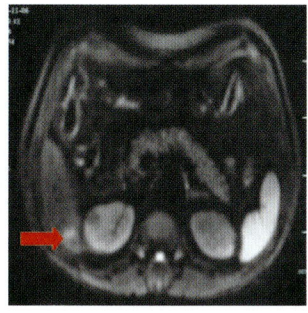 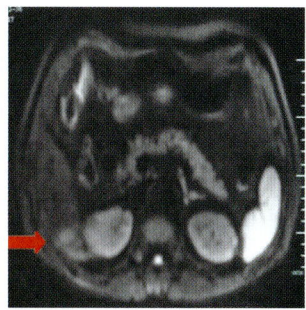

2020年9月23日　　　　2020年11月6日　　　　2020年12月16日

图15.6　化疗前2个疗程及4个疗程MRI影像评估（续）

胃原发病灶及肝脏转移病灶较基线明显缩小

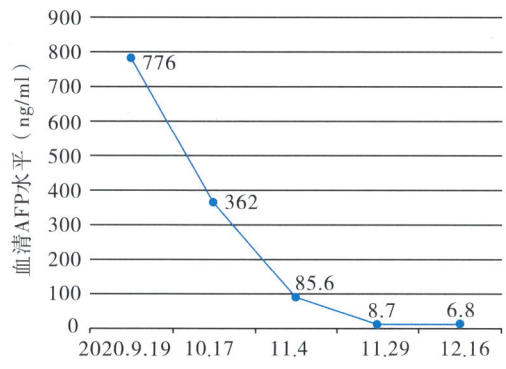

图15.7　血清肿瘤标志物AFP的动态变化

经过4个疗程的SOX＋PD-1方案化疗，复查腹部增强CT和MRI，按RECIST 1.1标准评价胃部病灶及转移病灶，疗效较好（PR），肿瘤标志物AFP降低到正常范围内。为进一步治疗，准备第2次MDT to HIM诊治。

2.2　第2次MDT to HIM诊治（2020年12月16日）

（1）讨论及意见

放射科　化疗后4个周期及2个周期全腹部增强CT和MRI，对比初始基线腹部增强CT及MRI，原发病灶及胃周淋巴结较前退缩。肝脏S6转移瘤，较基线明显缩小。根据RECIST 1.1标准，疗效评估PR。

肿瘤外科　胃癌孤立性肝转移，经4个周期化疗＋免疫治疗后，原发及转移病灶明显退缩，肿瘤标志物AFP降低到正常范围内，表明肿瘤对目前全身治疗方案敏感，术中达到R0可能性高，可行腔镜下探查＋胃癌根治术。但仍需告知患者，如探查提示肿瘤广泛转移或无法达到R0切除的可能性，不建议行姑息手术。关于晚期胃癌转化治疗成功再行手术的模式，FLOT研究给出过强有力证据。AIO-FLOT3研究中最具探索价值的是期中设定的亚组B组，该组旨在探索局限性转移的晚期患者，在全身治疗的基础上施行联合手术治疗能否进一步延长生存时间，甚至治愈。该亚组中入组了单一组器官转移，伴或不伴有腹腔淋巴结转移的患者（共60例患者），开展了4个周期FOLT方案化疗+重分期后手术+4个周期化疗的治疗模式，其中36例患者进行了手术治疗，结果提示在B组中，手术治疗组对未接受手术治疗的中位OS为31.3 vs 15.9个月，研究结果提示，对具有单一不可治愈因素的局限性转移患者，通过新辅助化疗筛选出生物学行为较好者，继而手术达到无瘤状态，再辅以术后辅助治疗，这种全程管理模式可能是这组患者最佳的治疗选择。此外单纯针对胃癌术后肝脏单一远处转移患者的临床研究较少。回顾性研究和荟萃分析均显示接受肝脏手术患者生存优于未接受手术患者，中位生存期分别为22～26个月和3～7个月（$P < 0.001$），但异时性肝转移和同时性肝转移之间生存并无差异。综上所述，外科建议行腹腔镜探查+胃癌D2根治术+同期肝转移灶切除术。

肿瘤内科　4周期SOX+PD-1方案化疗后，原发病灶及转移病灶评估达到PR，提示对化疗有效，同时外科医生评估后达到R0切除的可能性高，考虑到手术根治性切除才能从根本上改善此类患者的预后，建议先转至外科行手术治疗。

肿瘤介入科　肝脏孤立转移肿瘤的局部治疗除手术治疗外，还包括射频消融术（RFA），经导管动脉化疗栓塞（TACE）和体部立体定向放疗（SBRT）等。回顾性研究显示，单一或多个肝转移灶在接受手术切除和（或）局部治疗后，两种方式的生存期差异并不显著。荟萃分析结果表明，与系统化疗相比，系统化疗联合RFA处理肝转移灶可明显延长生存期，中位OS达22.93个月，且转移灶<3cm、RFA后接受系统化疗获益更大。

(2) MDT to HIM 结论

经过4个疗程的SOX+PD-1方案化疗后，达PR。专家达成较一致意见，建议行腹腔镜探查+胃癌D2根治术+肝转移灶切除术。

(3) 治疗及效果

2020年12月31日在全麻下行腹腔镜探查。术中探查，腹腔无明显腹腔积液，腹壁、网膜、系膜等未见明显转移结节，肝脏S6可及一疤痕样结节，胃原发灶化疗后明显退缩，胃窦浆膜面可及纤维化样改变，胃周未及明显肿大淋巴结。遂开腹行胃癌根治术（远端胃切除+D2淋巴结清扫+胃空肠毕-Ⅱ式吻合）+肝脏肿瘤切除。手术顺利，术后恢复较好。

术后病理报告：化疗后远端胃切除标本未见明确肿瘤细胞残留，符合化疗后肿瘤完全退缩改变（化疗后评分：Becker分级 Grade 1a级）；自检及送检淋巴结共44枚未见瘤细胞，其中1枚淋巴结查见化疗后反应未见明确瘤细胞残留；送检肝Ⅳ段病灶见化疗后反应，未见明确瘤细胞残留。4号片、5号片、8号片、A2号片、31号片、15号片淋巴结、20号片淋巴结、25号片淋巴结、27号片淋巴结、28号片淋巴结显示为CKpan（-）。术后病理：送检远端胃切除标本+肝Ⅳ段部分切除标本，胃窦处可见一溃疡型肿物，范围2.5cm×2.5cm。肝Ⅳ段切面见一灰黑结节，大小 1cm×0.8cm。内镜示：胃部病变区黏膜缺失伴炎性坏死渗出，黏膜下查见多核巨细胞及急慢性炎细胞浸润，泡沫细胞增生及钙化灶、胆固醇裂隙，未见明确瘤细胞残留，符合化疗后改变。肝Ⅳ段组织病变区查见多核巨细胞浸润，以及钙化灶、胆固醇裂隙，伴明显出血，未见明确瘤细胞残留，符合化疗后改变。胃上、下切缘阴性，肝离断面阴性。送检（3组）淋巴结 1/5 枚查见化疗后反应，未见明确瘤细胞残留；自检（小弯）淋巴结 7 枚、（大弯）淋巴结 7 枚及送检（1组）淋巴结 5 枚、（4组）淋巴结 4 枚、（6组）淋巴结 2 枚、（7、8、9、12组）淋巴结 10 枚、（11组）淋巴结 1 枚、（12、13组）淋巴结 3 枚均未见瘤细胞转移。另送检胃壁结节为淋巴结，未见瘤细胞转移。术后诊断：胃癌肝转移（化疗后），分期 $ypT_0N_0M_0$（0 期）。

2.3 第 3 次 MDT to HIM 诊治（2021 年 1 月 29 日）

（1）讨论及意见

肿瘤外科 胃癌根治术（远端胃切除 + D2 淋巴结清扫 + 胃空肠毕-Ⅱ式吻合）+ 肝脏肿瘤切除，手术顺利，术后恢复较好，达到预期目标 R0 切除，术后病理提示，肿瘤完全退缩。建议转肿瘤内科继续治疗。

病理科 术后病理提示，胃切除标本、清扫淋巴结及肝转切除标本，在原肿瘤区域广泛取材，镜下仍未见瘤细胞残留，符合化疗后肿瘤完全退缩改变。（化疗后评分：Becker 分级 Grade 1a 级），化疗后分期 $ypT_0N_0M_0$（0 期），达到了病理完全缓解（pCR）。

肿瘤内科 这是一例转化非常成功的晚期胃癌，关于胃癌化疗后获得病理完全缓解的（pCR）患者，如要继续治疗该如何选择？先前的回顾性研究提示，pCR 患者仍存在复发风险。MSKCC 一项回顾性分析（囊括 5 项前瞻性研究），共入组局部进展期胃癌及胃食管结合部肿瘤 2 676 例，其中 607 例接受术前化疗或放化疗达到 R0 切除，并且 60 例患者术后病理提示 pCR，但 60 例患者中仅 1 例接受了化疗，而 28% 非 pCR 患者接受术后化疗，令人感到意外的是，pCR 患者的复发率高达 23%，与术后未达到 pCR 的患者无显著差异，且其脑转移率为 38%，显著高于术后未达到 pCR 的患者。因此术后除非不能耐受，仍建议行术前有效的化疗方案，故建议行 SOX + PD-1 方案继续治疗 4 个周期。

放射科 术后复查腹部 CT 平扫，考虑胃癌术 + 右肝部分切除术后改变，无明显积液，术后恢复可。建议 3~6 个月后复查腹部增强 CT 及 MRI。

（2）MDT to HIM 结论

术后仍建议行术前有效的化疗方案 SOX + PD-1 化疗 4 个周期，后续 PD-1 单药免疫治疗，期间随访复查肿瘤标志物 AFP 及腹部增强 CT 及 MRI。

（3）后续治疗及效果

患者术后于 2021 年 1 月 30 日至 2021 年 4 月 4 日期间行 SOX + PD-1 单抗化疗

（替雷利珠单抗）治疗 4 个周期，期间无明显免疫不良反应，ECOG 评分为 0~1 分。化疗完成后再行腹部增强 CT 及 MRI 提示：胃癌+肝部分切除术后改变，未见肿瘤复发。后续继续给予替雷利珠单抗（百泽安）200mg 免疫治疗，目前在免疫治疗中。

3 体会

甲胎蛋白阳性胃癌（alpha-fetoprotein producing gastric carcinoma，AFPGC）是一种罕见且特殊的胃癌亚型，诊断主要基于患者体内血清 AFP 升高水平或免疫组化 AFP 蛋白的阳性表达情况。AFPGC 具有高度恶性的生物学行为，肝转移率高，许多患者初诊时即为晚期，且进展迅速，预后极差。目前缺乏对该病大规模临床研究，仅以个案报告为主，故临床上针对该病的诊疗主要参考常见胃癌类型。随着现代医学的不断发展，肿瘤治疗现阶段正逐步迈进"整合治疗"时代。医疗人员通过分析肿瘤的不同病理类型、基因突变状况、不同分期以及患者的身体状况，制订相应的个体化方案，提升患者临床治疗效果。这就是现在提倡的多学科整合诊治（MDT to HIM）模式。最近研究报告提示，AFPGC 与常规胃癌相比在显著突变基因、拷贝数变异、信号通路等方面具有自身的特征，且表现出嗜肝性转移，提示该疾病的独特性。近期也有文献报告 AFPGC 对 PD-1 抑制剂具有较好疗效。但总体来说，AFPGC 作为胃癌的一个独特亚型，其特殊的分子图谱及对临床药物的药敏数据亟待相关研究。鉴于该类肿瘤的发病率低，开展大规模临床试验难度大，借助 PDX、PDO 等临床前研究模型进行肿瘤药敏筛选及生物学研究也能为这部分患者带来获益。

胃癌发病机制复杂，异质性强，不同分期、不同部位、不同病例亚型、不同年龄的患者在治疗决策上差异大，单靠某单一学科医生的力量不足以胜任整个胃癌诊疗过程，尤其需要建立多学科整合诊治团队（MDT to HIM），为疾病整合诊治提供全面的学科支持。本例 AFPGC 的 MDT to HIM 多学科诊疗基于循证医学证据的模式下进行，囊括了肿瘤外科、肿瘤内科、放疗科、影像科、病理科等方面的专家，尽管已是初诊晚期，但通过 MDT to HIM，患者的病理完全缓解，并且成功接受了根治性手术，应该是一例成功的转化范例。

参考文献

[1] Inoue M, Sano T, Kuchiba A, et al. Long-term results of gastrectomy for alpha-fetoprotein-producing gastric cancer[J]. The British journal of surgery, 2010, 97(7):1056-1061.

[2] Nagtegaal I, Odze R, Klimstra D, et al. The 2019 WHO classification of tumours of the digestive system[J]. Histopathology, 2020,76(2):182-188.

[3] Fujitani K, Yang HK, Mizusawa J, et al. Gastrectomy plus chemotHERapy versus chemotHERapy alone for advanced gastric cancer with a single non-curable factor (REGATTA): a phase 3, randomised controlled trial[J]. Lancet Oncology,2016;309-318.

[4] Safety and Efficacy of Pembrolizumab MonotHERapy in Patients With Previously Treated Advanced Gastric and Gastroesophageal Junction Cancer: Phase 2 Clinical KEYNOTE-059 Trial[J]. Jama

Oncol,2018. 1;145(6):664-677.

[5] Shitara K, Ozguroglu M, Bang YJ, et al. Pembrolizumab versus paclitaxel for previously treated, advanced gastric or gastro-oesophageal junction cancer (KEYNOTE-061): a randomised, open-label, controlled, phase 3 trial[J]. 2018,14;392(10142):123-133.

[6] Tabernero J, Bang YJ, Fuchs CS, et al. KEYNOTE-062: Phase III study of pembrolizumab (MK-3475) alone or in combination with chemotHERapy versus chemotHERapy alone as first-line tHERapy for advanced gastric or gastroesophageal junction (GEJ) adenocarcinoma[J]. Journal of Clinical Oncology,2011, 1;29(13):1715-1721.

[7] Yoon-Koo, Kang, Narikazu, Boku, Taroh, Satoh, Min-Hee, Ryu, Yee, Chao: Nivolumab in patients with advanced gastric or gastro-oesophageal junction cancer refractory to, or intolerant of, at least two previous chemotHERapy regimens (ONO-4538-12, ATTRACTION-2): a randomised, double-blind, placebo-controlled, phase 3 trial[J]. Lancet, 2017,39(9):990-1000.

[8] Effect of Neoadjuvant ChemotHERapy Followed by Surgical Resection on Survival in Patients With Limited Metastatic Gastric or Gastroesophageal Junction Cancer: The AIO-FLOT3 Trial[J]. Jama Oncol, 2017, 3(9):1237-1244.

[9] Surgical resection of hepatic metastasis from gastric cancer: a review and new recommendation in the Japanese gastric cancer treatment guidelines[J]. Gastric Cancer, 2014, 17(2):206-212.

[10] Survival Benefit of Surgical Treatment for Liver Metastases from Gastric Cancer[J]. Journal of Gastrointestinal Surgery, 2015, 19(6):1043-1051.

[11] Oki E, Tokunaga S, Emi Y, et al. Surgical treatment of liver metastasis of gastric cancer: a retrospective multicenter cohort study (KSCC1302)[J]. Gastric Cancer, 2016, 19(3):968-976.

[12] Kezhong, Tang, Yanmo, Liu, Linping, Dong, Bo, Zhang, Lantian, Wang: Influence of tHERmal ablation of hepatic metastases from gastric adenocarcinoma on long-term survival: Systematic review and pooled analysis[J]. Medicine, 2018,24(26):4347-4355.

[13] Fields RC, Strong VE, Gönen M, et al. Recurrence and survival after pathologic complete response to preoperative tHERapy followed by surgery for gastric or gastrooesophageal adenocarcinoma[J]. British journal of cancer, 2011, 104(12):1840-1847.

[14] Lu J, Ding Y, Chen Y, et al. Whole-exome sequencing of alpha-fetoprotein producing gastric carcinoma reveals genomic profile and tHERapeutic targets[J]. Nature communications, 2021, 12(1):3946-4012.

[15] Li W, Li Q, Yu Y, et al. Effect of Immune Checkpoint Inhibitors Plus ChemotHERapy on Advanced Gastric Cancer Patients with Elevated Serum AFP or Hepatoid Adenocarcinoma[J]. Cancer management and research, 2020, 12:11113-11119.

[16] Haiyong, Wang, Jun, Lu, Jian, Tang, Shitu, Chen, Kuifeng, He: Establishment of patient-derived gastric cancer xenografts: a useful tool for preclinical evaluation of targeted tHERapies involving alterations in HER-2, MET and FGFR2 signaling pathways[J]. BMC Cancer, 2017, 17(1):4922-4927.

[17] Joshi SS, Badgwell BD. Current treatment and recent progress in gastric cancer[J]. CA Cancer J Clin. 2021 May;71(3):264-279.

16 初诊胃癌患者卵巢合并腹膜转移的 MDT to HIM 诊治过程及体会

◎杜义安 俞鹏飞 叶泽耀 徐 琦

1 概 述

卵巢转移性肿瘤占卵巢恶性肿瘤的 10%～25%，胃是最常见的原发部位，包括胃癌同时性卵巢转移及胃癌术后的异时性卵巢转移。胃癌卵巢转移常合并腹膜转移，预后差，是导致女性胃癌治疗失败的主要原因。胃癌卵巢转移合并腹膜转移病情复杂，单一治疗方式常难以获理想效果，系统的整合治疗需要多学科之间整合诊治（MDT to HIM）讨论，从而制订最适宜个体化的治疗方案，才有望获得最佳的治疗效果。

2 MDT to HIM 诊治过程

女性，44 岁，身高 165cm，体重 68kg，ECOG 评分 0 分。因"发现盆腔肿物 1 周"于 2017 年 10 月 10 日收治于浙江省肿瘤医院胃外科。2017 年 10 月 2 日因常规体检于绍兴市妇幼保健院查子宫附件彩超提示双侧卵巢肿瘤（胃肠道来源）；盆腔积液；IUD；子宫多发肌瘤；宫颈纳氏囊肿。2017 年 10 月 5 日查胃镜：胃体中部前壁见直径 3～3.5cm 凹陷性病灶，2017 年 10 月 8 日胃镜病理提示胃体腺癌，Hp（-）；肠镜未见明显异常。无烟酒史，既往体健，否认家族肿瘤病史。三大常规、血生化、凝血功能无明显异常，肿瘤标志物 CA12-5：77.80U/ml。我院胃镜病理（图 16.1）：胃体部低分化腺癌，免疫组化：hMLH1（+），hMSH2（+），hMSH6（+），PMS2（+），HER2（0）。2017 年 10 月 11 日上腹部盆腔增强 CT：胃体前壁增厚，浆膜面受累，胃周多发淋巴结肿大，脾门部肿大淋巴结；盆腔两侧软组织肿块，考虑转移瘤；盆腔少量积液。腹腔内网膜浑浊，转移不除外（图 16.2）。初步诊断：①胃体

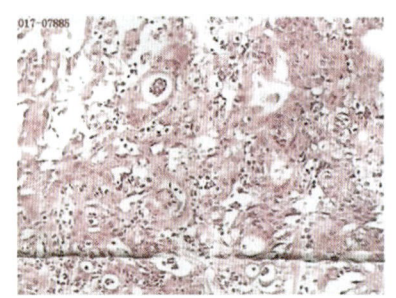

图 16.1 初诊胃镜病理

恶性肿瘤（$cT_4N_3M_1$，Ⅳb 期）。②卵巢继发恶性肿瘤。③腹膜继发恶性肿瘤（可疑）。ECOG 评分 0 分。

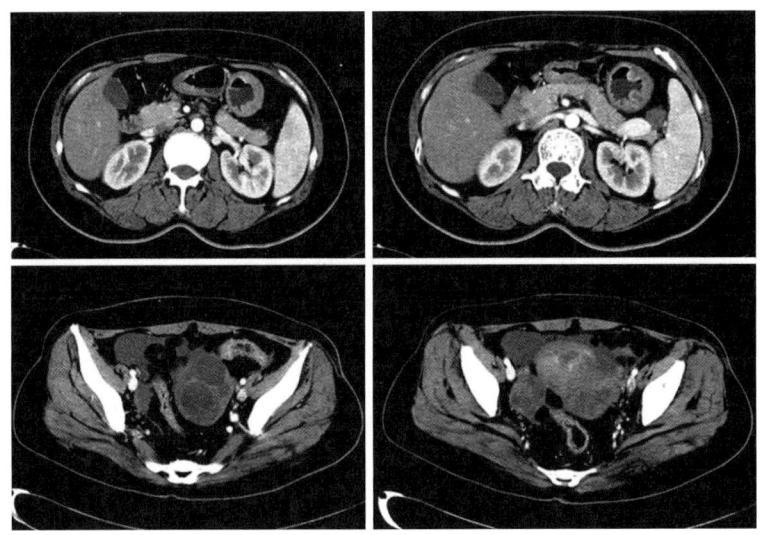

图 16.2　初诊上腹部 + 盆腔增强 CT

2.1　第 1 次 MDT to HIM 诊治（2017 年 10 月 15 日）

（1）讨论及意见

影像科　上腹部增强 CT 提示胃窦胃壁显著增厚伴不均匀强化，局部胃壁僵硬，浆膜面毛糙（T_{4a}）；幽门周围、胃大弯、胃小弯、腹腔干旁及脾门处可见多发（多于 7 枚）肿大淋巴结，部分显著强化，部分呈轻度强化（N_3）；盆腔增强 CT 提示双侧附件区囊实性肿块，增强可见实性部分呈显著强化，大小分别为 7.5cm 和 5.0cm；另中下腹部大网膜密度增高，局部稍增厚，盆腔可见积液，提示腹膜转移可能性大。肝肺未见转移征象。影像学分期为：胃癌（$T_{4a}N_3M_1$），双侧卵巢转移，腹膜可疑转移。

病理科　HE 镜下正常胃黏膜结构消失，核浆比异常的细胞呈实性排列，偶见管腔结构，病理诊断低分化腺癌，Lauren 分型弥漫型，根据 CSCO 指南推荐完善相应的组化检测，HER2 阴性，组化结果提示 HER2 基因没有扩增，目前没有赫赛汀靶向治疗的指征，MMR 蛋白检测为 pMMR。

胃外科　胃体恶性肿瘤诊断明确，CT 提示卵巢转移，腹膜转移可疑。CA12 - 5：77.80U/ml。目前临床常用的胃癌卵巢转移肿瘤标志物有糖类抗原 125（CA12 - 5）、癌胚抗原（CEA）、糖类抗原 19 - 9（CA19 - 9）等。在胃癌中如出现 CA12 - 5 在短期内快速升高（>35U/ml），可作为卵巢转移的重要辅助检查指标，但需更完善的相关检查。影像学诊断胃癌合并卵巢转移的患者，出现腹膜转移的概率高达 78%~83%，建议常规腹腔镜探查。其不仅可以明确卵巢转移的情况，又可同时评估腹膜种植转移的范围。有研究显示，当卵巢转移灶>5cm时，转移灶切除能提高胃癌卵巢转移患者的生存率。由于胃癌卵巢转移常合并腹腔积液、弥漫性腹膜转移，经充分的影像学检查，诊断性腹腔镜探查及多学科综合评估，对卵巢转移合并脱落细胞学阳性（CY+）或局限腹膜转移（PCI评分≤6），和（或）其他单个脏器局限转移（包括局限的16a2/b1区淋巴结），可考虑行转化治疗。因此建议先行诊断性腹腔镜探查，进行卵巢转移的明确及腹膜种植转移的评估，如卵巢转移灶>5cm可行转移灶切除。如合并较局限的腹膜转移（PCI评分≤6）或脱落细胞学阳性（CY+）可行转化治疗，对伴有腹膜转移、中大量腹腔积液者，腹腔热灌注联合化疗可能存在一定优势。该患者CA12-5升高，卵巢转移考虑，腹膜转移可疑。建议行腹腔镜探查明确腹膜转移情况，如腹膜转移较局限（PCI<6），可考虑转化治疗，并Ⅰ期切除卵巢转移灶。

肝胆胰胃内科　胃癌伴卵巢转移明确，腹膜转移有待腹腔镜探查明确。疾病晚期，治疗建议以全身药物治疗为主。但卵巢病灶较大（>5cm），一般对药物敏感性较差，且给患者带来症状，故建议可先行局部切除，后再行药物治疗。根据探查结果，如腹膜转移局限可考虑转化治疗；如广泛，则建议按晚期胃癌一线行全身药物治疗基础上加局部腹腔热灌注化疗。HER2阴性，抗HER2靶向药物无指针。转化治疗的方案选择以联合化疗为主，不宜选用单药治疗。参考晚期胃癌中的经验，三药或两药整合化疗均可选择，以氟尿嘧啶为基础与铂类或紫杉类为基础的整合方案。目前尚无证据支持通过增加化疗药物及强度来提高疗效，三药或两药需根据患者体力状态及耐受性选择。联合化疗建议3~6个月，在肿瘤充分控制前提下再手术，每2~3个周期可行1次综合评估，包括疗效评估，患者体力状态及手术达到R0切除的可能性。手术介入时机应选择在化疗有效、且尚未出现耐药时进行。对伴腹膜转移、中大量腹腔积液者，腹腔热灌注化疗（HIPEC）可能存在一定优势。

腹部放疗科　胃癌伴可疑卵巢转移、腹膜转移，病情晚，预后不佳，以全身治疗及腹腔热灌注治疗为主，放疗作为局部治疗手段，目前无参与机会。

(2) MDT to HIM 结论

整合多学科意见，患者为卵巢转移、可疑腹膜转移的ⅣB期原发性胃恶性肿瘤（$T_4N_3M_1$）。目前以全身化疗为主，建议先行腹腔镜探查明确腹腔内转移情况，如卵巢肿瘤>5cm可行双侧附件切除手术；如腹腔镜探查明确腹膜转移，可行热灌注化疗联合全身化疗。预防并处理化疗相关不良反应。注意定期复查，关注疾病进展，把握转化时机。

(3) 治疗及效果

2017年10月19日行腹腔镜探查：肿瘤位于胃体中部，已侵出前壁浆膜。膈肌腹膜、盆腔腹膜等散在种植转移结节，盆腔淡血性混浊腹腔积液，右侧卵巢转移瘤约8cm×8cm×7cm，左侧卵巢转移瘤约6cm×6cm×5cm，未累及周边脏器。

PCI评分5分。术中行切除膈肌腹膜结节活检,腹腔积液脱落细胞检查(图16.3)。膈肌腹膜结节活检:纤维组织内见浸润或转移性腺癌。腹腔积液细胞学检查:盆腔冲洗液找到(腺)癌细胞;脾窝冲洗液找到少量(腺)癌细胞。遂行腹腔镜双侧附件切除术(图16.4),腹腔热疗管置入术。术后病理:左右卵巢低分化腺癌,部分印戒细胞癌。结合病史和病理形态,符合卵巢转移或浸润(图16.5)。术后d1、d3分别予紫杉醇120mg腹腔热灌注化疗(图16.6),术后第3天替吉奥60mg d1~4口服化疗。2017年11月16日至2018年2月1日行4个周期PS方案化疗,紫杉醇240mg d1,替吉奥60mg d1~14,q3w。化疗期间无重度骨髓抑制,耐受性良好。

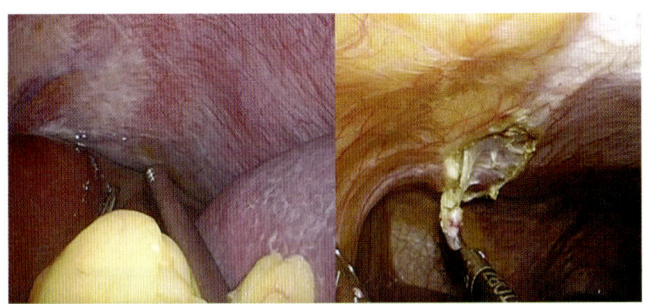

图16.3 腹腔积液脱落细胞学检查及膈肌腹膜结节切除

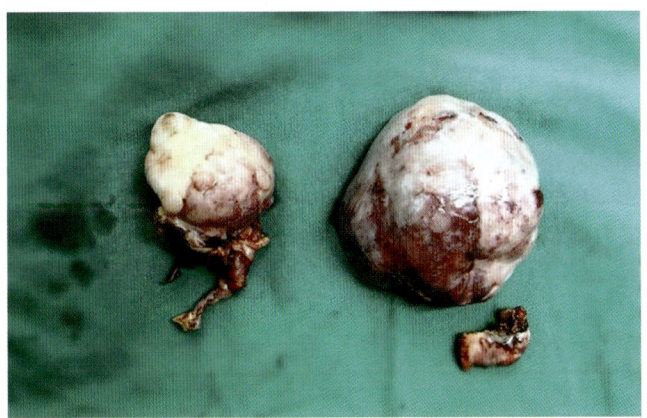

图16.4 双侧附件切除标本

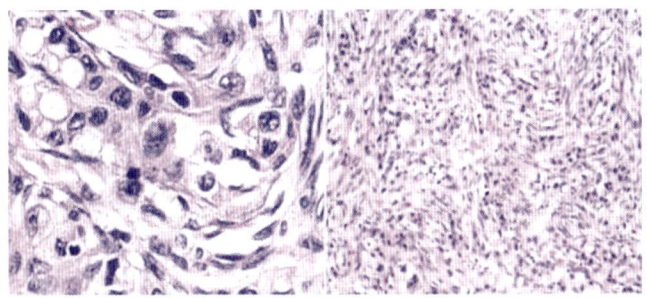

图16.5 双侧卵巢标本病理

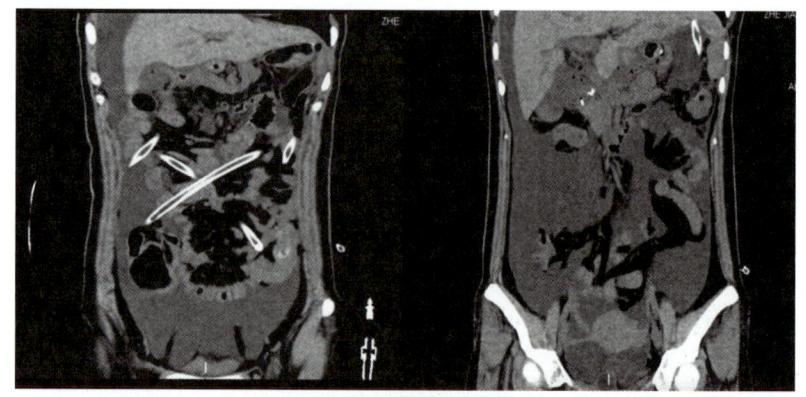

图 16.6　腹腔热疗管留置

经 2 个周期的 HIPEC 以及 4 个周期的 PS 方案化疗，患者疾病控制良好。2018 年 2 月 28 日腹部 CT 显示胃癌伴双侧卵巢转移化疗后，对照前片：胃体前壁增厚，较前好转，脾门淋巴结肿大，较前缩小；卵巢切除术后改变（图 16.7）。肿瘤标志物（图 16.8）：CA12-5 较前显著下降。

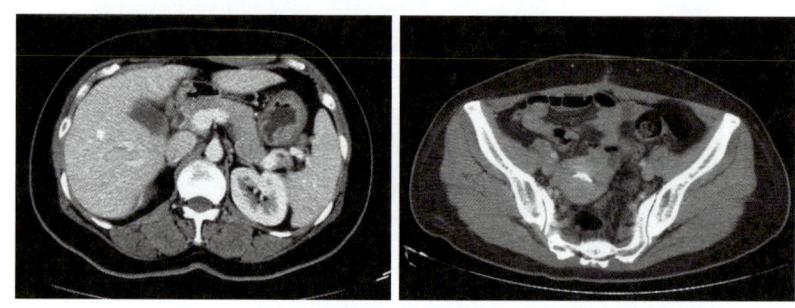

图 16.7　5 个周期化疗后上腹部 + 盆腔增强 CT

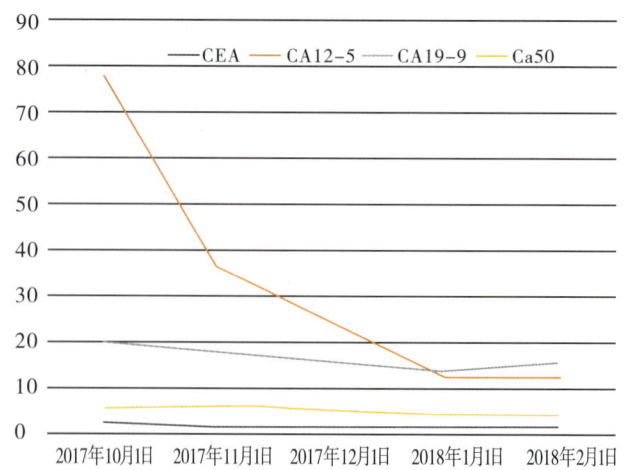

图 16.8　肿瘤标志物变化曲线

2.2 第 2 次 MDT to HIM 诊治（2018 年 3 月 1 日）

(1) 讨论及意见

影像科　化疗 5 个周期后影像与基线影像对比，原发胃部病灶较前退缩，胃周淋巴结、腹腔干旁及脾门淋巴结均不同程度缩小，腹膜增厚有所好转，腹腔积液已明显吸收。双侧卵巢切除术后改变。整体疗效为 PR。

病理科　卵巢手术标本显示双层卵巢最大径分别为 8cm、6cm，超过正常卵巢的大小范围，卵巢表面光滑，剖面呈灰白实性，质地稍硬，镜下形态是卵巢实质内见分化差的癌细胞呈巢状、条索状排列，可见印戒细胞成分，偶见腺管样结果，间质是反应性纤维瘤样间质，根据胃癌病史、卵巢巨检及镜下形态符合胃癌卵巢转移。

胃外科　Ⅳ 期胃癌伴卵巢转移及局限腹膜转移，属于潜在可切除型，双侧附件减瘤术后，2 个周期 HIPEC 及 4 个周期 PS 方案化疗后，目前评估为 PR，CT 提示原发灶和转移灶控制良好，存在同期 R0 切除原发灶及转移灶的可能性，建议行第 2 次诊断性腹腔镜探查，若胃原发灶可切除，腹膜转移病灶局限，可考虑行手术切除。手术范围及标准：对腹膜转移病灶局限疤痕化的，建议行多点活检或腹膜病灶切除。胃原发灶手术切除标准：胃癌根治术 + D2 淋巴结清扫。

肝胆胰胃内科　经 5 个周期全身及局部的药物化疗后疗效较好，可考虑行再次腹腔探查，行转化手术。术后延续原术前有效的方案治疗，围术期共 8 个周期，且后续建议替吉奥口服化疗维持。

腹部放疗科　病情晚，5 个周期全身及局部药物化疗后治效较好，考虑 PR，无放疗指征。

(2) MDT to HIM 结论

整合多学科意见，患者为伴有卵巢转移、局限腹膜转移的 ⅣB 期原发性胃恶性肿瘤（$T_4N_3M_1$）。经双侧附件切除术，2 个周期 HIPEC 及 4 个周期 PS 方案化疗后，目前疗效评估为 PR，存在同期 R0 切除原发灶及转移灶的可能性，建议先行腹腔镜探查明确腹腔内转移情况，如腹腔内转移局限，可行胃癌根治术。

(3) 治疗及效果

2018 年 3 月 2 日行腹腔镜探查：腹盆腔无明显积液，Douglas 窝无转移癌结节，盆底可及小片融合结节，面积约 2.5cm×2cm，余腹盆腔未见转移结节，见肿瘤位于胃体部，已浸出前壁浆膜，未累及周围脏器。术中切除盆腔腹膜结节（图 16.9），腹腔积液脱落细胞检查。盆腔腹膜结节冰冻提示纤维脂肪组织内未见瘤细胞。腹腔积液脱落细胞学检查：盆腔、脾胃冲洗液未见肿瘤依据。遂行胃癌根治术，全胃切除、D2 + 10、14v 淋巴清扫术，脾切除，食管空肠 ROUX – EN – Y 吻合术（图 16.10）。术后留置腹腔热疗管（图 16.11）。术后病理标本类型：胃癌扩大根治术 + 脾切除 + 盆底结节切除术。肿瘤部位于胃体大弯侧；瘤床大小为 3cm×2.5cm×

1cm；大体类型：局限溃疡型。组织学类型：中分化腺癌，部分为印戒细胞癌。组织学分级：中-低分化。Lauren 分型：混合型。浸润深度：固有深肌层（T2）。脉管侵犯：有。神经侵犯：无。切缘情况：送检上切缘阴性，下切缘阴性。侵犯邻近器官：无。淋巴结：合计 11/25 只淋巴结见癌转移。（贲门右）0/2 只、（贲门左）0/1 只、（胃小弯）0/1 只、（幽门下）4/4 只、（胃大弯）5/5 只、（系膜）0/1 只、（脾门）1/2 只、（肝总）0/1 只、（腹腔干）1/2 只、（胃左）0/2 只、（12a）0/1 只、（脾动脉旁）0/1 只、（14V）0/2 只淋巴结见癌转移。周围胃黏膜：黏膜慢性萎缩性炎伴中度肠化；其他：脾脏组织；大网膜纤维、脂肪组织。（盆底结节）纤维、脂肪组织。肿瘤治疗反应（TRG 分级）：2 级。免疫组化（图 16.12）：HER2（0）、EBER（-）、Ki67（+，50%）、E-cad（+），$ypT_2N_{3a}M_0$（图 16.12）。术后第 1 天、第 3 天分别紫杉醇 120mg 腹腔热灌注化疗。2018 年 4 月 4 日至 2018 年 6 月 5 日 PS 方案化疗 3 个周期，紫杉醇 240mg，d1，替吉奥 60mg，bid，d1~14，q3w。后续口服替吉奥 60mg bid d1~14 维持治疗，维持至 1 年。每 3 个月复查上腹部+盆腔 CT 均未发现转移复发征象。

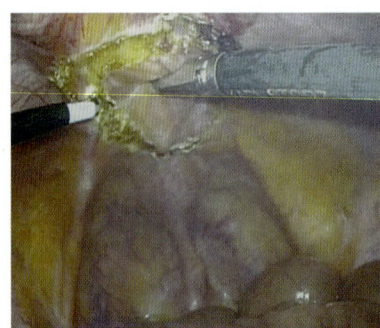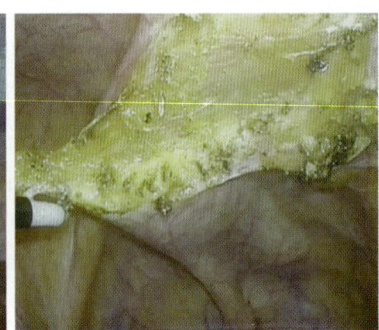

图 16.9　盆腔腹腔结节切除活检

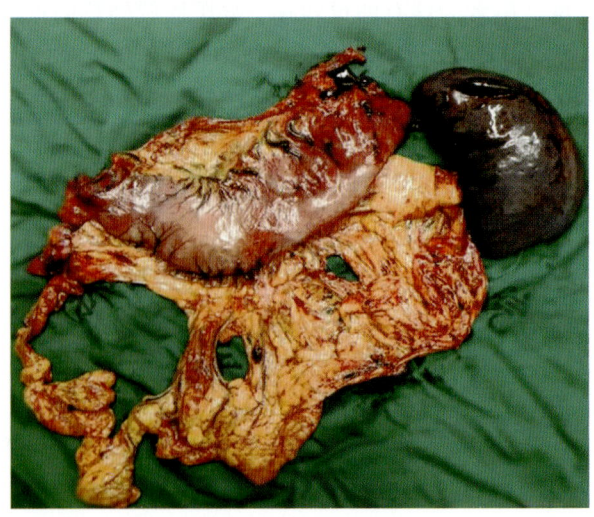

图 16.10　手术标本

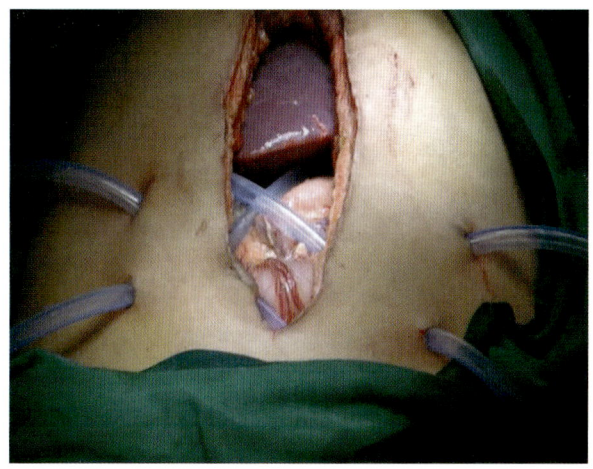

图 16.11　腹腔热疗管放置

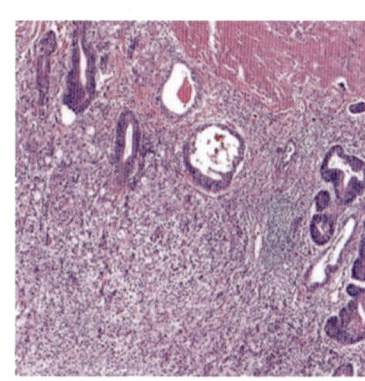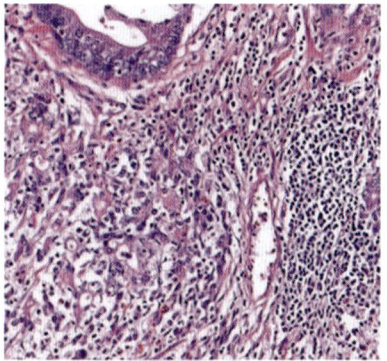

图 16.12　术后病理

2020 年 3 月，患者因腰背部酸痛半个月当地医院就诊，查骨 ECT 提示：全身骨广泛转移（图 16.13），遂至我院就诊。2020 年 4 月 2 日查胸腹部 CT（胃癌术后，对照 2020 年 2 月 25 日）：①胃癌术后，吻合口未见异常增厚。②肋骨、胸腰椎体、骨盆组成多发骨质密度不均，考虑转移（图 16.14）。将原组织送 NGS 检测，送检样本均未检测到 ERBB2 基因扩增。血浆、组织样本均检测到 ERBB2 错义突变，组织样本单独检测到 KRAS 显子错义突变。组织微卫星分析结果为未检测到 MSI - H，TMB 约 9.1，PD - L1 表达阳性，CPS = 1（图 16.15）。

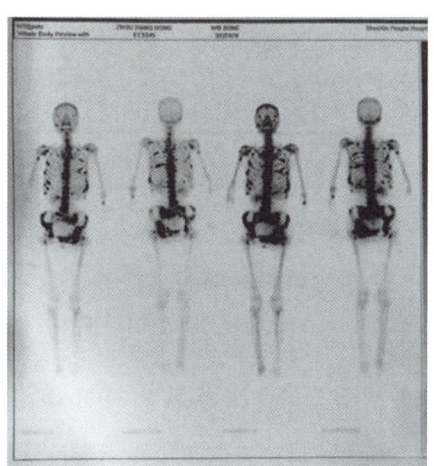

图 16.13　骨 ECT

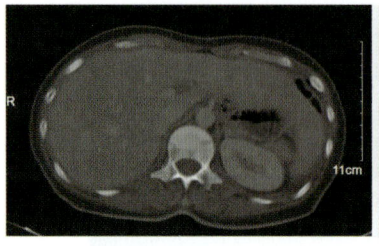
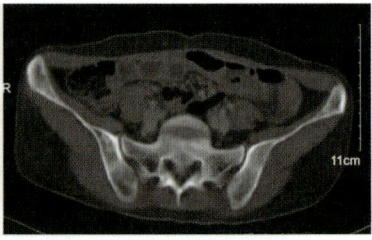

图 16.14　胸腹部 CT

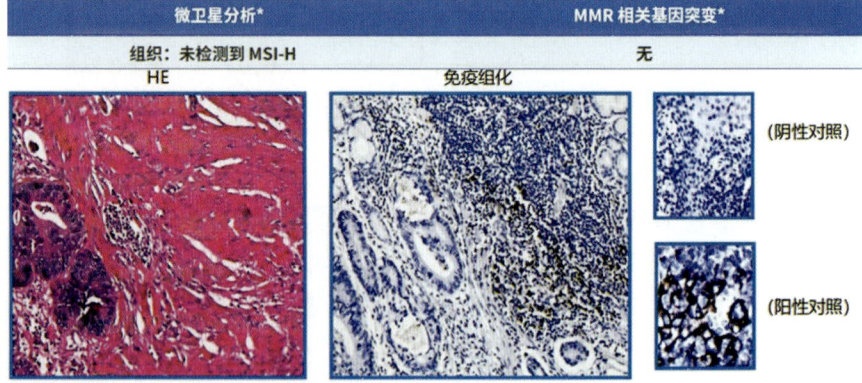

图 16.15　组织微卫星分析结果

2.3　第 3 次 MDT to HIM 诊治（2020 年 4 月 7 日）

（1）讨论及意见

影像科　骨 ECT 提示：全身骨广泛转移。胸腹部 CT：双侧多根肋骨、多发胸腰椎、骨盆等多发骨质破坏征象，未见明确软组织肿块。影像学提示全身多发骨转移。

病理科 考虑骨转移，较难获取转移灶病理。回顾手术病理：病理巨检提示胃体大弯侧仍可见 3cm×2cm×1cm 病灶，完善规范化取材后镜下肿瘤细胞呈腺管样结构，部分区印戒细胞形态分布在胃壁黏膜层及肌层，瘤细胞胞浆嗜伊红、核固缩，癌周间质有退变反应伴大量炎症细胞浸润（符合胃癌化疗后反应，根据 CSCO 推荐化疗后 TRG 评估 2 级），术后标本 Lauren 分型混合型，病理分期 $ypT_2N_3M_0$。根据近几年免疫治疗相关进展，同时对术后标本完善 2020CSCO 指南推荐的相关免疫组化及分子检测，提示 HER2 基因无扩增，EBER 阴性，PD-L1 CPS=1，根据 2020CSCO 胃癌治疗指南推荐可行相关免疫治疗。

胃外科 Ⅳ期胃癌，卵巢转移腹膜转移转化治疗后，目前有全身骨多发转移，无外科手术指征，建议内科治疗。

肝胆胰胃内科 经过初始转化治疗后获得较长时间的无瘤生存期。现出现疾病进展，考虑二线以全身治疗为主。靶向治疗因 HER2 阴性不合适。化疗药物有两个选择，因患者既往未使用铂类药物，故考虑选择 XELOX 方案，或既往有效的化疗方案紫杉醇类的联合方案。免疫治疗目前在晚期胃癌三线做推荐，在二线及一线治疗中目前 KEYNOT061 及 KEYNOT062 两个研究都还是阴性，且根据检测结果患者为 pMMR/MSS、TMB-L 的，证据尚不充足，故暂不做推荐，患者 PD-L1 表达阳性，CPS≥1，三线时可考虑选择免疫治疗，可能有优势。

腹部放疗科 全身多发骨转移，以全身治疗为主，结合破骨细胞抑制剂治疗，如骨转移灶疼痛明显，可予疼痛部位姑息放疗止痛。

（2）MDT to HIM 结论

整合多学科意见，胃癌腹膜转移，卵巢转移术后化疗后，目前考虑全身骨多发转移，根据影像学资料，腹腔盆腔吻合口均无明显转移，首先考虑二线化疗。

（3）治疗及效果

2020 年 3 月 9 日至 2020 年 7 月 2 日行 6 周期 Xelox 方案化疗，奥沙利铂 200mg d1，卡培他滨 1.5g bid d1~14，q3w 治疗+唑来膦酸护骨治疗。化疗期间无重度骨髓抑制，耐受良好。2020 年 7 月起卡培他滨单药口服维持治疗，不良反应：神经毒性 1 级，骨髓抑制 2 级，消化道反应 1 级，疗效评估为 SD。

2020 年 12 月 17 日腹盆腔 CT，胃癌术后，对比前片：①胃癌术后，吻合口未见异常增厚。②肋骨、胸腰椎体、骨盆组成多发骨质密度不均，考虑转移，密度较前增高（图 16.16）。CA19-9 持续上升（图 16.17）。结合病史及影像检查，诊断仍考虑胃恶性肿瘤，腹膜、卵巢转移，术后化疗后，骨多发转移，综合治疗后未控。根据 CSCO 指南推荐，晚期胃癌三线治疗可选择免疫检查点抑制剂或其他系统治疗。2020 年 12 月 22 日至 2021 年 5 月 6 日予白蛋白紫杉醇 200mg d1、d8，q3w 治疗。不良反应：神经毒性 1 级，骨髓抑制 2 级，疗效评估为 SD，末次治疗后疼痛加重，NRS 评分 3 分。2021 年 5 月 19 日腹盆腔 CT：胃癌术后，吻合口区未见异常增厚。胸椎体、肋骨、腰椎体、胸骨多发成骨转移瘤,密度较前增高。膀胱前方可疑结节,建议随访。腹盆腔少许积液,较前稍多(图16.18)。结合病史及影像检查,考虑PD。2021年5月20日起予四线治疗:阿帕替尼250mg qd,纳武利尤单抗200mg d1,唑来膦酸4mg,q3w。治疗期间病情稳定,ECOG评分0~1。

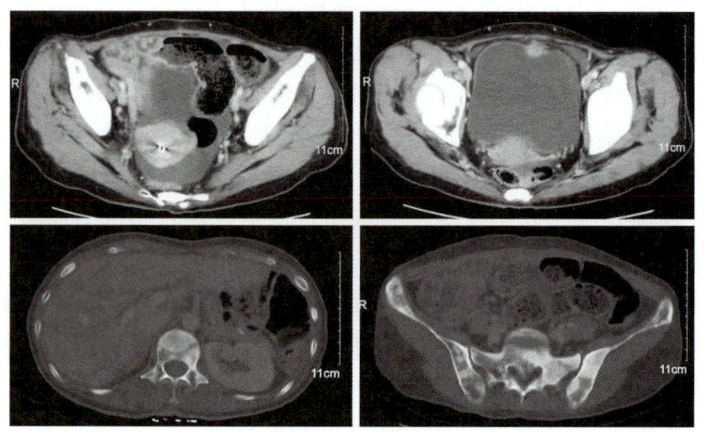

图16.16 腹盆腔CT(2020年12月17日)

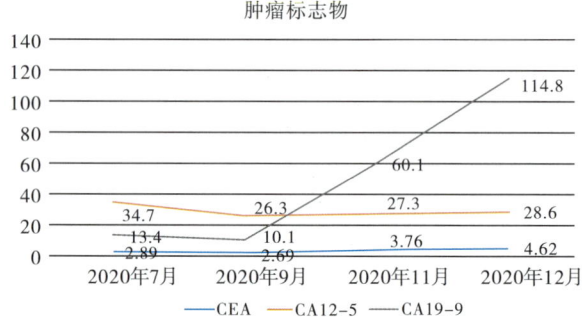

图16.17 肿瘤标志物

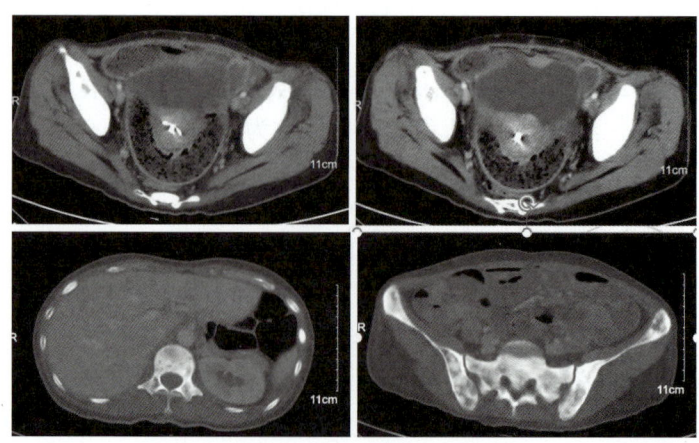

图16.18 2021年5月19日腹盆腔CT

3 体　会

胃癌同时性卵巢转移的腹膜播散率达到83.2%，而异时性卵巢转移的腹膜播散率达78%。经过充分的影像学检查，诊断性腹腔镜探查及多学科整合诊治（MDT to HIM）评估，对胃癌卵巢转移合并局限腹膜转移的患者，可考虑行转化治疗。转化治疗方案选择以联合化疗为主，参考晚期胃癌中的经验，三药或两药整合化疗均可。但目前尚无证据支持通过增加化疗药物及强度来提高疗效，三药或两药需要根据患者体力状态及耐受性进行选择。随着分子靶向药物和免疫检查点抑制剂的进展，化疗与抗HER2的整合治疗具有较高病理缓解率；化疗与抗血管靶向药整合治疗具有较高的手术转化率和R0切除率；化疗与免疫检查点抑制剂的整合治疗使得疾病缓解率得到提升，这些均提示联合治疗具备应用于转化治疗的前景，值得进一步探索。联合化疗建议3~6个月，在肿瘤充分控制的前提下再进行手术，每2~3个周期可进行1次综合评估，包括治疗疗效，患者体力状态以及手术达到R0切除的可能性。手术介入的时机应选择在化疗有效、且尚未出现耐药时进行。对伴有腹膜转移、中大量腹腔积液的患者，腹腔化疗或腹腔热灌注化疗（HIPEC）显示一定的优势。对较大的卵巢转移瘤（≥5cm）或合并有中大量腹腔积液或明显症状的，在系统治疗前可考虑先行附件切除。

经过全身和局部治疗后，MDT to HIM讨论，对原发灶和转移灶控制良好的，建议行第2次诊断性腹腔镜探查，若胃原发灶可切除，腹膜转移病灶局限时，可考虑行手术切除。手术范围及标准：对于腹膜转移病灶局限瘢痕化的，建议行多点活检或腹膜病灶切除。胃原发灶手术切除标准：胃癌根治术+D2淋巴结清扫。即使达到完全的减瘤手术，术后仍有较高的复发转移风险。因此，对可手术的胃癌卵巢转移患者，术后的系统治疗应当借鉴晚期胃癌的治疗模式。

参考文献

[1] Zhang C, Hou W, Huang J, et al. Effects of metastasectomy and otHER factors on survival of patients with ovarian metastases from gastric cancer: a systematic review and meta-analysis[J]. J Cell Biochem, 2019, 120(9): 14486-14498.

[2] Lionetti R, De Luca M, Travaglino A, et al. Prognostic factors in Krukenberg tumor[J]. Arch GynecolObstet, 2019, 300(5): 1155-1165.

[3] 马振敕, 张汝鹏, 薛强等. 110例胃癌卵巢转移瘤的预后因素分析[J]. 中华胃肠外科杂志, 2016, 19(3): 287-291.

[4] Rosa F, Marrelli D, Morgagni P, et al. Krukenberg Tumors of Gastric Origin: The Rationale of Surgical Resection and Perioperative Treatments in a Multicenter Western Experience[J]. World J Surg, 2016, 40(4): 921-928.

[5] Yu P, Huang L, Cheng G, et al. Treatment strategy and prognostic factors for Krukenberg tumors of gastric origin: report of a 10-year single-center experience from China[J]. Oncotarget, 2017, 8(47): 82558-82570.

[6] Cho JH, Lim JY, Choi AR, etal. Comparison of surgery plus chemotHERapy and palliative

chemotHERapy alone for advanced gastric cancer with Krukenberg tumor[J]. Cancer Res Treat, 2015,47(4):697-705.

[7] Kang YK, Chin K, Chung HC, et al. S-1 plus leucovorin and oxaliplatin versus S-1 plus cisplatin as first-line tHERapy in patients with advanced gastric cancer (SOLAR): a randomised, open-label, phase 3 trial[J]. 2020, Aug, 21(8):1045-1056. doi: 10.1016/S1470-2045(20)30315-303156. Epub 2020 Jul 16.

[8] Zhihao Lu, Xiaotian Zhang, Wei Liu, et al. A multicenter, randomized trial comparing efficacy and safety of paclitaxel/capecitabine and cisplatin/capecitabine in advanced gastric cancer [J]. Gastric Cancer, 2018, 21(5):782-791. doi: 10.1007/s10120-018-0809-y. Epub 2018 Feb 27.

[9] Hironaka S, Sugimoto N, Yamaguchi K, et al. S-1 plus leucovorin versus S-1 plus leucovorin and oxaliplatin versus S-1 plus cisplatin in patients with advanced gastric cancer: a randomised, multicentre, open-label, phase 2 trial[J]. Lancet Oncol, 2016, 17(1):99-108. doi: 10.1016/S1470-2045(15)00410-00416. Epub 2015 Nov 28.

[10] Hall PS, Swinson D, et al. Optimizing chemotHERapy for frail and elderly patients (pts) with advanced gastroesophageal cancer (aGOAC): The GO2 phase III trial[J]. J Clin Oncol,2019,37(15):4006-4123.

[11] Kang YK, Boku N, Satoh T, et al. Nivolumab in patients with advanced gastric or gastro-oesophageal junction cancer refractory to, or intolerant of, at least two previous chemotHERapy regimens (ONO-4538-12, ATTRACTION-2): a randomised, double-blind, placebo-controlled, phase 3 trial[J]. Lancet, 2017, 390(10111):2461-2471.

[12] Boku N, Satoh T, Ryu MH, et al. Nivolumab in previously treated advanced gastric cancer (ATTRACTION-2): 3-year update and outcome of treatment beyond progression with nivolumab [J]. Gastric, Cancer, 2021,26(22): 379-386.

[13] Le DT, Durham JN, Smith KN, et al. Mismatch repair deficiency predicts response of solid tumors to PD-1 blockade[J]. Science, 2017,357(6349):409-413.

[14] Shitara K, Van Cutsem E, Bang YJ, et al. Efficacy and Safety of Pembrolizumab or Pembrolizumab Plus ChemotHERapy vs ChemotHERapy Alone for Patients With First-line, Advanced Gastric Cancer: The KEYNOTE-062 Phase 3 Randomized Clinical Trial[J]. JAMA Oncol, 2020, 6(10):1571-1580.

[15] Wang F, Wei XL, Wang FH, et al. Safety, efficacy and tumor mutational burden as a biomarker of overall survival benefit in chemo-refractory gastric cancer treated with toripalimab, a PD-1 antibody in phase Ib/II clinical trial NCT02915036[J]. Ann Oncol. 2019 Sep 1;30(9):1479-1486.

[16] 王鹏亮,徐惠绵. 晚期胃癌转化治疗的若干问题[J]. 中华肿瘤杂志,2019,41(3):163-167.

[17] Chen GM, Yuan SQ, Nie RC, et al. Surgical Outcome and Long-Term Survival of Conversion Surgery for Advanced Gastric Cancer[J]. Ann Surg, Oncol, 2020, 27(11):4250-4260.

17 伴肋骨转移的晚期胃癌 MDT to HIM 诊治过程及体会

◎陶 锋 叶民峰 张 宇

1 概 述

胃癌伴骨转移发病率较低，文献报道发病率为 0.9%～10.5%，其中更罕见肋骨转移。由于缺乏确切有效的治疗手段，伴肋骨转移的胃癌预后极差。我们通过多学科整合诊疗 MDT to HIM 模式对一例胃癌伴肋骨同时性转移患者进行了个体化整合治疗，获得了长期无瘤生存，为治疗胃癌伴肋骨转移或其他骨转移的病例提供了新思路。

2 MDT to HIM 诊治过程

男性，70 岁，因"左侧胸痛胸闷半月余，加剧 1 天"于 2019 年 4 月 26 日入住外院胸外科。2019 年 4 月 26 日门诊胸部 CT：左侧第 3 肋骨肿瘤性病变，大小为 10.0cm×5.2cm，考虑原发性恶性骨肿瘤可能大，但转移性骨肿瘤不能除外。两上间隔旁肺气肿。ECOG 评分 1 分，NRS 评分 2~3 分，VTE 评分 2 分，NRS2002 营养风险评分 2 分。既往史：2013 年行双下肢静脉曲张剥脱术；2014 年行甲状腺结节切除术。有哮喘、慢性支气管炎病史多年，间断发作，未行正规治疗。有肺结核病史，已治愈。有 50 余年饮酒史，1 两黄酒/天。否认肿瘤家族史。入院后查血清肿瘤指标 CEA：60.51ng/ml，CA19-9：2773.4U/ml，CA242>300U/ml，CA50>500U/ml。全腹部+盆腔增强 CT：胃窦部胃壁增厚，恶性可能大，伴胃小弯侧淋巴结肿大。胃镜（图 17.1A）：胃角、胃窦小弯见连续分布溃疡，周边黏膜不规则隆起。胃镜病理（图 17.1B）：①（胃窦）腺癌（中分化，Lauren 分型：肠型）。②（胃角）高级别上皮内瘤变，HP（+），HER2（-）。PET-CT：①胃窦小弯侧胃壁增厚伴 FDG 代谢增高，提示胃恶性肿瘤可能，腹腔胃小弯旁、腹膜后多个淋巴结转移。②左侧第 3 肋骨恶性肿瘤，转移性肿瘤首先考虑，原发恶性肿瘤待排。肋骨肿瘤穿刺病理：浸润/转移性腺癌。IHC（图 17.1C）：CK7（-），CK20（+），CDX2（+），TTF-1（-），NapsinA（-），TG（-）。初步诊断：胃癌伴肋骨同时性转移，$cT_3N_1M_1$，ⅣB 期。

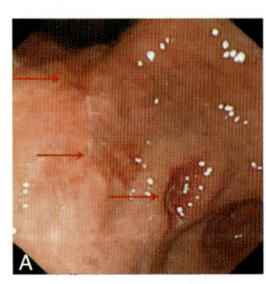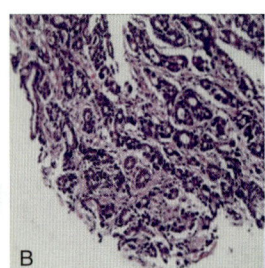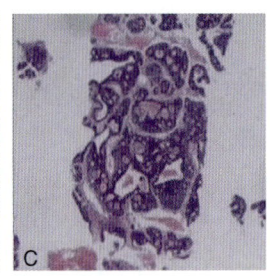

图 17.1　初诊胃镜及肋骨肿瘤穿刺病理结果

A. 胃镜提示：胃角、胃窦小弯见连续分布溃疡，周边黏膜不规则隆起。B. 胃镜病理：（胃窦）腺癌（中分化，Lauren 分型：肠型）。C. 肋骨肿瘤穿刺病理：浸润/转移性腺癌

2.1　第 1 次 MDT to HIM 诊治（2019 年 5 月 6 日）

（1）讨论及意见

影像科　胸部 CT 及 PET-CT 提示，左侧第 3 肋骨肿瘤性病变，大小为 10.0cm×5.2cm，胸腔内生长为主，与周围组织界限欠清。PET-CT 示该肿瘤 SUV 值升高，提示恶性。同时发现胃窦及胃周淋巴结 FDG 代谢增高，结合胃镜活检及肋骨穿刺病理，目前诊断考虑胃癌伴肋骨转移，影像学分期提示 $cT_3N_1M_1$。

病理科　胃镜活检组织见腺癌成分，免疫组化 HER2（-）。肋骨穿刺组织镜下肿瘤细胞呈浸润性生长，结合 CK7（-）、CK20（+）、CDX2（+）、TTF-1（-）、NapsinA（-）、TG（-），考虑消化道来源，支持胃癌伴肋骨转移诊断。

胃肠外科　胃癌伴肋骨转移诊断明确，属 Ⅳ 期胃癌。胃原发灶可切除，但同时伴肋骨单一转移，胃原发灶目前无出血、穿孔、梗阻等急诊手术指征，建议暂缓手术，行全身治疗 2~4 个周期后再评估，治疗目标是 R0 切除。

胸外科　从 CT 看，肋骨肿瘤与周围胸壁组织边界不清，根治性切除难度大，属潜在可切除病灶，可考虑诱导化疗，以期肋骨病灶缩小或与周围组织界限清晰后，再行根治性手术治疗。

肿瘤内科　本例为胃癌伴肋骨转移，基于目前临床资料分期 $cT_3N_1M_1$，Ⅳ 期，初始评估原发灶可根治切除，肋骨转移灶为单一转移灶可达 NED，可参照不伴腹膜转移的同时性单一远处转移胃癌的转化治疗。对前期化疗反应良好的这患者，可通过原发灶及转移灶切除或局部治疗达到 NED，可带来生存获益。建议先全身化疗 2~3 个月后评估治疗反应、肿瘤的生物学行为，在符合预期情况下，再次充分评估采用手术的可行性。目前对 HER2 阴性晚期胃癌的一线治疗，国内及国际指南推荐选择基于氟尿嘧啶类、铂类和（或）紫杉类的两药或三药整合治疗方案。根据该患者体力状态，建议选择双药整合化疗。阿帕替尼是全球第一个在晚期胃癌被证实安全有效的小分子抗血管生成靶向药物。国内的一些研究结果提示，阿帕替尼与化疗整合对初始不可切除的晚期胃癌显示临床获益，且安全可控。但目前 CSCO 指南推荐阿帕替尼用于三线及以上治疗，建议与患者及家属充分沟通。如得患者同意，可入组 Ahead-

G325 研究，采用紫杉醇 + 替吉奥化疗整合阿帕替尼靶向治疗。

（2）MDT to HIM **结论**

整合多学科各专家成员意见，该患者诊断为胃癌伴肋骨转移，临床分期为：$cT_3N_1M_1$，ⅣB 期。ECOG 评分 1 分。HER2（-），目前原发灶可切除，肋骨转移灶潜在可切除。建议先行 2~4 周期全身治疗后，再次评估决定是否手术治疗，方案选择：紫杉醇 + 替吉奥化疗与阿帕替尼靶向治疗相整合。注意预防并处理化疗相关不良反应，同时加强营养干预，注意肋骨病灶的疼痛。

（3）**治疗及效果**

在取得患方同意后，2019 年 5 月 15 日起行 PS 方案化疗联合阿帕替尼靶向治疗，具体：紫杉醇 150mg/m^2，d1；替吉奥 60mg，bid，d1~14；阿帕替尼 250mg/d。化疗过程中：消化道反应 1 级，血液毒性 1 级，皮肤黏膜反应 0 级。治疗期间，患者血清肿瘤指标明显下降（图 17.2）。左侧肋部疼痛缓解，体力状态亦较前好转。

经过 4 个周期 PS 方案化疗联合阿帕替尼靶向治疗后，复查胃镜：胃角见条状溃疡愈合瘢痕。胃窦部小弯见一大小约 2cm 溃疡隆起型病变，顶部见较大溃疡，底覆少量白苔（图 17.3）。进一步复查胸、腹部增强 CT 及 PET-CT。按 RECIST 1.1 标准评价胃原发灶及肋骨转移灶均为稳定（SD），但 PET-CT 提示，胃周淋巴结及肋骨转移灶的活性（SUV 值）明显减低（图 17.4）。为进一步治疗，准备第 2 次 MDT to HIM。

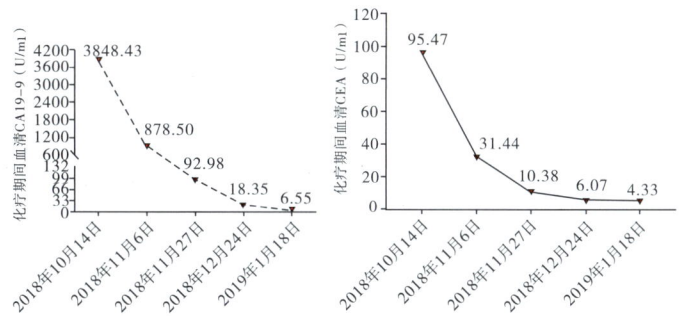

图 17.2　治疗期间肿瘤指标变化情况

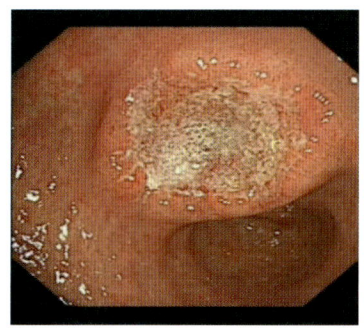

图 17.3　4 周期治疗后复查胃镜

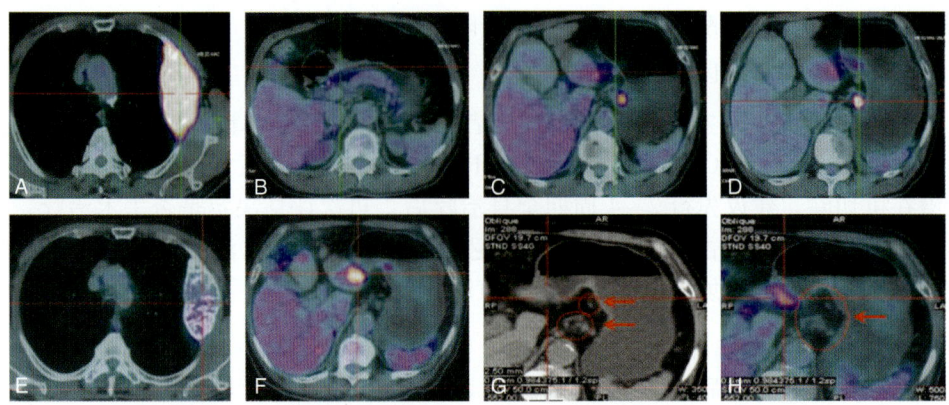

图 17.4 基线及 4 周期治疗后 PET-CT 对各病灶对比情况

A~D. 初始基线。A. 肋骨骨转移灶，SUVmax=8.08。B. 胃肿瘤，SUV 最大值=3.65。C. 胃周转移淋巴结1，SUV 最大值6.5。D. 胃周转移淋巴结2，SUV 最大值3.2。E~H. 4周期化疗后靶病变的变化情况。E. 肋骨转移灶，SUV 最大值2.65。F. 胃肿瘤，SUV 最大值3.58。G~H. 转移性淋巴结，SUV 最大值0

2.2 第2次 MDT to HIM 诊治

(1) 讨论及意见

影像检查 胸部 CT 显示左侧第3肋骨膨胀性骨质破坏，大小较前相仿，肿瘤边缘与周围胸壁组织较前界限转清晰。腹部 CT 示胃内病灶较前无明显变化，无新发肿大淋巴结。进一步 PET-CT 评估显示胃周淋巴结及肋骨转移灶活性均有减低，尤以肋骨转移灶降低明显。影像学评估原发灶及转移灶为 SD。

胸外科 肋骨转移病灶经4周期系统治疗后，与周围组织边界变清，现有手术根治切除机会。

胃肠外科 经4个周期系统治疗后，总体评估胃原发灶及肋骨转移灶均可行根治性切除，建议手术治疗，以求达到 R0 切除或 NED 状态。

肿瘤内科 经4周期 PS 化疗+阿帕替尼靶向治疗后，胸痛不适较前好转，药物副反应耐受良好，无明显骨髓抑制，影像学评估原发灶及转移灶为 SD，PET-CT提示胃原发灶及转移灶活性均有减低，肿瘤指标明显下降，总体评估化疗联合靶向治疗有较好疗效，提示化疗联合积极手术力争达到 R0 或 NED，患者可能获益。

(2) MDT to HIM 结论

整合多学科意见，患者经4个周期化疗+阿帕替尼靶向治疗后，对转化治疗敏感、有效，无明显副反应，虽然影像学评估原发灶及转移灶为 SD，但肋骨转移灶与周围胸壁组织边界变清，有手术根治切除机会，建议手术治疗，具体行分步切除胃癌及肋骨转移灶。

(3) 治疗及效果

2019年11月2日行左侧肋骨肿瘤切除术，手术所见：左第三肋骨可见 5cm×

8cm大小肿块，沿肋骨长径膨出，质硬，壁层胸膜与肺部分粘连，骨膜完整。术后病理（图17.5）：送检标本已多次多点取材观察，均未见明确癌组织。2019年12月18日行腹腔镜辅助下胃癌根治术，术中见：肿瘤位于胃窦小弯侧，未侵出浆膜外，幽门上下、肝总动脉、胃左动脉旁未见明显肿大淋巴结，肝脏萎缩，表面凹凸不平，肠系膜、胰腺表面及盆腔未见明显转移结节，无腹腔积液。术后剖视标本见：胃窦前壁见2cm×3cm溃疡型肿块，边缘隆起。胃角见一2cm×1cm大小糜烂灶。术后病理：①溃疡型中分化腺癌（大小为2cm×2.8cm×0.3cm），浸润至黏膜下层，局部邻近浅肌层；周围黏膜部分腺体低级别上皮内瘤变（TRG分级：3）。②（上、下切缘）未见癌累及；（肿块旁1.5cm及大网膜）未见癌累及。③淋巴结1/28阳性（1枚见癌转移，位于幽门下）。④IHC：EGFR（+），Ki-67（+75%），MLH1（+），MSH2（+），MSH6（+），PMS2（+），CerbB-2（+）。⑤FISH：HER2（-）。病理分期：$ypT_1N_1M_0$，ⅠB期。

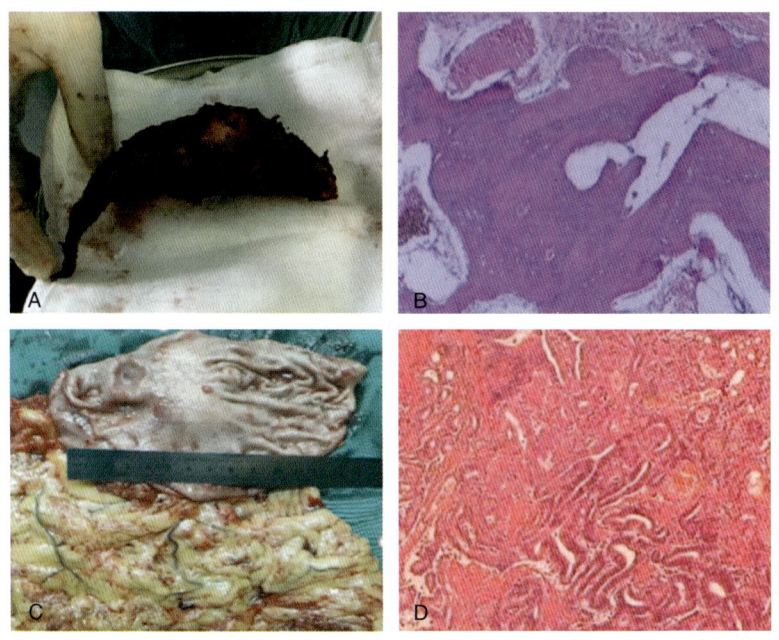

图17.5 术后标本及相应病理结果

A. 左侧第3肋骨转移瘤。B. 肋骨转移瘤送检标本已多次多点取材观察，均未见明确癌组织。C. 胃癌切除标本。D. 胃癌术后标本病理

手术病理提示肋骨转移灶达到pCR，证实术前化疗敏感性较好，术后继续原方案PS化疗+阿帕替尼4个周期，之后阿帕替尼靶向治疗维持1年。此后于门诊定期复查肿瘤指标及胸、腹部CT，至今未发现复发转移征象。患者目前总OS已达30个月，NED状态超过22个月。

3 体 会

具有初始不可治愈因素的晚期胃癌,目前公认应采取以全身药物治疗为主的整合治疗,化疗敏感性直接决定患者能否获得生存获益。对不伴腹膜转移的同时性单一远处转移胃癌,手术治疗的地位不能忽视。已有研究表明,不管是腹主动脉旁淋巴结转移,还是肝脏、卵巢转移等,术前化疗续贯手术的治疗模式可给此类患者带来生存获益。特别是对术前化疗有效的患者,接受胃原发灶和转移灶的根治切除的生存获益明显大于仅药物化疗者。但具体适宜人群、手术时机及手术方法尚无定论,推荐多学科整合诊治(MDT to HIM)讨论后决定。

本例胃癌伴同时性肋骨转移,临床发病率低,缺乏样本研究数据。因此由经验丰富的放射科、病理科、肿瘤内科、胃肠外科、胸外科医师组成的 MDT to HIM 团队对该患者的治疗进行全程管理非常重要。为患者提供了化疗、靶向治疗、胃癌手术、肋骨肿瘤手术的多学科、个体化的整合诊疗方案。本例晚期胃癌的特点,胃原发灶相对比较早,肋骨转移灶经过术前诱导治疗后缓解明显,为根治手术从而达到 NED 提供了机会。该ⅣB 期的胃癌患者 OS 已超过 30 个月,且目前还呈无瘤状态生存,可见其从 MDT to HIM 诊治中获益显著。

讨论团队:绍兴市人民医院胃癌 MDT 团队。

参考文献

[1] Turkoz FP, Solak M, Kilickap S, et al. Bone metastasis from gastric cancer: the incidence, clinicopathological features, and influence on survival[J]. J Gastric Cancer, 2014, 14: 164–172.

[2] Park HS, Rha SY, Kim HS, et al. A prognostic model to predict clinical outcome in gastric cancer patients with bone metastasis[J]. Oncology, 2011, 80: 142–150.

[3] Ahn JB, Ha TK, Kwon SJ. Bone metastasis in gastric cancer patients[J]. J Gastric Cancer, 2011, 11: 38–45.

[4] Park JM, Song KY, O JH, et al. Bone recurrence after curative resection of gastric cancer[J]. Gastric Cancer 2013, 16: 362–369.

[5] Mikami J, Kimura Y, Makari Y, et al. Clinical outcomes and prognostic factors for gastric cancer patients with bone metastasis[J]. World J Surg Oncol, 2017, 15: 8(12): 359–386.

[6] Wen L, Li YZ, Zhang J, et al. Clinical analysis of bone metastasis of gastric cancer: incidence, clinicopathological features and survival[J]. Future Oncol, 2019, 15: 2241–2249.

[7] Kim YJ, Kim SH, Kim JW, et al. Gastric cancer with initial bone metastasis: a distinct group of diseases with poor prognosis[J]. Eur J Cancer, 2014, 50(13): 2810–2821.

[8] Wang Y, Yu YY, Li W, et al. A phase II trial of Xeloda and oxaliplatin (XELOX) neo-adjuvant chemotHERapy followed by surgery for advanced gastric cancer patients with para-aortic lymph node metastasis[J]. Cancer ChemotHER Pharmacol, 2014, 73: 1155–1161.

[9] Kataoka K, Kinoshita T, Moehler M, et al. Current management of liver metastases from gastric cancer: what is common practice? New challenge of EORTC and JCOG[J]. Gastric Cancer, 2017, 20: 904–912.

[10] Kang YK, Kang WK, et al. Capecitabine/cisplatin versus 5-fluorouracil/cisplatin as first-line

tHERapy in patients with advanced gastric cancer: a randomised phase Ⅲ noninferiority trial[J]. Ann Oncol, 2009, 20: 666 – 673.

[11] Lu Z, Zhang X, Liu W, et al. A multicenter, randomized trial comparing efficacy and safety of paclitaxel/capecitabine and cisplatin/capecitabine in advanced gastric cancer[J]. Gastric Cancer, 2018, 21: 782-791.

[12] Wang J, Xu R, Li J, et al. Randomized multicenter phase III study of a modified docetaxel and cisplatin plus fluorouracil regimen compared with cisplatin and fluorouracil as first-line tHERapy for advanced or locally recurrent gastric cancer[J]. Gastric Cancer, 2016, 19: 234 – 244.

[13] Boku N, Yamamoto S, Fukuda H, Shirao K, et al, Gastrointestinal Oncology Study Group of the Japan Clinical Oncology Group. Fluorouracil versus combination of irinotecan plus cisplatin versus S-1 in metastatic gastric cancer: a randomised phase 3 study [J]. Lancet Oncol, 2009, 10:1063 – 1069.

[14] Al-Batran SE, Hartmann JT, Probst S, et al. Phase III trial in metastatic gastroesophageal adenocarcinoma with fluorouracil, leucovorin plus eitHER oxaliplatin or cisplatin: a study of the Arbeitsgemeinschaft Internistische Onkologie[J]. J Clin Oncol, 2008, 26: 1435 – 1442.

[15] Luo HY, Xu RH, Wang F, et al. Phase II trial of XELOX as first-line treatment for patients with advanced gastric cancer[J]. ChemotHERapy, 2010, 56: 94 – 100.

[16] Yamada Y, Higuchi K, Nishikawa K, et al. Phase III study comparing oxaliplatin plus S-1 with cisplatin plus S-1 in chemotHERapy-naïve patients with advanced gastric cancer[J]. Ann Oncol, 2015, 26: 141 – 148.

[17] Ajani JA, Rodriguez W, Bodoky G, et al. Multicenter phase III comparison of cisplatin/S-1 with cisplatin/infusional fluorouracil in advanced gastric or gastroesophageal adenocarcinoma study: the FLAGS trial[J]. J Clin Oncol, 2010, 28: 1547 – 1553.

[18] Peng W, Zhang F, Wang Z, et al. Large Scale, Multicenter, Prospective Study of Apatinib in Advanced Gastric Cancer: A Real-World Study from China[J]. Cancer Manag Res, 2020, 12: 6977 – 6985.

[19] Cheng XD, Xu ZY, Du YA, et al. Phase II study of conversion tHERapy using S1/paclitaxel chemotHERapy plus apatinib in unresectable gastric cancer (Ahead-G325 trial) [J]. Journal of Clinical Oncology, 2017, 35 suppl 4: 53 – 53.

[20] Li J, Qin S, Xu J, Xiong J, et al. Randomized, Double-Blind, Placebo-Controlled Phase III Trial of Apatinib in Patients With ChemotHERapy-Refractory Advanced or Metastatic Adenocarcinoma of the Stomach or Gastroesophageal Junction[J]. J Clin Oncol, 2016, 34: 1448 – 1454.

18 晚期胃癌肝转移的 MDT to HIM 诊治过程及体会

◎陈笑雷　董千铜　金　尹　孙建城

1　概　述

肝脏是胃癌血行转移最常见的靶器官，胃癌肝转移（gastric cancer liver metastasis, GCLM）的总体发生率为9.9%～18.7%。GCLM预后差，临床诊疗充满挑战。以多学科整合诊疗（MDT to HIM）为核心的治疗模式为GCLM提供更多更好的治疗策略，从而使患者获得更好的生存期。

2　MDT to HIM 诊治过程

男性，65岁，身高160cm，体重56.5kg，BMI为22.07 kg/m^2，NRS2002评分1分，VTE评分3分，ECOG评分0分。因"体检发现左肝占位4天"于2019年4月26日收住于温州医科大学附一院消化内科。既往有高血压病史4年，规律服药；脂肪肝3年余，未予正规治疗。否认其他病史，否认家族肿瘤病史。入院体检：神志清，精神可，体温36.5℃，血压115/65mmHg，心率85次/分，呼吸20次/分，皮肤巩膜无黄染，全身浅表淋巴结未触及，两肺听诊未及明显干湿性啰音，心律齐，各瓣膜未及病理性杂音。全腹平坦，肝脾肋下未及肿大，胆囊区无压痛，Murphy征阴性，全腹无压痛，无反跳痛，腹部未及包块，震水音阴性，移动性浊音阴性，肠鸣音4～5次/分；肛检未触及异常结节。2019年4月22日实验室检查（图18.1）：HB 130g/L，白蛋白36.5g/L，甲胎蛋白（AFP）2.48ng/ml，糖抗原19-9（CA19-9）27.5U/ml，癌胚抗原（CEA）7.3μg/L，2019年4月22日全腹增强CT（图18.2）：胃窦部增厚，可能为溃疡性胃癌？请结合内镜，左肝占位，考虑恶性；肝内多发小囊肿。2019年4月28日胃镜（图18.3）：胃角近胃体处见黏膜不规则隆起，表面稍凹陷，质脆易出血。2019年4月22日胸部CT未见异常。2019年4月30日病理："胃角"腺癌，倾向中分化，EBER（-），HER2（+），MLH（+），MSH2（+），MSH6（+），PMS2（+）。CPS评分0分。微卫星状态：提示MSS/pMMR。2019年4月30日 MR：肝脏形态、大小如常，肝左叶内侧段、肝右叶前上段、肝左叶外上段见数枚结节状T1WI低信号，T2WI及DWI高信号，其中肝左叶内侧段见一团块状占位，T1WI 低信号，T2WI 及 DWI 高信号，约 36mm×40mm，增强后呈环形强化。

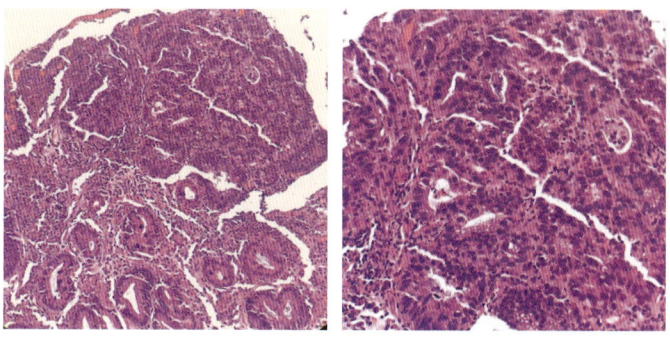

图 18.1　胃黏膜腺癌活检组织（中分化，异型增生的腺体部分区域融合呈筛孔状）

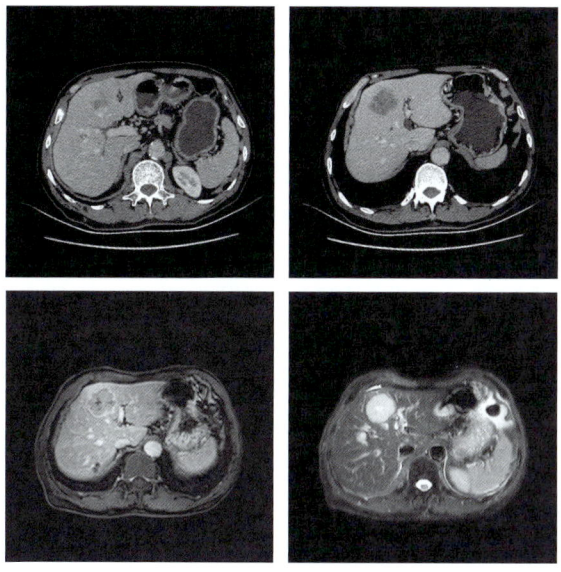

图 18.2　患者基线腹部增强 CT 及 MR

胃窦后壁局部壁增厚伴溃疡形成；肝 S4 段低密度肿块，约 29mm×33 mm，边界不清，增强边缘不均强化

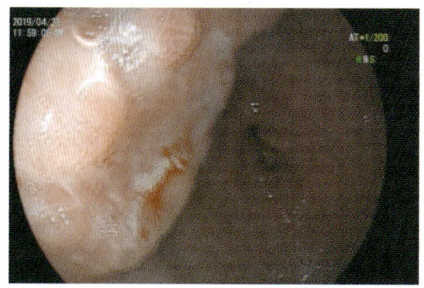

图 18.3　患者初诊时胃镜图片

胃角近胃体处可见黏膜不规则隆起，表面稍凹陷伴糜烂，质脆易出血

2.1 第1次 MDT to HIM 诊治（2019年5月15日）

（1）讨论及意见

影像科 腹部增强 CT 及 MR 提示，胃窦后壁局部壁增厚伴溃疡形成，浆膜面尚光整；胃小弯侧、肝动脉周围见数枚轻肿大淋巴结显示，大者短径约 6mm；肝脏 CT 显示 S4 段低密度肿块，约 29mm×33mm，边界不清，增强边缘不均强化；肝脏 MR 显示该肿块长 T1 长 T2 信号，DWI 呈明显高信号，增强边缘环形强化。综合以上检查结果，考虑胃窦癌伴肝转移，影像学分期提示 cT_3NM_1。肝 S8 段见一渐进强化结节，考虑血管瘤；另外肝内另见散在无强化囊性病灶，考虑囊肿。

病理科 内镜下胃角活检组织：送检组织为浅表、破碎胃黏膜组织，可见腺体肠化及间质慢性炎性背景，其中一块活检组织内见灶状腺体增生密集、融合区，部分融合成筛孔状，腺上皮细胞核增大、异型伴核浆比增高，此形态符合胃黏膜中分化腺癌（图18.2）。常规加做免疫组化显示：EBER（-），HER2（+），MLH（+），MSH2（+），MSH6（+），PMS2（+）；微卫星状态提示 MSS/pMMR。CPS 评分 0 分。

胃肠外科 胃癌伴同时性肝转移，根据中国专家共识（2019版），肝转移属胃癌肝转移 C-GCLM 分型中的 I 型，原发灶虽可切除，但考虑局部为晚期，建议暂缓手术，行全身治疗 2~4 个周期后再评估，治疗目标是 R0 切除。

肝胆外科 S4 段病灶，考虑肝转移，现肝功正常，病灶未累及大血管，故可切除。

介入科 胃恶性肿瘤、肝脏继发恶性肿瘤，肝脏占位病灶超过 3cm，暂无消融治疗指征。建议全身治疗，视疗效再决定下一步治疗方案。

消化内科 胃体近胃角前壁见黏膜不规则隆起，表面溃烂，符合胃癌表现，结合病理，胃癌诊断明确，必要时可予超声内镜明确 T 分期。影像学提示伴肝转移。虽然原发灶和转移灶均可切，但还是建议先予全身控制，并观察肿瘤生物学行为。动员患者肝肿瘤穿刺，明确转移灶的 HER2 状态。基于 HER2（+），MSS 状态、CPS 阴性及患者的身体状态，建议予 SOX 方案化疗 3~4 个周期后，再次评估。

肿瘤内科 胃窦部腺癌同时性肝转移，建议完善胸部 CT、颈部淋巴结 B 超，有经济条件可进行 PET/CT，进一步准确分期。基于目前临床资料分期 cT_3NM_1 IV 期，初始评估原发灶可根治切除，肝转移灶可达 NED。虽然胃癌肝转移争取 NED 并不是标准治疗规范，也未得到高级别临床研究证据支持及专家推荐，但有较多临床 II 期研究及真实临床实践发现部分患者有较好获益，尤其是对前期化疗反应良好者获益更多。考虑到本例较年轻、情况好、原发灶及肝转移灶可切除或可通过局部治疗达到 NED，建议先全身化疗 2~3 个月后评估治疗反应、肿瘤生物学行为，在符合预期情况下，再次充分评估采用手术的可行性。目前无放疗指征，若后期腹腔证实存在局部高危因素（$T_{4a~b}$，切缘安全不足或阳性）可考虑选择性放疗。

营养科 患者饮食可，能量和蛋白质摄入充足。NRS 2021 营养风险评分 1 分，提示不存在营养风险，建议 1 周后再次评估，PG-SGA 评分 3 分，提示轻度营养不良。根据抗癌协会肿瘤营养支持治疗专业委员会肿瘤营养治疗相关指南，营养治疗首选饮食＋口服特殊医学用途食品或肠内营养制剂，同时予抗瘤治疗，特殊医学用途食品的摄入量需 500kcal/d。肿瘤营养门诊定期随访。

（2）MDT to HIM **结论**

整合多学科意见，该患者诊断胃恶性肿瘤伴同时性肝继发恶性肿瘤（cT_3NM_1，Ⅳ期），ECOG 评分 0 分。HER2（＋），MSS 状态，CPS 阴性，虽然目前原发灶和肝转移灶均可切，还是建议行全身治疗 3～4 个疗程后，再次评估决定是否手术治疗，预防并处理化疗相关不良反应，同时加强营养干预。劝说患者同意肝脏肿瘤穿刺，明确转移灶的 HER2 状态。

（3）**治疗及效果**

患者拒绝行有创肝穿刺，于 2019 年 5 月 17 日至 7 月 19 日行 SOX 方案 4 个疗程，化疗过程中未出现骨髓抑制等明显副反应。2019 年 8 月 13 日复查胃镜（图 18.4）：食管通过顺利，黏膜无殊。胃角近胃体处黏膜稍充血粗糙，病变范围较前缩小，黏膜呈愈合样改变。胃底黏膜无殊，胃体黏膜充血。胃角、胃窦部黏膜红白相间，以红为主。幽门孔圆，开放良好。十二指肠球部黏膜无殊。2019 年 8 月 6 日腹部增强 CT（图 18.5）：胃角局部壁不光整伴偏厚，增强扫描见不均匀强化；肝左右叶见轻度强化结节影，大的径约 16mm。2019 年 8 月 12 日腹部增强 MRI：肝左叶内侧段、肝右叶前上段、肝左叶外上段（ax-T2WI：15、13、18）见数枚结节状 T1WI 低信号，T2WI 及 DWI 高信号，大者约 17mm×18mm，增强后呈边缘分隔样轻度强化，较 2019 年 4 月 30 日 MRI 前片肝左叶内侧段及肝右叶前上段病灶缩小；肝左叶内侧段另见一结节状 T1WI 低信号、T2WI 不均等高信号（ax-T2WI：11），径约 16mm×16mm，增强后呈明显团片状持续强化影，比对老片见增大；肝内另见散在囊状液性信号影，大者约 13mm×17mm，增强后无强化；综合以上辅助结果，考虑胃角局部壁欠光整伴偏厚。请结合临床，肝内轻度强化结节，考虑转移（较 2019 年 4 月 30 日缩小），肝左叶内侧段强化结节：首先考虑血管性病变伴瘤样扩张。

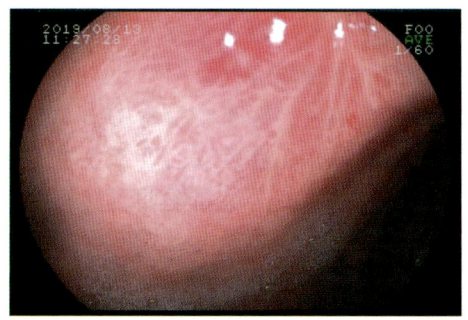

图 18.4 SOX 方案化疗 4 周期后胃镜图片

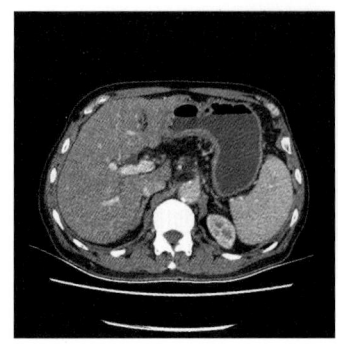 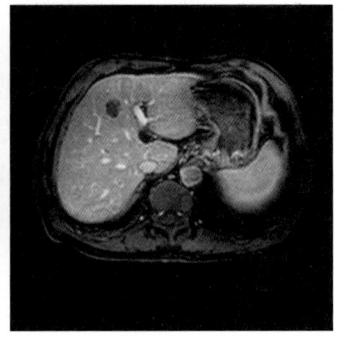

图 18.5　SOX 方案化疗 4 个周期后复查全腹部增强 CT 和肝脏 MRI
胃窦病灶未见明确显示；肝脏病灶明显缩小（PR）

经 4 个疗程的 SOX 方案化疗，复查胸腹部增强 CT，评价病灶疗效达 PR，肝脏病灶为 SD。为进一步确定治疗方案，准备第 2 次 MDT to HIM 讨论。

2.2　第 2 次 MDT to HIM 诊治（2020 年 7 月 20 日）

（1）讨论及意见

影像科　根据 RECIST 标准，2019 年 8 月 6 日腹部增强 CT，2019 年 8 月 12 日 MR 图像与基线增强 CT、MR 比较，胃窦原发病灶未见明确显示，考虑明显退缩；肝脏 S4 段转移瘤大小明显缩小，边缘少许强化，考虑明显退缩且缺乏血供。之后系列影像学随访显示，S4 段病灶缺乏血供并有继续缩小趋势，余肝内未见明确新发转移病灶。

胃肠外科　4 个疗程系统治疗后，原发灶和转移灶均明显退缩，疗效为 PR。建议腹腔镜探查，评估腹腔情况，若无其他转移情况，则可行原发灶和转移灶同期切除。

肝胆外科　患者肝 S4 段转移病灶有缩小，无新病灶，肝功正常，可考虑和原发灶同期切除。

介入科　经 4 个疗程化疗后，病情好转，肝脏病灶缩小，建议原发灶切除，肝脏病灶切除，术中可结合消融术，或结合术后经皮穿刺消融治疗残留肝脏转移灶。

消化内科　经 4 个疗程的 SOX 方案化疗，胃体肿瘤部分呈疤痕状改变，原发灶较前明显退缩。

肿瘤内科　经 4 个疗程的 SOX 方案化疗后评估疗效 PR，出患者对全身化疗有较好疗效，提示化疗联合积极手术力争达到 R0 或 NED，患者可能获益，建议手术准备，术前探查腹腔排除腹膜转移后行根治手术。

营养科　经过全身治疗，目前肠道通畅且功能良好，饮食可，能量和蛋白质摄入充足。NRS2021 营养风险评分 1 分，不存在营养风险，建议 1 周后再次评估，PG-SGA 评分 2 分，提示轻度营养不良。营养治疗继续饮食 + 口服特殊医学用途食品或肠内营养制剂 500kcal/d。全身治疗期间，建议肿瘤营养门诊随访。

（2）MDT to HIM 结论

整合多学科意见，患者为胃恶性肿瘤，肝继发恶性肿瘤化疗后，cT_3NM_1，Ⅳ期，疗效 PR，建议目前原发灶和继发病灶可切除，建议腹腔镜探查评估腹腔情况后行手术治疗，加强营养支持。

（3）治疗及效果

2019 年 8 月 13 日入住我院胃肠外科，2019 年 8 月 23 日行"腹腔镜探查，根治性远端胃大部切除手术，残胃空肠 Roux－Y 吻合，D2 淋巴结清扫术，肝脏转移瘤切除术，术中超声定位"手术。手术过程顺利，术后恢复良好。2019 年 9 月 4 日术后病理：胃大部切除标本，病灶大小约 3cm×1.5cm。上、下切缘未见癌累及。胃小弯少量腺体呈低级别上皮内瘤变，灶区见纤维化、混杂炎细胞增生及血管增生、扩张，考虑化疗反应；经充分取材未见癌细胞残留。脉管神经未见癌累及。所检大网膜未见癌浸润。"肝结节"镜下见纤维化伴变性及炎细胞增生，未见癌细胞。送检"第 1、3 组 LN"淋巴结（0/8）、"第 8 组 LN"淋巴结（0/1）、"第 11 组 LN"淋巴结（0/2）、"第 12 组 LN"淋巴结（0/2）、胃大弯淋巴结（0/4）未见癌转移；淋巴结内未见明显化疗反应改变。新辅化疗后治疗反应：完全反应（TRG0 级，无活的癌细胞残留）$ypT_0N_0M_0$。参见图 18.6～图 18.7。

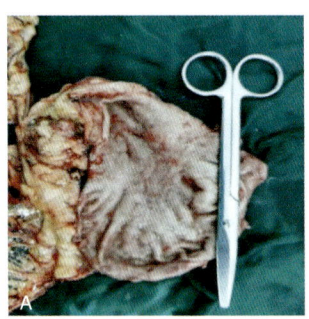 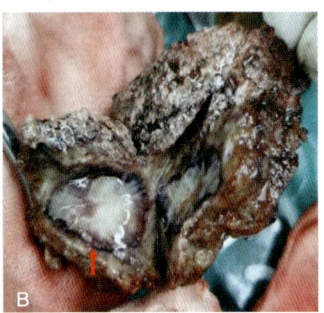

图 18.6　新辅化疗后治疗反应

A. 远端胃标本，剖开内面观，可见原发病灶。B. 肝脏转移瘤（红色箭头处）退缩明显，呈瘢痕样改变

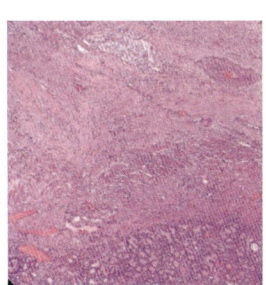 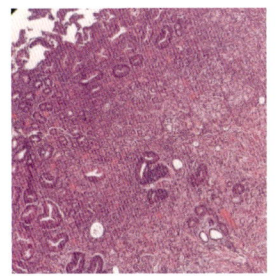

图 18.7　诱导化疗后手术切除病理检查结果

（胃大部切除标本）胃黏膜腺体中度肠化伴散在少量腺体低级别上皮内瘤变，黏膜下层可见明显化疗反应（间质明显纤维化、泡沫细胞及炎细胞增生），经广泛取材、未见癌细胞残留

2019年10月8日至12月14日按原SOX方案4个疗程,完成围术期化疗,化疗过程中未出现骨髓抑制,无明显化疗副反应。ECOG评分:0分。

患者行"腹腔镜探查,根治性远端胃大部切除手术,残胃空肠Roux-Y吻合,D2淋巴结清扫术,肝脏转移瘤切除术,术中超声定位"后,再次行4个疗程的SOX方案化疗,复查肝部MR(图18.8):胃术后改变,胃空肠吻合术后,肝左叶内侧乏血供灶较前减小;肝右叶前上段,前下段异常信号,较前片略增大,转移待排。为进一步治疗,准备第3次MDT to HIM讨论。

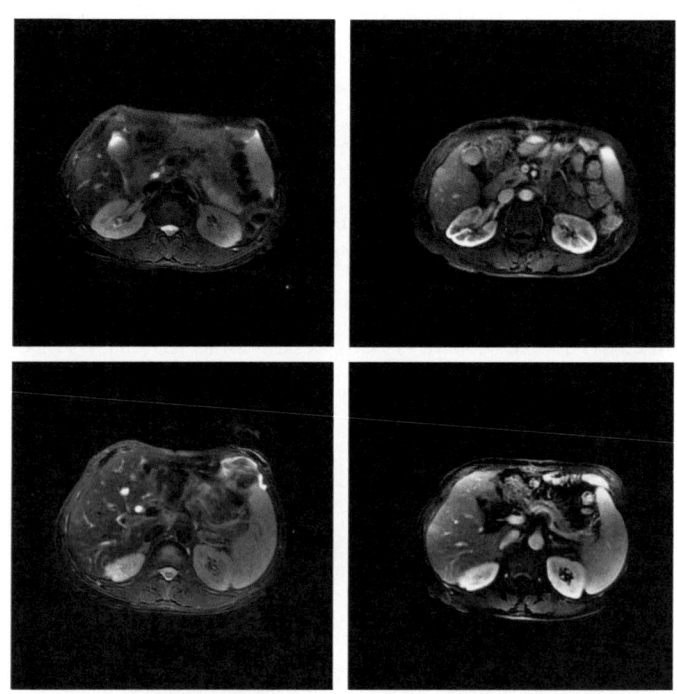

图18.8 复查肝脏MR(2020年4月29日)
S6段团块,轻度持续均匀强化。S8段包膜下结节,轻度持续均匀强化

2.3 第3次MDT to HIM诊治(2020年4月30日)

(1) 讨论及意见

影像科 复习术后随访系列影像学检查,肝内S4段病灶呈术后改变,S6、8段病灶呈结节、团片状,轻度持续均匀强化,考虑炎性病灶可能大,建议随诊;其余肝内散在血管瘤及囊肿较前片相仿。

病理科 胃大部切除标本经充分取材可见明显化疗反应性改变、未见癌细胞残留,符合完全性化疗反应。未见脉管内癌栓,未见神经侵犯,淋巴结未见癌转移,化疗后病理分期为$ypT_0N_0M_0$。送检"肝结节"镜下见纤维化病灶伴明显变性及炎细胞增生,未见癌细胞,形态符合化疗反应。

胃肠外科 术后病理$ypT_0N_0M_0$,前期治疗效果显著,目前复发依据不足,考虑炎性可能性大，必要时可行穿刺明确病理，建议密切随访观察。

肝胆外科　右肝前叶新病灶，转移依据不足，暂时密切观察。

介入科　胃恶性肿瘤肝脏继发恶性肿瘤术后，右肝前段两个可疑病灶，建议随访，必要时消融治疗。

消化内科　CT提示肝脏出现新发病灶，影像评估考虑炎性可能大，建议密切随访。

肿瘤内科　治疗结束后4个月，肝脏术后6个月复查MR提示肝脏不同步表现异常信号，结合病史、术后病理治疗反应及无肿瘤标志物等生化异常因素，目前为炎性的可能性大，建议观察及2~3个月后随访变化。

营养科　近两周饮食情况稳定，但较术前减少，能量和蛋白质摄入充足。NRS20021营养风险评分2分，不存在营养风险，PG-SGA评分4分，提示中度营养不良。营养治疗首选饮食+口服特殊医学用途食品或肠内营养制剂。饮食以高蛋白容易消化食物为主，少量多次（6餐），细嚼慢咽（每口饭菜拒绝20次以上）新鲜蔬菜水果肉类均匀搭配，避免辛辣腌制烧烤类食品，避免糯米等难消化食物，特殊医学用途食品或肠内营养制剂的摄入量约500kcal/d，建议每天进行30分钟的中等强度活动，监测体重变化。肿瘤营养门诊2个月随访1次。

(2) MDT to HIM 结论

整合多学科意见，该患者为胃恶性肿瘤和肝继发恶性肿瘤术后，高血压病，目前的肝内病灶考虑炎性可能性大。建议密切随访，并注意营养支持。

3　体　会

肝脏是胃癌血行转移最常见的靶器官。胃癌肝转移的总体发生率约9.9%~18.7%，其中同时性转移的比例约73.3%，异时性转移约26.7%。胃癌肝转移预后差，临床诊疗具有挑战性。随着现代治疗技术和诊疗理念的进展，为胃癌肝转移治疗提供了新选择，并逐渐形成为以MDT to HIM为核心的诊疗模式。

胃癌肝转移的治疗不仅涉及原发病灶局部侵犯和淋巴结转移的评估，同时包括肝内转移灶大小、数目、转移时间及病灶和血管关系的情况。文献报道，基于严格筛选患者群体前提下，切除原发灶和转移灶可将胃癌肝转移患者5年总体存活率提高至20%以上。因此，建立一套有效可行的分型筛选系统非常重要。目前，现有的胃癌肝转移分型系统，如同时性/异时性分类、日本《胃癌治疗指南》H分型系统，对治疗指导价值有限。2019年，由我国专家编写的胃癌肝转移诊断与综合治疗中国专家共识应运而生，并且提出一种新的胃癌肝转移临床分型体系C-GCLM分型，该分型实用性强，为临床实践提供了较高的参考价值。本例按我国胃癌肝转移专家共识，属于C-GCLM分型中的Ⅰ型，原发灶与肝转移灶初始均可切除。根据MDT to HIM整合评估，胃原发灶和肝转移灶均可手术切除，可选择直接手术切除或行术前系统治疗。本团队给予SOX方案成功进行术前化疗后，原发灶和肝转移灶明显缩退，取得 PR 效果，予行根治性手术切除原发灶和转移灶，术后辅助化疗，疗效为 pCR，OS 已经 29 个月，目前随访无复发或转移迹象。

本例全程在胃肠外科、消化内科、肝胆外科、影像科、放疗科、病理科、介入科等多学科参与，根据相关指南及共识，共同为患者制订最佳诊疗策略，不仅让患者的生存明显获益，也能让团队的年轻医生有所成长。这是一例成功的 MDT to HIM 病例。

参考文献

[1] D'Angelica M, Gonen M, Brennan MF, et al. Patterns of initial recurrence in completely resected gastric adenocarcinoma[J]. Ann Surg, 2004, 240(5): 808-816.

[2] Riihimaki M, Hemminki A, Sundquist K, et al. Metastatic spreadin patients with gastric cancer[J]. Oncotarget, 2016, 7(32): 52307-52316.

[3] Cheon SH, Rha SY, Jeung HC et al. Survival benefit of combinedcurative resection of the stomach (D2 resection) and liver in gastric cancer patients with liver metastases[J]. Ann Oncol, 2008, 19(6): 1146-1153.

[4] Wang W, Liang H, Zhang H, et al. Prognostic significance of radical surgical treatment for gastric cancer patients with synchronous liver metastases[J]. Med Oncol, 2014, 31(11): 258-320.

[5] Tiberio GA, Baiocchi GL, Morgagni P, et al. Gastric cancer and synchronous hepatic metastases: is it possible to recognize candidates to R0 resection? [J]. Ann SurgOncol, 2015, 22(2): 589-596.

[6] Kinoshita T, Kinoshita T, Saiura A, et al. Multicentre analysis of long-term outcome after surgical resection for gastric cancer liver metastases[J]. Br J Surg, 2015, 102(1): 102-107.

[7] Tsujimoto H, Ichikura T, Ono S, et al. Outcomes for patients following hepatic resection of metastatic tumors from gastric cancer[J]. HepatolInt, 2010, 4(1): 406-413.

[8] Imamura H, Matsuyama Y, Shimada R, et al. A study of factors influencing prognosis after resection of hepatic metastases from colorectal and gastric carcinoma[J]. Am J Gastroenterol, 2001, 96(11): 3178-3184.

[9] Long D, Yu PC, Huang W, et al. Systematic review of partial hepatic resection to treat hepatic metastases in patients with gastric cancer[J]. Medicine (Baltimore), 2016, 95(44): 5235-5362.

[10] Markar SR, Mikhail S, Malietzis G, et al. Influence of surgical resection of hepatic metastases from gastric adenocarcinoma on long-term survival: Systematic review and pooled analysis[J]. Ann Surg, 2016, 263(6): 1092-1101.

[11] Markar SR, Mackenzie H, Mikhail S, et al. Surgical resection of hepatic metastases from gastric cancer: outcomes from national series in England[J]. Gastric Cancer, 2017, 20(2): 379-386.

[12] 胃癌肝转移诊断与综合治疗中国专家共识(2019 版)[J]. 中国实用外科杂志, 2019, 39(5): 405-411.

[13] Kamarajah SK, Markar SR, Phillips AW, et al. Palliative gastrectomy for metastatic gastric adenocarcinoma: A national population-based cohort study[J]. Surgery 2021, 25(12): 356-413.

[14] Fujitani K, Kurokawa Y, Takeno A, et al. Prospective Multicenter Interventional Study of Surgical Resection for Liver Metastasis from Gastric Cancer: R0 Resection Rate, and Operative Morbidity and Mortality[J]. Ann SurgOncol 2021, 24(2): 652-786.

[15] Levenson G, Voron T, Paye F, et al. Tumor downstaging after neoadjuvant chemotHERapy determines survival after surgery for gastric adenocarcinoma[J]. Surgery 2021, 26(3): 779-883.

[16] Luo Z, Rong Z, Huang C. Surgery Strategies for Gastric Cancer With Liver Metastasis[J]. Front Oncol 2019; 9: 1353-1422.

[17] Petrelli F, Coinu A, Cabiddu M, et al. Hepatic resection for gastric cancer liver metastases: A systematic review and meta-analysis [J]. J SurgOncol 2015; 111 (8):1021 – 1027.

[18] Shirasu H, Tsushima T, Kawahira M, et al. Role of hepatectomy in gastric cancer with multiple liver-limited metastases [J]. Gastric Cancer 2018; 21 (2):338 – 344.

[19] Kerkar SP, Kemp CD, Avital I. Liver resections in metastatic gastric cancer [J]. HPB (Oxford) 2010; 12 (9):589 – 596.

[20] Dittmar Y, Altendorf-Hofmann A, Rauchfuss F, et al. Resection of liver metastases is beneficial in patients with gastric cancer: report on 15 cases and review of literature [J]. Gastric Cancer 2012; 15 (2):131 – 136.

19 胃癌伴腹膜广泛转移的 MDT to HIM 诊治过程及体会

◎邬颖杰　章懿欣　苏小宝　徐正阳

1 概　述

胃癌是我国常见的恶性肿瘤之一，大多数初诊患者即为进展期胃癌，在进展期胃癌中发生腹膜转移者占 30%。胃癌腹膜转移术前诊断较为困难，一旦明确提示患者预后不良，大量研究表明腹膜转移程度越高（PCI 指数），生存期越短。经过多学科整合诊治（MDT to HIM）讨论制订合理有效的个体化整合治疗方案，可延长胃癌腹膜转移患者生存时间并改善生活质量。

2 MDT to HIM 诊治过程

男性，62 岁，身高 165cm，体重 56kg，BMI 20.2kg/m^2，ECOG 评分 0 分，NRS 2002 评分 0 分。因"呕血、黑便 13 小时"主诉，于 2020 年 6 月 23 日收治于宁波大学附属人民医院消化内科。入院时呕血量不多，颜色暗红，大便发黑，无明显腹痛腹胀等其他不适。既往吸烟史 40 余年，每日 1 包，酗酒 30 年，每日葡萄酒约 1 瓶，糖尿病两年，平素血糖控制良好，慢性乙型肝炎 40 年，未曾治疗，无明显家族恶性肿瘤病史。2020 年 6 月 23 日实验室检查，血常规 RBC 3.66×10^{12}/L；Hb 110g/L；生化白蛋白 34g/L；大便 + OB 为隐血（3 + ）；肿瘤标志物甲胎蛋白 AFP 为 1.77ng/ml；癌胚抗原 CEA 1.76ng/ml；CA19 - 9 2.4U/ml；CA72 - 4 6.1U/ml。2020 年 6 月 24 日行电子胃镜检查（图 19.1，图 19.2）：胃体前壁可见 7cm 大小浸润性病灶，质脆、质硬，触碰易出血，病灶胃壁蠕动僵硬，胃腔略狭窄。2020 年 6 月 26 日胃镜活检（图 19.3，图 19.4）：胃体腺癌，HP（ - ）。2020 年 6 月 25 日行全腹部平扫 + 增强 CT 检查（图 19.5）：胃底及胃体部胃壁增厚，伴小网膜淋巴结肿大，双肾小囊肿，盆腔少许积液。2020 年 7 月 3 日全麻下行"腹腔镜探查：行胃癌腹膜结节活检 + 腹腔灌注化疗，探查发现胃体胃壁僵硬，皮革胃样改变，病灶较大，浸润至浆膜外，但无明显侵犯周围脏器，胃小弯侧多发肿大淋巴结，两侧腹壁、盆底、膈顶、网膜、肠系膜广泛多发粟粒样转移结节 PCI 为 12，无明显腹腔积液。遂行腹膜结节一枚送检，术中雷替曲塞 4mg 腹腔灌注化疗一次，并放置腹腔灌注化疗管一根，取腹膜结节病理提示转移性腺癌。免疫组化：肿瘤细胞 CK7（+），CK20（灶区+），CEA（+），CDX2（+），Ki-67（90%），HER2+（+），MSH2（+），MSH6（+），PMS2（+），MLH1（+），首先考虑胃癌转移。目前诊断：胃癌腹膜多发转移，$cT_{4a}N_{1\sim2}M_1$ Ⅳ期，ECOG 评分 0 分。

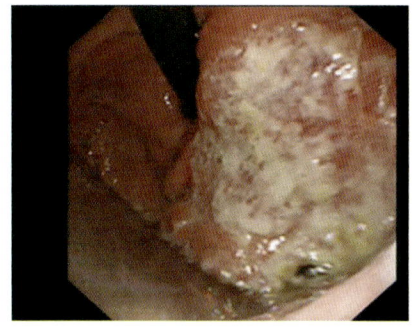
图 19.1　胃体前壁巨大溃疡病灶覆脓苔

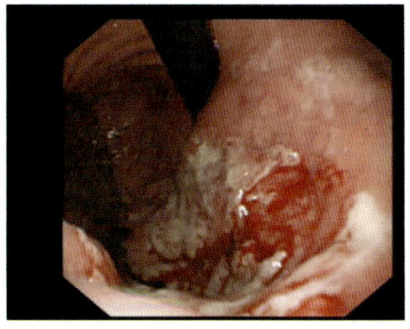
图 19.2　胃体前壁巨大溃疡活检易出血

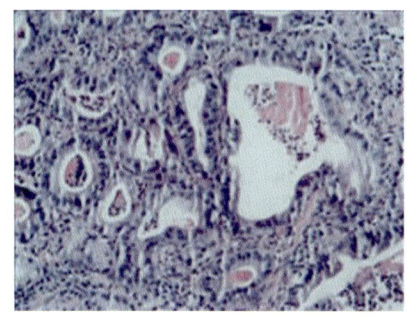
图 19.3　胃镜活检见腺管样结构排列紊乱示腺癌

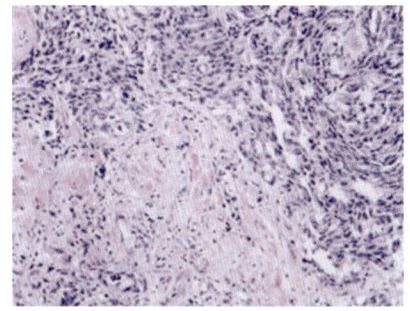
图 19.4　腹膜结节活检病理示转移性腺癌

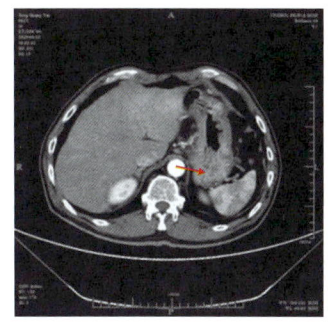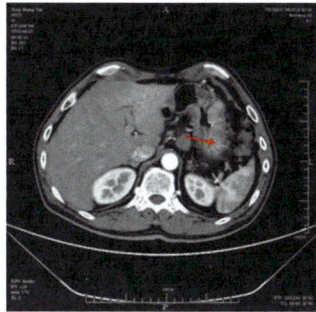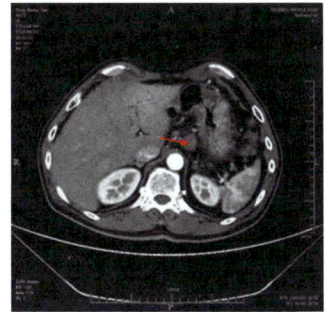
图 19.5　胃体壁增厚伴小网膜淋巴结增大

2.1 第1次 MDT to HIM 诊治（2020年7月14日）

（1）讨论及意见

影像科 腹部增强CT提示胃体胃壁增厚，增强后呈不均匀强化，相应浆膜面显示欠清，考虑胃癌浸润浆膜外可能，胃周多发淋巴结增大，较大一颗位于小网膜囊，大小为1.5~2.0cm，增强后不均匀强化明显，首先考虑转移可能。探查术前腹部增强CT无明显腹膜结节及网膜饼样改变，盆腔少量积液，肝脏及其他脏器无明显转移迹象，根据腹部增强CT考虑临床分期为 $cT_{4a}N_{1~2}M_x$，颅脑MR、胸部CT、骨ECT均未见明显异常。

病理科 胃镜活检病理提示中分化腺癌，腹膜结节活检病理可见腺管样结构拥挤排列，免疫组化：Ki-67（90%+）HER2（+），提示转移性腺癌，首先考虑胃癌转移。

胃肠微创外科 患者胃癌诊断明确，探查发现胃癌病灶穿透浆膜，伴广泛腹膜转移，PCI为12，表明腹膜转移程度较高，提示预后不良，目前诊断胃癌 $cT_{4a}N_{1~2}M_1$ Ⅳ期，无法达到R0切除，根据2020版《CSCO胃癌诊疗指南》，目前属胃癌晚期，无手术指征，可先行诱导转化治疗，视病灶转化情况再定下一步治疗方案。

肿瘤内科 胃癌晚期诊断明确，无手术指征，目前应以全身化疗为主，考虑患者年纪尚轻，ECOG评分0分，NRS2002评分0分，首选三药整合方案转化治疗，目标在短时间内最大限度减少肿瘤负荷，为后续外科手术治疗创造条件。推荐FLOT方案为一线化疗方案，如能转化成功则尚有手术机会，如不能转化成功，则预后较差。FLOT方案是2017年复旦肿瘤医院主持的临床研究，结果表明FOLT方案较其他化疗方案转化优势明显，可作为一线推荐方案。此外，近年来日本 phonenix-GC 研究针对腹膜转移胃癌的一线治疗，比较腹腔内紫杉醇灌注化疗联合 S-1/紫杉醇全身化疗与标准SP方案全身化疗，在腹腔积液亚组生存显示明显获益。因此推荐尝试腹腔灌注+FLOT方案转化化疗，以期获得转化机会。

（2）MDT to HIM 结论

胃癌晚期诊断明确，无法达到R0切除，目前无手术指征，建议行转化化疗，推荐Flot三药联合紫杉醇腹腔灌注，建议全身治疗3~4周期后再次评估肿瘤情况。

（3）治疗及效果

2020年7月14日行紫杉醇60mg腹腔灌注1次，后因化疗管堵塞放弃腹腔灌注。

2020年7月15日、2020年8月5日、2020年8月29日、2020年9月22日行Flot方案化疗4周期

具体为：多西他赛（泰索帝）85mg d1+奥沙利铂（乐沙定）150mg d1+替吉奥（S-1）60mg，bid，d1~14。化疗过程顺利，化疗无明显骨髓抑制，消化道副

反应 0 级，化疗耐受良好，ECOG 评分 0 分。原发灶及胃周淋巴结化疗后评估：均为 CR（图 19.6~19.9）。为求下一步精准治疗，组织进行第 2 次 MDT to HIM。

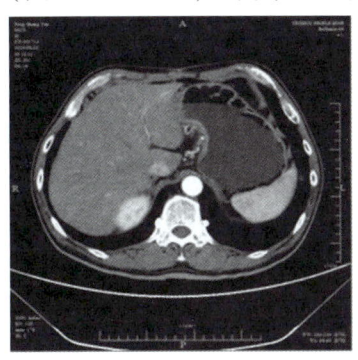

图 19.6　2020 年 9 月 20 日
化疗三周期后腹部增强 CT
提示胃壁增厚退缩

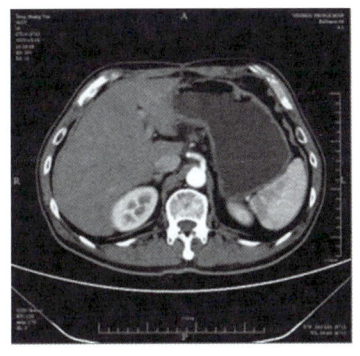

图 19.7　2020 年 10 月 16 日
腹部增强 CT 提示胃小弯
淋巴结退缩

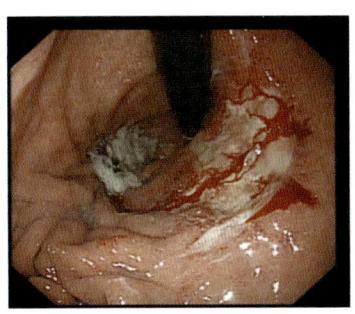

图 19.8　2020 年 10 月 15
4 周期化疗后复查胃镜提示
胃壁病灶退缩明显

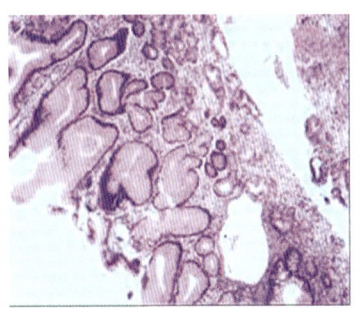

图 19.9　2020 年 10 月 17 日
胃体腺黏膜慢性炎伴
局部表面糜烂改变

2.2　第 2 次 MDT to HIM 诊治（2020 年 10 月 18 日）

（1）讨论及意见

影像科　Flot 方案 4 周期化疗后，腹部增强 CT 提示原发灶胃壁增厚，增强后不均匀强化，肿瘤较前退缩明显，胃周淋巴结较前退缩减少，腹腔未见明显新转移灶出现，网膜系膜也无明显转移纠集样改变，化疗后评估 PR。

病理科　化疗 4 周期后，胃镜提示病灶明显退缩，胃镜活检阴性，呈慢性炎症改变，化疗评估原发灶 CR，考虑原发病灶退缩明显未取到肿瘤组织，也不能排除活检表浅。

胃肠微创外科　Flot 方案化疗 4 次，效果显著，化疗副作用小，体力状况良好，ECOG 评分为 0 分。影像及病理提示原发灶及腹腔转移灶退缩明显，转化效果显著，目前可行腹腔镜探查明确腹膜转移灶退缩情况，视腔镜探查结果决定是否外科手术干预。

肿瘤内科　胃癌晚期，经 4 周期 Flot 方案化疗，疗效评估为 PR，化疗副反应较小，无明显骨髓抑制，消化道副反应 0 级，营养状况良好，NRS2002 评分：0 分，同意外科行腹腔镜探查。

（2）MDT to HIM 结论

经 4 周期 Flot 方案化疗，疗效显著，ECOG 评分为 0 分，BMI 为 20.1kg/m^2，营养状况良好，体重未见明显减轻，化疗副反应较轻，推荐高蛋白饮食加强营养。各学科讨论意见一致，建议行腹腔镜探查，了解腹腔腹膜转移退缩情况，如有机会行原发灶切除术，可使患者获益。

（3）治疗及效果

2020 年 10 月 19 日，全麻下行腹腔镜探查术，探查发现腹膜、网膜转移结节完全消失，肉眼未见明显腹膜结节，肝脏未见明显结节，呈化疗后改变，胃壁病灶不明显，胃周淋巴结亦不明显（图 19.10～19.12）。行开腹胃癌姑息切除术（全胃切除＋食管空肠 Roux-Y 吻合 D2）。手术顺利，术中发现小肠壁可见大小约 1cm×1cm 小结节，考虑间质瘤可能，予切除一并送检。术后恢复良好。术后病理（图 19.13，图 19.14）提示：标本全胃（胃体小弯侧）病灶处溃疡形成（范围 3cm×1.5cm×0.4cm）溃疡下方深肌层内可见少量异型腺体（腺癌），结合病史符合化疗后改变，肿瘤退缩分级 TRG1 级（接近完全退缩 PCR），局灶癌组织侵犯神经旁，胃小弯侧可见癌结节形成，未见明显脉管内癌栓；送检上切缘及自检下切缘均未见癌组织侵犯；自检贲门右淋巴结 1/4 颗可见癌组织转移；自检贲门左淋巴结 0/3 颗、胃小弯淋巴结 0/6 颗、胃大弯淋巴结 0/4 颗、幽门下 0/3 颗均未见明显癌组织转移。大网膜阴性伴钙化结节形成。免疫组化：瘤细胞 Ki-67（-），P53（-），CD34（+），CD117（-），S-100（-），SMA（-），Desmin（-），Dog-1（-），SDHB（-）。免疫组化癌细胞 17 号片 MLH1（+），MSH2（+），MSH6（+），PMS2（+），HER2（1+），淋巴结 5 号片 CK（-），淋巴结 6 号片 CK（+）提示淋巴结内有癌组织转移。（小肠壁肿物）考虑钙化性纤维灶。

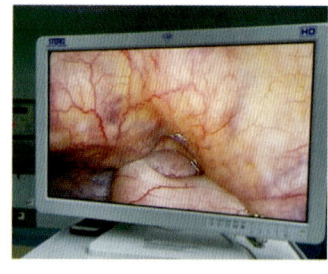 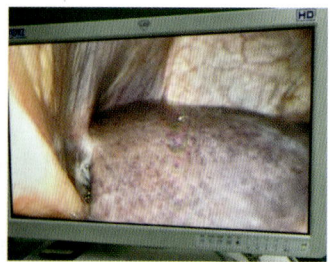 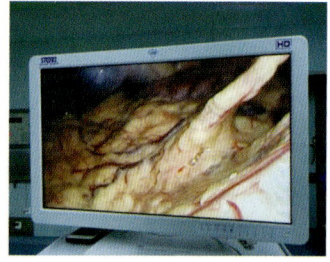

图 19.10　盆腔腹膜无明显结节　图 19.11 肝脏及膈顶未见结节　图 19.12 大网膜未见转移结节

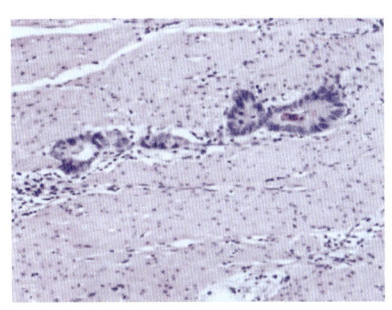 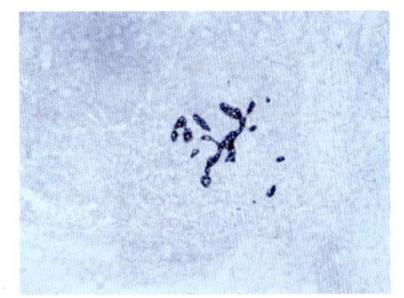

图 19.13　可见少量异形腺管杨结构示腺癌　　图 19.14　检测 CK（+）提示淋巴结内有癌组织转移

术后病理分期：胃癌 $ypT_2N_1M_0$ 考虑 Flot 方案化疗效果显著，基本达到病理完全退缩程度 PCR。

2020 年 11 月 13 日、2020 年 12 月 9 日行 Flot 方案化疗 2 周期，2021 年 1 月 4 日复查腹部增强 CT：中等量腹腔积液，予行腹腔穿刺放置引流管，四次送检脱落细胞学检查（图 19.15），仅见炎症细胞及间皮细胞，均未找到明显瘤细胞（阴性）。但腹腔积液肿瘤标志物较高，腹腔积液 CEA 11.2ng/ml，腹腔积液 CA12 - 5 696.5U/ml。术前广泛腹膜转移，肿瘤生物学特性较差，目前高度怀疑腹膜转移复发，引发腹腔积液，行紫杉醇腹腔灌注治疗。

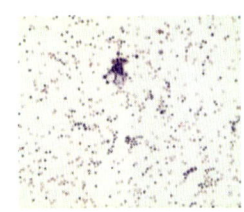 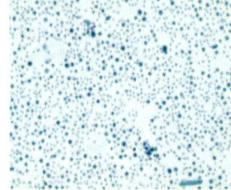 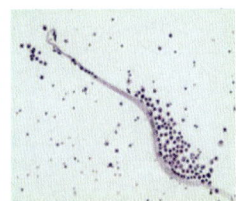 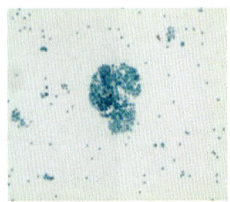

2021 年 1 月 6 日　　2021 年 1 月 11 日　　2021 年 1 月 13 日　　2021 年 1 月 16 日

图 19.15　腹腔积液涂片炎症细胞及间皮细胞均未找及明显肿瘤细胞（阴性）

2021 年 1 月 18 日、2021 年 2 月 8 日行紫杉醇 60mg 腹腔灌注 + Flot 方案化疗 2 周期，复查腹部增强 CT 提示腹腔积液明显减少（图 19.16，图 19.17），考虑治疗有效，但此时化疗副作用较为明显，出现Ⅱ度骨髓抑制伴发热，予升白抗炎对症支持治疗，消化道反应Ⅰ级，食欲不佳。ECOG 评分 1 分，NRS2002 评分 0～1 分。此时患者拒绝进一步化疗，予行口服替吉奥（S-1）维持治疗。

3 个月后，2021 年 7 月 8 日复查全腹部增强 CT（图 19.18～19.20）：左侧肺门部占位，考虑转移瘤，后腹膜淋巴结增大并强化，考虑转移，直肠膀胱陷凹处软组织占位伴不均强化，考虑转移瘤。2021 年 7 月 13 日 PET - CT（图 19.21～图 19.28）：肝包膜、肠系膜、降结肠旁沟、直肠膀胱凹陷多发结节 FDG 升高，考虑转移瘤。右侧膈脚旁、肝门区、腹膜后多发淋巴结 FDG 代谢升高，考虑转移。腹盆腔少量积液。双肺多发占位，FDG 代谢明显升高，首先考虑转移瘤。双肺门、纵隔、左胸骨旁、双锁骨上多发淋巴结 FDG 代谢升高，考虑转移。心包少量积液。

C1、T3椎体及附件、右侧髋臼、左侧坐骨多发FDG代谢升高，考虑多发骨转移瘤。患者无明显不适，无明显腹胀腹痛，无明显咳嗽咳痰，无咯血发热等症状，体力情况及营养状况依然良好。近两月查血肿瘤标志物提示CA72-4及CEA出现同步明显升高（图19.29），跟患者病情进展基本吻合。患者目前出现明显进展，为制订下一步治疗方案，组织第3次MDT to HIM讨论。

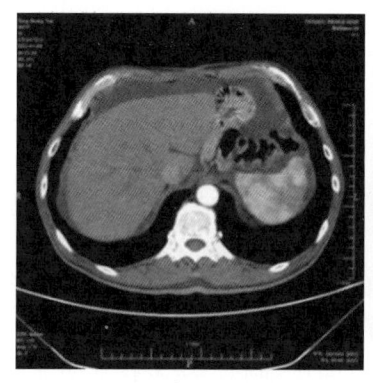
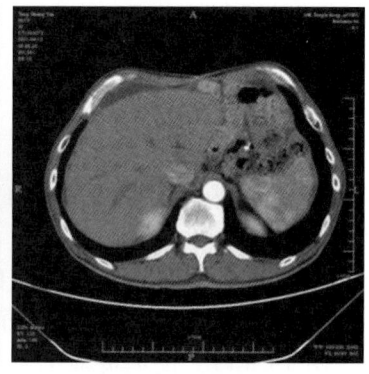

2021年1月4日　　　　　　　　2021年4月15日

图19.16　腹腔灌注前后肝周腹腔积液明显减少

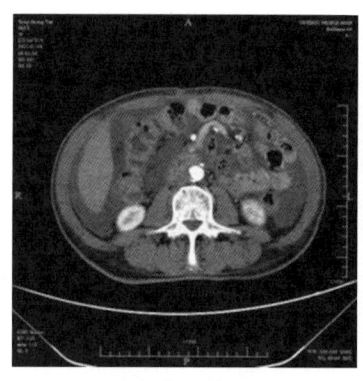
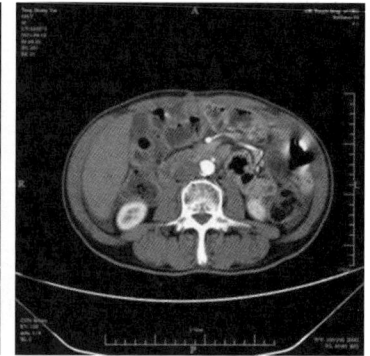

2021年1月4日　　　　　　　　2021年4月15日

图19.17　腹腔灌注前后肝肾隐窝腹腔积液明显减少

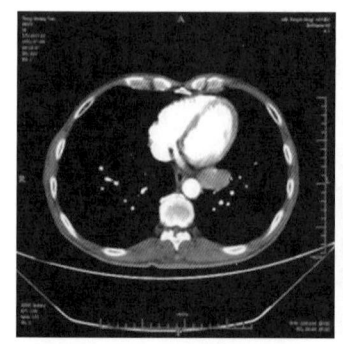
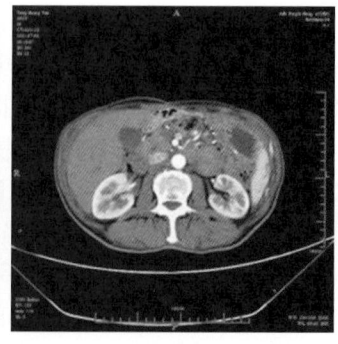
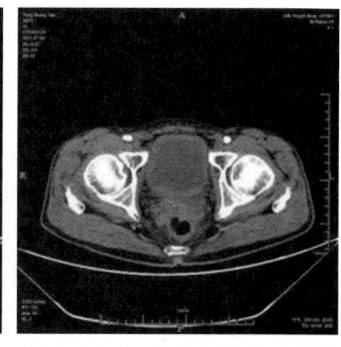

图19.18　左侧肺门占位　　图19.19　后腹膜淋巴结肿大　　图19.20　直肠膀胱陷凹占位

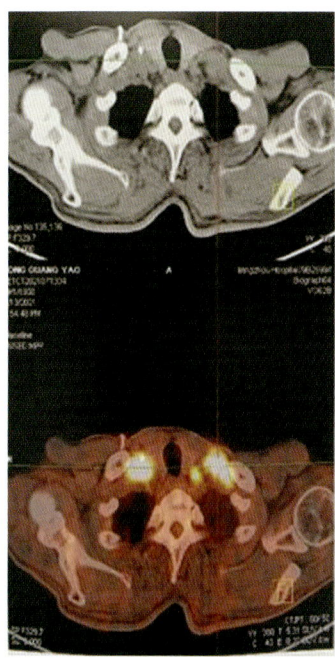

图 19.21　锁骨上淋巴结转移瘤

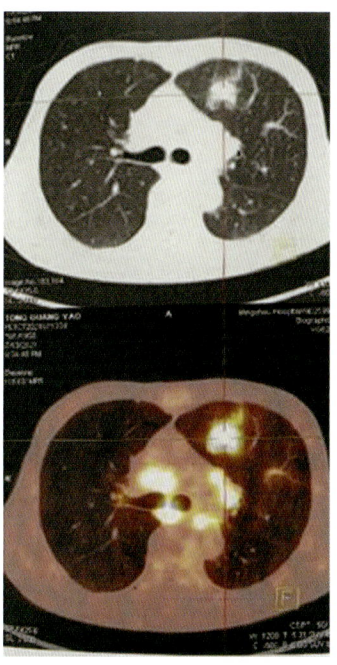

图 19.22　左肺转移瘤

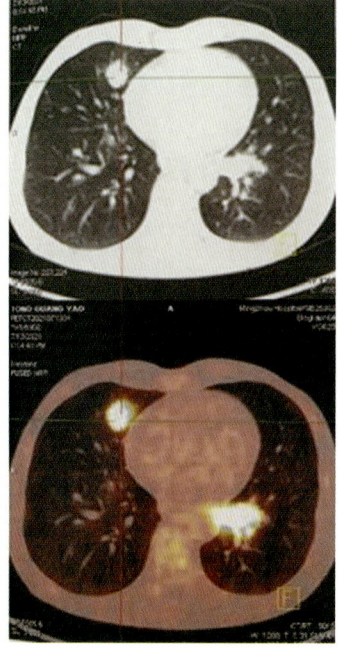

图 19.23　右肺及左肺门转移瘤

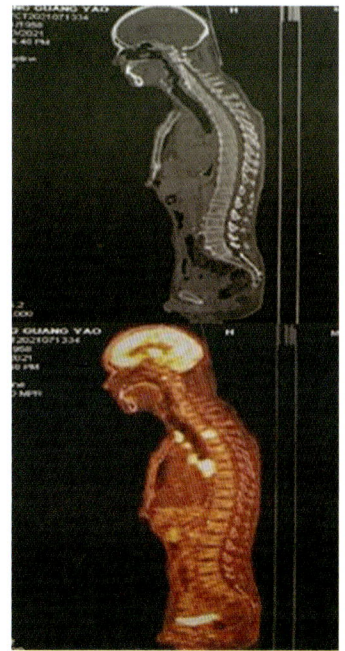

图 19.24　T3 锥体转移瘤

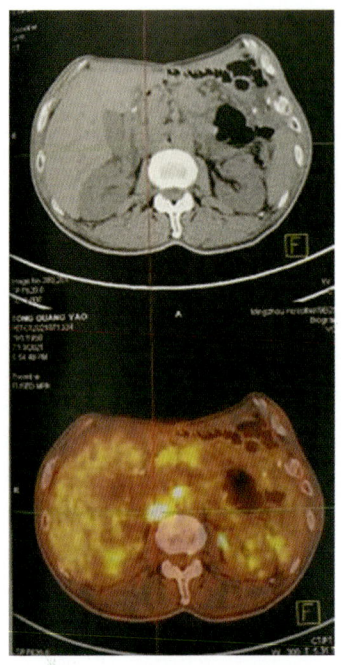

图 19.25 后腹膜淋巴结转移

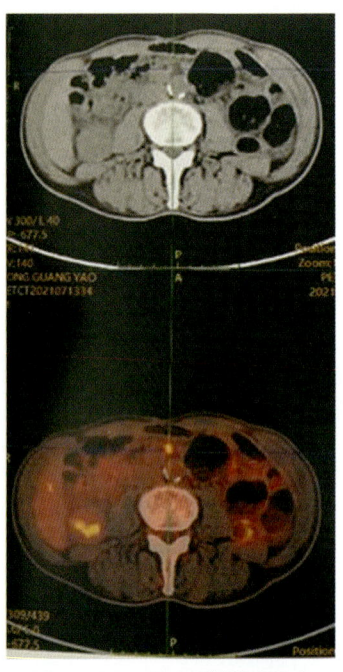

图 19.26 肠系膜转移结节

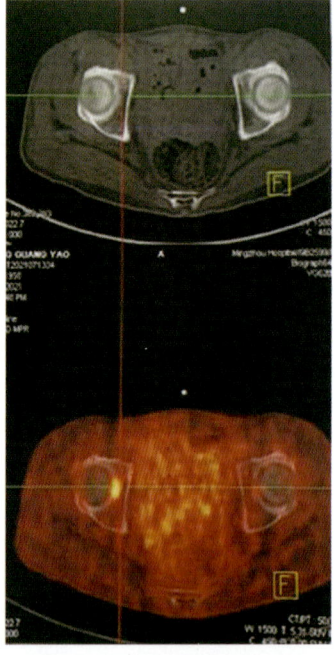

图 19.27 右侧髋臼转移瘤

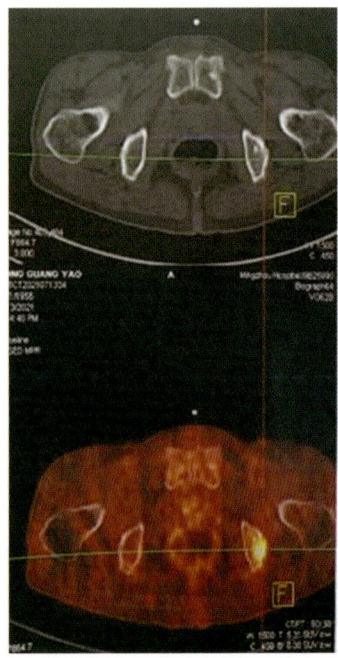

图 19.28 左侧坐骨转移瘤

2.3 第 3 次 MDT to HIM 诊治（2021 年 7 月 14 日）

（1）讨论及意见

影像科 术后 Flot 方案 4 周期 + 紫杉醇腹腔灌注 2 周期治疗后，腹部 CT 提示存在少量腹腔积液，后腹膜淋巴结可见增大，增强后可见强化，附见左肺门处占位，考虑转移瘤。PET - CT：双侧锁骨上、肺门、纵隔淋巴结，肺多发占位，肝脏包膜、肠系膜、后腹膜、结肠旁沟、直肠膀胱陷凹、右侧髋臼、左侧坐骨支、T3 胸椎及附件，PDF 摄取均见明显增高，考虑胃癌全身多发转移。

病理科：术后 Flot 化疗 2 周期后出现中等量腹腔积液，虽然 4 次送检行脱落细胞涂片，均呈小团状炎性细胞及间皮细胞，瘤细胞均呈阴性结果，结合患者术前病理情况，考虑肿瘤生物学特性较差，肿瘤复发腹膜转移可能性较大。术后患者 HER2 阴性，微卫星稳定状态（MLH1 + 、MSH2 + 、MSH6 + 、PMS2 + ）。

营养科 术后 4 周期 Flot 化疗 + 紫杉醇腹腔灌注 2 周期后，目前体力评分较差，ECOG 评分为 1 分，营养状况良好 NRS2002 评分为 1 分，目前全身状况不适合继续全身化疗，建议加强营养支持治疗，推荐高蛋白饮食，必要时可行肠内营养支持，改善营养状况。

胃肠微创外科 术后不久出现腹腔积液，PET - CT 提示全身多发转移瘤，考虑术后复发全身多发转移，目前外科无介入指征。

肿瘤内科 胃癌术后全身多发转移，考虑二线治疗失败，根据 2021 年 CSCO 指南推荐行三线治疗，患者微卫星稳定状态 MSI - H，且体力评分及营养状况不佳，目前不考虑继续化疗，推荐靶向联合免疫治疗（甲磺酸阿帕替尼联合免疫抑制 PD - 1 治疗），多发骨转移建议同步行英卡膦酸二钠对骨转移行对症治疗。目前有循证学依据的仅限抗 HER2 药物曲妥珠单抗和抗血管生成通路药物阿帕替尼，晚期胃癌尚缺乏其他有效分子靶向药物，免疫检查点抑制剂 PD - 1 单抗在晚期胃癌治疗中取得突破性进展，本例目前出现全身多发转移，考虑病期较晚，预后较差，基于此，建议行甲磺酸阿帕替尼联合免疫抑制 PD - 1 治疗。

（2）MDT to HIM 结论

胃癌术后腹腔多发转移、肺转移、骨转移、全身多发淋巴结转移，疾病诊断明确，病情晚期，预后较差。目前影像学检查提示腹腔、肺、骨、全身多发淋巴结转移，综合目前体力及营养状况推荐：阿帕替尼靶向治疗 + PD - 1 免疫治疗 + 英卡膦酸二钠对骨转移行对症治疗为三线治疗方案。

（3）治疗及效果

2021 年 7 月 16 日行 甲磺酸阿帕替尼（艾坦）750mg + 卡瑞利珠（PD - 1）200mg + 英卡膦酸二钠 10mg 对症治疗。2021 年 8 月 6 日行卡瑞利珠（PD - 1）200mg + 英卡膦酸二钠 10mg 行骨改良治疗。患者耐受性良好，食欲良好，体重无明显减轻，能自如行走，无髋关节疼痛等其他不适。患者医从性较好，目前全身状况较前改善，ECOG 评分 0~1 分，NRS2002 评分 1 分，体重减轻不明显，建议继续高蛋白饮食，加强营养，定期称重，了解体重变化情况。目前患者仍在积极治疗中，继续当前治疗方案，并及时评估疗效，根据病情变化开展 MDT to HIM 讨论，制订个体化整合治疗方案，让患者更获益，改善生活质量并延长 OS。

3 体会

胃癌腹膜转移临床诊断率较低，目前腹腔镜探查是较为有效的诊断手段。胃癌腹膜转移分两类，第一类为仅腹腔游离癌细胞阳性，无肉眼可见转移结节（CY1P0）。第二类为腹腔肉眼可见转移结节（P1）。胃癌（CY1P0）患者属于技术上可切除，生物学不可根治的Ⅳ期病例，相对胃癌（CY0P0）患者术后预后较差。

术中腹腔化疗（IPC）和术中广泛腹腔灌注（EIPL）也被认为是有效的治疗手段，一项荟萃分析显示，与单纯手术相比，手术联合 IPC 可提高 5 年生产率（RR 3.10），降低术后复发风险（OR 0.45），而 IPC 联合 EIPL 可使上述获益进一步增加（相应 RR 6.19，OR 0.13）。单纯肉眼腹膜转移患者，化疗可使其腹膜转移灶缩小或消失，然而即使初始化疗效果满意，也很难彻底减灭所有微转移灶，当腹膜转移对化疗效果良好时，可通过手术切除原发灶，即使达 R0 切除，大多数患者术后也会出现术后腹腔内复发，但是总体手术患者生存期仍有获益。一部分出现不可控并发症患者，如胃出血、幽门梗阻等，可考虑行姑息手术或短路手术。

针对晚期胃癌抗血管生成药物雷莫芦单抗（抗 VEGFR2 单克隆抗）、甲磺酸阿帕替尼（VEGFR-2 小分子酪氨酸酶激酶抑制剂）可以用于三线药物选择，Ⅲ期临床研究纳入二线化疗失败者 273 例，结果显示甲磺酸阿帕替尼治疗组较安慰剂组延长中位 PFS（2.6 个月 vs 1.8 个月，$P=0.016$）和提高疾病控制率（42.05% vs 8.79%，$P<0.001$），正因为如此，本例目前选择甲磺酸阿帕替尼联合 PD-1 免疫抑制为三线整合治疗方案。本例通过 MDT to HIM 讨论基于循证学依据制订合理的治疗方案，通过转化化疗收到良好效果，手术时机准确，亦收到了良好效果，目前患者高质量生存已达 14 个月，治疗还在继续，可见该患者从 MDT to HIM 整合治疗中获益明显。

参考文献

[1] D'Angelica M, Gonen M, Brennan MF, et al. Patterns of initial recurrence in completely resected gastric adenocarcinoma[J]. Ann Surg, 2004, 240(5): 808-816.

[2] Riihimaki M, Hemminki A, Sundquist K, et al. Metastatic spreadin patients with gastric cancer[J]. Oncotarget, 2016, 7(32): 52307-52316.

[3] Cheon SH, Rha SY, Jeung HC et al. Survival benefit of combinedcurative resection of the stomach (D2 resection) and liver in gastric cancer patients with liver metastases[J]. Ann Oncol, 2008, 19(6): 1146-1153.

[4] Wang W, Liang H, Zhang H, et al. Prognostic significance of radical surgical treatment for gastric cancer patients with synchronous liver metastases[J]. Med Oncol, 2014, 31(11): 258-356.

[5] Tiberio GA, Baiocchi GL, Morgagni P, et al. Gastric cancer and synchronous hepatic metastases: is it possible to recognize candidates to R0 resection?[J]. Ann Surg Oncol, 2015, 22(2):589-596.

[6] Kinoshita T, Kinoshita T, Saiura A, et al. Multicentre analysis of long-term outcome after surgical resection for gastric cancer liver metastases[J]. Br J Surg, 2015, 102(1): 102-107.

[7] Tsujimoto H, Ichikura T, Ono S, et al. Outcomes for patients following hepatic resection of metastatic tumors from gastric cancer[J]. Hepatol Int, 2010, 4(1): 406-413.

[8] Imamura H, Matsuyama Y, Shimada R, et al. A study of factors influencing prognosis after resection of hepatic metastases from colorectal and gastric carcinoma[J]. Am J Gastroenterol, 2001, 96(11): 3178-3184.

[9] Long D, Yu PC, Huang W, et al. Systematic review of partial hepatic resection to treat hepatic metastases in patients with gastric cancer[J]. Medicine (Baltimore), 2016, 95(44):5235-5365.

[10] Markar SR, Mikhail S, Malietzis G, et al. Influence of surgical resection of hepatic metastases from gastric adenocarcinoma on long-term survival: Systematic review and pooled analysis[J]. Ann Surg, 2016, 263(6): 1092-1101.

[11] Markar SR, Mackenzie H, Mikhail S, et al. Surgical resection of hepatic metastases from gastric cancer: outcomes from national series in England[J]. Gastric Cancer, 2017, 20(2): 379-386.

[12] 胃癌肝转移诊断与综合治疗中国专家共识(2019版)[J]. 中国实用外科杂志,2019,39(5) 405-411.

[13] Dung T. Le. Mismatch-repair deficiency predicts response of solid tumors to PD-1 blockade [J]. Science2017,357(6349):409-413.

[14] Kim ST,Cristescu R,Bass AJ,et al. Comprehensive molecular characterization of clinical responses to PD-1 inhibition in metastatic gastric cancer[J]. Nat Med. 2018, 24(9):1449-1458.

[15] 石汉平,李苏宜,王昆华,等。胃癌患者营养治疗指南[J]. 肿瘤代谢与营养电子杂志,2015 (2):37-40.

[16] 阿帕替尼治疗胃癌的临床应用专家共识[J]. 临床肿瘤学杂志,2015,2(9):841-847.

[17] Ishigami H, Fujiwara Y, Fukushima R, et al, Phase III Trial Comparing Intraperitoneal and Intravenous Paclitaxel Plus S-1 Versus Cisplatin Plus S-1 in Patients With Gastic Cancer With Peritoneal Metastasis:PHOENIX-GC Trial[J]. J Clin Oncol,2018,36(19):1922-1929.

[18] Yoshida K,Yamaguchi K,Okumura N, et al. Is conversion tHERapy possible in stage IV gastric cancer:the proposal of new biological categories of classification[J]. Gastric Cancer,2016,19(2): 329-338.

[19] 中国临床肿瘤学会指南工作委员会. 中国临床肿瘤学会(CSCO)恶性肿瘤患者营养治疗指南[J]. 北京:人民卫生出版社,2019,256-355.

[20] Ohira M, Tokokawa T, Sakuraik, et al. Current status in remnant gastric cancer after distal gastrectomy[J]. World J Gastroenterol,2016,22(8):2424-2433.

20 胆囊恶性肿瘤免疫治疗长期生存的 MDT to HIM 诊治过程及体会

◎徐 琦 袁 幸

1 概 述

胆囊癌是起源于胆囊的恶性肿瘤，发病率较低，占全部恶性肿瘤的 1.2%。该病早期起病隐匿，诊断困难，常表现为胆绞痛或慢性胆囊炎，疾病进展迅速，多数就诊时已属于疾病中晚期，5 年生存率仅为 12%～23%。通过多学科整合诊治（MDT to HIM）讨论，可为患者制订个体化整合治疗方案，带来最大的生存获益。

2 诊治过程

男性，68 岁，身高 168cm，体重 81kg。因"胆囊癌术后 1 月"于 2017 年 8 月 27 日至浙江省肿瘤医院腹部肿瘤内科就诊。2017 年 6 月曾因头晕至当地医院就诊，外院全腹部增强 CT：胆囊占位性病变，胆囊癌可能性大，局部与结肠肝曲相贴。肝Ⅳ段细小结节，考虑小囊肿。肝脏增强 MRI：胆囊内见团状异常信号，考虑胆囊癌。胸部 CT 未见明显异常。遂于 2017 年 7 月 26 日在外院腹腔镜下行胆囊癌根治术 + 淋巴结清扫。术后病理显示：胆囊为低分化腺癌，浸润深度至浆膜层；肝组织间质慢性炎，未见癌浸润；肝门淋巴结可见 17 个淋巴结（-），12 组、12b 组淋巴结可见脂肪组织，未见淋巴结；13 组淋巴结可见淋巴结 2 个（-），分期为 $pT_3N_0M_0$ Ⅲ C 期。近 1 月来体重下降 3kg。入院初步诊断：胆囊恶性肿瘤，$pT_3N_0M_0$，Ⅲ C 期，ECOG 评分 1 分。入院进行血液常规及血液生化检查未见明显异常。CT 示胆囊癌术后改变，未见明显远处转移征象。

2.1 第 1 次 MDT to HIM 诊治（2017 年 8 月 28 日）

（1）讨论及意见

影像科　上腹部 CT 显示胆囊癌术后胆囊缺如，术区见缝合线影，未见异常密度及强化病灶影。肝实质增强未见异常强化。肝门部及腹膜后未见肿大淋巴结。余部位 CT 检查未见远处转移征象。

肿瘤外科 胆囊癌是一种少见且预后较差的恶性肿瘤,目前外科手术仍是其根治的唯一方法。绝大多数患者确诊时已属于中晚期,整体预后较差。胆囊癌术后辅助化疗的既往研究表明 T_2 及以上分期或淋巴结阳性者可明显获益,本例术后病理分期为 $pT_3N_0M_0$ ⅢC 期,需行胆囊癌术后辅助治疗。

肿瘤内科 胆囊癌是一种不常见但具有侵袭性的恶性肿瘤,虽然手术切除是唯一的治愈方法,但仍有复发风险,辅助治疗在提高生存率方面起至关重要作用。根据中国临床肿瘤学会(CSCO)指南,胆囊癌的术后辅助化疗方案是以吉西他滨或 5-FU 为基础的方案,包括吉西他滨联合顺铂、吉西他滨联合卡培他滨、5-FU 联合奥沙利铂,以及卡培他滨联合奥沙利铂等方案,可根据各医疗中心的使用经验及患者的具体情况选用。英国 BILCAP 研究结果显示胆系肿瘤根治术后辅助卡培他滨单药化疗与观察组相比,生存率显著改善(51.1 *vs* 36.4 个月)。本例患者 68 岁,高龄,建议使用吉西他滨联合卡培他滨方案化疗。

肿瘤放疗科 目前尚缺乏 RCT 数据来证实胆囊癌术后辅助放疗的获益。一些小型单臂研究及荟萃分析表明,胆囊癌术后切缘阳性(R1/R2)或淋巴结阳性者,或可从辅助放疗中获益,CSCO 指南也推荐上述患者进行术后辅助放疗。该患者 R0 切除且淋巴结阴性,故不考虑术后辅助放疗。

营养科 患者身高 168cm,体重 81kg,BMI $28.7kg/m^2$,近 1 个月来体重下降 3kg。NRS2002 营养风险筛查 2 分,建议每周复查营养风险筛查,必要时给予肠内口服营养剂补充。

(2) **MDT to HIM 结论**

整合多学科意见,该患者诊断为胆囊恶性肿瘤术后($pT_3N_0M_0$ ⅢC 期),建议行术后辅助化疗,方案为吉西他滨联合卡培他滨,治疗中注意预防并处理化疗相关不良反应。

(3) **治疗及效果**

2017 年 8 月 31 日起行 7 个疗程 GX 方案化疗,具体为:吉西他滨 $1000mg/m^2$,d1、d8 + 卡培他滨 $1000mg/m^2$,bid,口服 2 周停 1 周,3 周为 1 个周期。化疗过程中骨髓抑制 1 级。

2.2 第 2 次 MDT to HIM 诊治(2018 年 4 月 19 日)

患者经过 7 个周期 GX 方案(吉西他滨联合卡培他滨)术后辅助化疗,末次化疗时间 2018 年 1 月 16 日,定期复查。2018 年 4 月 4 日复查腹部 CT:肝脏多发转移瘤(图 20.1)。2018 年 4 月 16 日我院超声引导下肝脏肿块粗针活检术。病理结果显示:(肝脏肿块穿刺)少量破碎退变异型细胞伴坏死。考虑为上皮性癌(图 20.2)。基因检测:*ERBB2* 基因扩增,肿瘤突变负荷(TMB)20mut/Mb。为进一步治疗,准备第 2 次 MDT to HIM 讨论。

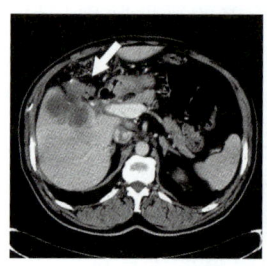 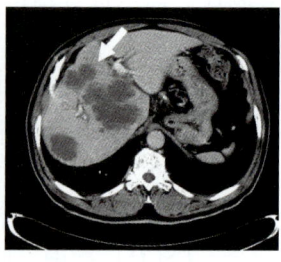

图 20.1　腹部 CT 结果显示肝多发转移

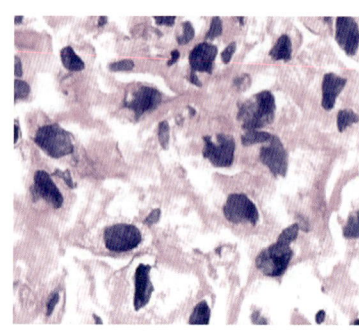 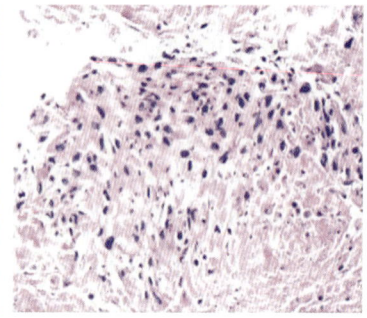

图 20.2　肝穿刺病理结果

肝脏肿块穿刺显示少量破碎退变异型细胞伴坏死，考虑为上皮性癌

（1）讨论及意见

放射科　2018 年 4 月 4 日胸腹部 CT 复查显示，胆囊癌术后肝脏见多发低密度结节影，边界尚清，增强后见环形强化。部分病灶融合成团，长径约 8.9cm，累及第二肝门。肝多发转移，疗效评估 PD。

肿瘤外科　胆囊癌术后伴肝多发转移，目前无手术指征，建议以内科化疗为主的整合治疗。

肿瘤内科　胆囊癌术后经过 7 周期 GX 方案（吉西他滨联合卡培他滨）术后辅助化疗后复查发现肝多发转移，疾病进展，需行二线全身治疗。CSCO 指南建议，对于 PS≤1 患者，推荐使用 mFOLFOX 方案，其他可供选择的化疗方案包括伊立替康联合卡培他滨，伊立替康联合 5-FU，以及其他一线治疗指南推荐的方案，可根据患者既往治疗经过，以及肝功能情况，结合各医疗中心的使用经验选用。在晚期胆道恶性肿瘤 KEYNOTE-028 研究中，免疫检查点 PD-1 抑制剂帕博利珠单抗二线治疗晚期胆管癌 ORR 为 13.0%；中位 OS 和 PFS 分别为 5.7 个月和 1.8 个月。该研究显示帕博利珠单抗在部分晚期胆管癌中有持久抗瘤作用及较好耐受性。本例已行基因检测，*ERBB2* 基因扩增，TMB 20mut/Mb。针对 *ERBB2* 基因扩增和 TMB 负荷高的患者，既往研究证实均从免疫治疗中获益。在化疗方案方面，国外 Kim 等卡培他滨联合奥沙利铂一线治疗晚期胆道肿瘤的研究结果显示，总生存期 10.6 个月。本例 GX 方案（吉西他滨+卡培他滨）辅助化疗后进展，建议使用奥沙利铂+替吉奥（SOX

方案）联合帕博利珠单抗治疗。

肿瘤放疗科　胆囊癌术后伴肝多发转移，目前无放疗指征，不考虑放疗。

肿瘤介入科　TACE 被指南推荐为原发性肝癌的一线局部治疗方案，在转移性肝癌中也有研究表明有一定的治疗反应率和疾病控制率。胆囊癌术后伴肝脏多发转移，建议先行内科相关治疗。

（2）MDT to HIM 结论

CT 复查显示肝脏多发转移，疗效 PD，肝穿刺基因检测 *ERBB*2 基因扩增和 TMB 高，团队专家达成较一致意见，建议行免疫联合化疗，使用奥沙利铂 + 替吉奥（SOX 方案）联合帕博利珠单抗治疗。

（3）治疗效果

2018 年 4 月 20 日至 2018 年 8 月 30 日行 7 个周期 SOX 联合帕博利珠单抗治疗，具体为：帕博利珠单抗 200mg，d1 + 奥沙利铂 130mg/m^2，d1 + 替吉奥 60mg，bid，d1～14。第 4 个周期复查 CT，与治疗前进行对比，疗效评定为 PR（图 20.3）。后因化疗后骨髓抑制药物减量，2018 年 9 月 21 日至 2019 年 3 月 26 日行第 8～15 周期替吉奥联合帕博利珠单抗治疗，具体为：帕博利珠单抗 200mg，d1 + 替吉奥 40mg，bid，d1～14。

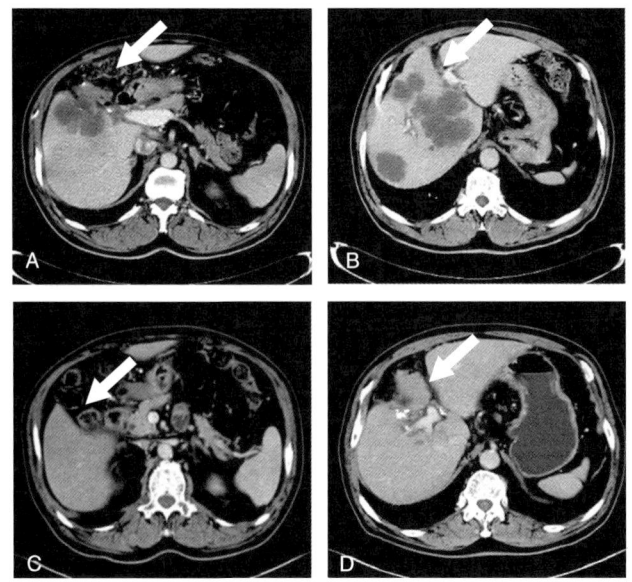

图 20.3　免疫联合化疗 4 个周期后复查腹部 CT（肝脏病灶缩小）检查与治疗前对比
A～B. 2018 年 4 月 4 日 CT 检查。C～D. 2018 年 7 月 16 日 CT 检查

2.3　第 3 次 MDT to HIM 诊治（2019 年 10 月 20）

经过帕博利珠单抗联合 SOX 方案化疗及帕博利珠单抗联合替吉奥治疗后，2019 年 4 月 30 日开始单药帕博利珠单抗维持治疗。2019 年 10 月 16 日复查 CT，

疗效评定为 CR（图 20.4），为进一步治疗，准备第 3 次 MDT to HIM 讨论。

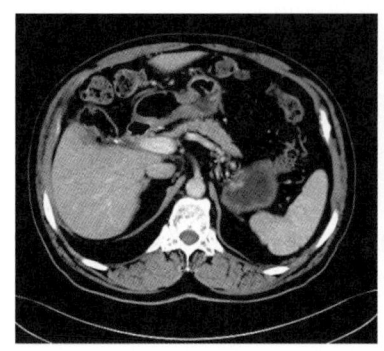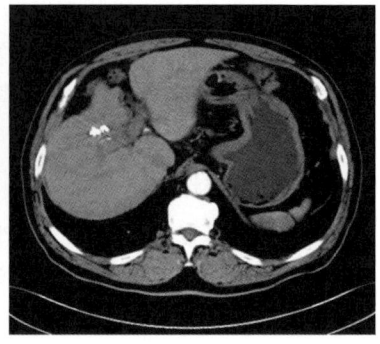

图 20.4　腹部 CT 结果显示肝脏病灶 CR

(1) 讨论及意见

放射科　经免疫联合化疗后，肝脏病灶消失，疗效评估 CR。

肿瘤外科　经影像学评估，肝脏病灶疗效评估 CR，目前不考虑外科干预。

肿瘤内科　2018 年 4 月开始免疫联合化疗，至末次化疗时间 2019 年 3 月 26 日，替吉奥已口服长达 1 年，疗效评估 CR。目前免疫治疗时长并无统一规定。在肺癌领域，CheckMate 153 研究证实，继续免疫治疗 1 年以上者有更好生存获益。KEYNOTE 010 研究提供接受 2 年免疫治疗（帕博利珠单抗）的数据，研究显示即使 2 年后停止帕博利珠单抗治疗，仍有 2/3 患者继续有效。在胆道系统恶性肿瘤 KEYNOTE-028 研究中，设定帕博利珠单抗使用 2 年时间或直至疾病进展。建议此患者继续帕博利珠单抗单药维持治疗。

放疗科　本例患者接受化疗联合免疫治疗后获得显著的肿瘤退缩。放疗和免疫治疗也同样具有协同效应。大量基础与临床研究表明，放疗能诱导免疫原性细胞死亡，并能改变肿瘤微环境中关键免疫细胞特性，从而增强免疫治疗疗效。对晚期肿瘤，可以选择部分转移灶进行放疗并同期联合应用免疫治疗，利用远隔效应杀伤非照射区域的转移灶。目前内放疗联合免疫检查点抑制剂一线治疗晚期胆道恶性肿瘤的 II 期临床研究（NCT04238637）正在开展中。

(2) MDT to HIM 结论

建议继续帕博利珠单抗单药维持治疗至 2 年或疾病进展，关注不良反应。

(3) 治疗及效果

患者继续帕博利珠单抗单药治疗至 2019 年 12 月 25 日，此后患者要求退出临床研究，后续定期复查未见异常。患者现生活质量佳，ECOG 0 分，末次复查时间为 2021 年 7 月 26 日（图 20.5），未见肿瘤复发。

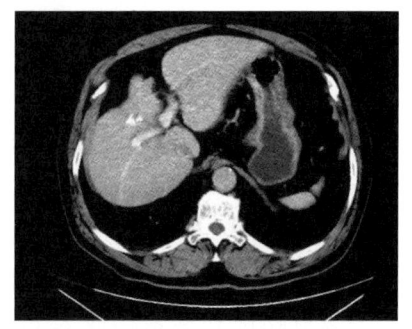

图 20.5　患者复查的影像学结果

3 体　会

目前胆道系统恶性肿瘤二线治疗的方案有限，仅有的一项大型前瞻性 3 期 RCT 临床研究 ABC-06 数据显示在最佳对症支持治疗的基础上加用 FOLFOX 方案改善了晚期胆管癌患者经顺铂和吉西他滨治疗 PD 后的中位 OS（6.2 个月 vs 5.3 个月，HR 0.69，$P=0.031$），但生存延长相当有限。其他一些小样本的 Ⅱ 期研究也探索了晚期 BTC 的二线治疗方案，包括卡培他滨联合奥沙利铂、氟尿嘧啶联合伊立替康/奥沙利铂、卡培他滨联合丝裂霉素等，但总体有效率不足 10%，中位生存期仅 3.2 个月。可喜的是，晚期 BTC 靶向治疗取得了重要进展，包括针对靶向异柠檬酸脱氢酶（IDH）突变和成纤维细胞生长因子受体（FGFR）融合或突变的药物已进入临床实践，并取得了初步成功。此外，免疫检测点抑制剂（ICI）在晚期 BTC 中的探索也带来新曙光。在 KEYNOTE-028（KN028）和 KEYNOTE-158（KN 158）研究提示帕博利珠单抗标准治疗失败的晚期胆系肿瘤患者中，OS 达到了 7.4 个月和 6.2 个月，12 个月 OS 率分别为 32.7% 和 27.6%。纳武利尤单抗治疗至少一线治疗后进展的 BTC 患者 54 例，DCR 达 59%（27/45），中位 PFS 3.68 个月，中位 OS 14.24 个月。PD-L1 抗体（Durvalumab）在治疗晚期化疗耐药的 BTC 患者也获得了较好的疗效，12 周的 DCR 率为 16.7%，中位 OS 可以达到 8.1 个月。免疫单药治疗的疗效仍然有限，联合治疗可能存在更好的疗效和更优的生存获益，包括双免疫联合、化疗联合及血管靶向药物联合等。PD-L1 抗体（Durvalumab）和 CTLA-4 抗体（Tremelimumab）的双免疫联合模式可以使晚期难治性胆管癌患者在 12 周时达到 11% 的 PR 率，32.2% 的 DCR 率，中位 OS 可达 10.1 个月。血管靶向药物仑伐替尼和 PD-1 抗体联合治疗在至少接收过 2 线治疗的晚期胆管癌患者中亦可以获得 21% 的 ORR 和 93% 的 DCR。免疫治疗联合化疗在代谢中已有 Ⅲ 期研究参与增强作用，我们前期的研究也显示单药免疫治疗或联合治疗在晚期胆管癌患者中一、二线的综合治疗中 ORR 可以达到 26.9%，6 个月的 PFS 可达 36.4%。目前胆管癌免疫治疗的分子标记物不明确，基于泛癌种的数据，TMB-H 被认为是其中的预测因子。因此经过第 2 次 MDT to HIM 讨论后，我们为该患者制订了二线治疗方案：帕博利珠单抗联合 SOX 化疗方案。最终疗效为 CR。

总之，免疫治疗越来越多地应用于胆道恶性肿瘤领域。通过 MDT to HIM 整合诊疗模式，筛选免疫治疗的优势人群，为患者制订相应的个体化整合诊疗方案，可为患者带来意想不到的生存获益。

参考文献

[1] Rawla P, Sunkara T, Thandra KC. Epidemiology of gallbladder cancer[J]. Clin Exp Hepatol, 2019,5(2):93-102.
[2] 任泰,李永盛,耿亚军,等. 中国 2010-2017 年胆囊癌治疗模式及预后分析[J]. 中华外科杂志,2020,58(9):697-706.

[3] Misra S, Chaturvedi A, Misra NC, et al. Carcinoma of the gallbladder. Lancet Oncol, 2003, 4(3): 167-176.

[4] Takada T, Amano H, Yasuda H, et al. Is postoperative adjuvant chemotherapy useful for gallbladder carcinoma? A phase III multicenter prospective randomized controlled trial in patients with resected pancreaticobiliary carcinoma[J]. Cancer, 2002, 95(8): 1685-1695.

[5] Horgan AM, Amir E, Walter T, et al. Adjuvant therapy in the treatment of biliary tract cancer: a systematic review and meta-analysis[J]. J Clin Oncol, 2012, 30(16): 1934-1940.

[6] Sharma A, Sharma KL, Gupta A, et al. Gallbladder cancer epidemiology, pathogenesis and molecular genetics: Recent update[J]. World J Gastroenterol, 2017, 23(22): 3978-3998.

[7] Bridgewater JA, Goodman KA, Kalyan A, et al. Biliary Tract Cancer: Epidemiology, Radiotherapy, and Molecular Profiling[J]. Am Soc Clin Oncol Educ Book, 2016, 35: e194-e203.

[8] 中国临床肿瘤学会指南工作委员会. 中国临床肿瘤学会(CSCO)胆道恶性肿瘤诊疗指南2020[M]. 北京: 人民卫生出版社, 2020.

[9] Piha-Paul SA, Oh DY, Ueno M, et al. Efficacy and safety of pembrolizumab for the treatment of advanced biliary cancer: Results from the KEYNOTE-158 and KEYNOTE-028 studies[J]. Int J Cancer, 2020, 147(8): 2190-2198.

[10] Cao D, Xu H, Xu X, et al. High tumor mutation burden predicts better efficacy of immunotherapy: a pooled analysis of 103078 cancer patients[J]. Oncoimmunology, 2019, 8(9): e1629258.

[11] Kim ST, Kang JH, Lee J, et al. Capecitabine plus oxaliplatin versus gemcitabine plus oxaliplatin as first-line therapy for advanced biliary tract cancers: a multicenter, open-label, randomized, phase III, noninferiority trial[J]. Ann Oncol, 2019, 30: 788-795.

[12] 原发性肝癌诊疗规范(2019年版)编写专家委员会. 原发性肝癌诊疗规范(2019年版)[J]. 中国临床医学, 2020, 27(1): 140-156.

[13] Vogl TJ, Marko C, Langenbach MC, et al. Transarterial chemoembolization of colorectal cancer liver metastasis: improved tumor response by DSM-TACE versus conventional TACE, a prospective, randomized, single-center trial[J]. Eur Radiol, 2021, 31(4): 2242-2251.

[14] Waterhouse DM, Garon EB, Chandler J, et al. Continuous Versus 1-Year Fixed-Duration Nivolumab in Previously Treated Advanced Non-Small-Cell Lung Cancer: CheckMate 153[J]. J Clin Oncol, 2020, 38(33): 3863-3873.

[15] Herbst RS, Garon EB, Kim DW, et al. Long-Term Outcomes and Retreatment Among Patients With Previously Treated, Programmed Death-Ligand 1-Positive, Advanced Non-Small-Cell Lung Cancer in the KEYNOTE-010 Study[J]. J Clin Oncol, 2020, 38(14): 1580-1590.

[16] Keam S, Gill S, Ebert MA, et al. Enhancing the efficacy of immunotherapy using radiotherapy[J]. Clin Transl Immunology, 2020, 9(9): e1169.

[17] Bray F, Ferlay J, Soerjomataram I, et al. Global cancer statistics 2018: GLOBOCAN estimates of incidence and mortality worldwide for 36 cancers in 185 countries [published correction appears in CA Cancer J Clin. 2020 Jul; 70(4): 313][J]. CA Cancer J Clin, 2018, 68(6): 394-424.

[18] Primrose JN, Fox RP, Palmer DH, et al. Capecitabine compared with observation in resected biliary tract cancer (BILCAP): a randomised, controlled, multicentre, phase 3 study[J]. Lancet Oncol, 2019, 20(5): 663-673.

[19] Kim R, Chung V, Alese OB, et al. A Phase 2 multi-institutional study of nivolumab for patients with advanced refractory biliary tract cancers[J]. JAMA Oncol, 2020, 6(6): 888-894.

[20] Kim ST, Oh SY, Lee J, et al. Capecitabine plus Oxaliplatin as a Second-Line Therapy for Advanced Biliary Tract Cancers: A Multicenter, Open-Label, Phase II Trial[J]. J Cancer, 2019, 10(25): 6185-6190.

[21] Brieau B, Dahan L, De Rycke Y, et al. Second-line chemotherapy for advanced biliary tract

cancer after failure of the gemcitabine-platinum combination: A large multicenter study by the Association des Gastro-Enterologues Oncologues [J]. Cancer, 2015, 121(18): 3290-3297.

[22] Cereda S, Milella M, Cordio S, et al. Capecitabine with/without mitomycin C: results of a randomized phase II trial of second-line therapy in advanced biliary tract adenocarcinoma [J]. Cancer Chemother Pharmacol, 2016, 77(1): 109-114.

[23] Abou-alfa GK, Sahai V, Hollebecque A, et al. Pemigatinib for previously treated, locally advanced or metastatic cholangiocarcinoma: a multicentre, open-label, phase 2 study [J]. Lancet Oncol, 2020, 21(5): 671-684.

[24] Abou-alfa GK, Macarulla T, Javle M, et al. Ivosidenib in IDH1-mutant, chemotherapy-refractory cholangiocarcinoma (ClarIDHy): a multicentre, randomised, double-blind, placebo-controlled, phase 3 study [J]. Lancet Oncol, 2020, 21(6): 796-807.

[25] Rizzo A, Ricci AD, Brandi G. Futibatinib, an investigational agent for the treatment of intrahepatic cholangiocarcinoma: evidence to date and future perspectives [J]. Expert Opin Investig Drugs, 2021, 30(4): 317-324.

[26] Mazzaferro V, El-rayes BF, Droz Dit Busset M, et al. Derazantinib (ARQ 087) in advanced or inoperable FGFR2 gene fusion-positive intrahepatic cholangiocarcinoma [J]. Br J Cancer, 2019, 120(2): 165-171.

[27] Li J, Wei Q, Wu X, et al. Integrative clinical and molecular analysis of advanced biliary tract cancers on immune checkpoint blockade reveals potential markers of response [J]. Clin Transl Med, 2020, 10(4): e118.

21 可切除的胰腺癌围手术期 MDT to HIM 诊治过程及体会

◎李晶晶　袁幸

1 概述

胰腺癌是全球致死率最高的恶性肿瘤之一，起病隐匿，早期症状不明显，5 年生存率低于 5%。其病因尚不完全清楚，吸烟、肿瘤家族史、糖尿病、肥胖症、饮食因素、饮酒等风险因素可能参与其中。胰腺癌预后差，通过多学科整合诊治（MDT to HIM），制订个体化诊疗方案，可使患者得到准确的诊断，规范、合理、有效的治疗，获得最优的生存。

2 MDT to HIM 诊治过程

女性，37 岁，身高 159cm，体重 51kg，ECOG 评分 1 分。因"腹痛 2 周"至浙江省肿瘤医院肿瘤外科就诊。2019 年 5 月 1 日无明显诱因出现上腹部疼痛不适，外院行超声检查显示胰腺占位。上腹部 MR：胰腺体尾部占位，首先考虑肿瘤性病变。后至浙江省肿瘤医院，超声造影提示胰腺体尾部结节样低回声。肿瘤标记物 CEA、CA19-9 正常。2019 年 5 月 21 日行超声引导下胰腺体尾部肿块粗针活检术，病理检查：（胰腺肿物）纤维组织内见少量腺癌，并可见部分肝脏组织（图 21.1）。2019 年 5 月 23 日行胸腹部 CT：胰腺体尾部见约 2.3cm×6.1cm 大小低密度灶，界欠清，病灶中度强化。胰腺体尾部占位灶，考虑肿瘤（图 21.2）。胸部 CT 平扫未见异常。盆腔 CT 扫描未见明显占位灶。近 1 个月来体重下降 3kg。目前诊断：胰腺恶性肿瘤，$cT_3N_xM_0$，ECOG 评分 1 分。

2.1 第 1 次 MDT to HIM 诊治（2019 年 5 月 29 日）

（1）讨论及意见

放射科　胰腺癌在 CT 平扫上大部分表现为等密度，在增强扫描时，静注的对比剂会造成胰腺癌与周围实质增强程度的差异，由于胰腺实质动脉血供丰富，正常实质表现为早期明显强化，而胰腺癌肿块通常表现为轻度强化。根据上腹部 CT

及上腹部 MR 结果，胰腺体尾部见约 2.3cm×6.1cm 大小低密度灶，边界欠清，病灶轻度强化，考虑肿瘤。超声造影示胰腺体尾部结节样低回声。超声造影将对比剂以静注的方式进入循环系统，在胰腺组织内产生高对比信号，将病灶边界与胰周血管的关系更好地显示出来。动脉期肿瘤血管在肿块内部或周边显影，实质期肿块表现为轻度强化或不均质强化，该患者影像学符合胰腺癌诊断。腹部影像学检查未见明显腹腔淋巴结肿大及肝脏占位，胸部 CT 及盆腔 CT 未见明显占位灶。故未见远处转移，为局部进展期，分期为 $cT_3N_xM_0$。

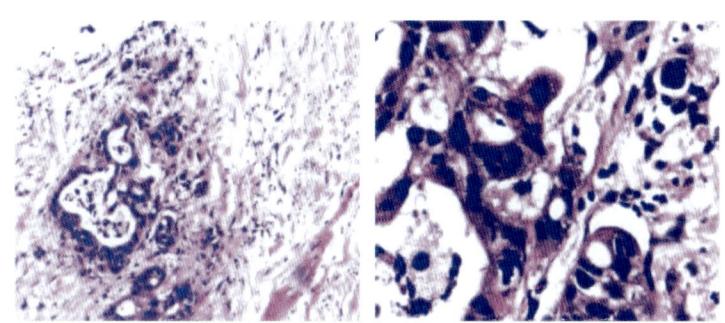

图 21.1　初诊时胰腺肿块穿刺病理结果

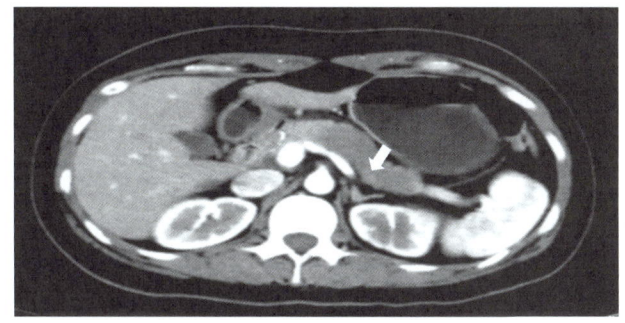

图 21.2　初诊时腹部 CT 结果

病理科　胰腺穿刺病理检查显示（胰腺肿物）纤维组织内见少量腺癌，并可见部分肝脏组织。胰腺癌的组织学类型主要以导管细胞癌最常见，约占 90%。大多数情况下，胰腺导管细胞癌位于近端胰腺，而胰体或胰尾受累较少见。如果位于远端胰腺，则甚至更大，并且已经浸润周围结构（胰周脂肪组织、十二指肠、胃、门静脉等）。根据胰腺穿刺病理，本例明确诊断为胰腺癌。

肿瘤外科　在胰腺癌诊治过程中，根治性切除是获得长期生存最有效的手段。但胰腺癌生物学行为特殊，总体只有 15%～20% 被认为可进行手术。根据患者 CT 表现，胰腺体尾部肿块达 2.3cm×6.1cm，肿块较大，侵犯脾动脉，肿瘤靠近脾动脉根部及腹腔干，技术上可切除。由于瘤体较大，且有血管侵犯，考虑局部进展期肿瘤，可行新辅助化疗降期，提高 R0 切除率，同时也可观察肿瘤的生物学行为，术中进行标准范围的淋巴结清扫，降低并发症的发生，改善生活质量。国外临床研究报道证实，相较于直接手术而言，新辅助治疗后行手术治疗可改善患者中位 OS 及 PFS。韩国多中心 Ⅱ/Ⅲ 期随机对照试验结果显示，接受新辅助治疗的胰腺癌 R0 切除率及中位生存期均明显提高。新辅助化疗疗程需根据新辅助化疗的疗效及患者的体力状况、新辅助化疗方案、肿瘤的异质性确定。若新辅助治疗后影像学或血清肿瘤指标显示肿瘤无进展、肿瘤无远处转移、患者体力状况改善则可行手术治疗。由于胰腺癌恶性程度高，化疗期间有可能进展，因此化疗过程中应密切随访，如肿瘤稳定或有缩小倾向，应及时行手术治疗。

肿瘤内科 胰腺癌是一种侵袭性恶性肿瘤，治疗效果有限，死亡率极高。通过新辅助治疗缩小瘤体和增加 R0 切除率，疾病降期，同时及早治疗血液淋巴系统的微转移灶，诱导肿瘤细胞进入休眠状态，减少肿瘤种植播散及术后复发，改善总生存期。美国国家综合癌症网络（NCCN）指南建议，除临床试验外，对有如下复发或转移高危因素的可切除胰腺癌，在明确病理学诊断后可优先推荐新辅助治疗：CA19-9 明显升高、原发灶大、高度可疑淋巴结转移、体重明显下降、剧烈疼痛等。本例患者涉及原发灶大、体重下降两个高危因素，建议先行新辅助治疗。国外的一项荟萃分析汇总了 1966—2009 年 111 项新辅助治疗的临床试验数据。4394 例胰腺癌患者分为两个队列：可切除和不可切除两组。在最初诊断为不可切除的患者中，46.9% 在新辅助治疗后接受手术探查，64 例（69.9%）成功手术切除，R0 切除率为 79.2%，总体中位 OS 为 20.5 个月，其中 45.6% 使用了基于吉西他滨的方案。另一项国外研究回顾了 11 项临床研究，包括 315 例接受 FOLFIRINOX 作为一线治疗的初治胰腺癌，发现约 1/4 患者在接受治疗后能行手术切除。R0 切除率为 75%，mOS 为 24.2 个月。另有 2 项研究使用剂量改良 FOLFIRINOX（中位 OS 21.2 个月和 26 个月）。胰腺癌的新辅助化疗方案目前无明确规定，通常借鉴于对晚期胰腺癌有效的化疗方案。对体能状态较好者，新辅助治疗方法包括改良的 FOLFIRNOX 方案（奥沙利铂＋伊立替康＋氟尿嘧啶＋亚叶酸钙）和 AG 方案（吉西他滨＋白蛋白结合型紫杉醇）。在实际临床应用中，我们发现与 AG 方案比，FOLFIRINOX 不良反应发生率较高，故本例建议采用吉西他滨联合白蛋白结合型紫杉醇进行新辅助化疗。免疫治疗和靶向治疗在胰腺癌新辅助治疗的研究和应用循证数据较少，疗效不确切，本例新辅助暂不考虑加用免疫药物和靶向药物。在新辅助治疗的周期方面，目前无统一定论。中国 CSCO 指南中推荐患者一般接受 2～4 个周期新辅助治疗。在实际诊治过程中，新辅助治疗周期与患者在治疗过程中肿瘤最大径、肿瘤标志物及体能状态变化有关，治疗期间应密切关注这些指标变化。

肿瘤放疗科 放疗不单独作为胰腺癌新辅助治疗的手段，其在联合新辅助化疗中的作用还需进一步前瞻性研究证实，本例患者目前不考虑放疗。

营养科 患者身高 159cm，体重 51kg，体重指数（BMI）20.2kg/m^2，近 1 个月来体重下降 3kg。NRS2002 营养风险筛查 4 分，有营养不良风险，体重下降考虑与摄入量不足和疾病消耗有关，根据《恶性肿瘤患者膳食指导原则》建议增加肠内营养支持治疗。鉴于患者短期内需带瘤生存，同时接受内科治疗，建议每日能量供给 1650kcal，其中蛋白质供给量按 1.5g/（kg·d）计算。可行 ONS 支持，每日增加 500kcal 肠内营养制剂，如仍不能足量供能，增加肠内营养制剂用量至足量供能。根据适应情况，必要时静脉营养支持。

（2）MDT to HIM 结论

整合多学科意见，该患者诊断为胰腺恶性肿瘤（$cT_3N_xM_0$），为局部进展期，建议先行 AG 方案（吉西他滨+白蛋白紫杉醇）方案新辅助化疗，患者有营养不良建议肠内营养支持，治疗过程中密切关注肿块大小、肿瘤标志物及体能状态变化情况，根据具体情况决定手术干预时机，治疗中注意预防并处理化疗相关不良反应。

（3）治疗效果

2019 年 5 月 24 日起行 3 个疗程 AG 方案化疗，具体为吉西他滨 1.50g d1、d8 +（白蛋白结合型）注射用紫杉醇 0.18g d1、d8 化疗。化疗过程中骨髓抑制 1 级。

2.2 第 2 次 MDT to HIM 诊治（2019 年 7 月 30 日）

患者经 3 个疗程的 AG 方案化疗，于 2019 年 7 月 29 日复查腹部增强 CT（图 21.3），按 RECIST1.1 标准评价胰腺病灶为稳定（SD）。为进一步治疗，准备第 2 次 MDT to HIM 讨论。

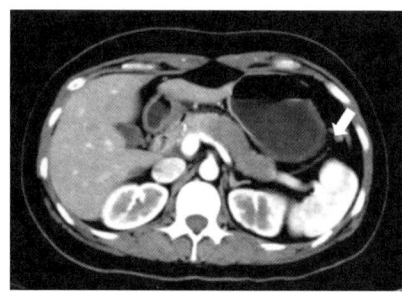

2019 年 5 月 23 日　　　　　　　　　　2019 年 7 月 29 日

图 21.3　治疗前与 AG 方案化疗 3 个周期后腹部 CT 对比

（1）讨论及意见

放射科　2019 年 7 月 29 日我院腹部 CT 复查与基线 CT 对比（图 21.3）：胰腺体尾部占位灶，较前略缩小。胰腺病灶疗效评估 SD。

肿瘤外科　新辅助化疗后疗效评估病灶稳定，考虑肿瘤生物学行为尚可，患者年纪较轻，手术意愿强烈。目前 ECOG 评分 1 分，有手术指征，可行胰腺癌根治性手术治疗，手术方式考虑胰体尾切除+脾切除术+胰腺周围淋巴结清扫术。

肿瘤内科　经 3 周期 AG 方案化疗后，胰腺病灶稳定，可行手术干预。对新辅助治疗后手术切除的患者需辅助治疗，目前研究数据较少。国外一项回顾性研究提示，接受术后辅助化疗后淋巴结转移率低的患者 OS 明显延长（两者分别为 72 个月 vs 33 个月，$P = 0.008$）。该患者建议术后继续辅助化疗。

(2) MDT to HIM 结论

患者经过 3 个疗程的 AG 方案化疗后，胰腺病灶评估疗效稳定，专家达成较一致意见，建议行根治性手术治疗，术后继续原 AG 方案化疗。

(3) 治疗及效果

经积极术前准备后，于 2019 年 8 月 8 日全麻下行剖腹探查，行胰体胰尾联合脾脏切除术。术中探查：腹腔轻度粘连，无腹腔积液，腹膜、盆腔、肝脏无侵及，脾正常大小，胰腺质硬，肿瘤位于胰腺体尾，约 3cm×6cm 大小，质硬，界不清，累及胰包膜，周围炎症水肿明显，易出血。脾动脉、肝总腹腔干淋巴结肿大。手术顺利，术后恢复顺利。2019 年 8 月 14 日浙江省肿瘤医院术后病理（201925793）显示胰腺恶性肿瘤化疗后：①（胰体尾）中分化腺癌伴退变（瘤体大小 6cm×2.5cm×2cm），累犯胰腺被膜，侵犯神经，伴（肝总）1 枚癌结节形成。②（胰周）4 只、（脾门）1 只、（肝总）4 只淋巴结慢性炎（图 21.4）。术后肿瘤退缩分级（tumor regression grade，TRG）2 级。术后诊断为胰腺恶性肿瘤，分期：$ypT_3N_0M_0$，ⅡA 期。2019 年 9 月 4 日胰腺癌术后复查，行腹盆腔 CT：胰腺术后改变，术区周围多发渗出影；肝门区及肠系膜根部小淋巴结，建议随访复查。患者目前体重 52kg，ECOG 评分 1 分。

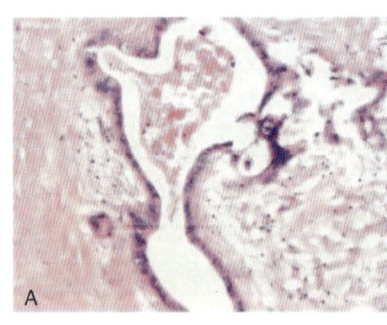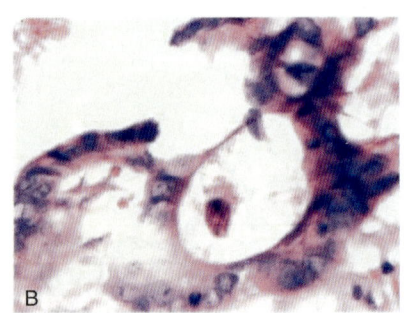

图 21.4 胰腺恶性肿瘤术后病理结果

术后病理示胰腺恶性肿瘤化疗后。A.（胰体尾）中分化腺癌伴退变（瘤体大小 6cm×2.5cm×2cm），累犯胰腺被膜，侵犯神经，伴（肝总）1 枚癌结节形成。B.（胰周）4 只、（脾门）1 只、（肝总）4 只淋巴结慢性炎

2.3 第 3 次 MDT to HIM 诊治（2019 年 9 月 5 日）

患者经过 3 个疗程的 AG 方案新辅助化疗及胰腺手术，术后恢复良好，为进一步治疗，准备第 3 次 MDT to HIM 讨论。

(1) 讨论及意见

放射科　患者 2019 年 9 月 4 日腹盆腔 CT 示胰腺术后，周围多发渗出，影像学

未见明显肿瘤依据。

肿瘤外科 胰体胰尾联合脾脏切除+肠粘连松解术后，术后分期：$ypT_3N_0M_0$，ⅡA期。术后恢复良好，注意术后胰瘘及出血等情况，若恢复较快术后3周左右前往内科行术后辅助化疗。

肿瘤内科 对新辅助治疗后手术切除体能状况良好者建议术后辅助化疗。术后化疗具体方案可根据患者对术前化疗方案的反应及体能状态进行评估，一般推荐4~6个周期。

肿瘤放疗科 术后辅助放疗在胰腺癌的作用仍无统一定论，美国临床肿瘤学会（ASCO）指南推荐淋巴结阳性或R1切除者在4~6个月的全身辅助化疗后添加辅助放疗。考虑到目前辅助放疗证据不足，欧洲肿瘤内科学会（ESMO）指南不建议在临床研究之外使用辅助放疗。

营养科 患者目前身高159cm，体重52kg，BMI $20.6kg/m^2$。NRS2002营养风险筛查3分，根据《胰腺外科围术期全程化营养管理中国专家共识（2020版）》，胰腺外科术后营养达标率低，BMI下降发生率高，再发营养风险及营养不良的概率高，术后营养状态恢复需3个月甚至更长时间，故建议继续营养支持治疗，首选膳食指导联合口服营养补充。

（2）MDT to HIM 结论

经过3个周期的AG方案新辅助化疗后，胰腺病灶评估疗效稳定，后行胰体胰尾联合脾脏切除+肠粘连松解术，术后分期：ypT3N0M0，ⅡA期，建议膳食指导联合口服营养补充。之后前往肿瘤内科行AG方案术后辅助化疗。

（3）治疗及效果

2019年9月9日至2019年11月13日经4个周期AG方案化疗，具体为吉西他滨1.40g，d1、d8+（白蛋白结合型）注射用紫杉醇0.18g，d1、d8。后续定期复查，现生活质量佳，ECOG 0分，末次复查时间为2021年6月10日（图21.5），未见肿瘤复发转移。

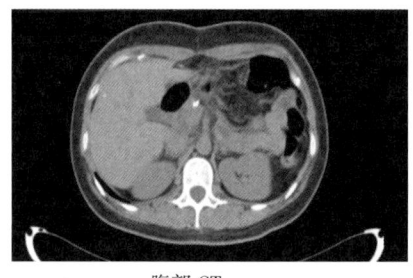 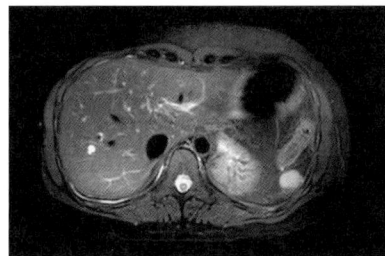

腹部CT　　　　　　　　　腹部MRI

图21.5　影像学复查结果

3　体　会

胰腺癌是常见的消化系恶性肿瘤之一，起病隐匿，早期症状不典型，故80%

的患者初始发现时已属晚期，无手术切除机会，5年生存率低于5%，有一部分即使具备手术切除的可能，但复发率较高，手术切除后5年生存率也只有5%～10%。多学科整合诊治（MDT to HIM）诊治模式可以汇集不同学科专家的意见，采用最新循证医学证据，合理布局不同治疗手段的个体化整合治疗方案和顺序，为患者制订最规范、最合理、最有效的整合治疗方案，使预后差、治疗疗效有限的胰腺癌最大程度获得最优生存。

手术切除是胰腺癌的唯一根治手段，目标是做到R0切除，延长生存期，甚至达到根治目的。本例属于存在血管侵犯的局部进展期胰腺癌，手术切除率低、术后复发风险高，故肿瘤学家在积极探索局部进展期胰腺癌新的围手术治疗模式。NEONAX研究探索了可切除胰腺癌进行围手术期或仅辅助AG治疗的疗效，结果显示与单纯AG方案的术后辅助治疗相比，两个周期AG方案的新辅助治疗可获更好的肿瘤缓解率，更高的R0切除率，更长的生存获益。Ⅲ期PREOPANCE试验也提示与直接手术序贯术后吉西他滨辅助治疗相比，术前基于吉西他滨的RCT可改善局部进展期胰腺癌的长期总生存期（mOS：33.7个月 vs 17.3个月）。但不同研究结果不同。对比探索新辅助吉西他滨联合卡培他滨（GEMCAP）或FOLFIRINOX或放化疗或直接手术治疗交界部可切除胰腺癌的Ⅱ期ESPAC-5F研究，发现直接手术与新辅助治疗后的切除率无统计学差异（62% vs 55%，$P=0.668$），对比直接手术，新辅助治疗的患者1年生存率更高（77% vs 42%），与GEMCAP（79%）和CRT（64%）相比，FOLFIRINOX方案1年生存率最高（84%），不良反应发生率也更高，但总体上可控。因此新辅助化疗有望成为进展期胰腺癌新的治疗模式。

目前胰腺癌新辅助治疗方案的选择并无标准方案，多个研究就此进行了探索。SWOG S1505研究是一项对比围手术期给予mFOLFIRINOX或AG治疗可切除胰腺癌的前瞻性Ⅱ期临床研究，研究结果提示mFOLFIRINOX和AG两种化疗方案2年生存率分别为43.1%和46.9%，中位生存时间分别为22.4个月和23.6个月，接受新辅助化疗后2组患者的R0切除率均高达85%。mFOLFIRINOX组和AG组的术后中位PFS分别为10.9个月和14.2个月（$P=0.87$）。3级以上不良反应发生率相当（54.7% vs 53.0%）。研究提示两个方案在疗效和严重不良反应方面未见显著统计学差异。但在实际临床应用过程中，我们发现三药联合mFOLFIRINOX方案不良反应发生率更高。放疗在局部进展期胰腺癌中的探索也从未停止。早期的ECOG、GITSG 9283、LAP-07研究并未看到放疗在局部进展期胰腺癌中的作用：一方面，基于胰腺位置的特殊性，常规的放疗技术在胰腺组织的剂量偏低；另一方面，以往与放疗联合的全身化疗方案多采用吉西他滨单药治疗，虽然放疗可增加局部控制率，但胰腺癌死亡的主要原因是远处转移，所以单药吉西他滨对全身疾病的控制作用有限。随着SBRT技术的成熟及FOLFIRINOX/AG等联合化疗方案在晚期胰腺癌中的成功，放疗在局部进展期胰腺癌中的作用也初见端倪，期待更多大数据提供临床支持。胰腺癌属于冷肿瘤，初步分析表明，在CRT基础上联合帕博利珠单抗对胰腺癌微环境中 CD8 + TIL 在内的几种免疫细胞群的影响极小,因此免疫治疗在胰腺癌围手术期的现有研究结果为阴性。所以,靶向治疗和免疫治疗也不作为胰腺癌新辅助治疗的主流选择。

本例患者通过围手术期使用吉西他滨联合白蛋白紫杉醇化疗,在整个治疗过程中未见严重不良反应,在围手术期也未发生严重的术后并发症。该患者的总生存期已超过 2 年,可见其从 MDT to HIM 整合诊治中获益显著。

参考文献

[1] Ferlay J, Soerjomataram I, Dikshit R, et al. Cancer incidence and mortality worldwide: sources, methods and major patterns in GLOBOCAN 2012[J]. Int J Cancer, 2015,136(5):E359 – E386.

[2] Hidalgo M, Cascinu S, Kleeff J, et al. Addressing the challenges of pancreatic cancer: future directions for improving outcomes[J]. Pancreatology, 2015,15(1):8 – 18.

[3] Ilic M, Ilic I. Epidemiology of pancreatic cancer[J]. World J Gastroenterol, 2016,22(44):9694 – 9705.

[4] Ishigami K, Yoshimitsu K, Irie H, et al. Diagnostic value of the delayed phase image for iso-attenuating pancreatic carcinomas in the pancreatic parenchymal phase on multidetector computed tomography[J]. Eur J Radiol, 2009,69(1):139 – 146.

[5] Peddu P, Quaglia A, Kane PA, et al. Role of imaging in the management of pancreatic mass[J]. Crit Rev Oncol Hematol, 2009,70(1):12 – 23.

[6] Kim JH, Park SH, Yu ES, et al. Visually isoattenuating pancreatic adenocarcinoma at dynamic-enhanced CT: frequency, clinical and pathologic characteristics, and diagnosis at imaging examinations[J]. Radiology, 2010,257(1):87 – 96.

[7] Okamoto Y, Kawamoto H, Takaki A, et al. Contrast-enhanced ultrasonography depicts small tumor vessels for the evaluation of pancreatic tumors[J]. Eur J Radiol, 2007,61(1):163 – 169.

[8] Haeberle L, Esposito I. Pathology of pancreatic cancer[J]. Transl Gastroenterol Hepatol, 2019,4:50.

[9] Howlader N, Noone AM, Krapcho M, et al. SEER Cancer Statistics Review, 1975 – 2014[M]. Bethesda: National Cancer Institute, 2017.

[10] Jang JY, Han Y, Lee H, et al. Oncological Benefits of Neoadjuvant ChemoradiationWith Gemcitabine Versus Upfront Surgery in Patients With Borderline Resectable Pancreatic Cancer: A Prospective, Randomized, Open-label, Multicenter Phase 2/3 Trial[J]. Ann Surg, 2018,268(2):215 – 222.

[11] Miyasaka Y, Ohtsuka T, Kimura R, et al. Neoadjuvant Chemotherapy with Gemcitabine Plus Nab-Paclitaxel for Borderline Resectable Pancreatic Cancer Potentially Improves Survival and Facilitates Surgery[J]. Ann Surg Oncol, 2019,26(5):1528 – 1534.

[12] Napolitano F, Formisano L, Giardino A, et al. Neoadjuvant Treatment in Locally Advanced Pancreatic Cancer (LAPC) Patients with FOLFIRINOX or Gemcitabine NabPaclitaxel: A Single-Center Experience and a Literature Review[J]. Cancers (Basel), 2019,11(7):981.

[13] 中国抗癌协会胰腺癌专业委员会. 胰腺癌综合诊治指南(2018 版)[J]. 临床肝胆病杂志, 2018, 34(10):2109 – 2120.

[14] Gillen S, Schuster T, Meyer Zum Büschenfelde C, et al. Preoperative/neoadjuvant therapy in pancreatic cancer: a systematic review and meta-analysis of response and resection percentages [J]. PLoS Med, 2010,7(4):e1000267.

[15] Suker M, Beumer BR, Sadot E, et al. FOLFIRINOX for locally advanced pancreatic cancer: a

systematic review and patient-level meta-analysis[J]. Lancet Oncol, 2016,17(6):801-810.

[16] Mahaseth H, Brutcher E, Kauh J, et al. Modified FOLFIRINOX regimen with improved safety and maintained efficacy in pancreatic adenocarcinoma[J]. Pancreas, 2013,42(8):1311-1315.

[17] Sadot E, Doussot A, O'Reilly EM, et al. FOLFIRINOX Induction Therapy for Stage 3 Pancreatic Adenocarcinoma[J]. Ann Surg Oncol, 2015,22(11):3512-3521.

[18] Truty MJ, Kendrick ML, Nagorney DM, et al. Factors Predicting Response, Perioperative Outcomes, and Survival Following Total Neoaduvant Therapy for Borderline/Locally Advanced Pancreatic Cancer[J]. Ann Surg, 2021,273(2):341-349.

[19] 中华医学会外科学分会胰腺外科学组. 中国胰腺癌诊治指南(2021)[J]. 中华消化外科杂志,2021,7:713-729.

[20] Roland CL, Katz MH, Tzeng CW, et al. The Addition of Postoperative Chemotherapy is Associated with Improved Survival in Patients with Pancreatic Cancer Treated with Preoperative Therapy[J]. Ann Surg Oncol, 2015,22 Suppl 3(Suppl 3):S1221-S1228.

[21] Khorana AA, Mangu PB, Berlin J, et al. Potentially curable pancreatic cancer: American society of clinical oncology clinical practice guideline[J]. J Clin Oncol, 2016,34(21):2541-2556.

[22] Ducreux M, Cuhna AS, Caramella C, et al. Cancer of the pancreas: ESMO clinical practice guidelines for diagnosis, treatment and follow-up[J]. Ann Oncol, 2015, 26(Suppl 5):56-68.

[23] Ercan G, Karlitepe A, Ozpolat B. Pancreatic Cancer Stem Cells and Therapeutic Approaches[J]. Anticancer Res, 2017,37(6):2761-2775.

[24] Burris HA 3rd, Moore MJ, Andersen J, et al. Improvements in survival and clinical benefit with gemcitabine as first-line therapy for patients with advanced pancreas cancer: a randomized trial [J]. J Clin Oncol, 1997,15(6):2403-2413.

[25] Mizrahi JD, Surana R, Valle JW, Shroff RT. Pancreatic cancer[J]. Lancet,2020,395(10242):2008-2020.

[26] Kunzmann V, Algül H, Goekkurt E, et al. Conversion rate in locally advanced pancreatic cancer (LAPC) after nab-paclitaxel/gemcitabine-or FOLFIRINOX based induction chemotherapy (NEOLAP): Final results of a multicenter randomised phase II AIO trial[J]. Ann Oncol, 2019, 30:253-257.

[27] Buss EJ, Kachnic LA, Horowitz DP. Radiotherapy for locally advanced pancreatic ductal adenocarcinoma[J]. Semin Oncol,2021,48:106-110.

22 局部晚期胰腺癌转化治疗的 MDT to HIM 诊治过程及体会

◎董锐增　张宇华

1 概述

胰腺癌（pancreatic ductal adenocarcinoma，PDAC）是高度恶性的消化系肿瘤，居恶性肿瘤死因第 7 位。胰腺癌起病隐匿，在诊断时，只有少数为局部可切除病变（10%），大多数为局部晚期疾病（29%）和（或）远处转移（52%）。局部晚期胰腺癌目前不推荐直接手术治疗，术前转化治疗是这类患者的首选治疗方式。目前研究结果显示辅助治疗后手术切除能提高 R0 切除率和生存时间。但是，如何选择适宜人群，采用何种转化治疗方案，且其效果如何，需要多学科整合诊治（MDT to HIM）讨论，指定个体化整合诊治方案，才能实际最优化整合诊治效果。

2 MDT to HIM 诊治过程

女性，55 岁，身高 163cm，体重 50kg，ECOG 1 分。因"上腹痛 10 余日"收治于浙江省肿瘤医院。2020 年 2 月无明显诱因觉中上腹疼痛不适，餐后加重，偶伴背部疼痛，无恶心、呕吐、发热、黄疸，无呕血、黑便、腹泻等。就诊于当地人民医院，MR：胰腺体部病灶伴后腹膜偏大淋巴结，考虑可能为胰腺恶性肿瘤，右肝后下段后下缘小结节，考虑可能为小血管瘤，脾脏偏大。近 1 个月体重下降 3kg。既往体健。无糖尿病史。无肿瘤家族史。无烟酒嗜好。2020 年 2 月 24 日本院胰腺增强 CT：胰体部肿块。考虑恶性肿瘤，侵犯脾血管和腹腔干；脾大；盆腔少量积液（图 22.1）。2020 年 2 月 20 日血清肿瘤标志物 CA19-9 252.49U/L，CEA、CA12-5、AFP 等其他肿瘤标志物正常范围。2020 年 3 月 4 日超声胃镜下胰体肿瘤穿刺活检：（胰体）纤维蛋白渗出中见少量异型上皮细胞，结合免疫组化符合胰腺腺癌（图 22.2）。免疫组化：β-Catenin（膜+），CK7（+），CA19-9（+），CD99（-），CDX-2（-），Muc-1（+），Muc-2（-），CK20（-），CD10（-），PR（-），Sy（-），CgA（-），CD56（-），AAT（灶+），Vim

（-），Villin（灶+），Ki-67（+，3%），CK8/18（+），E-cad（+），CEA（部分+）。诊断：胰腺癌（$cT_4N_1M_0$，Ⅲ期）。

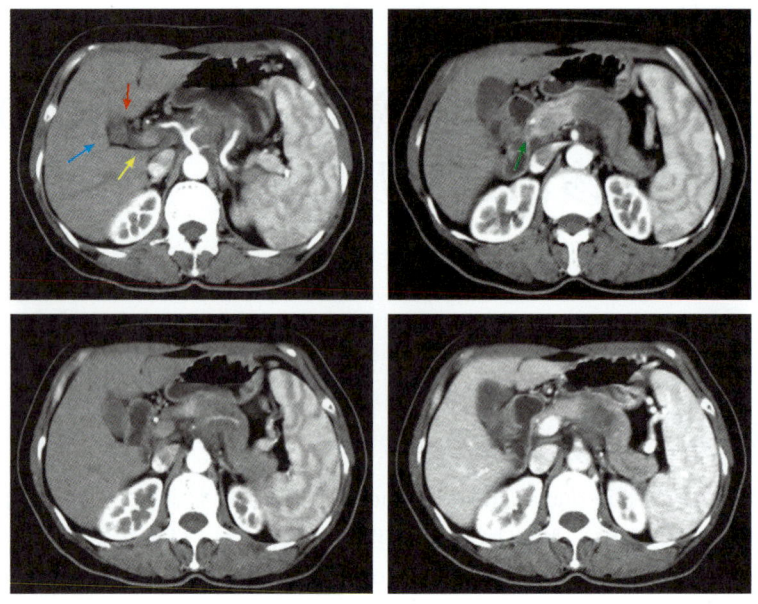

图22.1 胰腺增强CT

胰体部肿块（红色箭头），考虑恶性肿瘤，侵犯脾血管（黄色箭头）和腹腔干（蓝色箭头），肠系膜上动脉无明显侵犯（绿色箭头）；脾大；盆腔少量积液

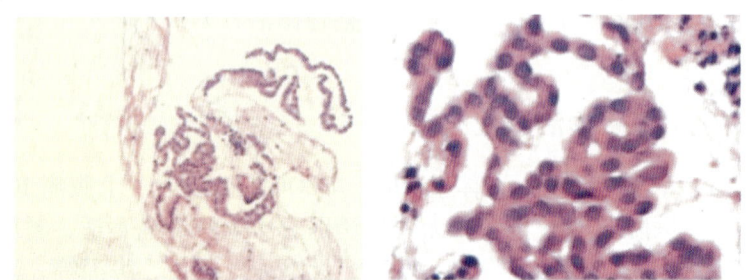

图22.2 胰体肿瘤穿刺活检

胰体纤维蛋白渗出中见少量异型上皮细胞，结合免疫组化符合胰腺腺癌

2.1 第1次 MDT to HIM 诊治

（1）讨论及意见

放射影像科 胰腺增强CT检查，胰腺体部乏血供肿瘤，边界不清，累及腹腔干>180°，侵犯脾动脉、肠系膜上动脉、门静脉、肠系膜上静脉、腹主动脉和下腔静脉无明显累及。胰腺周围散在小淋巴结（<1cm），个别淋巴结有强化，转移不能除外。腹主动脉旁淋巴结无明显肿大。肝脏小血管瘤，无明显转移灶表现。脾脏增大。大网膜、腹膜无明显转移结节。盆底少量积液。肺部CT平扫：散在纤维

增殖灶，无明确转移证据。影像学特征符合胰腺导管腺癌，累及腹腔干>180°，胰腺周围淋巴结个别不能除外转移，肝脏、腹腔、肺部无明确转移证据。影像分期考虑 $T_4N_1M_0$。

肿瘤外科 胰腺导管腺癌为胰腺最常见的恶性肿瘤，预后差，根据影像检查常分为可切除、交界性可切除、局部晚期不可切除和转移性。本例影像分期考虑为局部晚期，优先考虑转化治疗。目前联合化疗转化成功率在20%左右。如转化不成功，则按转移性胰腺癌予姑息治疗。

肿瘤内科 根据影像检查、CA19-9升高、结合穿刺病理学检查，胰腺导管腺癌诊断明确，影像分期考虑 $T_4N_1M_0$，外科考虑不可切除，有化疗适应证。可考虑行肿瘤/体细胞基因分析，以识别罕见突变，包括融合（ALK、NRG1和NTRK等）、突变（*BRAF*、*BRCA*1/2、*HER*2、*KRAS* 和 *PALB*2 等）和MMR缺陷等，如有相应靶点，加用靶向治疗或免疫治疗，可获得更好预后。患者年龄不大，体力状态良好，治疗首要目标是转化以获得外科根治切除机会，患者无胰腺癌家族史，二药（AG）或三药整合治疗方案（FOLFIRINOX）均可，两者在转化切除率、R0切除率及生存上无明显差异。如分子病理检测存在 *BRCA* 基因突变，则优先考虑含铂类化疗方案。

肿瘤放疗科 目前放疗在延长局部晚期胰腺癌长期生存上存在争议。一项荟萃分析结果显示，局部晚期胰腺癌，化放疗整合尽管治疗相关毒性增加，但长期生存获益优于单纯化疗或放疗。但LAP07临床试验在吉西他滨联合或不联合厄洛替尼基础上的化放疗与化疗相比，未改善中位OS和PFS。但在更强化疗方案下，如FORFIRINOX，化放疗显示出更高的R0切除率、更低的局部复发率和更长的中位OS。本例患者局部晚期胰腺癌，手术不可切除，如化疗肿瘤退缩不明显，达不到转化要求，可考虑化放疗，这可能增加R0切除机会。

营养科 胰腺癌是营养不良发生率最高的恶性肿瘤之一。营养不良是影响胰腺癌化疗耐受性、术后并发症风险、生存期和生活质量的重要因素。辅助化疗可能会引起不同程度的营养状况恶化，及时有效的营养干预可改善这种情况。营养干预的目的是纠正营养不良，增强抗瘤疗效，减少抗瘤治疗不良反应，提高生活质量。患者NRS评分3分，有营养支持适应证，有必要在抗瘤治疗同时进行营养干预。胰腺癌常伴胰腺内外分泌功能受损，应避免高脂肪和高纤维食物，富含ω-3脂肪酸和左卡尼汀的饮食对维持体重和增加食欲有益，必要时可辅助胰酶替代治疗（PERT）。

(2) MDT to HIM **结论**

整合多学科意见，本例患者为局部晚期胰腺癌（$T_4N_1M_0$），目前患者体力状态良好，优先考虑转化治疗，暂不考虑手术治疗。AG方案耐受较好，拟行AG方案化疗，根据局部病灶反应情况，必要时联合放疗。患者NRS评分3分，在化疗的同时给予营养指导和营养干预。

(3) 治疗及效果

2020年3月11日、4月1日给予AG方案化疗2个疗程：白蛋白紫杉醇190mg d1、d8 + 吉西他滨1500mg d1、d8，过程顺利。化疗后腹痛、背部疼痛缓解，体重无明显变化（图22.5）。2020年4月20日胰腺癌化疗后复查CT，与2020年2月21日CT对比显示：胰体部占位较前缩小，病灶侵犯脾血管，建议患者随访复查；脾大；盆腔少量积液，较前相仿（图22.3）。2020年4月22日、5月13日续行AG方案化疗2个周期。2020年6月3日胰腺体部癌化疗后复查MR，与2020年4月20日上腹部CT对比显示，胰体部病灶较前缩小，病灶侵犯脾血管，建议患者随访复查；肝脏MR检查未见明确转移灶；脾大（图22.4）。2020年6月2日CA19-9值为50.41U/ml（图22.5）。

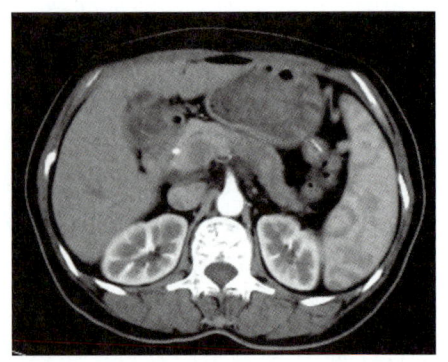

图22.3 2020年4月20日胰腺癌化疗后复查CT

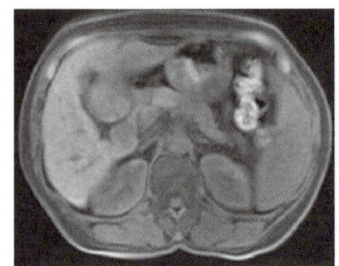 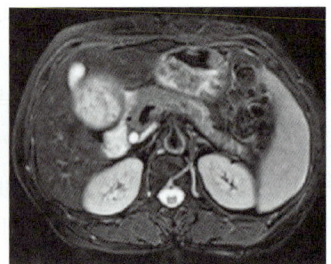 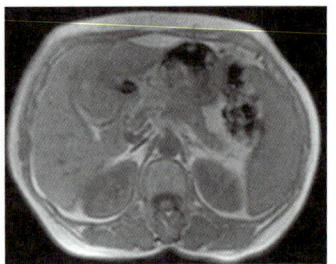

图22.4 2020年6月3日胰腺体部癌化疗后MR与2020年4月20日上腹部CT检查对比

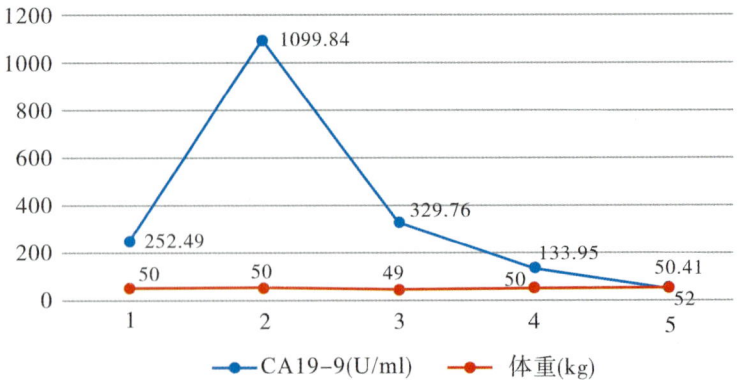

图22.5 化疗过程中CA19-9趋势图和体重变化趋势

2.2 第 2 次 MDT to HIM 诊治

（1）讨论及意见

放射影像科 根据上腹部 MR 检查，胰体肿瘤化疗后明显缩小，但肿瘤贴近腹腔干，病灶侵犯脾动脉；肝脏 MR 检查未见明确转移灶；脾大。肿瘤与肠系膜上动静脉、腹主动脉、门静脉界限清晰。

肿瘤外科 胰腺肿瘤 4 个周期 AG 方案化疗后肿瘤明显退缩，CA19-9 水平明显下降至接近正常，有 R0 切除机会。

肿瘤内科 局部晚期胰腺癌 4 个周期 AG 方案化疗后肿瘤明显缩小，外科评估有 R0 手术切除机会，应考虑手术治疗，术后行辅助化疗。

放疗科 局部晚期胰腺癌 4 个周期 AG 方案转化治疗后，考虑有 R0 切除机会，目前首选手术治疗，术后根据病理情况决定行辅助放疗。

（2）MDT to HIM 结论

局部晚期胰腺癌 4 个周期 AG 方案化疗后，肿瘤明显缩小，CA19-9 水平下降至接近正常，目前首选手术治疗，根据术后病理行辅助化疗或放化疗。

（3）治疗及效果

2020 年 6 月 1 日全麻下行根治性胰体尾 + 脾脏切除 + 区域淋巴结清扫术。手术顺利。术中见：腹盆腔无种植转移灶，无腹腔积液。腹主动脉旁无肿大淋巴结，肝脏未见转移结节。胰腺肿瘤位于胰体部，大小约 3cm×2cm，边界不清，质地偏硬，紧贴腹腔干及肝总动脉、脾动脉，但尚可分离，紧贴肾包膜，呈化疗后改变，胰周小淋巴结。术后病理显示胰体恶性肿瘤化疗后，胰体尾胰腺组织内见少量分化性腺癌伴退变、局灶坏死（病灶为 2cm×1cm×1cm），癌周部分区炎症细胞浸润及泡沫样组织细胞反应（符合化疗后反应）。（胰周）8 只淋巴结慢性炎。胰腺切缘、脾血管断端均阴性。切片内未见明确脉管瘤栓及神经侵犯（图 22.6）。

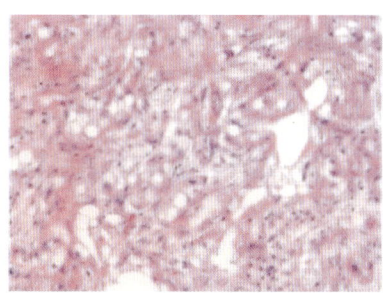 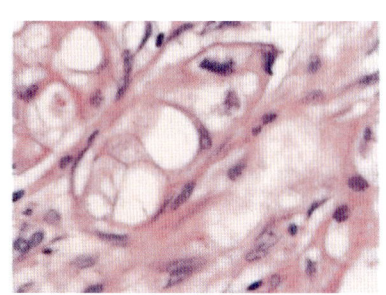

图 22.6　术后病理切片

3　体　会

局部晚期胰体尾癌是指肿瘤累及腹腔干或肠系膜上动脉 >180°，或肿瘤累及腹腔干并侵犯腹主动脉，或肿瘤累及门静脉或肠系膜上静脉无法切除重建，但无远处转移。局部晚期胰腺癌预后差，缺乏客观、效率高的治疗方案。多项研究表明，以 FOLFIRINOX 或吉西他滨/白蛋白紫杉醇为基础的化疗后，部分病例从不可切除转变为可切除，但来自 RCT 关于局部晚期胰腺癌转化治疗的高级别证据很少，ESMO、ASCO、NCCN 对局部晚期胰腺癌的推荐治疗模式存在差异。2020 CSCO 胰腺癌诊疗指南建议此类患者参加临床试验，对转化治疗出现以下情况：①肿瘤缩小达到 PR 或 SD（缩小）；②CA19-9 水平下降 50% 和临床改善（即体能评分、疼痛、体重/营养状态的改善）；③PET-CT 代谢值下降 30% 以上。经多学科讨论可手术者，应考虑手术切除。回顾性研究结果显示辅助治疗后获得手术切除患者的生存率均优于未切除患者。

对体力状态良好的局部晚期胰腺癌患者，目前推荐联合化疗方案为 AG 和 FOLFIRINOX 方案。多中心二期 LAPACT 研究评估吉西他滨联合白蛋白结合型紫治疗局部晚期胰腺癌的疗效，诱导化疗后无疾病进展的患者后续选择持续化疗、放化疗或手术治疗。中位生存期为 18.8 个月。107 例者中有 17 例（15.9%）接受了手术切除，7 例（41.2%）达到 R0 切除。一项荟萃分析结果显示 FOLFIRINOX 治疗局部晚期胰腺癌，手术切除率 25.9%，手术切除者 R0 切除率达 78.4%。NAPOLEON 研究显示 AG 方案和 FOLFIRINOX 治疗局部晚期胰腺癌在中位 OS（15.5 个月 vs 14.3 个月）和中位 PFS（8.8 个月 vs 8.1 个月）均无明显差异。欧洲一项多中心回顾性研究结果也显示 AG 方案和 FOLFIRINOX 治疗局部晚期胰腺癌，中位 PFS（9 个月 vs 12.1 个月）和中位 OS（15.7 个月 vs 16.7 个月）均无明显差异，手术切除率（16.7% vs 16.1%）、R0 切除率（88.9%）也无明显差异。因此，目前无强有力的临床研究证据确定 AG 方案和 FOLFIRINOX 方案在转化治疗中的优劣，仅在有胰腺癌家族史、BRCA 突变患者中，推荐使用 FOLFIRINOX 方案。

放化疗在局部晚期胰腺癌中存在争议，一项东部肿瘤合作组临床试验评估吉西他滨（GEM）联合放疗与 GEM 单药治疗相比在治疗局部不可切除胰腺癌患者中的作用，结果显示联合放化疗延长了 OS（11.4 个月 vs 7.9 个月）。但是，LAP07 临床试验结果显示在接受全身化疗（吉西他滨联合或不联合厄洛替尼）后，放化疗尽管局部控制率有所提高，但并未延长局部晚期胰腺癌的生存期。但在更强联合化疗方案下，如 FORFIRINOX，化放疗显示更高的 R0 切除率，更低的局部复发率和更长的中位 OS。

分子靶向治疗和免疫治疗是目前肿瘤治疗中的热点和发展方向之一，但胰腺癌中可供选择的有效靶点不多。一项多中心 3 期临床研究比较了吉西他滨联合厄洛替尼与吉西他滨安慰剂的疗效，在中位 OS 和 PFS 的延长上取得了统计学差异，但临床意义有限，中位 OS 仅延长了 10d，PFS 仅延长 6d，ORR 也无明显差异。胰腺癌中错配修复缺陷（dMMR）或 MSI-H 发生率为 0.9%~1.3%，这部分患者可能从免疫检查点抑制剂的治疗中获益。此外，5.9%~7.2% 胰腺癌患者中存在 BRCA

基因胚系突变，提示部分患者可能从 PARP 抑制剂治疗中获益。

局部晚期胰腺癌的治疗还存在巨大挑战，期待更多高级别证据来提供最佳治疗方案。本例为局部晚期不可切除胰腺癌，经过 MDT to HIM 讨论后，通过新辅助化疗，由不可切除转化为可切除，获得 R0 切除机会，可能带来最大生存获益。

参考文献

[1] Sung H, Ferlay J, Siegel RL, et al. Global Cancer Statistics 2020：GLOBOCAN Estimates of Incidence and Mortality Worldwide for 36 Cancers in 185 Countries[J]. CA Cancer J Clin,2021,71(3):209-249.

[2] Siegel RL, Miller KD, Jemal A. Cancer statistics[J]. CA Cancer J Clin,2018,68(1):7-30.

[3] Mizrahi JD, Surana R, Valle JW, et al. Pancreatic cancer[J]. Lancet,2020,395(10242):2008-2020.

[4] Brada LJH, Daamen LA, Magermans LG, et al. Survival Benefit Associated with Resection of Locally Advanced Pancreatic Cancer Following Upfront FOLFIRINOX versus FOLFIRINOX Only：Multicenter Propensity Score-Matched Analysis[J]. Ann Surg,2021, 29.

[5] Rangelova E, Wefer A, Persson S, et al. Surgery Improves Survival After Neoadjuvant Therapy for Borderline and Locally Advanced Pancreatic Cancer：A Single Institution Experience[J]. Ann Surg, 2021,273(3):579-586.

[6] Golan T, Kanji ZS, Epelbaum R, et al. Overall survival and clinical characteristics of pancreatic cancer in BRCA mutation carriers[J]. Br J Cancer,2014,111(6):1132-1138.

[7] Rombouts SJ, Walma MS, Vogel JA, et al. Systematic Review of Resection Rates and Clinical Outcomes After FOLFIRINOX-Based Treatment in Patients with Locally Advanced Pancreatic Cancer[J]. Ann Surg Oncol,2016,23(13):4352-4360.

[8] Gemenetzis G, Groot VP, Blair AB, et al. Survival in Locally Advanced Pancreatic Cancer After Neoadjuvant Therapy and Surgical Resection[J]. Ann Surg, 2019,270(2):340-347.

[9] Williet N, Petrillo A, Roth G, et al. Gemcitabine/Nab-Paclitaxel versus FOLFIRINOX in Locally Advanced Pancreatic Cancer：A European Multicenter Study[J]. Cancers (Basel),2021,13(11):2797.

[10] Chen Y. Combinedradiochemotherapy in patients with locally advanced pancreatic cancer：a meta-analysis[J]. World J Gastroenterol,2013,19(42):7461-7471.

[11] Hammel P, Huguet F, van Laethem JL, et al. Effect of Chemoradiotherapy vs Chemotherapy on Survival in Patients with Locally Advanced Pancreatic Cancer Controlled After 4 Months of Gemcitabine with or Without Erlotinib：The LAP07 Randomized Clinical Trial[J]. JAMA, 2016, 315(17):1844-1853.

[12] Pietrasz D, Turrini O, Vendrely V, et al. How does chemoradiotherapy following induction FOLFIRINOX improve the results in resected borderline or locally advanced pancreatic adenocarcinoma? An AGEOFRENCH multicentric cohort[J]. Ann Surg Oncol,2019,26(1):109-117.

[13] Müller PC, Frey MC, Ruzza CM, et al. Neoadjuvant Chemotherapy in Pancreatic Cancer：An Appraisal of the Current High-Level Evidence[J]. Pharmacology,2021,106(3):143-153.

[14] Philip PA, Lacy J, Portales F, et al. Nab-paclitaxel plus gemcitabine in patients with locally advanced pancreatic cancer (LAPACT)：amulticentre, open-label phase 2 study[J]. Lancet Gastroenterol Hepatol,2020,5(3):285-294.

[15] Suker M, Beumer BR, Sadot E, et al. FOLFIRINOX for locally advanced pancreatic cancer：a

systematic review and patient-level meta-analysis[J]. Lancet Oncol,2016,17(6):801-810.

[16] Arima S,Kawahira M, Shimokawa M, et al. Gemcitabine Plus Nab-Paclitaxel Versus FOLFIRINOX in Locally Advanced, Unresectable Pancreatic Cancer: A Multicenter Observational Study (NAPOLEON Study)[J]. Pancreas,2021:3.

[17] oehrer PJ Sr, Feng Y, Cardenes H, et al. Gemcitabine alone versus gemcitabine plus radiotherapy in patients with locally advanced pancreatic cancer: an Eastern Cooperative Oncology Group trial [J]. J Clin Oncol,2011,29(31):4105-4012.

[18] Moore MJ, Goldstein D, Hamm J, et al. Erlotinib plus gemcitabine compared with gemcitabine alone in patients with advanced pancreatic cancer: a phase III trial of the National Cancer Institute of Canada Clinical Trials Group[J]. J Clin Oncol,2007,25(15):1960-1966.

[19] ClaudioLuchini C, A Brosens LA, Wood LD, et al. Comprehensive characterization of pancreatic ductal adenocarcinoma with microsatellite instability: histology, molecular pathology and clinical implications[J]. Gut,2021,70(1):148-156.

[20] Golan T, Hammel P, Reni M, et al. Maintenance Olaparib for Germline BRCA-Mutated Metastatic Pancreatic Cancer[J]. N Engl J Med, 2019,381(4):317-327.

[21] Hebuterne X, Lemarie E, Michallet M, et al. Prevalence of malnutrition and current use of nutrition support in patients with cancer[J]. JPEN J Parenter Enteral Nutr, 2014,38(2):196-204.

[22] 余张萍,陈伟,戴梦华. 胰腺癌患者新辅助治疗前后营养状况的改变及其对术后结局和预的影响[J]. 中华外科杂志,2020,58(10):754-757.

[23] Pezzilli R, Caccialanza R, Capurso G, et al. Pancreatic Enzyme Replacement Therapy in Pancreatic Cancer[J]. Cancers (Basel),2020,12(2):275.

23 十二指肠球部肝样腺癌伴肝转移的 MDT to HIM 诊治过程及体会

◎董锐增 张宇华

1 概述

肝样腺癌（hepatoid adenocarcinoma，HAC）是一种少见的腺癌亚型，病理学上具有普通腺癌和肝细胞癌分化特征，诊断主要基于细胞形态学和免疫组化特征。肝样腺癌可原发于胃肠道、食管、肺、胆囊、膀胱等，以原发于胃最常见，十二指肠罕见。肝样腺癌总体预后差，易发生肝转移。

2 MDT to HIM 诊治过程

女性，55 岁，身高 155cm，体重 64kg，ECOG 评分 1 分。因乏力半年入院。2017 年 6 月起无明显诱因出现乏力，有时大便次数多，无恶心、呕吐、呕血、黑便、腹痛、腹泻，无发热、黄疸，无咳嗽、胸痛，无头痛、头晕，无吞咽困难。2017 年 11 月 30 日本院血液肿瘤标记：AFP 为 6286.15ng/ml，CEA、CA12-5、CA19-9 范围正常。2017 年 11 月 30 日 X 线检查显示两肺未见明显实质性病变。2017 年 12 月 1 日本院 CT 检查显示（图 23.1）：肝 S6、S7 段及十二指肠球部肿块，考虑肝样腺癌；两肾多发囊肿；盆腔 CT 未见明显异常。2017 年 12 月 4 日肠镜检查显示：结直肠多发小息肉。组织病理学检查显示管状腺瘤。2017 年 12 月 6 日胃镜显示十二指肠占位（图 23.2）。组织病理学检查显示腺癌，考虑肝样腺癌（图 23.3）。既往体健。无糖尿病史，无乙肝、丙肝等肝炎病史。无肿瘤家族史。无烟酒嗜好。初步诊断：十二指肠恶性肿瘤（$T_4N_0M_1$），肝继发恶性肿瘤。

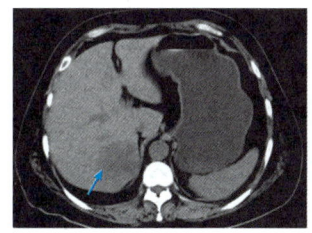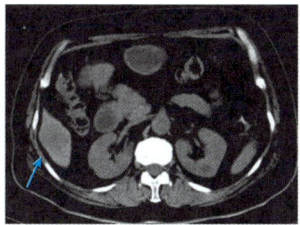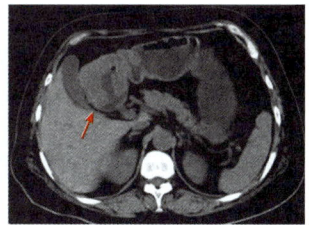

图 23.1 CT 显示肝 S6、S7 段（蓝色箭头）及十二指肠球部肿块（红色箭头）

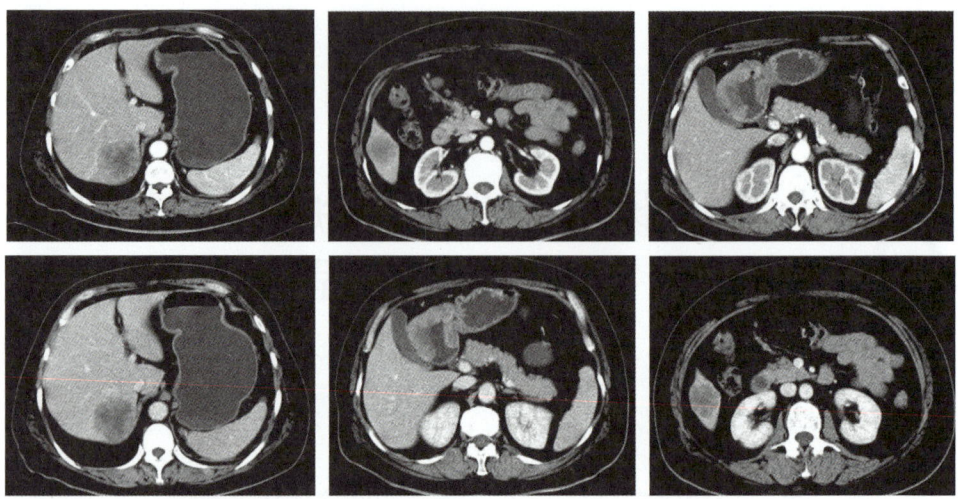

图 23.1 CT 显示肝 S6、S7 段（蓝色箭头）及十二指肠球部肿块（红色箭头）（续）

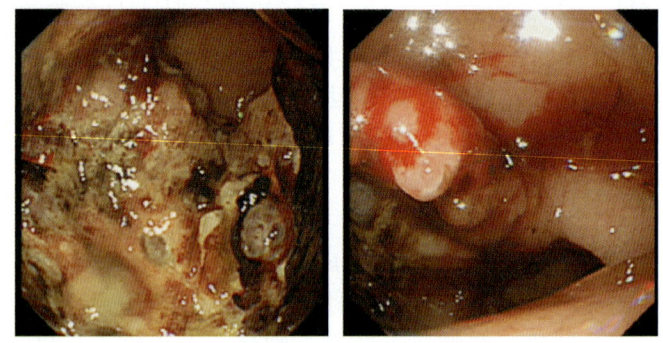

图 23.2 胃镜显示十二指肠占位

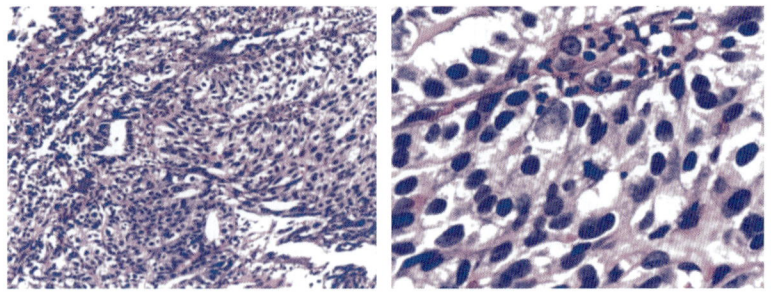

图 23.3 胃镜活检病理结果显示十二指肠球部低分化（腺）癌，形态符合肝样腺癌

2.1 第 1 次 MDT to HIM 诊治

（1）讨论及意见

病理科 肝样腺癌是一种少见的腺癌病理亚型，文献报道最常见的原发部位为胃，约占肝样腺癌的 80%，原发于十二指肠极其罕见。诊断主要依靠组织形态学和免疫组化特征来确诊，血清 AFP 水平并非诊断肝样腺癌的必要条件，部分肝

样腺癌的 AFP 可不升高。肝样腺癌需和产生 AFP 腺癌鉴别，合并肝转移时需和原发性肝细胞肝癌鉴别。肝样腺癌大部分病例组织学可见普通腺癌区和肝样腺癌分化区两种成分，肝样腺癌区域显示肝细胞癌的免疫表型特征，如癌细胞表达 Glypican 3、AFP 等，同时表达消化道肿瘤的一些标志物，如 CDX-2、CK19 及绒毛蛋白等，还可表达胚胎干细胞标志物 SALL4；肝脏转移灶癌组织免疫表型特征与原发灶相似，而原发性肝细胞肝癌一般不表达 CDX-2、CK19 和绒毛蛋白。本例在细胞形态学上符合肝样腺癌，必要时可通过免疫组化进一步确定。

放射科　腹部增强 CT 检查显示十二指肠球部占位，肠壁明显增厚和胆囊分界不清。肝脏无明显硬化，肝脏 S6、S7 占位，平扫低密度，动脉期强化，门脉期强化减退。病灶中央可见坏死。符合肝样腺癌肝转移灶的影像特征。主要需和原发性肝癌鉴别。一般原发性肝癌 <3cm 很少出现坏死，而肝样腺癌甚至 1cm 以下病灶也可出现坏死。胃周、肝门、肝十二指肠韧带、腹膜后无明显肿大淋巴结。腹盆腔无种植转移影像表现。影像学检查结果符合十二指肠肝样腺癌肝转移，为进一步明确诊断可考虑肝穿刺活检病理学检查。肝脏病灶动脉期强化，可考虑在全身治疗的情况下，对肝脏病灶给予栓塞治疗。有文献报道肝样腺癌肝转移灶通过肝动脉灌注和介入治疗可获良好治疗效果。

肿瘤外科　十二指肠肝样腺癌合并肝转移，目前无出血、梗阻、穿孔等发生，晚期十二指肠癌预后差，考虑先行内科治疗，根据治疗反应决定是否进行外科治疗。

肿瘤内科　肝样腺癌最常见于胃，十二指肠罕见，肝样腺癌和产 AFP 腺癌生物学行为并不相同，预后较产 AFP 腺癌差。治疗多参考胃肝样腺癌（HAS），但目前也无随机对照试验推荐的标准治疗方案。FOLFOX 可能是 HAS 潜在有效的辅助治疗方案。文献报道 2 例接受顺铂和依托泊苷一线化疗方案治疗的晚期 HAS 获得完全缓解。结合文献报道和我们的治疗经验，本例全身治疗方案可采用 Xelox 方案。

（2）MDT to HIM 结论

晚期十二指肠肝样腺癌伴肝转移，无出血、穿孔、梗阻表现，以全身治疗为主，化疗方案采用 Xelox 方案。肝脏病灶采用肝动脉灌注奥沙利铂+碘化油栓塞。根据治疗反应决定是否进行手术治疗。

（3）治疗及效果

2017 年 12 月 14 日行经导管动脉化疗栓塞术（TACE）治疗及卡培他滨全身化疗（3 片，po，bid，d1~14）。经导管灌注药物：奥沙利铂 150mg，并在透视监视下注入阿霉素 3mg 与碘油 15ml 制成的乳剂，碘油在病灶内沉积，并加用适量栓塞微球（直径 300~500μm）加固栓塞。与 2017 年 12 月 1 日 CT 检查结果对比，2018 年 1 月 8 日上腹部、盆腔平扫+增强 CT 显示：十二指肠及肝恶性肿瘤介入后，肝 S6、S7 段病变碘油沉积可；十二指肠球部管壁仍见明显增厚，考虑恶性肿瘤；两肾多发囊肿，较前相仿；盆腔 CT 未见明显异常（图 23.4）。2018 年 1 月 9

日再次行 TACE 治疗，经导管灌注药物：奥沙利铂 150mg，并在透视监视下注入阿霉素 3mg 与碘油 15ml 制成的乳剂，碘油在病灶内沉积，并加用适量栓塞微球（直径 300~500μm）加固栓塞。继续卡培他滨口服化疗（3 片，po，bid，d1~14）。与 2018 年 1 月 8 日 CT 检查结果对比，2018 年 1 月 30 日 MR 显示：十二指肠及肝恶性肿瘤介入后，肝 S6、S7 段病变介入改变，局部少许强化影；十二指肠球部管壁略增厚，较前明显好转；两肾多发囊肿。2018 年 1 月 30 日行 XELOX 方案化疗，具体为奥沙利铂 200mg，静脉滴注 d1，卡培他滨 po，bid，d1~14。2018 年 2 月 20 日复查 MR（图 23.5），十二指肠及肝恶性肿瘤介入术后与 2018 年 1 月 29 日 MR 对比显示：右肝病灶较前似略有缩小；十二指肠球部管壁略增厚，较前相仿；肾囊肿。2018 年 2 月 21 日复查 AFP：118.44ng/ml（图 23.6）。

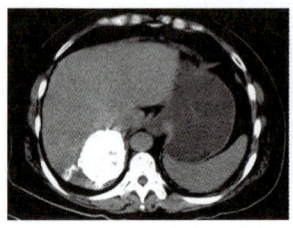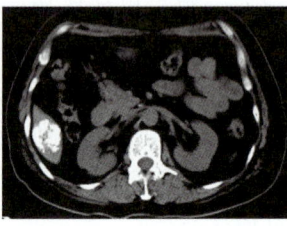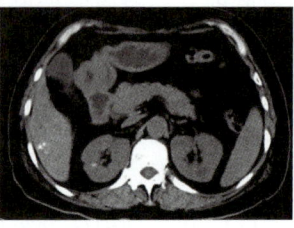

图 23.4　2018 年 1 月 8 日上腹部、盆腔平扫+增强 CT 检查

检查显示十二指肠及肝恶性肿瘤介入后，与 2017 年 12 月 1 日 CT 检查对比，肝 S6、S7 段病变碘油沉积可；十二指肠球部管壁仍见明显增厚，考虑恶性肿瘤

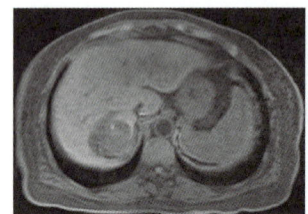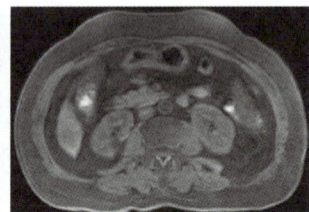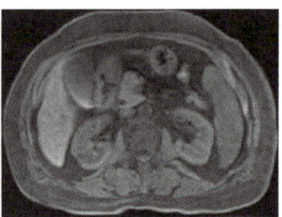

图 23.5　2018 年 2 月 20 日复查 MR 显示十二指肠及肝恶性肿瘤介入后

与 2018 年 1 月 29 日检查对比，右肝病灶较前似略有缩小。十二指肠球部管壁略增厚，较前相仿

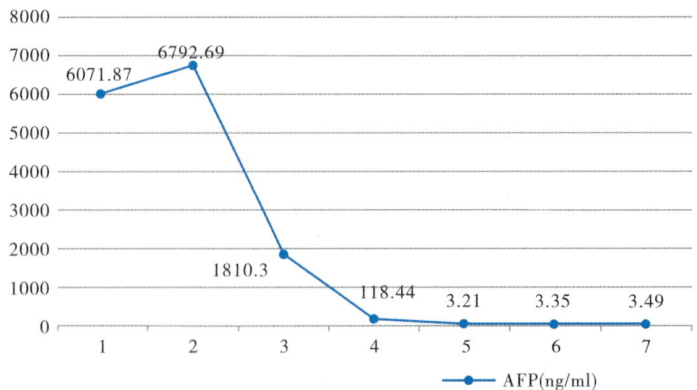

图 23.6　治疗期间 AFP 趋势图

2.2 第 2 次 MDT to HIM 诊治

（1）讨论及意见

放射科　与 2017 年 12 月 1 日 CT 检查结果对比，2018 年 1 月 8 日上腹部、盆腔平扫+增强 CT 显示：肝 S6、S7 段病变碘油沉积可，十二指肠球部管壁仍见明显增厚。肝门、十二指肠韧带、胃周、腹膜后淋巴结无明显肿大。腹盆腔、腹膜、大网膜无种植转移征象。与 2018 年 1 月 29 日 MR 检查对比，2018 年 2 月 20 日 MR 显示：右肝病灶较前似略有缩小，肝脏无新发病灶出现；十二指肠球部管壁略增厚。胃周、腹膜后淋巴结无肿大。大网膜无明显转移征象。

肿瘤内科　十二指肠肝样腺癌伴肝转移，经全身化疗并肝功能灌注化疗+栓塞后，原发灶明显缩小，肝内病灶控制可，无新发病灶出现，AFP 水平未完全降至正常范围，不能除外少量肿瘤存活，如手术能 R0 切除，建议手术治疗。

肿瘤外科　十二指肠肝样腺癌伴肝转移经全身化疗结合肝动脉灌注化疗+栓塞治疗后，肿瘤得到控制。肝转移灶位于肝脏右后叶，肝功能 A 级，无肝硬化，肿瘤位置、肝功能状态、残留肝体积均能满足肝切除要求。原发灶未明显累及胰腺。有 R0 手术切除机会，但如下切缘不足，可能需行胰十二指肠切除。

（2）MDT to HIM 结论

十二指肠肝样腺癌伴肝转移经全身化疗结合肝动脉灌注化疗+栓塞治疗后，原发肿瘤明显缩小，肝转移灶控制尚可，无新发转移灶。AFP 水平未完全降至正常范围。原发灶和肝转移灶均可切除，有 R0 手术切除机会，考虑行手术治疗。

（3）治疗及效果

2018 年 3 月 1 日全麻下剖腹行十二指肠癌切除术（远端胃大部切除术+十二指肠部分切除，D2 淋巴结清扫，Billroth Ⅱ 吻合）+胆囊切除+右肝部分切除。术中探查：腹腔多发粘连，腹腔积液阴性，腹盆腔未及种植转移灶，肝脏 S6、S7 两枚转移灶，大小分别为 5.5cm×5cm、3cm×2.5cm，肝脏呈化疗后改变，十二指肠球部溃疡型病变，大小为 3.5cm×3cm，呈化疗后改变，累及胆囊，胃周、腹主动脉旁淋巴结无肿大。术后组织病理学检查显示：十二指肠癌伴肝转移化疗后，胃十二指肠交界处黏膜慢性炎伴糜烂，黏膜至浆膜全层纤维组织增生、炎症细胞浸润，并可见泡沫样组织细胞及多核巨细胞反应，未见明确肿瘤残留；（右肝肿块 1、2）肝组织内见退变、坏死结节，结节周边可见散在退变异形细胞伴纤维组织增生、泡沫样组织细胞及多核巨细胞反应；17 只淋巴结慢性炎；胃切缘及十二指肠切缘阴性，肝切缘阴性（图 23.7）。术后恢复顺利。2018 年 4 月 2 日复查 AFP：3.21ng/ml。术后于 2018 年 4 月 24 日起行 XELOX 方案化疗 2 个周期。之后定期复查。2020 年 12 月 14 日复查 AFP：3.3ng/ml。与 2020 年 7 月 23 日 CT 检查对比，2020 年 12 月 16 日十二指肠恶性肿瘤术后复查 CT 显示：肝术后改变，术区、吻合口区未见明显占位；两肾多发囊肿，右肾结石，与前相仿；盆腔 CT 平扫未见明显异常。

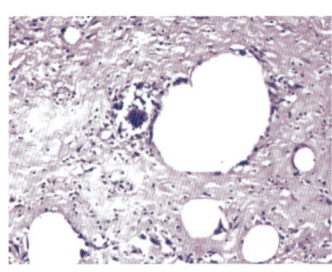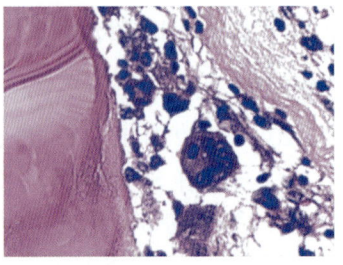

图 23.7 十二指肠癌伴肝转移化疗后组织病理学检查

3 体 会

HAC 是一种少见的腺癌病理亚型，可发生在胃、食管、十二指肠、空肠、结肠、腹膜、胰腺、肺、卵巢、胆囊、子宫等部位。胃是 HAC 最常见的部位，占肝样腺癌的 80% 以上，但仅占全部胃癌的 0.17%~1.5%，估计年发病率为 0.58~0.83/100 万。原发于十二指肠的 HAC 更为罕见，国内外只有个案报道。肝样腺癌大多数在诊断时已经发生转移，预后较差，5 年生存率在 9%~29.2%，肿瘤分期、治愈性切除、AFP 水平、辅助化疗等是影响预后的重要因素。

病理诊断是 HAC 诊断金标准，血清 AFP 升高并不是肝样腺癌诊断所必须的条件，但对血清 AFP 升高者，AFP 水平对确定治疗反应、监测复发有重要参考意义。由于发病率低，目前我们对于其发病机制、分子特征知之甚少，在治疗上也无共识。绝大多数肝样腺癌表现为染色体/基因组稳定，少数病例存在微卫星不稳定。目前的治疗经验大多数来自胃肝样腺癌。根治性手术联合辅助化疗被认为是最佳治疗方法，但也无根据随机对照试验推荐的标准治疗方案。FOLFOX 方案可能是 HAS 潜在有效的辅助治疗方案。文献报道 2 例晚期 HAS 患者，接受顺铂联合依托泊苷一线化疗方案治疗后获得了完全缓解。部分肝样腺癌的肝转移灶影像表现类似于原发性肝癌，因此肝转移灶可能对介入治疗有较好反应。有文献报道，肝转移灶通过全身治疗联合肝动脉栓塞治疗，可获得完全缓解或挽救性手术治疗机会。部分患者也可能从免疫检查点抑制剂联合化疗中获益。

本例十二指肠肝样腺癌伴肝多发转移，经多学科整合诊治（MDT to HIM）讨论后，为患者提供了化疗、介入、手术整合治疗，化疗介入治疗后，手术后病理证实获得病理完全缓解，目前无复发生存期已达 3 年半。

参考文献

[1] Su JS, Chen YT, Wang RC, et al. Clinicopathological characteristics in the differential diagnosis of hepatoid adenocarcinoma: a literature review[J]. World J Gastroenterol, 2013, 19(3):321-327.

[2] Ogbonna OH, Sakruti S, Sulieman M, et al. Hepatoid Adenocarcinoma of the Duodenum: An Unusual Location[J]. Case Rep Oncol, 2016, 9(1):182-187.

[3] Xia RL, Zhou YW, Wang YQ, et al. Hepatoid Adenocarcinoma of the Stomach: Current Perspectives and New Developments[J]. Front Oncol, 2021, 11:633916.

[4] Kong XX, Li XL, Tian Y, et al. The Clinicopathological Characteristics of Alpha-Fetoprotein-Producing Adenocarcinoma of the Gastrointestinal Tract-A Single-Center Retrospective Study[J]. Front Oncol, 2021, 11:635537.

[5] 娄可心,付尧,吴鸿雁,等.肝脏转移性消化道肝样腺癌:一种易与原发性肝细胞肝癌混淆的高级别癌[J].中华病理学杂志,2020,49(7):710-714.

[6] Chang MY, Kim HJ, Park SH, et al. CT features of hepatic metastases from hepatoid adenocarcinoma[J]. Abdom Radiol (NY), 2017,42(10):2402-2409.

[7] Lin YY, Chen CM, Huang YH, et al. Liver metastasis from hepatoid adenocarcinoma of the stomach mimicking hepatocellular carcinoma: Dynamic computed tomography findings [J]. World J Gastroenterol, 2015,21(48):13524-13531.

[8] Fakhruddin N, Bahmad HF, Aridi T, et al. Hepatoid Adenocarcinoma of the Stomach: A Challenging Diagnostic and Therapeutic Disease through a Case Report and Review of the Literature [J]. Front Med (Lausanne),2017,4:164.

[9] Doi Y,Takii Y, Mitsugi K, et al. The Effectiveness of Hepatic Arterial Infusion Chemotherapy with 5-Fluorouracil/Cisplatin and Systemic Chemotherapy with Ramucirumab in Alpha-Fetoprotein-Producing Gastric Cancer with Multiple Liver Metastases [J]. Case Rep Oncol Med, 2018,5402313.

[10] Nakao S, Nakata B, Tendo M, et al. Salvage surgery after chemotherapy with S-1 plus cisplatin for a-fetoprotein producing gastric cancer with a portal vein tumor thrombus: a case report[J]. BMC Surg,2015,15(1):5.

[11] Liu X, Sheng W, Wang Y. An analysis of clinicopathological features and prognosis by comparing hepatoid adenocarcinoma of the stomach with AFP-producing gastric cancer[J]. J Surg Oncol, 2012,299-303.

[12] Velut G, Mary F, Wind P, et al. Adjuvant chemotherapy by FOLFOX for gastric hepatoid adenocarcinoma[J]. Digestive Liver Dis,2014, 46(12):1135-1136.

[13] Simmet V, Noblecourt M, Lizée T, et al. Chemotherapy of metastatic hepatoid adenocarcinoma: Literature review and two case reports with cisplatin etoposide[J]. Oncol Lett,2018,15:48-54.

[14] 翁剑鸣,吴文乔,刘泉源.十二指肠乳头部肝样腺癌一例[J].中华病理杂志,2009,38(7):494.

[15] Liu XW, Cheng YF, Sheng WQ, et al. Analysis of clinicopathologic features and prognostic factors in hepatoid adenocarcinoma of the stomach[J]. Am J Surg Patho, 2010,34(10):1465-1471.

[16] Wang Y, Sun L, Li Z, et al. Hepatoid adenocarcinoma of the stomach: a unique subgroup with distinct clinicopathological and molecular features[J]. Gastric Cancer, 2019,22(6):1183-1192.

[17] Zeng XY, Yin YP, Xiao H, et al. Clinicopathological Characteristics and Prognosis of Hepatoid Adenocarcinoma of the Stomach: Evaluation of a Pooled Case Series[J]. Curr Med Sci, 2018, 38 (6):1054-1061.

[18] Li W, Li Q, Yu Y, et al. Effect of Immune Checkpoint Inhibitors Plus Chemotherapy on Advanced Gastric Cancer Patients with Elevated Serum AFP or Hepatoid Adenocarcinoma[J]. Cancer Manag Res, 2020, 12:11113-11119.

[19] Søreide JA. Therapeutic Approaches to Gastric Hepatoid Adenocarcinoma: Current Perspectives [J]. Ther Clin Risk Manag, 2019,15:1469-1477.

[20] Akazawa Y, Saito T, Hayashi T, et al. Next-generation sequencing analysis for gastric adenocarcinoma with enteroblastic differentiation: emphasis on the relationship with hepatoid adenocarcinoma[J]. Hum Pathol, 2018,78:79-88.

[21] Tsuruta S, Ohishi Y, Fujiwara M, et al. Gastric hepatoid adenocarcinomas are a genetically heterogenous group; most tumors show chromosomal instability, but MSI tumors do exist[J]. Hum Pathol, 2019,88:27-38.

[22] Liu Z, Wang A, Pu Y, Li Z, et al. Genomic and transcriptomic profiling of hepatoid adenocarcinoma of the stomach[J]. Oncogene,2021, 40(38):5705-5717.

24 巨块型肝癌转化治疗的 MDT to HIM 诊治过程及体会

◎董锐增　胡　超　张宇华

1 概述

肝细胞癌（Hepatocellular Carcinoma，HCC）是最常见恶性肿瘤之一，年发病率居全球恶性肿瘤第 6 位，在肿瘤致死性原因中居第 3 位。我国是肝癌大国，全世界约一半肝癌发生在我国。手术切除是肝癌最主要的治愈手段之一，但仅 30% 适合手术切除。因此，我国肝癌总体 5 年生存率仅 14.1%。随着新的治疗方法和药物的出现，将初始不可切除肝癌转化为可切除肝癌，是提高肝癌治疗效果的重要策略之一，但要实现这个目标，需要多学科整合诊治（MDT to HIM）讨论，指定个体化整合诊治方案，才能实现最大化整合诊疗效果。

2 MDT to HIM 诊治过程

男，55 岁，身高 170cm，体重 60kg，ECOG 1 分。因"右上腹痛 2 周，发现肝占位 1 周"入院。2021 年 1 月起无明显诱因觉右上腹痛，持续性，无肩背部放射痛，无恶心、呕吐、呕血、黑便、腹泻，无发热、黄疸，无咳嗽、胸痛，无头痛、头晕，无吞咽困难。2021 年 1 月 15 日本院血肿瘤标记：PIVKAⅡ 11773.18mAU/ml、AFP 3352.40ng/ml，CEA、CA19-9 水平正常。胸部 CT 显示两肺未见明显实质性病变。腹部 CT 显示肝右叶巨块型肝癌，右肾受累可能；右侧心膈角小淋巴结；盆腔 CT 未见明显占位灶，有少量积液（图 24.1）。乙肝病史，未进行抗病毒治疗。无糖尿病史。无肿瘤家族史。无烟酒嗜好。诊断：肝细胞肝癌（Ⅲa 期）。

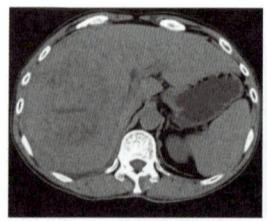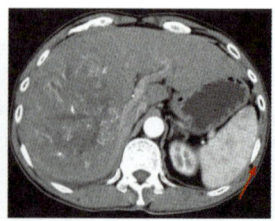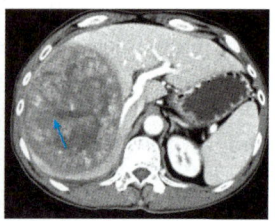

图 24.1　腹部增强 CT 检查

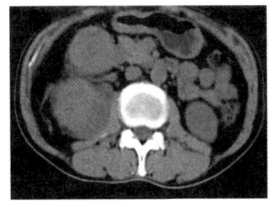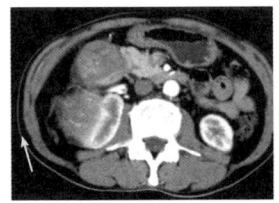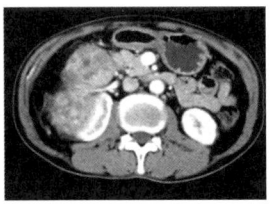

图24.1　腹部增强CT检查（续）

肝右叶巨大肿块灶（红色箭头），约11cm×14cm大小，界欠清，病灶不均质强化明显；门静脉右支受压（蓝色箭头），右肾受压，局部包膜欠完整，右肾周围筋膜模糊（黄色箭头）；肝内胆管无扩张。肝门结构清晰。腹膜后未见明显肿大淋巴结

2.1　第1次MDT to HIM诊治

（1）讨论及意见

放射影像科　2021年1月15日腹部增强CT显示，肝右叶巨大肿块灶，约11cm×14cm，界欠清，病灶不均质强化明显。门静脉右支受压，右肾受压，局部包膜欠完整，右肾周围筋膜模糊；肝内胆管无扩张。肝门结构清晰。脾脏大小及密度无殊；胰腺未见明显异常密度灶。腹膜后未见明显肿大淋巴结。双侧肾上腺形态正常，未见明显占位灶。左侧心膈角强化结节灶，界清。膀胱及直肠影显示完整，未见明显异常肿块影。前列腺及精囊腺影显示完整。盆壁两侧未见明显软组织结节影，盆腔少量积液影。增强CT符合HCC"快进快出"增强显像特征，HCC影像诊断明确，无血管、胆管癌栓及肝外转移影像表现。

肿瘤外科　右肝巨块型肝癌，肿瘤位置可切除，肝功能Child A级，ICG-R15<30%。但三维立体成像计算残肝体积仅为25.6%，术后可能残肝体积不足导致肝功能不全，目前情况不适合直接手术切除。最好能通过整合治疗后，瘤体能缩小，残肝增大，增加手术安全性。缩瘤可通过介入治疗、靶向治疗和免疫治疗等方法单独或整合使用。增加残肝体积可通过经门静脉栓塞（PVE）门静脉右支，或联合肝脏分隔和门静脉结扎的分期肝切除术（ALPPS），使剩余肝脏代偿性增生后再切除肿瘤。ALPPS残肝增生快，但并发症发生率及死亡率高。

介入科　在缺乏有效系统治疗时代，经导管动脉化疗栓塞术（TACE）是不可切除肝癌的主要转化治疗手段。本例肝脏病变增强CT见不均质强化明显，可考虑行TACE治疗。文献报道，TACE联合系统治疗用于不可切除肝癌的转化治疗，术前（TACE）可改善巨块型肝癌预后。

肿瘤内科　根据乙肝病史、血清肿瘤标志物PIVKAⅡ和AFP明显升高，以及CT典型影像学特征，肝细胞肝癌诊断明确。该患者内科治疗目的是缩瘤，经转化获得手术机会，增加手术安全性。因此，最好使用ORR高的方案。目前研究提示，仑伐替尼较索拉非尼ORR高，整合治疗较单药治疗ORR高（如仑伐替尼与帕博利珠单抗整合，贝伐珠单抗与阿替利珠单抗整合，阿帕替尼与卡瑞利珠单抗整合）。本例可考虑整合治疗方案。免疫治疗需注意免疫性损伤，如甲状腺功能损害、肾上腺功能不全、

免疫性心肌炎、肺炎等，发生率低，但常症状隐匿，需监测相关血清学指标。

（2）MDT to HIM 结论

整合多学科意见，患者为外科不可切除肝癌，无肝外转移，肝功能 Child A 级，优先考虑转化治疗，获得手术机会，选择 ORR 高的治疗方案。根据目前临床研究证据，方案选择 TACE + PD - 1 抑制剂 + 仑伐替尼。

（3）治疗及效果

恩替卡韦抗乙肝病毒治疗。2021 年 1 月 21 日行 TACE 治疗（奥沙利铂），2021 年 1 月 28 日给予 PD - 1 单抗（q3w）+ 仑伐替尼 8mg，qd。2021 年 2 月 21 日再次 TACE 治疗（奥沙利铂），与 2021 年 1 月 18 日 CT 检查对比，2021 年 3 月 16 日肝恶性肿瘤整合治疗后复查 CT 显示：双下肺条片状灶，较前相仿；右上肺小钙化灶；肝脏恶性肿瘤介入治疗后改变；右侧心膈角小淋巴结与 2021 年 1 月 16 日大致相仿（图 24.2）。2021 年 3 月 17 日复查肿瘤指标：PIVKA Ⅱ 36.89mAU/ml，AFP 42.8ng/ml（图 24.3）。2021 年 3 月 16 日血清肌钙蛋白升高，达正常值 33 倍，遂停 PD - 1 单抗，采用单药仑伐替尼治疗。2021 年 3 月 29 日再行介入治疗（奥沙利铂）。2021 年 5 月 6 日复查肿瘤指标：PIVKA Ⅱ 23.09mAU/ml，AFP 12.7ng/ml。肝癌整合治疗后复查 MR 显示：右肝巨大占位，治疗后改变，肿瘤活性灶不明显；另右肝条片影，动脉期边缘见少许强化，建议复查。肝内多枚细小囊肿。胆囊壁水肿（图 24.4）。

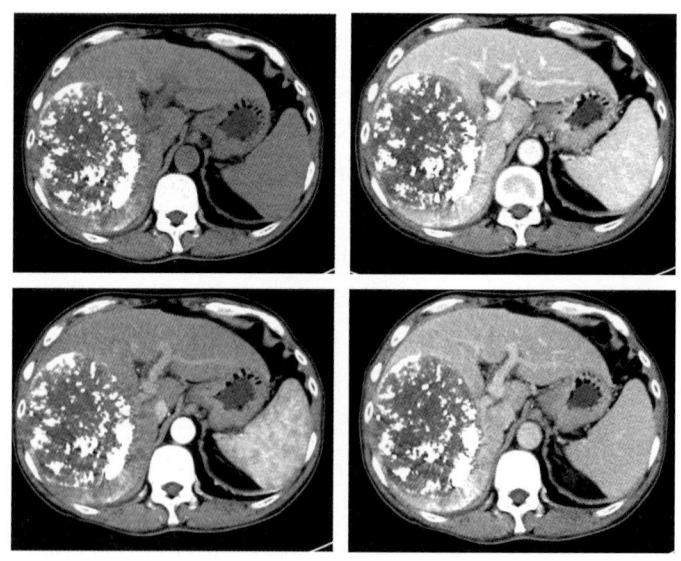

图 24.2　2021 年 3 月 16 日 CT 检查

肝右叶巨大占位灶，约 11cm×14cm 大小，内见较多高密度碘油影，增强扫描病灶强化不明显；门静脉右支受压，右肾受压，局部包膜欠完整，右肾周围筋膜模糊；肝内胆管无扩张，肝门结构清晰。脾脏大小及密度无特殊；胰腺未见明显异常密度灶。腹膜后未见明显肿大淋巴结。双侧肾上腺形态正常，未见明显占位灶。心膈角区小结节灶，界清。局部大网膜略浑浊

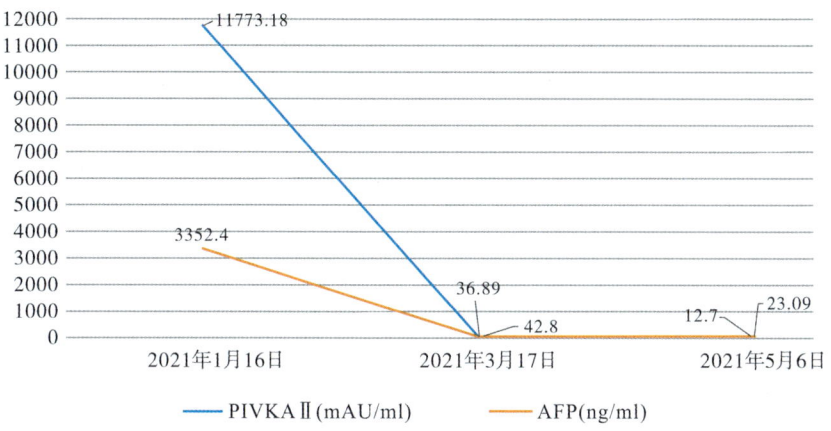

图 24.3　血清肿瘤标志物变化情况

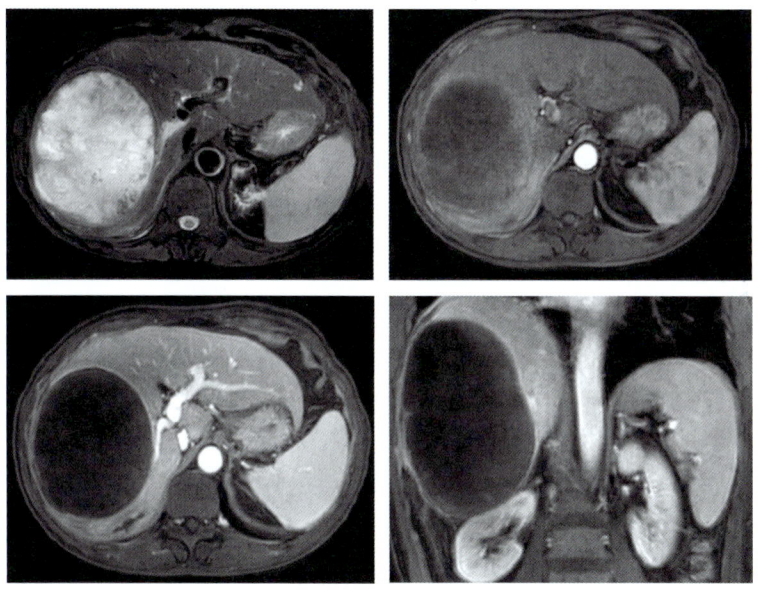

图 24.4　2021 年 5 月 6 日 MR 检查

肝癌综合治疗后，右肝见巨大异常信号团块影，T1WI 呈高低混杂信号，T2WI 呈高信号影，内可见部分弥散受限，增强后未见明显强化，边界清，约 122mm×102mm；右肝另见条片状异常信号影，T1WI 呈低信号，T2WI 呈高信号影，增强后动脉期边缘见少许强化影；另肝内见多枚小囊性无强化影；门脉右支受压显示欠清；胆囊壁水肿增厚，胰腺、脾脏未见明显异常。后腹膜未见明显肿大淋巴结

2.2　第 2 次 MDT to HIM 诊治

（1）讨论及意见

放射影像科　2021 年 5 月 6 日 MR 检查显示，右肝巨大异常信号团块影，T1WI 呈高低混杂信号，T2WI 呈高信号影，内可见部分弥散受限，增强后未见明

显强化，界清，约 122mm×102mm。根据 MR 检查，经过 TACE 及系统治疗后，肿瘤稍有缩小，但 MR 增强后无明显强化，提示肿瘤坏死明显，残存瘤细胞不多。

肿瘤外科 经 TACE 和免疫+靶向整合治疗后，肿瘤稍有缩小，MR 增强后肿瘤无明显强化，AFP 也接近正常，但不采取手术切除无法确定是否达到 pCR，故考虑手术切除。

肿瘤内科 巨块型肝癌接受 TACE 整合系统治疗后，影像学检查提示病情缓解，目前也有接受系统治疗后病理学上获得完全缓解的报告，但无证据表明 pCR 的肝癌患者继续采用非手术治疗可获长期生存的数据。目前若不手术切除病灶，无法确保患者已获得 pCR。基于目前研究证据，建议手术切除。

（2）**MDT to HIM 结论**

经多学科讨论，巨块型肝癌经转化治疗后，影像学提示病情缓解，基于目前研究结果，后续治疗拟行手术切除。

（3）**治疗及效果**

2021 年 5 月 18 日全麻下行右肝部分切除术。术后病理：（右）肝大片坏死、退变物内见极少量散在退变异型细胞，可见多核巨细胞及胆固醇结晶沉积（结合病史符合综合治疗后改变），肝切缘未见明确恶性依据（图 24.5）。

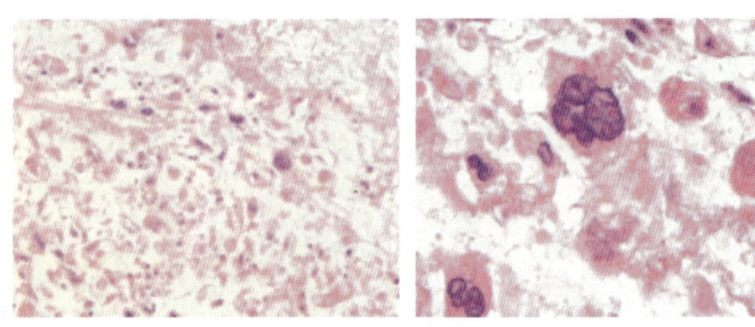

图 24.5 术后病理切片

3 体 会

肝癌的外科治疗是获得长期生存的重要手段，肝切除术的基本原则是要求彻底性和安全性。但是，大部分肝癌在诊断时因为肿瘤晚期或肝功能原因不能直接手术切除，转化治疗给不可切除的肝癌带来了长期生存的希望。通过局部、全身及局部整合全身治疗等措施，使部分不可切除肝癌重新获得手术切除机会，这部分转化成功的患者 5 年生存率仍能达到 50%～60%。所以转化治疗已经成为中晚期肝癌获得长期生存的主要途径。结合我国国情，中国抗癌协会肝癌专业委员会转化治疗协作组制订了《肝癌转化治疗中国专家共识（2021 版）》。

在有效的系统治疗药物出现前，血管介入治疗是外科不可切除肝癌转化治疗的最主要手段。文献报道，肝动脉灌注化疗（HAC）的 ORR 为 5%～60%，TACE

治疗 ORR 为 52.5%。但是，单用血管介入治疗达到转化切除成功率并不高，Lee 等报道 11.7% 的患者 HAC 后获得手术切除机会。

索拉非尼是第一个肝癌系统治疗确定有效的药物，仑伐替尼的出现提高了肝癌系统治疗的 ORR（24% vs 9%）。随着免疫治疗的出现，靶向治疗整合免疫治疗进一步提高了 ORR，如阿帕替尼整合卡瑞利珠单抗一线治疗晚期肝癌 ORR 为 34.3%，二线治疗 ORR 为 22.5%，仑伐替尼整合阿替利珠单抗 ORR 达到了 46.3%。在局部治疗的基础上整合系统治疗，可提高转化治疗成功率。Chen 等报道，仑伐替尼+帕博利珠单抗联合 TACE 治疗初期不可切除肝癌病灶，仅 25.7% 患者获得手术切除，而仑伐替尼联合 TACE 只有 11.1% 转化为手术切除。因此，新的有效药物的出现和整合治疗的改进增加了转化治疗的成功率。

转化治疗后接受 R0 切除术后辅助治疗方案和持续时间仍缺乏高级别循证医学证据。我国肝癌转化治疗专家共识推荐选择原方案或原方案中的部分药物辅助治疗>6 个月，连续两次影像学检查无肿瘤复发转移，肿瘤标志物保持正常且持续 3 个月可考虑停药，对肿瘤标本达到 pCR 的患者，可采用更简短的术后辅助治疗。

目前转化治疗应在多学科整合诊治（MDT to HIM）模式下，遵循联合、局部治疗结合全身治疗、个体化、规范化的原则，争取在最短时间内达到转化治疗目的。本例患者即在 MDT to HIM 模式下，通过 TACE 联合仑伐替尼靶向治疗和 PD-1 抑制剂免疫治疗，获得手术切除机会，术后病理证实为完全缓解，改善了生存预期。

参考文献

[1] Sung H. Ferlay J, Siegel R L, et al. Global Cancer Statistics 2020：GLOBOCAN Estimates of Incidence and Mortality Worldwide for 36 Cancers in 185 Countries[J]. CA Cancer J Clin, 2021,71(3):209-249.

[2] Václav T. Surgical treatment of hepatocellular carcinoma[J]. Klin Onkol, 2020,33(Supplementum 3):30-33.

[3] Petrowsky H, Fritsch R, Guckenberger M. Modern therapeutic approaches for the treatment of malignant liver tumours[J]. Nat Rev Gastroenterol Hepatol, 2020,17(12):755-772.

[4] Zhou H, Song T. Conversion therapy and maintenance therapy for primary hepatocellular carcinoma [J]. Biosci Trends, 2021,15(3):155-160.

[5] Zhu XD, Huang C, Shen YH, et al. Downstaging and Resection of Initially Unresectable Hepatocellular Carcinoma with Tyrosine Kinase Inhibitor and Anti-PD-1 Antibody Combinations [J]. Liver Cancer, 2021,10(4):320-329.

[6] Chen S, Wu Z, Shi F, et al. Lenvatinib plus TACE with or without pembrolizumab for the treatment of initially unresectable hepatocellular carcinomaharbouring PD-L1 expression: a retrospective study[J]. J Cancer Res Clin Oncol, 2021:28.

[7] Goto Y, Hisaka T, Sakai H, et al. Salvage Surgery for Initially Unresectable Locally Advanced Hepatocellular Carcinoma Downstaged by Hepatic Arterial Infusion Chemotherapy[J]. Anticancer Res, 2020,40(8):4773-4777.

[8] Li C, Wang MD, Lu L, et al. Preoperative transcatheter arterial chemoembolization for surgical

resection of huge hepatocellular carcinoma (10 cm): a multicenter propensity matching analysis [J]. Hepatol Int, 2019,13(6):736 – 747.

[9] Llovet JM, Ricci S, Mazzaferro V, et al. Sorafenib in advanced hepatocellular carcinoma[J]. N Engl J Med, 2008,359(4):378 – 390.

[10] Kudo M, Finn RS, Qin SK, et al. Lenvatinib versus sorafenib in first – line treatment of patients with unresectable hepatocellular carcinoma: arandomised phase 3 non – inferiority trial [J]. Lancet, 2018,391(10126):1163 – 1173.

[11] Finn RS, Qin S, Ikeda M, et al. Atezolizumab plus bevacizumab in unresectable hepatocellular carcinoma[J]. N Engl J Med, 2020,382(20):1894 – 1905.

[12] Taylor MH, Lee CH, Makker V, et al. Phase IB/II Trial of Lenvatinib Plus Pembrolizumab in Patients with Advanced Renal Cell Carcinoma, Endometrial Cancer, and Other Selected Advanced Solid Tumors[J]. J Clin Oncol, 2020,38(11):1154 – 1163.

[13] Xu J, Shen J, Gu S, et al. Camrelizumab in Combination with Apatinib in Patients with Advanced Hepatocellular Carcinoma (RESCUE): A Nonrandomized, Open – label, Phase II Trial[J]. Clin Cancer Res, 2021,27(4):1003 – 1101.

[14] Zhu Y, Feng B, Mei L, et al. Clinical efficacy of TACE combined withApatinib in the treatment of advanced hepatocellular carcinoma[J]. J BUON, 2019,24(2):608 – 614.

[15] Yang K, Sung PS, You YK, et al. Pathologic complete response to chemoembolization improves survival outcomes after curative surgery for hepatocellular carcinoma: predictive factors of response [J]. HPB (Oxford), 2019,21(12):1718 – 1726.

[16] Bauer U, Gerum S, Roeder F, et al. High rate of complete histopathological response in hepatocellular carcinoma patients after combined transarterial chemoembolization and stereotactic body radiation therapy[J]. World J Gastroenterol, 2021,27(24):3630 – 3642.

[17] 中华人民共和国卫生和计划生育委员会医政医管局. 原发性肝癌诊疗规范(2019版)[J]. 中华消化外科杂志, 2020,19(1):1 – 20.

[18] 中国抗癌协会肝癌专业委员会转化治疗协作组. 肝癌转化治疗中国专家共识(2021版) [J]. 中华消化外科杂志, 2021,20(6):600 – 616.

[19] 陈敏山,胡自力. 肝动脉灌注化疗在肝癌转化治疗中的研究进展[J]. 中华消化外科杂志, 2021,20(2):171 – 177.

[20] Lencioni R, de Baere T, Soulen MC, et al. Lipiodol transarterial chemoembolization for hepatocellular carcinoma: A systematic review of efficacy and safety data[J]. Hepatology, 2016,64 (1):106 – 116.

[21] Lee BH, Lee DS, Cho CW, et al. Role and limitation of neoadjuvant hepatic arterial infusion chemotherapy in advancedhepatocelluar carcinoma patients with Child – Pugh class A[J]. World J Surg Oncol, 2019,17(1):143.

25 原发性肝癌并肺转移及肝脓肿的 MDT to HIM 诊治过程及体会

◎罗　君　邵国良　郑家平

1　概　述

原发性肝癌是全世界第6大常见恶性肿瘤，其死亡率居第3位。在中国，肝癌的发病率和死亡率分别排在第4位和第3位，且每年新发病例数占全球总病例数的50%，严重威胁民众的健康。肝癌起病隐匿，多数确诊时已届中晚期，可切除率低，术后复发率高，因此预后很差。然而，部分晚期肝癌经及时、合理的多学科整合诊治（MDT to HIM），仍可获得良好的疾病控制和较长的生存期。

2　MDT to HIM 诊治过程

男性，53岁，身高174cm，体重63kg，ECOG 评分1分。因"体检发现左肝多发占位2周"于2011年5月4日收治浙江省肿瘤医院介入科。曾在当地医院行肝穿刺活检，病理诊断为"肝细胞肝癌"。入院时一般情况可，无发热、腹胀、腹痛、腹泻、便秘、皮肤巩膜发黄等。既往体健，否认乙肝、肝硬化病史，无吸烟或饮酒习惯，有肿瘤家族史（父亲，肝癌）。入院后完善各项检查，上腹部增强CT（图25.1）显示：①肝硬化，左肝巨大占位灶，考虑原发性肝癌，门脉左支充盈缺损，考虑癌栓。②右肝前叶上段、后叶下段动脉期两枚楔形强化区，邻近肝实质见增粗血管影。甲胎蛋白22 072.76ng/ml。血常规、肝肾功能、凝血功能、心电图及肺功能等均无异常。

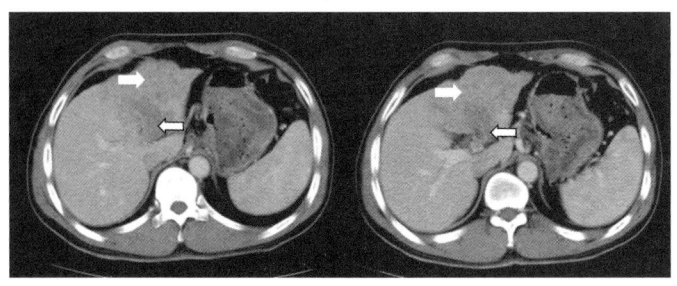

图25.1　治疗前的增强CT提示左肝巨大占位（实心箭头）伴门脉左支癌栓（空心箭头）

2.1 第1次 MDT to HIM 诊治（2011年5月6日）

（1）讨论及意见

放射科　根据2010年《美国肝病研究学会肝细胞癌诊治指南》，在肝硬化患者中，若发现肝内 >1cm 肿块，应检查64排CT扫描或动态增强MRI，如出现典型"快进快出"的影像学表现，就可诊断肝细胞癌（HCC）。本例患者的增强CT检查显示：肝脏体积偏小，形态失常，包膜欠光滑，肝裂增宽；左肝密度不均，可见低密度灶（大小为7cm×10cm），边界不清，增强扫描动脉期不均匀强化，边缘见迂曲扩张肝动脉。门脉期强化幅度低于肝实质。门脉左支充盈缺损。腹膜后未见肿大淋巴结。影像学首先考虑肝癌门静脉癌栓。该患者曾行肝穿刺活检，病理HCC诊断明确。

肿瘤外科　外科治疗是肝癌获得长期生存的重要手段，根据2009年《原发性肝癌规范化诊治的专家共识》，可行根治性肝切除的局部病变应满足下列条件：①单发肝癌，表面较光滑，周围界限较清楚或有假包膜形成，受肿瘤破坏的肝组织 <30%，或受肿瘤破坏的肝组织 >30%，但无瘤侧肝脏明显代偿性增大，达全肝组织的50%以上。②多发性肿瘤，结节 <3个，且局限在肝脏的一段或一叶内。本例患者左肝肿瘤体积较大，边界不清，且伴有门静脉左支癌栓。巴塞罗那肝癌临床（BCLC）分期为C期，虽无瘤的肝脏体积超过50%，但预计仍难达根治性切除目的。若能先行新辅助治疗，降期后再考虑手术，较为稳妥。

放疗科　肝脏属放射线敏感器官，当放疗剂量达50~60Gy时，肿瘤ORR可达76%，但传统放疗模式对正常肝组织损伤较大，因此较少用于原发性肝癌治疗。近年来，三维适形放疗（3-dimensional conformal radiation therapy，3DCRT）和调强适形放疗（IMRT）等技术逐渐成熟，为放疗在肝癌治疗中的应用提供了新机会。尤其是对血管侵犯的肝癌，放疗展现了显著生存优势。但总体而言，放疗在肝癌整合治疗中尚处于辅助地位，该患者应首选介入联合靶向治疗，若疗效不佳，或治疗期间出现肝外转移或门脉癌栓进展等，亦可考虑放疗，以达降期目的，为根治性手术创造机会。

肿瘤内科　在所有原发性肝癌中，HCC占绝大多数。目前对HCC公认的分期标准是 BCLC 分期。该患者左肝占位，门静脉左支癌栓，属 BCLC 分期 C 期，可考虑系统治疗为基础，酌情联合局部治疗。据文献报道，以阿霉素为代表的全身化疗方案仅能比安慰剂多3周的生存获益，而不良反应发生率却高达25%，因此并不能使肝癌获益。当前公认的标准治疗药物仅有索拉非尼一种，SHARP研究和Oriental研究结果均提示索拉非尼显示较好的生存获益。有个案报道显示，索拉非尼治疗后，晚期肝癌可能转化为外科手术适应证。但该药在中国价格昂贵，且不良反应较多，仅少部分患者能长期服用。国内有临床试验显示 Folfox 方案的系统化疗在肝癌中具有良好的安全性和满意的治疗反应率，也可作为可选择的治疗手段。

介入科　我国是肝癌大国，每年新发病例占全世界的一半，但能手术切除者仅约20%，大部分仅能行姑息性治疗。将不能手术的中晚期肝癌转化为可手术切除的疾病，是提高肝癌疗效的重要手段。介入治疗是中晚期肝癌首选治疗方案，文献报道，肝功能较好的中期HCC可从经导管动脉化疗栓塞术（TACE）中获益。而转化治疗中TACE同样发挥至关重要的作用。随着操作技术和介入器材的发展，使不能切除的肝癌缩小后行二期切除的成功案例越来越多。本例肿瘤局限在左肝，肿瘤血供较为单一，预计介入治疗有效，因此建议行TACE。患者有门脉左支癌栓，但未侵及门脉主干，未发现远处转移。对此类患者，同意联合索拉非尼靶向治疗。通过全身治疗联合局部的综合治疗，希望肿瘤缩小，癌栓退缩，为根治性外科手术创造机会。

（2）MDT to HIM 结论

肝细胞癌诊断明确，临床分期为BCLC分期C期，暂无外科手术指征。目前治疗方案：首选TACE，建议与索拉非尼靶向治疗整合，必要时可对门脉癌栓行放疗，若肿瘤局部控制，门脉癌栓退缩，可考虑手术切除。

（3）治疗及效果

出于经济原因考虑，患者拒绝联合索拉非尼靶向治疗。2011年5月10日行第1次肝动脉化疗栓塞术（TACE），术中造影显示左肝内有多处团块状异常染色灶（图25.2），并见肝动脉-门静脉瘘形成，经导管灌注药物：奥沙利铂100mg，并注入丝裂霉素10mg与碘油7ml制成的乳剂，透视下见碘油在病灶内沉积，无明显血管内返流现象。再将导管插入动脉-门静脉瘘口，用适量明胶海绵浆和碘油乳剂封堵瘘口，手术过程顺利，术后恢复可。2011年6月10日，腹部增强CT显示（图25.3A）：①肝癌碘油化疗后局部病灶内肿瘤存活可能，考虑门脉左支内癌栓形成。②肝硬化、脾肿大、门脉高压。③左肾结石。复查AFP 632.03ng/ml，较前明显下降。

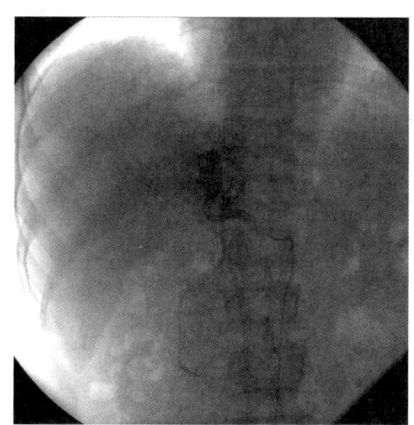

图25.2 肝动脉造影提示左肝肿瘤异常染色

2011年6月14日患者行第2次TACE，术中造影提示肝内尚有少许肿瘤染色，仍可见肝动脉-门静脉瘘。将导管超选至肝动脉，经导管灌注：奥沙利铂100mg，丝裂霉素10mg，再用明胶海绵颗粒栓塞堵瘘。手术顺利，术后恢复可。2011年7月21日，腹部增强CT显示（图25.3B）：①肝癌碘油化疗后局部病灶仍有少量肿瘤存活。②肝硬化、脾肿大、门脉高压。③左肾结石。复查AFP38.88ng/ml，较前进一步下降。

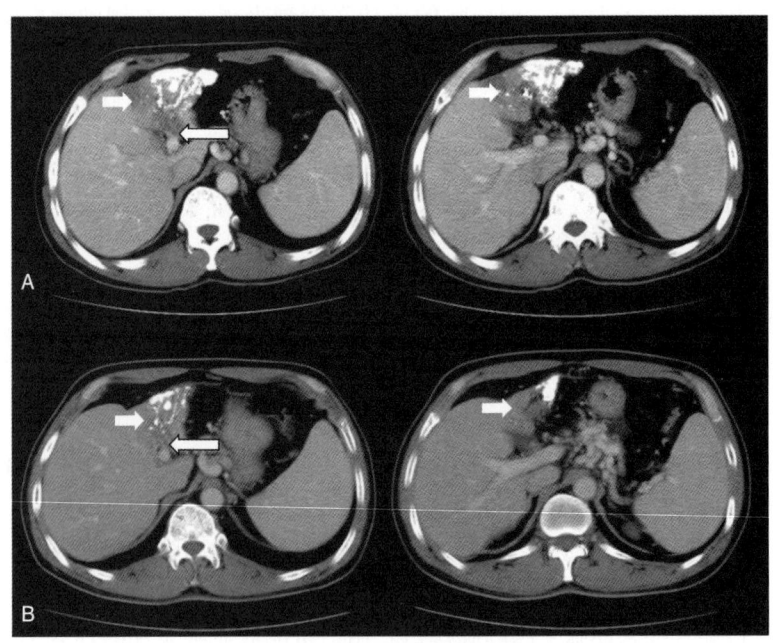

图25.3 两次介入治疗后腹部增强CT显示

A. 第1次TACE后复查，增强CT提示肿瘤（实心箭头）明显缩小，且无明显强化，癌栓（空心箭头）退缩。B. 第2次介入后复查，增强CT提示肿瘤及癌栓均进一步缩小

2.2 第2次MDT to HIM诊治（2011年7月25日）

（1）讨论及意见

放射科 肝细胞肝癌诊断明确，在介入科行2次TACE治疗。2011年7月21日复查上腹部增强CT显示：左肝病灶较治疗前明显缩小（5cm×6cm），病灶内见斑片状高密度碘油影，内侧见小片平扫低密度区，增强后动脉期病灶无明显强化，门静脉期略低于正常肝实质。门静脉癌栓较前明显退缩，肝内外胆管未见扩张，腹膜后未见肿大淋巴结。根据mRECIST标准，影像学疗效几乎可达CR。

放疗科 2次介入治疗后，肝脏病灶和门脉癌栓均明显缩小，甲胎蛋白亦降至基线的1.8‰，提示前期治疗显效。但单纯行介入治疗，对门脉癌栓的疗效并不确切，且疗效可能随治疗次数增多而下降。荟萃分析显示：介入联合外放疗的3年总生存期较单纯介入可提高10%～28%。因此，对该患者下一阶段治疗意见是：若患者已具备根治性切除可能，应首选外科手术，若仍无法根治性切除，则推荐继续行介入治疗，并联合门脉癌栓的放疗。

肿瘤内科 对 BCLC 分期 C 期的肝癌，指南首先推荐系统治疗，介入治疗对肝内病灶可起抑制作用。根据 START 研究显示，TACE 与索拉非尼整合治疗中期肝癌的总有效率可达 69.5%。该患者因经济原因未服用索拉非尼，但单纯行 TACE 仍显示近期疗效满意。从影像学分析，应已具备外科手术适应证，建议转外科进一步处置。对术后辅助治疗，目前无足够证据支持，但对有病灶残留、多结节、肿瘤直径大及血管侵犯等具有高危复发因素的 HCC 患者，进行辅助化疗可能降低术后复发率。

介入科 对不可切除肝癌的转化治疗，已有研究发现：无论是 TACE 或肝动脉灌注化疗（HAIC），均可降低肿瘤分期，增加功能性残余肝容量（FRLV），提高可切除性。以该患者为例，前期 2 次新辅助介入治疗，临床疗效较为满意。通过两次单纯 TACE 治疗，使肝内病灶及门脉癌栓均得到了显著控制，甚至影像学表现为大部分肿瘤活性消失。目前患者肝功能及体力状况尚可，应是外科手段介入的良好时机。术后若存在复发高危因素，可考虑介入辅助治疗，若后期复发或转移，也可考虑介入姑息性治疗。当然，肝癌的全程管理必定是 MDT to HIM 的整合治疗，应在病情变化时进行 MDT to HIM 讨论，决定进一步治疗方案。

肿瘤外科 介入治疗效果满意，目前肿瘤已局限于左肝，且 ECOG 评分 1 分，Child-Pugh 分级为 A 级（5 分），应能耐受全麻下手术，通过左半肝切除，达到根治性效果。所谓根治性切除包括：①术中未发现肝内新发病灶，肝周及腹腔无远处转移。完整切除肉眼可见的肿瘤，切缘至少 1cm，切缘阴性；②术前 AFP 阳性者，术后 2 个月内 AFP 降至正常且影像学检查无新生病灶。术前 AFP 阴性者，术后 2 个月增强 CT 检查无新生病灶或经皮股动脉穿刺造影无异常增生血管。为达到上述疗效，需进一步完善各项术前准备，术中充分游离肝脏，尽量避免挤压肿瘤组织。术后注意抗炎补液处理及营养支持治疗，以期早日恢复，并酌情决定是否行辅助治疗。

（2）MDT to HIM 结论

前期新辅助 TACE 效果良好，目前已符合外科手术适应证，下一步拟转外科行左半肝切除，据术后病理及复查结果酌情考虑是否行辅助治疗。

（3）治疗及效果

2011 年 7 月 28 日，在全麻+硬膜外麻醉下行左半肝切除+胆囊切除术。术中探查：盆腔、腹膜等处未触及异常，全肝重度肝硬化，肿瘤位于左肝，呈多结节融合，6cm×6cm×5cm。余肝未及明确结节。行左半肝切除术，结扎切断胆囊动脉、胆囊管，切除胆囊。解剖肝十二指肠韧带，结扎切断左肝动脉，门静脉左支，游离肝周韧带，刮吸法逐步完整切除左半肝。手术顺利。组织病理学检查显示：①（左半）肝组织见广泛坏死（图 25.4），其旁较多组织细胞及多核巨细胞反应，并可见小胆管及纤维组织增生、胶原化；坏死周围肝细胞浊肿，并伴淋巴细胞浸润，未见明确肿瘤组织。②慢性胆囊炎，局灶见泡沫样组织细胞及多核巨细胞反应。③（肝十二指肠韧带）纤维、血管及脂肪组织。肝切缘及胆囊颈断端均未见明确肿瘤组织。

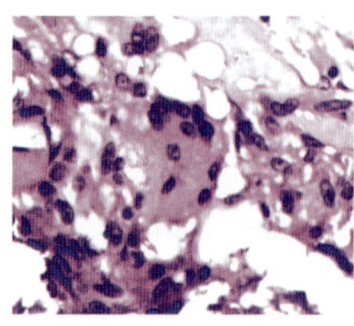
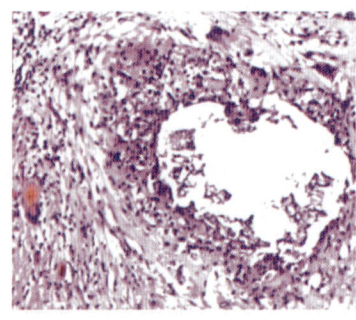

图 25.4　术后病理提示左肝肿瘤完全坏死

术后 AFP 降至 5.23ng/ml。在当地医院定期复查，2012 年 12 月 12 日因"甲胎蛋白异常升高"再次前往浙江省肿瘤医院治疗，复查上腹部增强 CT：①左肝癌术后改变，局部包裹性积液，较前略增大。②右肝可疑强化结节。③肝硬化、脾肿大、门脉高压。④双肾小结石（考虑）。AFP：129.40ng/ml，较前明显升高。

2012 年 12 月 18 日，行第 3 次 TACE，术中造影未见明显肿瘤染色。经导管灌注药物：吡柔比星 30mg，羟喜树碱 20mg，并在透视监视下注入吡柔比星 30mg 与碘油 2ml 制成的乳剂。术程顺利。术后病情稳定，在当地医院定期复查。

2013 年 4 月 8 日，复查胸部 CT：①左上肺 3 枚结节灶，其中胸膜下 2 枚结节转移瘤的可能性较大（图 25.5）。②右上肺少许纤维灶。上腹部 MR 提示：①肝癌术后左肝区域囊性灶考虑术后改变。②肝硬化、脾肿大、门脉迂曲扩张。AFP：257.07ng/ml，较前明显上升。

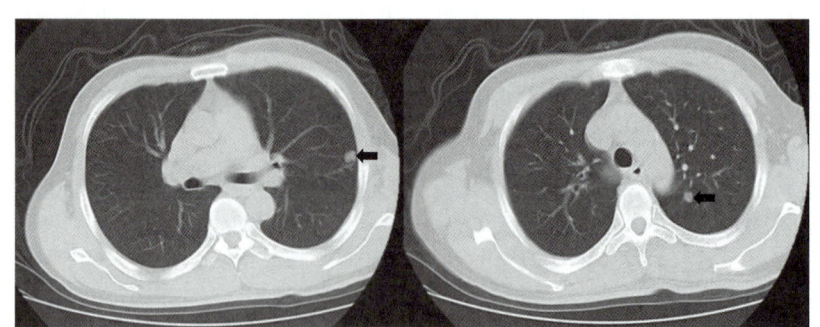

图 25.5　患者术后 20 个月复查胸部 CT 提示左肺转移灶（实心箭头）

2.3　第 3 次 MDT to HIM 诊治（2013 年 4 月 9 日）

（1）讨论及意见

放射科　术后 20 个月复查胸部 CT 显示左上肺 3 枚结节灶，大者约 1.2cm，边缘清楚，其中 2 枚位于胸膜下，密度均匀，1 枚密度不均匀。右上肺见少许条索状影，边缘尚清。段以上支气管通畅。增强后扫描，两肺门、纵隔血管及脂肪间隙显示尚清晰，未见明显肿大淋巴结。两胸腔未见积液征象。据影像学判断：左上肺 3 枚结节灶，其中胸膜下 2 枚转移瘤的可能性大。

肿瘤外科 对于原发性肝癌，如何提高根治性肝切除率及降低术后复发率是影响疗效的关键。因为一旦复发，即使接受再次手术或其他治疗的效果也不佳。已知肿瘤直径、卫星结节、脉管瘤栓、分化程度和术后肝功能不全为影响 HCC 术后复发的独立危险因素。该例肿瘤直径较大，且伴有门脉癌栓，虽通过介入联合外科手术，实现了 R0 切除，但仍属复发高危人群。有报道显示，术后早期复发患者的预后劣于晚期复发，肝外复发者的预后劣于肝内复发。所谓早期复发的时间定义，多数学者接受术后 2 年内的说法。该患者术后无瘤生存 20 个月，现发生了早期肝外复发事件，提示预后不佳，再次手术暂不考虑，建议下一阶段以药物治疗或介入微创治疗为主。

放疗科 此前通过介入治疗，将不可切除的肝癌转化为可切除肝癌，术后 PFS 达 20 个月，疗效满意。目前肝脏情况稳定，未发现肝内复发灶，而左肺出现转移。以放疗技术而言，对肺内小病灶的处理可达相当的精准度和确切的疗效。尤其是立体定向放疗，除用于早期肺癌外，也适用于肺转移性疾病的治疗。当然，放疗住院时间较长，放疗后放射性肺炎的发生也不容忽视。以上利弊需全面衡量，以决定是否接受放疗。

肿瘤内科 肝癌术后发现肺转移灶，提示肿瘤进展，但肝功及体力情况尚可，目前评估 BCLC 分期仍为 C 期，首先推荐药物系统治疗。具体方案为索拉非尼是目前唯一可显著延长中晚期肝癌 OS 的靶向药物。虽然单药应答率很低，但联合 TACE 可显著改善预后。一项最新研究显示，以奥沙利铂为基础的全身化疗方案可使晚期 HCC 生存获益。另有多个靶向药物正行临床试验，若患者有意，可推荐其参加新药临床研究。

介入科：肝癌术后 5 年复发率高达 80%，最早可在术后 2 个月复发，复发高峰在术后 1~2 年，复发是阻碍肝癌获得长期生存的重要原因。有研究表明，术后接受辅助介入治疗可降低复发率。但该患者术后并未选择辅助 TACE，而在 1 年余后才进行 1 次补救性 TACE。本次复查，肝内并未发现病灶，而肺部出现多发转移，提示肿瘤已非局限性进展，处理上也必须考虑全身治疗。首先推荐索拉非尼靶向治疗，但针对肺内转移灶，除放疗外，还可考虑射频消融或放射性粒子植入治疗。

（2）MDT to HIM 结论

肝癌术后肺转移诊断明确，下阶段建议在靶向治疗或系统化疗的基础上行局部放疗或消融治疗，以达满意的整合治疗效果。

（3）治疗及效果

2013 年 4 月在当地医院开始口服替吉奥化疗，具体用药情况不详。2013 年 9 月 4 日，复查上腹部 CT：①左肝癌术后改变，局部包裹性积液，与前相仿（2013 年 4 月 8 日 CT）。②肝硬化、脾肿大、门脉高压，食管胃底静脉曲张。③双肾小结石。④双肺上叶结节，考虑转移，其中两枚较前（2013 年 4 月 8 日 CT）增大。

与患者充分沟通后,决定靶向联合放射性粒子植入的整合治疗方案。2013 年 9 月开始口服索拉非尼(400mg,bid)靶向治疗,用药期间曾出现轻度手足综合征,对症处理后好转。

2013 年 9 月 9 日,行放射性粒子植入,术中在 CT 导引下将粒子植入针按 TPS 计划插入所选左肺 2 枚病灶内,植入 ^{125}I 粒子 19 颗,肿瘤周边剂量为 140Gy,粒子表面活度为 0.6mCi。术中无特别不适,术后恢复可。

2013 年 12 月 4 日复查胸腹部 CT:①左肝癌术后改变,局部包裹性积液,较前相仿(2013 年 9 月 3 日 CT)。②肝硬化、脾肿大、门脉高压,食管胃底静脉曲张。③两肺转移性肿瘤放射性粒子治疗后病灶明显缩小。④右肺多发粟粒影,首先考虑良性病变。患者病情稳定,继续门诊随访。

2015 年 1 月 13 日复查胸腹部 CT:①左肝癌术后改变,局部包裹性积液,较前相仿(2013 年 12 月 4 日 CT)。②肝硬化、脾肿大、门脉高压,食管胃底静脉曲张。③左肺门肿物,考虑转移。④两肺转移性肿瘤放射性粒子治疗后病灶明显缩小。⑤右肺多发粟粒影,首先考虑良性病变。

2015 年 1 月 19 日,再次行放射粒子植入治疗。术中在 CT 导引下将放射粒子植入针按 B-TPS 计划插入左肺门肿瘤内,共植入 ^{125}I 粒子 14 粒,肿瘤周边剂量为 140Gy,粒子表面活度为 0.6mCi。手术顺利,术后 2 个月在当地医院复查 CT:粒子植入处肿瘤明显缩小,活性消失,未发现新发转移灶,此后定期复查。

2018 年 4 月 2 日在我院复查胸腹部 CT:①左肝癌术后改变,右肝片状低密度影,考虑局部肝实质受损可能。②肝硬化、脾肿大、门脉高压,伴胃底及食管静脉曲张,较前大致相仿。③左肺及左肺门粒子植入后改变;左下肺新增结节灶,考虑转移瘤。④右肺点状高密度影,考虑良性病变。2018 年 4 月 3 日复查 AFP 363.02ng/ml。

2018 年 4 月 3 日,再次行放射粒子植入治疗,术中在 CT 导引下将放射粒子植入针按 B-TPS 计划插入左肺新发病灶部位,植入 ^{125}I 粒子 50 粒,肿瘤周边剂量为 140Gy,粒子表面活度为 0.6mCi。手术顺利,恢复可。

2018 年 5 月 29 日,复查胸腹部 CT:①左肝癌术后改变,右肝片状低密度影,范围与 2018 年 4 月 2 日 CT 相仿,考虑局部肝实质受损可能。②肝硬化、脾肿大、门脉高压,伴胃底及食管静脉曲张,较前大致相仿。③左肺及左肺门粒子植入后表现与前相仿;左下肺新增病灶粒子植入后改变(图 25.6)。④右肺点状高密度影,考虑良性病变,较前相仿。查 AFP 13.82ng/ml。胃镜及肠镜未见明显异常。

2019 年 8 月患者感右上腹胀痛不适,疼痛 NRS 评分 3 分,无恶心、呕吐,无心慌、胸闷不适。自服止痛药,腹痛症状可控,但出现频率逐渐增快。2018 年 9 月 2 日,在当地医院检查上腹部 CT:①肝脏术后改变,肝脏钙化灶。②肝 V 段占位性病变,胆管细胞癌可能。③肝硬化,脾大,食管胃底脾静脉曲张,门静脉主干增宽。④左肾多发囊肿。⑤两肾结石。为进一步治疗来我院治疗。

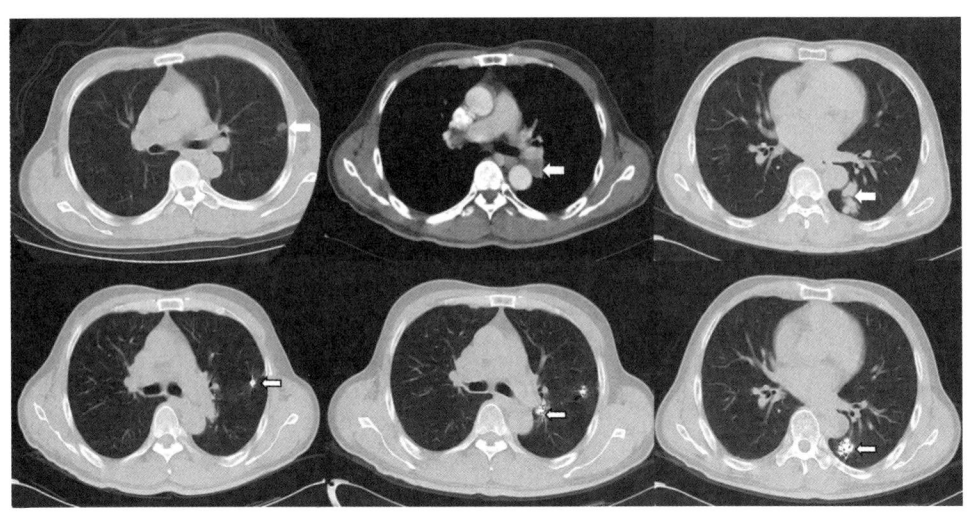

图 25.6　患者肺转移灶行 ^{125}I 粒子植入治疗前后对照

实心箭头表示治疗前病灶；空心箭头显示治疗后病灶消失，仅可见 ^{125}I 粒子影

2019 年 9 月 4 日，肝癌术后复查腹、盆腔 CT：①右肝前下段占位，考虑肝脏恶性肿瘤。②肝硬化、脾肿大，食管下段、胃底静脉曲张。③盆腔未见明显实质性占位。AFP<0.5ng/ml；CA19-9：50.08U/ml。2019 年 9 月 11 日查上腹部 MRI：①双侧少量胸膜反应，网膜及系膜混浊。②左肝术后改变。右肝下部见不规则囊性灶，首先考虑肝脓肿。③胃底静脉扭曲扩张。脾脏体积明显增大。

2019 年 9 月 12 日复查 PET/CT：①肝癌术后、介入治疗后改变，肝右叶包膜下片状低密度影，环状 FDG 代谢异常升高，首先考虑肝脓肿（图 25.7）。②左肺上叶后段、左肺门及左肺下叶纵隔旁粒子植入术后，局部未见软组织肿块，FDG 代谢轻度升高，考虑术后改变。③甲状腺两侧叶多发钙化灶。右肺上叶多发钙化灶。右肺中下叶少许纤维灶。④两侧胸腔少量积液。左侧胸膜轻度增厚。⑤肝硬化、脾肿大、门脉高压，伴食管下段及胃底静脉曲张。⑥胆囊术后缺如。左肾多发小结石。⑦双侧股骨头良性致密灶。

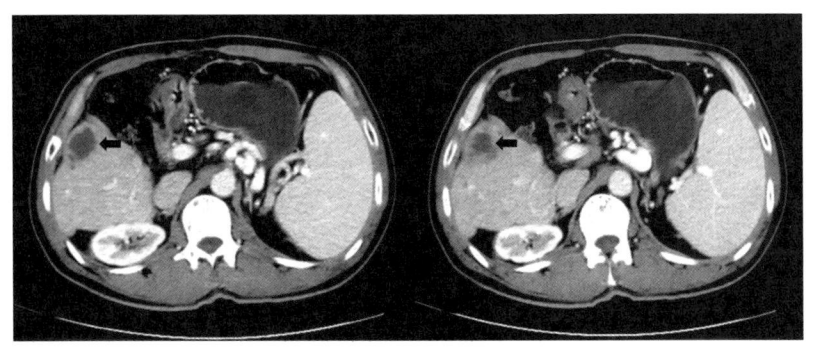

图 25.7　右肝占位（实心箭头），考虑可能为肝脓肿

2.4 第 4 次 MDT to HIM 诊治（2019 年 9 月 12 日）

(1) 讨论及意见

放射科 回顾 2018 年 5 月 29 日的 CT 片，左肺转移灶在 ^{125}I 粒子植入后已基本消失，且无新发病灶，纵隔亦未见明显肿大淋巴结。提示肺转移的局部治疗效果尚可。而右肝发现片状低密度影，边缘模糊，内见低密度扩张胆管，首先考虑局部肝实质受损，但并不排除肿瘤可能。至 2019 年 4 月 26 日，右肝的片状低密度影的范围较 2018 年 4 月 2 日 CT 检查时增大，内出现液性无强化区，增强后边缘强化，尤以动脉期明显。至 2019 年 9 月 11 日，该右肝占位区进一步增大，且 MRI 提示中心液体信号 DWI 明显受限，增强后边缘强化，周围见片状高灌注改变，肝脓肿表现愈加典型。PET/CT 也发现肝右叶包膜下片状低密度影，环状 FDG 代谢异常升高。以上影像学证据均指向肝脓肿，肝癌复发的可能性相对较低。为明确诊断，可行穿刺活检。

肿瘤外科 肝癌整合治疗已 8 年余，原发灶和转移灶均对治疗敏感，目前肿瘤控制良好，疗效较为满意。但是，反复介入栓塞可造成肝组织不同程度损伤，尤其可能影响胆道血供，造成继发感染，甚至进一步引起肝脓肿。肝癌和肝脓肿在临床上有相似的症状，不典型肝脓肿的影像学表现又与转移性肝癌难以鉴别，因此常出现误诊和漏诊。该患者左肝癌术后，右肝出现新生肿物，但 AFP 未异常升高，经 1 年半自然发展，此肿物并未显著增大。而其内部出现大片液化坏死，伴边缘区炎性反应表现。以上均提示慢性细菌性肝脓肿的可能较大。为明确诊断，可穿刺引流后将引流液做细菌培养，以发现病原菌。据文献报道，在引起细菌性肝脓肿的致病菌中，以肺炎克雷伯菌和大肠埃希菌最多，因此治疗上可先经验性选择三代头孢菌素＋庆大霉素或阿卡米星，并根据药敏试验结果更换敏感抗生素。

肿瘤内科 肿瘤晚期，全身免疫力低下，易继发各系统感染。肝脓肿多由肠道病原微生物通过胆道或血循等途径迁移到肝脏所致。一般急性发病，表现为高热、寒战、右上腹痛，可伴精神不振、恶心、呕吐、胸闷、气急等症状。查体可见肝区肿大、肝区叩痛、巩膜黄染等体征。影像学为界限清楚的低密区，脓成时内含气液平面，增强扫描可见边缘不规则的厚壁强化。内科治疗主要以早期、足量、足程的敏感抗生素为基础，并积极补液，纠正低蛋白血症，保持水电解质平衡。上述疗效不佳时可考虑手术切开引流或经皮穿刺引流。如能早诊早治、合理使用抗生素、及时引流，预后一般较好。但有肿瘤基础疾病者，预后可能不佳。

介入科 肝脓肿是 TACE 术后较为罕见的并发症，发生率约为 0.33%。其原因包括胆道损伤、门静脉内癌栓形成，以及胆囊动脉和胆道周围动脉丛栓塞。CT 检查可见单个或多个圆形或卵圆形界限清楚、密度不均的低密区，内可见气体影。增强扫描腔壁有密度不规则增高强化，称为"环月征"或"日晕征"。肝脓肿若早期干预，疗效往往较好，近一半患者内科抗感染治疗有效，而大脓肿和症状严重者需经皮脓肿穿刺引流。总之，此类患者若及早干预，预后一般良好。

营养科 晚期肝癌,恶性消耗,目前伴肝脓肿,应重视营养支持。建议补充足够热量、维生素和矿物质,提高富含支链氨基酸的优质蛋白摄入量,以改善营养状态,修复受损肝细胞,减少肌蛋白和内脏蛋白分解,促进血清白蛋白合成,改善负氮状态,增加瘦体组织。同时可补充 ω-3 鱼油或橄榄油制剂,抑制机体炎症反应,调节免疫功能,修复肝功受损。每日补充热量约 30~35kcal/kg,蛋白质约 1.2~1.5g/kg,适量减少饱和脂肪酸及芳香族氨基酸摄入,减轻肝脏代谢负担。另建议适量补充益生元及益生菌制剂,调节肠道微生态,改善食欲,促进营养物质代谢吸收。

(2) MDT to HIM 结论

肿瘤情况尚稳定,未发现进展或转移,右肝病灶首先考虑肝脓肿。建议行脓腔穿刺引流,据脓液培养选择敏感抗生素。后续建议定期复查,若肿瘤进展,可续以介入联合系统治疗控制病情。

(3) 治疗及效果

2019 年 9 月 18 日在超声引导下行肝脓肿穿刺引流术,术中放置引流管,引出大量淡红色脓性液。脓液培养提示"肺炎克雷伯菌"。根据药敏试验结果,选择头孢哌酮钠舒巴坦钠 2g,q8h,抗菌治疗,且予以护肝、补液及对症处理。患者病情好转,带管出院,回当地医院继续内科支持治疗。1 月后,感染好转,拔出脓腔引流管。

此后定期复查,肿瘤一直处于稳定阶段,并未发现复发、转移等情况。患者随访至 2020 年 2 月,仍存活。

3 体 会

《中国原发性肝癌临床登记调查》显示:至 2019 年 4 月 12 日,CLCS 数据库共录入原发性肝癌 14 478 例,2/3 以上患者发现时已发展为 BCLC 分期 B~C 期,单一治疗难以解决大多数问题。随着整合医学的概念逐渐深入人心,应更加重视多学科整合诊疗(MDT to HIM)模式,避免治疗局限性,打破学科壁垒。该患者初诊已处于晚期,通过介入转化治疗成功,在外科行根治性切除;病情一度稳定,当发现肺转移时,又通过靶向治疗联合局部粒子植入方法,使肿瘤再度得到控制;当肝脓肿出现时,又通过整合诊治,成功处理了这一棘手并发症。患者 OS 已超过 8 年,是整合医学在肝癌中的一个成功案例。

肝癌治疗方法包括肝切除术、肝移植术、局部消融治疗、TACE、放疗、全身治疗等多种手段,治疗方法的合理选择需要有高级别证据的支持。过去 10 年,肝癌治疗领域有了长足进步。手术治疗对早期和中期 HCC 都有益处。消融已成为治疗小肝癌或不可切除手术病例的重要替代疗法。对不可切除肝癌,可通过 HAIC、TACE 或外放疗实现肿瘤降期,从而获得手术机会和生存获益。TACE 不但是中期肝癌非手术治疗的首选方案,还越来越多地被应用于各种整合治疗;近年来静脉化疗和肝动脉灌注化疗因其良好的真实世界表现,得到了广泛关注;同时,索拉非尼、仑伐替尼等小分子靶向药物、免疫检查点抑制剂等免疫药物均可用于中晚期 HCC 的系统治疗。除此之外,在细胞周期、表观遗传学、酪氨酸激酶等相关研究中也发现了许多有前景的治疗靶点,这些肝癌治疗领域的进展,将为未来肝癌的全球治疗技术的进步带来光明的前景。

参考文献

[1] Bray F, Ferlay J, Soerjomataram I, et al. Global cancer statistics 2018:GLOBOCAN estimates of incidence and mortality worldwide for 36 cancers in 185 countries[J]. CA Cancer J Clin, 2018, 68(6):394-424.

[2] Chen W, Zheng R, Baade P D, et al. Cancer statistics in China, 2015[J]. CA Cancer J Clin, 2016, 66(2):115-132.

[3] Bruix J, Sherman M. Management of hepatocellular carcinoma:an update[J]. Hepatology, 2011, 53(3):1020-1022.

[4] 金生. 2010 年美国肝病研究学会肝癌诊治指南要点介绍[J]. 实用肝脏病杂志, 2011, 14(03):227-227.

[5] 叶胜龙, 秦叔逵, 吴孟超, 等. 原发性肝癌规范化诊治的专家共识[J]. 肿瘤, 2009, 10(4):295-304.

[6] Hawkins MA, Dawson LA. Radiation therapy for hepatocellular carcinoma:from palliation to cure[J]. Cancer, 2006, 106(8):1653-1663.

[7] Zeng Z C, Tang Z Y, Fan J, et al. A comparison of chemoembolization combination with and without radiotherapy for unresectable hepatocellular carcinoma[J]. Cancer J, 2004, 10(5):307-316.

[8] Zeng ZC, Fan J, Tang ZY, et al. A comparison of treatment combinations with and without radiotherapy for hepatocellular carcinoma with portal vein and/or inferior vena cava tumor thrombus[J]. Int J Radiat Oncol Biol Phys, 2005, 61(2):432-443.

[9] 曾昭冲, 汤钊猷, 樊嘉, 等. 肝细胞肝癌伴门静脉/下腔静脉癌栓接受与不接受放射治疗的比较[J]. 癌症进展, 2006, 4(004):284-295.

[10] Llovet J M, Bruix J. Systematic review of randomized trials for unresectable hepatocellular carcinoma:Chemoembolization improves survival[J]. Hepatology, 2003, 37(2):429-442.

[11] 张晓磷, 谭一清, 鲁玲, 等. 原发性肝癌 TACE 后二期切除的研究进展[J]. 中华肝胆外科杂志, 2010, 16(8):638-640.

[12] Lencioni R, Llovet J M. Modified RECIST (mRECIST) assessment for hepatocellular carcinoma[J]. Semin Liver Dis, 2010, 30(1):52-60.

[13] Meng M B, Cui Y L, Lu Y, et al. Transcatheter arterial chemoembolization in combination with radiotherapy for unresectable hepatocellular carcinoma:a systematic review and meta-analysis[J]. Radiother Oncol, 2009, 92(2):184-194.

[14] Chao Y, Chung Y H, Han G, et al. The combination of transcatheter arterial chemoembolization and sorafenib is well tolerated and effective in Asian patients with hepatocellular carcinoma:final results of the START trial[J]. Int J Cancer, 2015, 136(6):1458-1467.

[15] Lee H S, Choi G H, Choi J S, et al. Surgical resection after down-staging of locally advanced hepatocellular carcinoma by localized concurrent chemoradiotherapy[J]. Ann Surg Oncol, 2014, 21(11):3646-3653.

[16] Li J, Lei J, Wang W, et al. Reasons for Dropout from Transcatheter Arterial Chemoembolization

(TACE) when Served as a Down – Staging Therapy for Advanced Hepatocellular Carcinoma[J]. Hepatogastroenterology, 2014, 61(131): 717 – 721.

[17] 周峥, 解长佶, 曾志平, 等. 173 例肝癌切除术后早期复发时间分析[J]. 中华肝胆外科杂志, 2014, 20(10): 746 – 746.

[18] 王黎明, 吴凡, 吴健雄, 等. 控制手术相关危险因素后肝癌术后复发危险因素分析[J]. 中华肿瘤杂志, 2014, 36(8): 629 – 634.

[19] Byeon J, Cho EH, Kim SB, et al. Extrahepatic recurrence of hepatocellular carcinoma after curative hepatic resection[J]. Korean J Hepatobiliary Pancreat Surg, 2012, 16(3): 93 – 97.

[20] Jang B S, Kim H J, Kim B H, et al. Clinical outcomes of stereotactic ablative radiotherapy in patients with pulmonary metastasis[J]. Jpn J Clin Oncol, 2017, 47(1): 61 – 66.

[21] Lin G, Xiao H, Zeng Z, et al. Constraints for symptomatic radiation pneumonitis of helical tomotherapy hypofractionated simultaneous multitarget radiotherapy for pulmonary metastasis from hepatocellular carcinoma[J]. Radiother Oncol, 2017, 123(2): 246 – 250.

[22] Llovet J M, Ricci S, Mazzaferro V, et al. Sorafenib in advanced hepatocellular carcinoma[J]. N Engl J Med, 2008, 359(4): 378 – 390.

[23] Qin S, Cheng Y, Liang J, et al. Efficacy and safety of the FOLFOX4 regimen versus doxorubicin in Chinese patients with advanced hepatocellular carcinoma: a subgroup analysis of the EACH study[J]. Oncologist, 2014, 19(11): 1169 – 1178.

[24] Zhong J H, Li H, Li L Q, et al. Adjuvant therapy options following curative treatment of hepatocellular carcinoma: a systematic review of randomized trials[J]. Eur J Surg Oncol, 2012, 38(4): 286 – 295.

[25] Hiraki T, Gobara H, Iguchi T, et al. Radiofrequency ablation as treatment for pulmonary metastasis of colorectal cancer[J]. World J Gastroenterol, 2014, 20(4): 988 – 996.

[26] Huo X, Huo B, Wang H, et al. Percutaneous computed tomography – guided permanent (125)I implantation as therapy for pulmonary metastasis[J]. J Contemp Brachytherapy, 2018, 10(2): 132 – 141.

[27] 顾吉娜, 陈琳, 杨小平, 等. 193 例化脓性肝脓肿患者病原学及临床特点分析[J]. 中华医院感染学杂志, 2019, 29(8): 1181 – 1185.

[28] 惠鹏, 朱鹏, 廖威, 等. 细菌性肝脓肿菌群分布与耐药性分析的多中心回顾性研究(附 897 例报告)[J]. 中华消化外科杂志, 2019, 18(10): 924 – 933.

[29] Jia Z, Tu J, Cao C, et al. Liver abscess following transarterial chemoembolization for the treatment of hepatocellular carcinoma: A retrospective analysis of 23 cases[J]. J Cancer Res Ther, 2018, 14(Supplement): S628 – 633.

[30] 中华人民共和国卫生和计划生育委员会医政医管局. 原发性肝癌诊疗规范(2017 版)[J]. 中华肝脏病杂志, 2017, 25(12): 886 – 895.

[31] 《原发性肝癌诊疗规范》编写专家委员会. 原发性肝癌诊疗规范(2019 版)[J]. 中国临床医学, 2020, 27(1): 140 – 156.

[32] Chacko S, Samanta S. Hepatocellular carcinoma: A life – threatening disease[J]. Biomed Pharmacother, 2016, 84: 1679 – 1688.

[33] Forner A, Reig M, Bruix J. Hepatocellular carcinoma[J]. Lancet, 2018, 391(10127): 1301 – 1314.

[34] Ikeda M, Morizane C, Ueno M, et al. Chemotherapy for hepatocellular carcinoma: current status and future perspectives[J]. Jpn J Clin Oncol, 2018, 48(2): 103 – 114.

[35] Chen Z, Xie H, Hu M, et al. Recent progress in treatment of hepatocellular carcinoma[J]. Am J Cancer Res, 2020, 10(9): 2993 – 3036.

26 直肠癌伴同时性肝转移的 MDT to HIM 诊治过程及体会

◎蔡奕波 蒋 来 刘 卓

1 概 述

肝脏是结直肠癌最常见的转移部位,多数结直肠癌在病程中会发生肝转移。结直肠癌肝转移具有临床病情多变,治疗效果欠佳等特点,严重影响长期预后,是目前导致结直肠癌死亡的首要原因。目前临床诊治结直肠癌肝转移的难点是如何对于现有治疗手段进行"排兵布阵",为患者制订个体化整合治疗方案,以期达到最优化的整合治疗效果,改善患者长期预后,这需要多学科整合诊治(MDT to HIM)模式参与。

2 MDT to HIM 诊治过程

女性,53 岁。因"体检发现肿瘤标志物升高 1 周"于 2017 年 6 月就诊于我院。入院 1 周前肿瘤标志物检查显示:CEA 为 432.31ng/ml,CA19-9 为 1028.54U/ml。未诉有明显排便习惯及性状改变,无腹痛、腹胀、便血、黑便等症状。患者于当地医院就诊,肠镜检查显示:横结肠近肝曲见 1 个约 3mm×4mm 息肉;直肠距肛约 7~10cm 处见一菜花状肿物隆起,约占肠腔 1 周,表面黏膜溃疡坏死(图 26.1)。组织病理学检查显示:(直肠活检)中分化腺癌;(横结肠)管状腺瘤,腺体低级别上皮内瘤变。腹部 CT:①直肠中上段管壁不规则增厚伴周围多发肿大淋巴结影,考虑直肠肿瘤;②肝内多发占位灶,考虑转移;③子宫多发性占位,肌瘤可能。目前食欲睡眠可,近 3 个月来体重无明显增减。有高血压病史 10 年,现口服复方卡托普利 10mg/d,血压控制于 120/80mmHg 水平。否认糖尿病、心脏病、肝炎等病史。否认家族肿瘤病史。肛门指

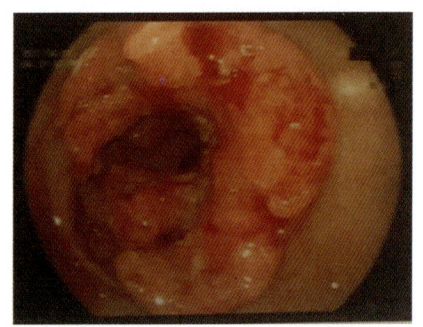

图 26.1 外院肠镜所见直肠病灶

检：进指 7cm 可及肿块下缘，占肠腔 1 圈，质地硬，活动度欠佳，肠腔狭窄，指尖尚可通过，余直肠黏膜光整，指套无染血。

肿瘤标志物：CEA 为 432.31ng/ml，CA19-9 为 1028.54U/ml。血、尿及粪常规，凝血功能、肝肾功等无异常。肠镜活检显示：（直肠）中分化腺癌，hMLH1（2+，90%），PMS2（3+，90%），hMSH6（3+，90%），hMSH2（3+，90%），*KRAS* 基因、*NRAS* 基因、*BRAF* 基因均未见突变。患者放置节育环，考虑伪影较大，未行盆腔 MRI，盆腔 CT：①直肠癌伴周围多发淋巴结转移；②子宫多发肌瘤考虑（图 26.2A）。肝脏增强 MRI：肝实质内多发转移瘤考虑。左肾囊肿（图 26.2B）。胸部 CT 检查未见明显异常。

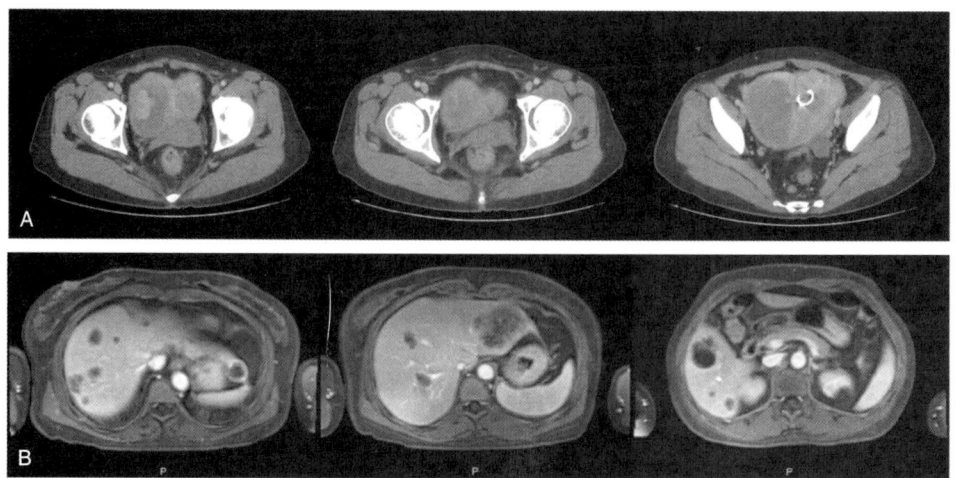

图 26.2 A. 盆腔增强 CT 提示直肠中下段管壁不规则增厚，符合直肠癌表现。B. 肝脏增强 MRI 提示肝脏多发转移病灶

初步诊断：①直肠癌伴同时性多发肝转移（$cT_3N_+M_{1a}$，Ⅳa 期）。②原发性高血压（Ⅰ级中危）。③子宫多发肌瘤。④左肾囊肿。

2.1 第 1 次 MDT to HIM 诊治

（1）讨论意见

放射科 患者为女性，宫腔内有金属节育环，为 MRI 禁忌证。故由盆腔增强 CT 评估原发病灶。图像显示：直肠中段肠壁不规则增厚，外膜面毛糙（T_3），直肠系膜内可见 2～3 枚肿大淋巴结，最大者长径约 1.2 cm，转移可能（N_1），环周切缘阴性。右侧盆壁可见小淋巴结 1 枚，大小约 0.6cm，形态规则，强化尚均匀，暂不考虑转移。肝增强 MRI：肝两叶散在多发转移病灶，数量多于 10 枚，最大者位于肝左叶，大小约 6.8cm，右肝 Ⅴ、Ⅵ、Ⅶ、Ⅷ 段可见大小不等结节，环形强化明显。另：子宫多发巨大肌瘤伴变性；宫腔节育器置入后。胸部 CT 未见明确转移病灶。影像学分期 $cT_3N_1M_{1a}$。

结直肠肿瘤外科 直肠癌诊断明确，环周切缘阴性，原发灶可切除。肝多发转移，直肠原发灶目前无肠梗阻及不可控制的肿瘤出血、肠穿孔等并发症，暂无外科处理指征。据国内指南建议，首选全身治疗，以达肿瘤退缩目的，据疗效制订下一步方案。

肝胆外科 肝增强 MRI 显示肝两叶多发散在转移灶，其中左肝病灶较大，最大者约 6.8cm，累及肝 Ⅱ、Ⅲ、Ⅳ 段。右肝数枚病灶与右肝静脉接近，无法保证重要血管 1mm 的安全切缘，其余可见较小病灶散在分布于肝 Ⅴ、Ⅵ、Ⅶ、Ⅷ 段。从技术分析，转移灶存在切除可能性，从肿瘤生物学分析，患者两叶多发转移病灶，CRS 评分 5 分（CRS 评分参数如下，①原发肿瘤淋巴结阳性，②同时性转移或异时性转移距离原发灶手术时间 <12 个月，③肝转移肿瘤数目 >1 个，④术前 CEA 水平 >200ng/ml，⑤转移肿瘤最大直径 >5cm，每个项目为 1 分。0~2 分为 CRS 评分低，3~5 分为 CRS 评分高。CRS 评分越高，术后复发风险越大，围术期化疗越获益）生物学行为较差。初始评估目前肝转移灶为潜在可切除，治疗策略积极施行转化治疗方案，建议行全身化疗联合靶向治疗，根据疗效制订下一步治疗方案。

病理科 据影像学、外院肠镜及外院肠镜病理会诊结果明确病理诊断为中分化腺癌。根据 CSCO 指南推荐会诊完善相关免疫组化及基因检测，错配修复蛋白的检测结果提示配修复基因完整（pMMR）；*KRAS* 基因、*NRAS* 基因、*BRAF* 基因均未检测到突变。

腹部肿瘤内科 经多科评估，原发灶可切除，肝转移灶潜在可切除。目前治疗目标为肿瘤退缩，以期 R0 切除可能。PS 评分 0 分，*NRAS*、*KRAS*、*BRAF* 基因均为野生型。40983 研究结果显示，对左半结肠来源的结直肠癌肝转移患者建议行 mFOLFOX6 联合西妥昔单抗治疗。欧洲 OLIVIA 研究结果表明 FOLFOXIRI 联合贝伐单抗的转化治疗组肝转移灶 R0 切除率可达到 49%，显著高于 FOLFOX 联合贝伐单抗治疗组。因此，如果体力情况允许，FOLFOXIRI 联合贝伐单抗强转化方案也是可选择的治疗策略，以达快速缩瘤。治疗 3~4 个周期后复查肿瘤指标、盆腔 CT 及肝脏增强 MRI，评估疗效。患者为 pMMR，目前尚无免疫治疗指征。

腹部放疗科 直肠癌肝转移，病情处于晚期，目前暂无局部新辅助放疗指征，建议行积极全身转化治疗（mFOLFOX6 联合西妥昔单抗治疗）。疗程中定时复查，如肝转移灶可切除，而直肠原发灶无明显退缩或进展，可考虑术前行新辅助双药长程放疗或短程放疗进一步使原发肿瘤退缩。

（2）MDT to HIM 结论

整合多学科意见，目前诊断为直肠癌伴同时性多发肝转移（$cT_3N_1M_{1a}$，Ⅳa 期）。子宫多发巨大肌瘤伴变性；宫腔节育器置入后。原发灶目前暂无明显肠穿孔、肠梗阻及不可控制的肿瘤出血等并发症，暂不予外科手段处理原发病灶。肝转移灶评估为潜在可切除病灶，治疗策略为缩瘤。据 ESMO/CSCO 指南推荐，目前可选择 mFOLFOX6 联合西妥昔单抗方案治疗。接受整合性治疗 3~4 个周期后复查肿瘤指标、盆腔 CT 及肝增强 MRI，评估疗效，再制订后续的治疗目标及策略。

(3) 治疗及效果

2017 年 6 月 21 日至 2017 年 9 月 19 日行 mFOLFOX6（5 - FU 400mg/m^2，d1 + 5 - FU 2400mg/m^2，civ 46h，亚叶酸钙 200mg/m^2，d1，奥沙利铂 85mg/m^2，d1）联合西妥昔单抗（500mg/m^2，d1）方案化疗 7 个周期，末次化疗结束后患者出现Ⅲ度肝脏损害、Ⅰ度骨髓抑制及Ⅰ度神经毒性。化疗 7 个周期结束后，复查肿瘤标志物，CEA、CA19 - 9 持续下降，复查盆腔增强 CT（图 26.3）及肝脏增强 MRI（图 26.4）发现原发灶及肝转移灶均较前明显退缩，根据 RECIST 1.1 标准疗效评价为部分缓解（PR），请肝胆外科会诊，仍为潜在可切除。患者出现Ⅲ度肝脏毒性，于 2017 年 10 月 13 日至 2017 年 12 月 8 日行减量 mFOLFOX6 + 西妥昔单抗化疗 5 个周期，具体为：mFOLFOX6（5 - FU 400mg/m^2，d1 + 5 - FU 2130mg/m^2，civ 46h，亚叶酸钙 200 mg/m^2，d1，奥沙利铂 70mg/m^2，d1，）联合西妥昔单抗（500mg/m^2，d1）。化疗耐受性尚可，1 度骨髓抑制，1 度肝脏损伤及 2 度神经毒性。12 个周期 mFOLFOX6 + 西妥昔单抗治疗结束后 CEA、CA19 - 9 继续下降。盆腔增强 CT 及肝增强 MRI：原发病灶及肝转移病灶持续退缩，根据 RECIST 1.1 标准疗效评价为持续 PR。拟行第 2 次 MDT to HIM 讨论。

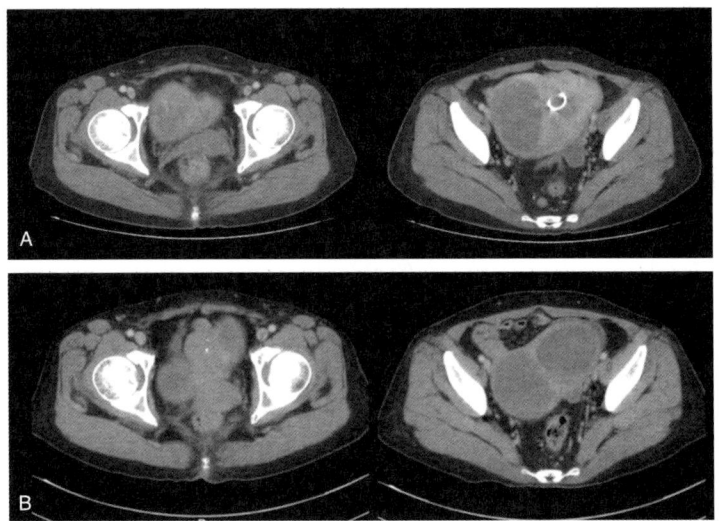

图 26.3 复查盆腔增强 CT

A. 治疗前基线检查结果。B. 综合治疗 12 个周期后复查盆腔增强 CT 提示直肠病灶持续退缩

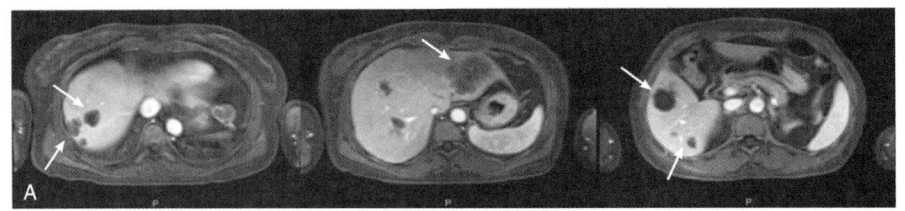

图 26.4 复查肝脏增强 MRI

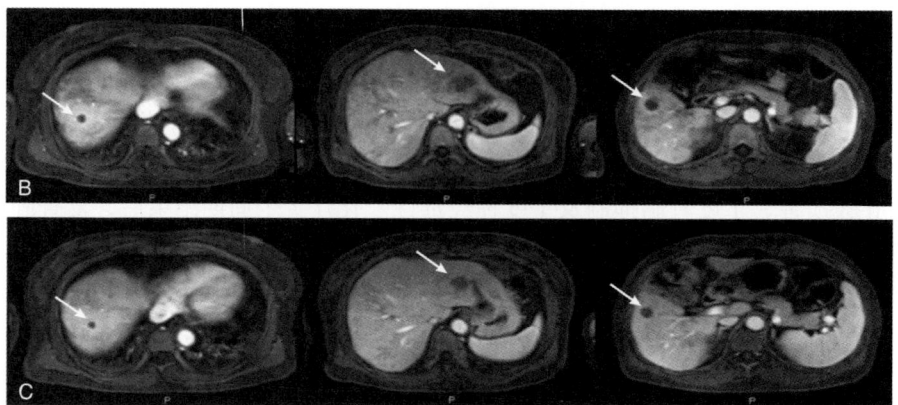

图 26.4　复查肝脏增强 MRI（续）

A. 治疗前肝脏增强 MRI 基线检查结果。B. 治疗 7 个周期后复查肝脏增强 MRI 提示肝转移病灶部分退缩。C. 治疗 12 个周期后复查肝脏增强 MRI 提示肝转移病灶持续退缩

2.2　第 2 次 MDT to HIM 诊疗

（1）讨论意见

放射科　整合治疗后复查疗效评估，原发灶对比前片，肠壁增厚较前有所退缩，系膜区内淋巴结较前明显缩小，环周切缘阴性。右侧盆壁淋巴结大小较前相仿，炎性淋巴结可能。肝转移灶持续退缩，部分病灶消失，目前评估病灶剩余 8 枚，最大者约 1.8cm×2.8cm。肝内出现条索样改变，提示药物性肝损伤可能。影像学整体疗效评估为部分退缩（PR）。

结直肠肿瘤外科　经 mFOLFOX6＋西妥昔单抗治疗 12 个周期，原发灶肿瘤退缩明显，系膜区淋巴结持续退缩，右侧盆壁淋巴结大小相仿，基本排除转移可能。目前评估原发灶可切除，肝转移灶经整合治疗后同步退缩明显，若肝胆外科评估肝转移灶可切除，可考虑行同期或分期行原发灶加肝转移瘤切除术。

肝胆外科　根据目前肝增强 MRI，左肝较大病灶（累及肝 Ⅱ、Ⅲ、Ⅳ 段）持续退缩，可行左肝外侧叶切除，右肝肝 Ⅴ、Ⅵ 及 Ⅶ 段病灶可以手术剜除，不规则切肝，尽量保留肝实质。肝 Ⅳ、Ⅷ 段病灶较为深在，可考虑术中超声联合射频消融。目前研究结果表明射频联合手术局部处理肝转移灶可获得与单纯性手术切除相近的生存获益，且射频联合手术治疗的模式可扩大肝转移灶局部处理的适应人群。综上所述，目前肝转移病灶技术上可切除，疗程中患者曾出现肝损伤毒性，应尽可能保留肝实质，术中超声明确转移瘤位置及大小。治疗前 CRS 评分 5 分，需告知患方肝术后复发或新发肝转移的可能性较大。

腹部肿瘤内科　行 mFOLFOX6 联合西妥昔单抗治疗后出现 Ⅲ 度肝损伤，经调整药物剂量后现耐受性可。经 12 个周期治疗后原发灶及肝转移灶均持续退缩，影像学评估持续 PR，外科评估为原发灶及肝转移灶目前均可切除，同意外科行同期或分期原发灶加肝转移瘤切除术或射频消融术。

腹部放疗科 经两药化疗联合靶向治疗后,直肠原发病灶及系膜淋巴结均有明显退缩,环周切缘阴性,外科评估原发肿瘤可切除,目前暂不考虑原发部位放疗。

(2) MDT to HIM 结论

整合多学科意见,目前诊断:直肠癌伴同时性多发肝转移($cT_3N_+M_{1a}$,Ⅳa期)。接受 mFOLFOX6 + 西妥昔单抗 12 个周期后评估疗效,原发灶及系膜区淋巴结持续退缩。左右肝转移灶均较前明显缩小,影像学评估持续 PR。原发灶评估可切除,肝转移灶外科评估可切除。考虑左肝转移灶较大,右肝转移灶多个但较小,结合化疗引起的肝脏损害为最大程度保留残肝,建议转移灶行左肝外侧叶切除联合肝脏射频消融治疗。经 MDT to HIM 讨论后,建议同期或分期行原发灶联合肝转移瘤切除术或射频消融术,向患者交代治疗方案及后续可能遇到的情况,术后复发或新发肝转移的可能性较大。

(3) 治疗及效果

2017 年 12 月 22 日在全麻下行 "腹腔镜直肠前切除"。术中探查发现原发肿瘤位于直肠腹膜反折处,大小约为 2.0cm×3.0cm,未侵及浆膜,肠周及系膜根部未见明显肿大淋巴结,局部组织未见明显水肿,肝脏表面探查可见数枚灰白色转移病灶,未发现腹腔内其他种植转移灶,子宫表面可见巨大肌瘤,大小约 10cm 左右。由于多发子宫肌瘤巨大,影响原发灶手术切除,与患者家属充分沟通后,同期行子宫次全切除术,手术过程顺利。由于巨大子宫肌瘤伴术中出血,遂更改外科治疗方案,分期行原发灶及肝转移灶切除手术。直肠原发灶切除术后组织病理检查显示直肠癌化疗后:①(直)肠盘状型(瘤体 4cm×4cm×1.5cm)高-中分化腺癌伴退变及癌周炎症细胞浸润(符合化疗后反应,TRG 为 2 级),浸润至深肌层。②(肠系膜)5 只、(肠周上组)5 只、(肠周中下组)4 只淋巴结慢性炎,其中(肠周中下组)2 只淋巴结内见泡沫样组织细胞反应及坏死。③子宫肌壁间及浆膜下多发性平滑肌瘤伴部分区退变。④萎缩性子宫内膜。⑤上、下切缘均阴性,未见明确脉管瘤栓及神经侵犯。⑥hMLH1(+)、hMSH2(+)、PMS2(+)、hMSH6(+)(图 26.5)。

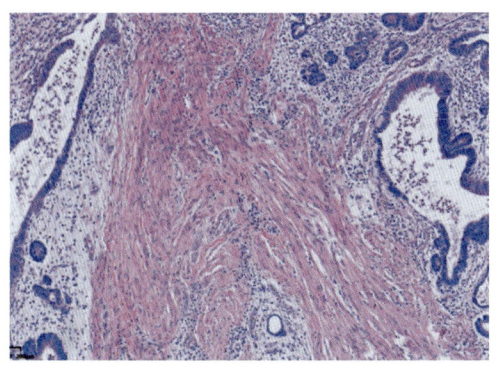

图 26.5 原发灶术后病理(10 倍视野)

术后 3 周，考虑围手术期已行 mFOLFOX6 化疗 12 个周期，出现 2 度神经毒性，故改行 sLV5FU2 方案化疗，去除奥沙利铂。2018 年 1 月 12 日行 sLV5FU2 联合西妥昔单抗全身治疗方案治疗 1 个周期。2018 年 2 月 1 日在全麻下行肝转移瘤切除术＋肝肿瘤射频消融术。术中行肝超声检查，结合视诊、触诊，探查发现多枚肝转移瘤，手术剜除左肝外叶 2 枚，肝Ⅴ段 1 枚，肝Ⅵ段 1 枚，肝Ⅶ段 2 枚病灶。结合术中超声，射频消融处理肝Ⅳ及肝Ⅷ病灶各 1 枚，术程顺利。术后组织病理学检查显示：①（左肝外叶）肝组织内见少量腺癌组织伴退变、坏死结合形态及病史，考虑直肠癌转移重度化疗后反应，肿瘤退缩分级（TRG）为 2 级。周围纤维组织增生、组织细胞反应及钙化，余肝示囊肿形成伴局灶血管瘤样增生。②（肝Ⅴ、Ⅶ段肿瘤）肝囊肿，囊壁纤维化伴组织细胞反应，囊内见较多退变、坏死物。③（肝Ⅵ段肿瘤）少量肝组织伴重度烧灼伤。肝断端切缘阴性（图 26.6）。术后无并发症。

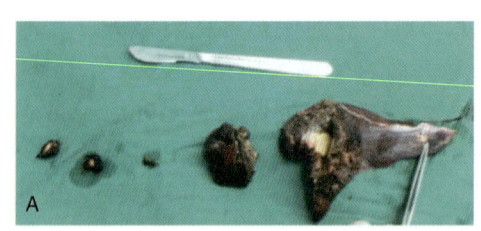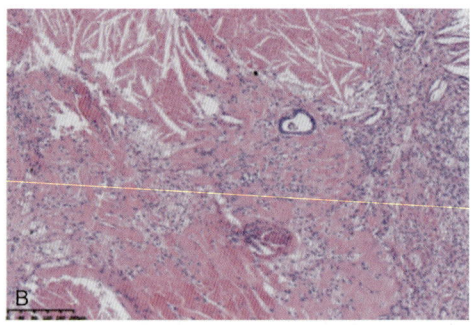

图 26.6　A. 肝脏转移瘤切除标本。B. 肝转移瘤切除术后病理（10 倍视野）

经整合治疗，原发灶及肝转移灶已外科切除及局部治疗，已达无瘤状态（NED）。围手术期已行 mFOLFOX6 联合西妥昔单抗化疗 12 个疗程，期间出现 3 度肝损伤毒性，停止 mFOLFOX6 方案化疗。术后复发风险较高，可考虑延长围手术期治疗时间，结合西妥昔单抗慈善赠药及经济条件等因素，建议患者继续行西妥昔单抗治疗，同时加强术后随访。MACRO2 TTD 研究比较了一线接受 mFOLFOX6 联合西妥昔单抗治疗后选择维持西妥昔单抗治疗和继续化疗联合靶向治疗两组患者的生存获益和毒副作用，发现两组之间并无显著性差异。根据这项非劣效性研究结果，我们开展了一线真实世界研究，结果表明西妥昔单抗单药维持可能是一种兼顾疗效及生活质量的治疗策略。定期复查肝脏及原发灶情况。随访至 2018 年 3 月 8 日未见明显复发及新发转移病灶。

3　体　会

本例为初诊直肠癌伴同时性多发肝转移，初始肝转移评估为潜在可切除，治疗目标制订为退缩肿瘤。经多学科整合治疗（MDT to HIM）讨论后建议先行 mFOLFOX6 联合西妥昔单抗综合治疗（*RAS* 及 *BRAF* 基因野生型），患者共接受了

12个周期整合治疗。同时，转化治疗期间密切随访，及时评估疗效。第2次多学科 MDT to HIM 讨论再次评估患者原发灶及肝转移灶持续 PR。经结直肠肿瘤外科及肝胆外科评估后认为原发灶及肝转移灶均可切除或局部治疗，此时治疗目标转变为无瘤状态（NED），是外科干预的良好治疗时间窗，需把握机会。在与患者及家属充分沟通后，先后接受了分期原发灶及肝转移灶切除术，术中联合射频消融局部处理肝转移灶，尽可能保留了残肝。术后1月余复查未见肝脏复发及新发病灶。整体 MDT to HIM 诊治过程见图26.7。

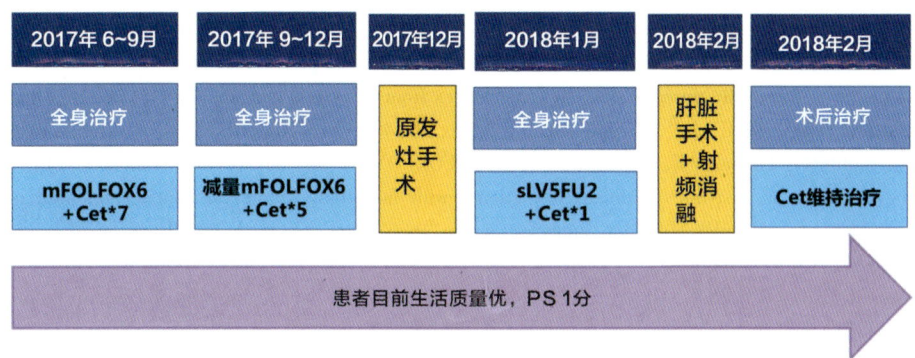

图 26.7　MDT to HIM 诊治过程

本病例的成功转化提示 MDT to HIM 讨论病例时，需仔细评估病情，准确制订治疗目标及治疗策略，同时需动态评估疗效，动态调整治疗目标。对初始潜在切除或不可切除的肝转移不应轻易放弃，及时调整治疗目标，准确把握治疗时间窗可能成为治疗过程中的重要转折点，增加转化成功率，改善长期生存。该病例经转化治疗后，原发灶病理 AJCC‑TRG 分级为2级，而肝转移灶根据 Rubia‑Brand 提出肝转移灶 TRG 分级法，病理 TRG 分级为2级。目前越来越多的证据证明病理 TRG 分级与预后相关，对直肠癌原发灶，接受术前新辅助治疗后的 AJCC‑TRG 分级 0~1 级预后要优于 2~3 级患者。而对肝转移灶，接受肝切除术前全身治疗后 TRG 分级为 1~3 级的预后要优于 4~5 级的患者。因此，日常临床工作中，原发灶及肝转移灶经术前治疗后不同病理 TRG 分级所提示的预后是有差异的。

在本例 MDT to HIM 诊治过程中，注意到对存在化疗相关肝损伤的患者，在制订肝脏治疗策略时应尽可能保留患者的残肝，可以在肝切除基础上增加肝脏局部治疗手段，使肝功能得以尽可能保留。另一点需探讨的是在转化治疗过程中，外科干预时机的把握十分重要，在治疗过程中应动态评估肝转移灶变化情况，肝转移病灶增大增多或持续退缩至无法肉眼切除都不是最佳的外科干预时机。对此，MDT to HIM 讨论应贯穿治疗的始终，肝胆外科、影像科、肿瘤内科及超声科等多学科成员应团结协作，准确把握外科治疗窗，以免错失外科治疗最佳时机。

参考文献

[1] 蔡国响,戴卫星,蔡三军.结直肠癌多学科综合治疗的现状与未来[J].中华胃肠外科杂志,2016,19(6):607-611.

[2] 中华医学会外科分会胃肠外科学组,中华医学会外科分会结直肠外科学组,中国抗癌协会大肠癌专业委员会,等.中国结直肠癌肝转移诊断和综合治疗指南(V2018)[J].中华结直肠疾病电子杂志,2018,7(4):302-314.

[3] Jarnagin WR, Conlon K, Bodniewicz J, et al. A clinical scoring system predicts the yield of diagnostic laparoscopy in patients with potentially resectable hepatic colorectal metastases[J]. Cancer, 2015, 91(6):1121-1128.

[4] Gruenberger T, Bridgewater J, Chau I, et al. Bevacizumab plus mFOLFOX-6 or FOLFOXIRI in patients with initially unresectable liver metastases from colorectal cancer: the OLIVIA multinational randomised phase II trial[J]. Ann Oncol, 2015, 26(4):702-708.

[5] Cremolini C, Loupakis F, Antoniotti C, et al. FOLFOXIRI plus bevacizumab versus FOLFIRI plus bevacizumab as first-line treatment of patients with metastatic colorectal cancer: updated overall survival and molecular subgroup analyses of the open-label, phase 3 TRIBE study[J]. Lancet Oncol, 2015, 16:1306-1315.

[6] Tomasello G, Petrelli F, Ghidini M, et al. FOLFOXIRI plus bevacizumab as conversion therapy for patients with initially unresectable metastatic colorectal cancer: a systematic review and pooled analysis[J]. JAMA Oncol, 2017, 3(7):e170278.

[7] Fukuoka S, Hara H, Takahashi N, et al. Regorafenib plus nivolumab in patients with advanced gastric or colorectal cancer: an open-label, dose-escalation, and dose-expansion phase ib trial (REGONIVO, EPOC1603)[J]. J Clin Oncol, 2020, 38(18):2053-2061.

[8] Ren C, Mai ZJ, Jin Y, et al. Anti-PD-1 antibody SHR-1210 plus apatinib for metastatic colorectal cancer: a prospective, single-arm, open-label, phase II trial[J]. Am J Cancer Res, 2020, 10(9):2946-2954.

[9] 胡克,肖毅.直肠癌新辅助短程放疗和长程放疗的利弊[J].中华胃肠外科杂志,2017,20(7):773.

[10] Van Cutsem E, Cervantes A, Adam R, et al. ESMO consensus guidelines for the management of patients with metastatic colorectal cancer[J]. Ann Oncol, 2016, 27(8):1386-1422.

[11] Yuan Y, Wang X, Chen G, et al. Updates in version 2019 of CSCO guidelines for colorectal cancer from version 2018[J]. Chin J Cancer Res, 2019, 31(3):423-425.

[12] Schwartz LH, Seymour L, Litière S, et al. RECIST 1.1 - Standardisation and disease-specific adaptations: Perspectives from the RECIST Working Group[J]. Eur J Cancer, 2016, 62:138-145.

[13] Imai K, Allard MA, Castro Benitez C, et al. Long-term outcomes of radiofrequency ablation combined with hepatectomy compared with hepatectomy alone for colorectal liver metastases[J]. Br J Surg, 2017, 104(5):570-579.

[14] Beamish P, Lemke M, Li J, et al. Validation of clinical risk score for colorectal liver metastases resected in a contemporary multicenter cohort[J]. HPB (Oxford), 2017, 19(8):675-681.

[15] Aranda E, García-Alfonso P, Benavides M, et al. Spanish Cooperative Group for the Treatment of Digestive Tumours (TTD). First-line mFOLFOX plus cetuximab followed by mFOLFOX plus cetuximab or single-agent cetuximab as maintenance therapy in patients with metastatic colorectal cancer: Phase II randomised MACRO2 TTD study[J]. Eur J Cancer, 2018, 101:263-272.

[16] Yuan M, Wang Z, Zhao Y, et al. Cetuximab can be an effective and low-toxicity maintenance

treatment drug in patients with metastatic colorectal cancer: a real-world study of Zhejiang Cancer Hospital[J]. Front Pharmacol, 2021, 12:632076.

[17] Rubbia-Brandt L, Giostra E, Brezault C, et al. Importance of histological tumor response assessment in predicting the outcome in patients with colorectal liver metastases treated with neoadjuvant chemotherapy followed by liver surgery[J]. Ann Oncol, 2007, 18(2):299-304.

[18] Trakarnsanga A, Gönen M, Shia J, et al. Comparison of tumor regression grade systems for locally advanced rectal cancer after multimodality treatment[J]. J Natl Cancer Inst, 2014, 106(10):248.

[19] Cai Y, Lu X, Zhu X, et al. Histological tumor response assessment in colorectal liver metastases after neoadjuvant chemotherapy: impact of the variation in tumor regression grading and peritumoral lymphocytic infiltration. J Cancer, 2019, 10(23):5852-5861.

27 升结肠癌术后反复肝转移的 MDT to HIM 诊治过程及体会

◎李 波 刘 勇 罗 军 王 刚

1 概 述

肝脏是结直肠癌血行转移最主要的靶器官,结直肠癌肝转移是结直肠癌治疗的重点和难点之一。依据欧洲肿瘤内科学会(ESMO)指南分组管理的推荐,结直肠癌肝转移是否可手术切除,有着截然不同的治疗目标和治疗手段。如何选择更优的治疗方法,从而带来更大的预后获益,需要多学科整合诊治(MDT to HIM)讨论来实现。

2 MDT to HIM 诊治过程

患者男性,46 岁,浙江杭州人,2009 年 6 月因"稀便 2 年,腹痛 2 次"就诊。查体:身高 173cm,体重 74.5kg,PS 评分 1 分,全身浅表淋巴结未扪及明显肿大,腹部未触及异常包块,肛门指检无殊。CEA:1.00ng/ml。CA19-9:7.6U/ml。肠镜提示回盲部占位,病理活检明确诊断为中分化腺癌。胸部 CT 未提示明显异常。腹盆腔增强 CT:回盲部肿瘤,伴肠周淋巴结肿大;小肠不全性梗阻;右肝近隔顶处小低密度灶。建议随访复查。诊断考虑:结肠癌 $cT_xN_+M_0$。2009 年 6 月 11 日行剖腹探查+右半结肠癌根治术,术后病理:(回盲部)溃疡型中-低分化腺癌,浸润至浆膜,脉管内见癌栓,肠系膜淋巴结 5/15 见癌转移,阑尾未见肿瘤侵犯。病理分期:$pT_3N_{2a}M_0$,ⅢB 期。术后患者腹痛症状缓解,稀便消失,PS 评分 1 分。CEA:0.53ng/ml。CA19-9:5.32U/ml。术后转诊至浙江省肿瘤医院,2009 年 6 月 30 日至 12 月 8 日行 12 个周期 mFOLFOX6 方案辅助化疗,即奥沙利铂 150mg,ivgtt,d1+氟尿嘧啶 750mg,iv,d1+氟尿嘧啶 4500mg,civ46h+亚叶酸钙 700mg,ivgtt,d1。化疗过程顺利。毒副反应评估:神经毒性 2 度,骨髓抑制 2 度,消化道反应 1 度。辅助化疗结束后定期复查随访。

患者于 2011 年 9 月(化疗结束后 18 个月)常规复查。CEA:17.44ng/ml。CA19-9:46.67U/ml。B 超可见肝脏多发结节。2011 年 9 月 22 日上腹部 MRI 显

示:结肠癌术后,肝多发结节,考虑转移(图27.1)。PET-CT:首先考虑结肠癌术后肝内多发转移。手术标本 K-RAS 检测:12/13 WT。患者复查时无明显不适,无高血压、蛋白尿及血栓性病变,神经毒性0度。查体:PS 评分为0分,BP 130/75mmHg,腹部未及异常包块,肛检(-)。诊断:考虑结肠癌术后肝转移。

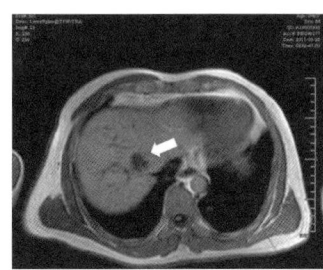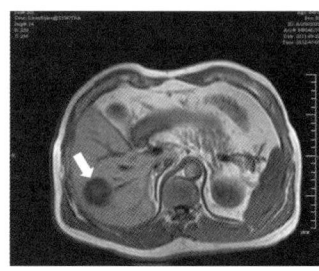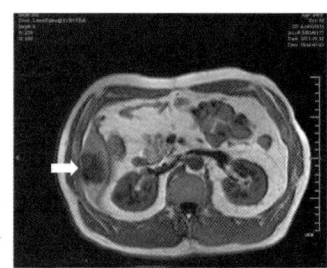

图27.1 结肠癌术后 MRI 检查

2.1 第1次 MDT to HIM 诊治(2011年9月27日)

(1)讨论及意见

放射科 结肠癌术后,上腹部 MRI 检查显示肝多发结节,增强呈边缘强化,符合转移瘤,共3枚,分别为 S8 1枚,S6 2枚,最大者位于 S6,大小约 4.5cm,其中 S8 者位于右肝静脉旁。PET-CT:结肠癌术后,肝内多发转移灶。

病理科 2011年行右半结肠癌根治术,术后病理明确诊断为中-低分化腺癌,病理分期为 $T_3N_{2a}M_0$,目前出现肝转移,手术标本 *KRAS* 基因检测是野生型,根据肠癌诊疗指南推荐进一步完善 MSI 状态检测及 *B-RAF* 基因检测。

结直肠外科 复查腹部 CT、PET-CT 及肠镜,未提示结肠术野及肠吻合口复发征象,无结直肠外科手术干预指征。

肝胆外科 手术完全切除肝转移灶仍是目前治愈结直肠癌肝转移的最佳方法,故符合条件者均应在适当时接受手术治疗。部分最初肝转移灶无法切除者经治疗后转化为可切除病灶时也应适时接受手术治疗。目前肝内有3枚转移灶,其中 S6 段有2枚病灶靠近肝包膜,周围也无重要血管,手术切除难度不大,但 S8 段的病灶距右肝静脉根部较近,术中可能损伤右肝静脉,手术难度较大。虽然就技术而言,3枚病灶均可切除,但如能通过全身治疗使病灶缩小再行手术切除可能更安全,手术难度也会明显降低。

肿瘤内科 目前诊断为结肠癌术后化疗后肝脏转移,疾病Ⅳ期,肝脏病灶目前为可切除病灶,属于可达到无疾病证据(NED)的结直肠癌肝转移病例,可考虑行术前化疗,待3~4个化疗周期后全面复查评价疗效,根据疗效决定下一步治疗方案。这个决策主要基于以下几方面原因:①术前化疗可提供"窗口期",以观察有无新的无法切除的转移灶出现,减少没有必要的手术。②术前治疗可增加 R0 手术机会,增加术后残肝体积。③术前化疗可作为评价化疗方案敏感性的依据,指导术后化疗方案的选择。④术前化疗的疗效可作为预后评估的指标之一。⑤术前化疗结合辅助化疗可能改善接受治愈性手术患者的预后。患者现为一线治疗，若经济条件许可，且 KRAS 野生型，可考虑化疗联合西妥昔单抗或贝伐单抗靶向治疗。根据 NCCN 指南推荐的化疗方案可选择两药联合＋靶向治疗。但靶向药物贝伐珠单抗与西妥昔单抗相比，哪种方案更好？CRYSTAL 研究结果显示，与单纯 FOLFIRI 化疗方案相比，西妥昔单抗联合 FOLFIRI 化疗显著延长 KRAS 野生型转移性结直肠癌（mCRC）患者中位 OS 和 PFS，并显著提高总缓解率（57.3% vs 39.7%），KRAS 野生型转移性结直肠癌（mCRC）患者肿瘤最佳缩小比例较单独 FOLFIRI 化疗组平均提高 13.9%。OPUS 研究结果显示，对于 KRAS 野生型 mCRC 患者，与单独 FOLFOX4 化疗方案相比，西妥昔单抗联合 FOLFOX4 化疗显著提高总缓解率（57.3% vs 34.0%），肿瘤最佳缩小比例平均提高 11.6%，显著延长 PFS（中位 PFS：8.3 个月 vs 7.2 个月）。然而 AVF2107g 研究结果表明，在 IFL 一线治疗方案中加入贝伐单抗，可显著改善中位 PFS（10.6 个月 vs 6.2 个月）及中位 OS（20.3 个月 vs 15.6 个月）。而且，无论患者是否存在 K-RAS 突变，贝伐单抗均能改善其 PFS，在 K-RAS 野生型患者中则由 7.4 个月升至 13.5 个月，且 K-RAS 野生型患者的缓解率也有明显提高（60% vs 37%）。NO16966 研究则表明，与安慰剂＋FOLFOX4/XELOX 相比，贝伐单抗＋FOLFOX4/XELOX 显著延长患者 PFS（9.4 个月 vs 8.0 个月），OS 有延长趋势（21.3 个月 vs 19.9 个月），缓解率基本相同（75.3% vs 75.4%）。综上所述，结合该患者术前化疗缩瘤创造手术机会的目的，可以优先选择联合使用西妥昔单抗的靶向治疗。

放疗科　目前为肝多发转移癌，病灶多且分散，肝脏放疗暂不优先考虑，以全身治疗为先。在治疗过程中定时复查，如肿瘤消退明显，再根据肝脏残留病灶位置及大小选择局部处理的方式。

(2) MDT to HIM 结论

经整合多学科讨论，认为肝转移灶可手术切除，计划先行全身治疗，再根据治疗情况行手术切除。一线化疗方案选择西妥昔单抗联合 FOLFIRI，以达到较高的有效率，争取尽早手术。

(3) 治疗及效果

患者于 2011 年 9 月 30 日至 11 月 25 日行 FOLFIRI＋西妥昔单抗治疗 5 个周期，具体方案为：西妥昔单抗 500mg，qw（首剂 700mg）＋伊立替康 320mg，d1＋氟尿嘧啶 750mg，iv，d1＋氟尿嘧啶 4500mg，civ 46h＋亚叶酸钙 700mg，ivgtt，d1，q2w，化疗过程中毒副反应：骨髓抑制 1 度，肝损 1 度，皮疹 2 度。

经 5 个周期全身化疗后复查血肿瘤标志物，肿瘤标志物水平下降至正常。CEA：2.09ng/ml。CA19-9：8.46U/ml。2011 年 11 月复查上腹部 MRI（图 27.2）。

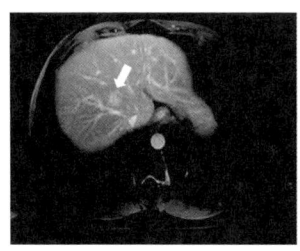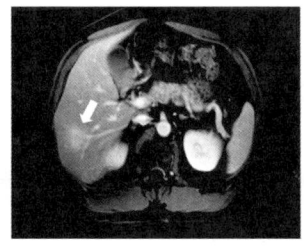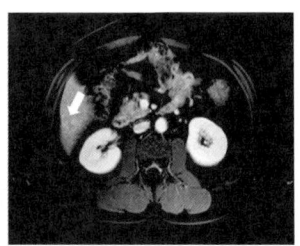

图 27.2　全身化疗后复查上腹部 MRI

2.2　第 2 次 MDT to HIM 诊治（2011 年 11 月 29 日）

（1）讨论及意见

放射科　上腹部 MRI 提示肝转移灶仍为 3 枚，均较前不同程度缩小，最大者约 3.0cm，疗效评价为部分缓解（PR）。

肿瘤内科：结肠癌术后化疗后肝转移，疾病Ⅳ期，已予 5 个周期化疗联合靶向治疗，化疗过程顺利，耐受情况可。化疗后毒副反应：骨髓抑制 1 度，肝损 1 度，皮疹 2 度。全面复查疗效评价 PR，可考虑行局部治疗。

肝胆外科　目前一般情况可，肝转移灶较前缩小，可考虑手术切除或射频消融治疗，对 3cm 以下病灶，手术切除与射频消融的远期疗效相近，但该患者 S8 段肿瘤贴近右肝静脉，射频消融治疗可能无法达到根治性效果，还可能损伤右肝静脉导致大出血。故目前首选手术切除，但手术切除也有损伤右肝静脉的可能。

超声介入科　射频消融术使用方便、安全性好，且能高效破坏肝转移灶的肿瘤细胞。但是，对始终无法达到 NED 状态的晚期结直肠癌肝转移患者，单独使用射频消融治疗肝转移后的生存率仅略高于其他非手术治疗，目前仅作为化疗无效后或肝转移术后复发的治疗选择。建议应用时选择最大径 <3cm 的肝转移灶，且 1 次最多消融 5 枚。该患者肝转移灶可行射频消融，但射频治疗难度较大，完全消融困难。

（2）MDT to HIM 结论

新辅助化疗后疗效评价为部分缓解（PR），经 MDT to HIM 讨论建议行手术切除治疗，但患者因自身原因最终拒绝手术，结合患者治疗意愿考虑行肝脏射频消融术。

（3）治疗及效果

补充超声造影检查：脂肪肝图像，肝内结节团（结节较大或位置较深，射频治疗较难完全消融）。虽然难度较大，但患者最终于 2011 年 12 月 6 日行肝脏射频消融术，术程顺利，术后肝损 2 度。其后于 2011 年 12 月 16 日起继续行 FOLFIRI + 西妥昔单抗化疗 6 个周期（该阶段末次化疗时间为 2012 年 3 月 13 日）。治疗结束后定期复查。

2013 年 5 月 22 日（距肝射频及全身化疗后 14 个月）复查肿瘤标志物。CEA：

9.91ng/ml。CA19-9：26.87U/ml。上腹部 MR：右肝后叶下段及右肝前叶近膈面多枚类圆形结节影，范围较前扩大，考虑肿瘤复发（图 27.3）。胸部 CT 未见异常占位。PET-CT：肝脏多发转移灶。查体：PS 评分 0 分，腹部未触及异常包块，肛检（-）。

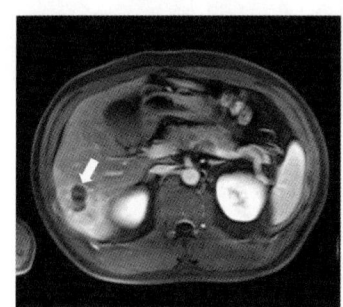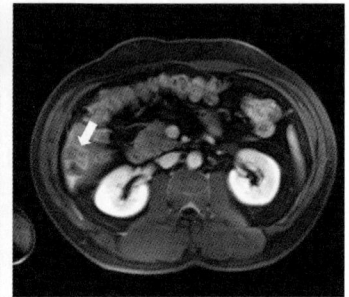

图 27.3　复查上腹部 MR

2.3　第 3 次 MDT to HIM 诊治（2017 年 10 月 23 日）

（1）讨论及意见

放射科　上腹部增强 MR 显示右肝后叶下段及右肝前叶近膈面多枚类圆形结节影，部分融合，不均匀边缘强化，范围较前扩大，考虑肿瘤复发。PET-CT 显示肝脏多发转移灶。影像学提示肝射频消融后局部复发。

结直肠外科　腹部 CT、PET-CT 及肠镜未提示结肠术野及肠吻合口复发征象，无结直肠外科干预指征。

肝胆外科　肝转移灶经射频消融后出现局部复发，就技术而言，肝脏病灶均为可切除病灶，且病灶为消融后局部复发，目前不适合再次消融治疗，因此首选手术切除。

介入科　对以肝转移为主、肿瘤负荷较大且药物治疗效果不明显者，或难治性患者，或不能耐受系统治疗者，可在适当时机联合应用肝动脉灌注化疗或肝动脉化疗栓塞，有助于延长 PFS 和 OS，尤其是药物洗脱微球动脉化疗栓塞（DEB-TACE），可进一步提高疗效。但单独应用肝动脉灌注化疗或化疗栓塞并不比全身化疗更具优势。

肿瘤内科　PET-CT 提示肝脏多发转移灶，目前未见其他明确远处转移病灶，但该患者属多次治疗后反复发生肝转移，可考虑先行全身治疗，也可据肝胆外科及介入科意见先行局部治疗后再全身化疗。

放疗科　目前考虑肝多发转移，肝脏放疗暂不优先考虑。

（2）MDT to HIM 结论

多学科讨论建议可限期行肝转移灶手术治疗。

（3）治疗及效果

2013 年 6 月予介入化疗 2 个周期。介入治疗后肿瘤标志物 CEA 为 3.46ng/ml，

CA19-9 为 12.72U/ml。2013 年 7 月复查 MRI：肝内病灶较前稍改善。疗效评价 SD（图 27.4）。

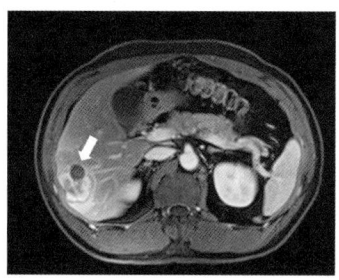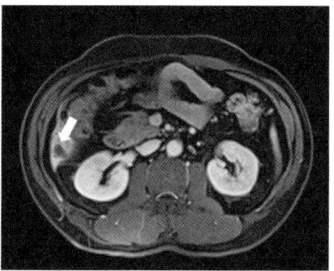

图 27.4　复查 MRI

介入治疗后于 2013 年 7 月 19 日行部分肝切除术。术后诊断：（肝右叶）巨检 5cm×4cm 肿块镜下为腺癌，分化 II 级，伴坏死，并见子灶形成，结合病史，符合肠癌肝转移；巨检 2.5cm×1.5cm 肿块镜下为纤维包裹性坏死结节。周围肝组织未见结节性肝硬化（G2S2）伴肝细胞脂肪变性。术后标本再次行基因检测：*KRAS* 第 2、3 外显子无突变；*BRAF* 基因第 11、15 外显子无突变，均为野生型。术后予以观察，行定期复查。

2014 年 9 月（距肝转移手术切除后 14 个月）再行常规复查，上腹部 CT 显示肝右叶后上段病灶范围较前增大，考虑转移瘤（图 27.5）。2014 年 9 月复查 PET-CT 示残肝右叶后上段异常高代谢灶，首先考虑转移瘤复发，且肿瘤细胞较活跃。

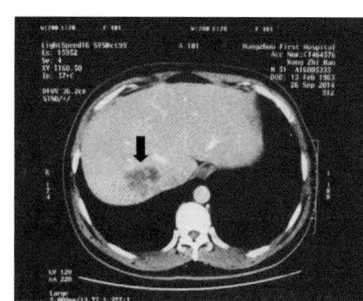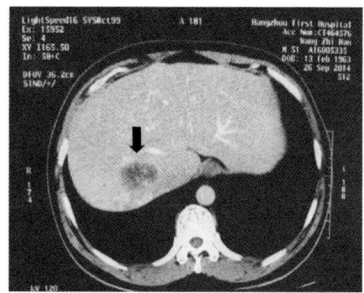

图 27.5　复查上腹部 CT

2.4　第 4 次 MDT to HIM 诊治（2014 年 10 月 9 日）

（1）讨论及意见

放射科　2014 年 9 月上腹部增强 CT 检查显示肝右叶后上段病灶伴不均匀强化，首先考虑转移瘤复发；2014 年 9 月 PET-CT 提示残肝右叶后上段异常高代谢灶，首先考虑转移瘤复发，且肿瘤细胞较活跃。影像学提示肝转移瘤术后局部复发。

结直肠外科　腹部 CT、PET-CT 及肠镜未提示结肠术野及肠吻合口复发征象，无结直肠外科手术干预指征。

肝胆外科 肝转移灶切除术后再次出现肝转移,病灶贴近右肝静脉,技术上仍可切除,但手术可能损伤右肝静脉,且肝转移灶多次局部治疗后反复出现肝转移,考虑肿瘤生物学行为欠佳,因此建议先行全身治疗评估肿瘤生物学行为,如全身治疗后肿瘤退缩明显可考虑行手术切除。

肿瘤内科 结肠癌术后肝转移治疗后再次肝转移。患者处于癌症晚期,预后差,但依据2014年ESMO指南对转移性结直肠癌的分组管理仍归为0组。考虑到患者反复肝转移,故再次建议先行全身化疗,再行手术。可选的化疗方案:FOLFIRI±西妥昔单抗(推荐用于$K-RAS$基因野生型患者),FOLFOX或FOLFIRI或CapeOX±贝伐珠单抗。既往肝转移时用FOLFIRI方案联合西妥昔单抗治疗后,疗效佳,且化疗耐受性好,1度肝损,故考虑继续采用该方案治疗。

放疗科 肝多发转移,肝脏放疗暂不优先考虑,以全身治疗为主。

(2) **MDT to HIM 结论**

经多学科讨论,建议先行FOLFIRI方案联合西妥昔单抗全身化疗,再行肝脏手术。

(3) **治疗及效果**

2014年10~12月行FOLFIRI+西妥昔单抗治疗6个周期,具体方案为:西妥昔单抗800mg,qw,靶向治疗。靶向治疗后予化疗:伊立替康320mg,ivgtt,d1+氟尿嘧啶500mg,iv+氟尿嘧啶注射液4750mg,civ46h+亚叶酸钙400mg,ivgtt,d1,4个周期后肿瘤缩小。2014年11月复查上腹部CT,疗效评价PR(图27.6)。化疗副反应:骨髓抑制2度,消化道反应1度,皮疹2度。

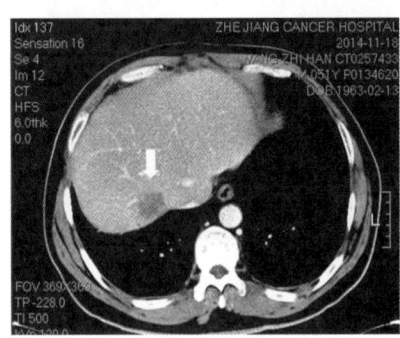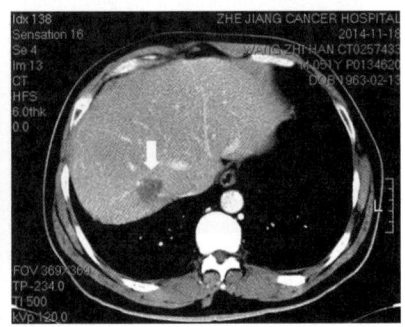

图27.6 复查上腹部CT

2.5 后续治疗

2015年1月12日行右肝转移瘤切除术,术后组织病理学检查显示(肝)中分化腺癌。术后继续采用FOLFIRI+西治昔单抗治疗4个周期,皮疹3度。截至2021年8月,后续又经历数次化疗和肝脏局部治疗(射频或TACE或载药微球),出现双肺转移,以全身治疗为主。

3 体　会

对肿瘤性疾病，多学科整合诊治（MDT to HIM）模式是有效的手段。结直肠癌的 MDT to HIM 模式以患者为中心，参加成员包括胃肠外科、肝外科、肿瘤内科、放疗科、放射和超声影像科及其他相关专业有一定资质的医生。MDT to HIM 诊治模式可以减少个体医生作出的不完善决策，其重要作用还包括：①更精确的疾病分期。②减少治疗混乱和延误。③更个性化的评估体系和治疗。④更好的治疗衔接。⑤更高的生活质量。⑥最佳的临床和生存获益。⑦最优的卫生经济学。MDT to HIM 根据患者的体力状况、年龄、器官功能、合并症等进行评估，针对不同的治疗目标，给予患者最合理的检查和最恰当的整合治疗方案，以提高生活质量并尽量延长生存时间。

本例患者目前生存期已达 146 个月，从整个诊治过程中，我们得到了一些感悟：①医学诊疗模式由以往传统的单学科诊疗，发展到如今的多学科协作，从看人生的病到看生病的人，经历了一系列发展。MDT 从 20 世纪 90 年代在美国形成以来，经历了从争议、推广，到如今在各个学科的广泛应用，使患者的治疗有了全程的规范化管理，并为患者带来了切实的利益，目前 MDT 已提升到 MDT to HIM 的阶段。②该患者从术后 27 个月首次出现肝转移，到如今先后共经历了多次肝转移，每一次的治疗都离不开多学科讨论所起的作用，MDT to HIM 诊治改善了患者预后，贯穿患者治疗的始终。对肠癌肝转移患者，在仅有内科治疗的时代，这样的生存是不能想象的。③Ⅳ期 mCRC 是预后迥异的群体，患者接受姑息治疗还是根治性治疗，两者的预后是有显著差异的。治疗方案的选择由多个因素决定，包括转移的同时性或异时性，转移灶大小、数量和分布，还有 RAS 及 BRAF 状态、肿瘤生物学行为，以及患者年龄、合并症及一般情况，患者既往接受过的治疗，这些因素最终会影响治疗的选择和患者的预后。

参考文献

[1] Adam R, Vinet E. Regional treatment of metastasis: surgery of colorectal liver metastases. Ann Oncol, 2004, 15(4): 103-106.

[2] Van Cutsem E, Cervantes A, Adam R, et al. ESMO consensus guidelines for the management of patients with metastatic colorectal cancer. Ann Oncol, 2016, 27(8): 1386-1422.

[3] Mayo SC, Pawlik TM. Current management of colorectal hepatic metastasis. Expert Rev Gastroenterol Hepatol, 2009, 3(2): 131-144.

[4] Cleary JM, Tanabe KT, Lauwers GY, et al. Hepatic toxicities associated with the use of preoperative systemic therapy in patients with metastatic colorectal adenocarcinoma to the liver. Oncologist, 2009, 14(11): 1095-1105.

[5] Tanaka K, Adam R, Shimada H, et al. Role of neoadjuvant chemotherapy in the treatment of multiple colorectal metastases to the liver. Br J Surg, 2003, 90(8): 963-969.

[6] Leonard GD, Brenner B, Kemeny NE. Neoadjuvant chemotherapy before liver resection for patients with unresectable liver metastases from colorectal carcinoma. J Clin Oncol, 2005, 23(9):

2038-2048.

[7] Adams RB, Haller DG, Roh MS. Improving resectability of hepatic colorectal metastases: expert consensus statement by Abdalla et al. Ann Surg Oncol, 2006, 13(10):1281-1283.

[8] Chiappa A, Bertani E, Makuuchi M, et al. Neoadjuvant chemotherapy followed by hepatectomy for primarily resectable colorectal cancer liver metastases. Hepatogastroenterology, 2009, 56(91-92): 829-834.

[9] Folprecht G, Grothey A, Alberts S, et al. Neoadjuvant treatment of unresectable colorectal liver metastases: correlation between tumour response and resection rates. Ann Oncol, 2005, 16(8): 1311-1319.

[10] Mentha G, Majno P, Terraz S, et al. Treatment strategies for the management of advanced colorectal liver metastases detected synchronously with the primary tumour. Eur J Surg Oncol, 2007, 33(2):S76-83.

[11] Raoul JL, Van Laethem JL, Peeters M, et al. Cetuximab in combination with irinotecan/5-fluorouracil/folinic acid (FOLFIRI) in the initial treatment of metastatic colorectal cancer: a multicentre two-part phase I/II study. BMC Cancer, 2009,14(9):112.

[12] Bokemeyer C, Bondarenko I, Hartmann JT, et al. Efficacy according to biomarker status of cetuximab plus FOLFOX-4 as first-line treatment for metastatic colorectal cancer: the OPUS study. Ann Oncol, 2011, 22(7):1535-1546.

[13] Hurwitz H, Fehrenbacher L, Novotny W, et al. Bevacizumab plus irinotecan, fluorouracil, and leucovorin for metastatic colorectal cancer. N Engl J Med, 2004, 350(23):2335-2342.

[14] Tyagi P, Grothey A. Commentary on a phase III trial of bevacizumab plus XELOX or FOLFOX4 for first-line treatment of metastatic colorectal cancer: the NO16966 trial. Clin Colorectal Cancer, 2006, 6(4):261-264.

[15] Fennell ML, Das IP, Clauser S, et al. The organization of multidisciplinary care teams: modeling internal and external influences on cancer care quality. J Natl Cancer Inst Monogr, 2010, 2010 (40):72-80.

28 直肠癌伴同时性肝转移的 MDT to HIM 诊治过程及体会

◎马德宁　张　骞　陶金华

1　概　述

肝脏是结直肠癌最常见的转移器官，手术切除是目前能给肝转移患者提供长期生存的唯一治疗手段。对可切除的肝转移应采取多学科整合诊治（MDT to HIM）讨论有利于制订规范化、个体化的整合诊疗方案。本例为直肠癌伴同时性肝转移患者，经新辅助治疗后至手术间歇期，肝转移灶略有增大，最后经过手术达到 R0 切除的效果。

2　MDT to HIM 过程

男性，69 岁，因"便频 1 年、便血 1 个月"于 2016 年 8 月就诊于浙江省肿瘤医院。2015 年 6 月出现便频，每日排便 2～3 次，量中等，无黏液血便。2016 年 7 月初出现便血，为少量暗红色出血，无里急后重、无排便困难。2016 年 8 月在当地医院检查发现癌胚抗原（CEA）90.97μg/L，血清糖类抗原（CA）19-9 1092.38U/ml。腹部 CT 提示肝脏多发占位性病变。肠镜提示距肛缘约 10cm 见菜花样隆起病灶，局部管腔狭窄，难以继续进镜，病理提示（直肠）中分化腺癌。为进一步诊治转诊于浙江省肿瘤医院。无高血压、糖尿病及家族肿瘤史。查体：一般情况可，全身浅表淋巴结未触及明显肿大，心肺听诊正常，腹部平软，无压痛及反跳痛。直肠指检：直肠手指所及处未触及明确肿物，盆底未及结节，指套无染血。体力状况 ECOG 评分 1 分。肿瘤标志物：CEA 125.20μg/L，CA19-9 1375.96U/ml。肠镜活检病理：直肠中分化腺癌；分子病理：*K-RAS*、*N-RAS* 及 *BRAF* 基因均野生型。盆腔 MRI：直肠上段管壁不规则增厚，管腔狭窄，侵及外膜，肿瘤下缘距肛约 10cm，肠系膜区可见数枚强化小结节灶，环周切缘（CRM）阳性，无壁外血管侵犯（图 28.1）。

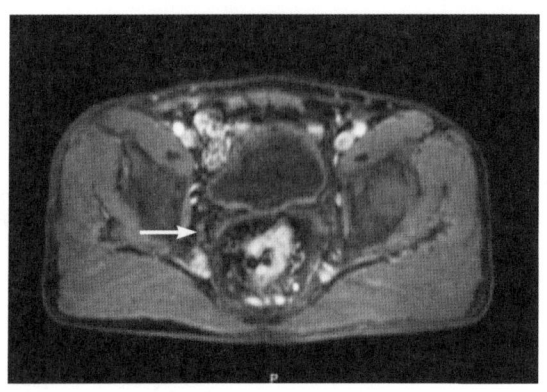

图 28.1　盆腔 MRI 图像

上腹部 MRI：肝脏Ⅳ、Ⅶ、Ⅷ段见多枚肿块影，增强有不均匀强化，最大者位于Ⅶ段，最大径约 3.3cm，靠近肝右静脉，未突破肝脏包膜，肝脏无明显肝硬化、脂肪肝等征象（图 28.2A～C）。

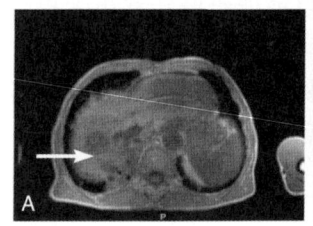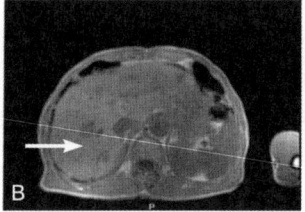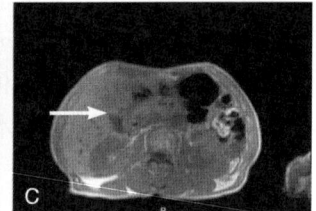

图 28.2　上腹部 MRI 图像

第 1 次 MDT to HIM 诊治

（1）讨论及意见

影像科　直肠 MRI 示距肛约 10cm 直肠上段管壁不规则增厚，管腔狭窄，侵及浆膜（T_{4a}）；肠系膜区及血管根部可见数枚（多于 4 枚）强化小结节灶，部分形态不规则，信号不均匀（N_2）；部分淋巴结紧邻系膜筋膜，距离小于 1mm，环周切缘（CRM）阳性；未见壁外血管侵犯征象。肝脏 MRI：肝脏Ⅳ、Ⅶ、Ⅷ段见 4 枚肿块影，增强有不均匀边缘强化，最大者位于Ⅶ段，径约 3.3cm，靠近肝右静脉，未见肝脏包膜及胆管侵犯征象，肝脏无明显肝硬化、脂肪肝等征象。胸部 CT 未见明确转移病灶。影像学分期：$cT_{4a}N_2M_{1a}$。

病理科　病理评估直肠中分化腺癌，pMMR。基因状态：*K-RAS* 基因、*N-RAS* 基因、*BRAF* 基因均未检测到突变。

结直肠外科　直肠癌诊断明确，环周切缘阳性，原发灶需行术前新辅助放化疗。肝脏多发转移，直肠原发病灶目前不完全性肠梗阻，但可排气及少量排便，无不可控制的肿瘤出血、肠穿孔等并发症，暂无外科处理指征。

肝胆外科　肝脏是结直肠癌最常见的转移器官，约有 50%～60% 的结直肠癌发生肝转移。研究表明如选择性给结直肠癌肝转移患者手术切除肝转移瘤，仍有获得治愈可能，5年无瘤生存率接近20%，5年总生存率已达38%~50%。因此对可切除肝转移患者，治疗目标应是治愈。

结直肠癌肝转移传统手术适应证注重肝转移灶形态学特征，包括肝转移仅累及单叶、肝转移灶数目<4个、肝转移灶最大径<5cm、肝转移灶切缘>1cm，以及不伴有其他远处转移或腹腔、肝门部淋巴结转移。随外科技术发展，手术适应证不断扩展，肝转移灶的数量、大小和分布等不再是限制因素，单纯肿瘤大小或数目已不是手术切除的禁忌证。目前判定肝转移瘤是否适合手术切除的标准在于保留足够正常肝储备功能的基础上是否能获得阴性的手术切缘来切除所有的肝脏病灶。只有当手术能完全切除病灶（R0切除）时才考虑手术，目前证据表明肝转移瘤的部分切除或减瘤（R1/R2切除）术无法延长生存。即使伴有肝外转移灶，只要肝转移灶和肝外转移灶能达到R0切除，仍能明显改善长期生存。

此外，肝切除术联合术中射频消融也可扩大可手术切除的人群，增加结直肠癌肝转移患者获得手术切除的机会。美国一项相关研究显示，399例接受肝叶切除患者与86例接受肝切除术联合术中射频消融患者的长期生存相似。而法国一项纳入37例肝切除术联合术中射频消融患者的倾向性评分匹配研究也有类似结果，其与单纯肝切除的5年总体生存率（57% vs 61%）和5年无病生存率（19% vs 17%）均无明显差异；尽管总体局部复发率更高（29% vs 12%），但肝内无病生存率无差异。因此，肝切除术联合术中射频消融也被认为是实现治愈的一种选择。

对结直肠癌肝转移的切除性判断除了手术切除的技术性因素，在临床实践中还需从肿瘤学层面来考虑可切除性，ESMO指南中结直肠癌肝转移的手术禁忌证包括技术与肿瘤学两个方面。技术层面绝对禁忌证包括R0切除后残肝余量不足30%，相对禁忌证包括需要复杂技术才能达到R0切除，以及R1切除。肿瘤学层面禁忌证包括：①同时存在不可切除的肝外转移灶；②肿瘤数目≥5个；③肿瘤进展。

对结直肠癌同时性肝转移，原发灶和转移灶均可切除，可先行新辅助治疗后采用同期或分期手术切除。本例肝脏Ⅳ、Ⅶ、Ⅷ段共有4枚转移灶，残肝余量大于30%，无明显重要出、入肝管道结构受侵，CRS评分3分，技术上判断为可切除，但CRS评分较高，为复发高危人群，因此建议先行术前新辅助治疗。该患者直肠原发灶初始评估环周切缘阳性，需要行新辅助治疗降期，对无远处转移的局部进展期直肠癌术前治疗通常采用同步放化疗。但对有肝转移者，通常首先采用全身化疗，治疗4~6周期后评估直肠病灶，如直肠病灶有退缩，环周切缘达到阴性，可免做放疗，如环周切缘仍为阳性需加行短程或长程放疗。

放疗科　直肠癌肝转移，病情晚，目前暂无局部新辅助放疗指证，建议行积极的全身新辅助治疗。在治疗过程中定时复查，如直肠原发灶无明显退缩或进展，可考虑术前行新辅助双药长程放疗或短程放疗进一步退缩原发肿瘤。

肿瘤内科　目前诊断直肠癌肝转移，原发灶及肝转移灶初始可切除，但CRS评分：3分，复发风险比较高，建议先行术前新辅助治疗。治疗目的：①使肝转移瘤缩小，减少肝转移切除范围，降低病灶切缘阳性率；②可筛选出病灶进展明显且化疗不敏感的患者，避免不必要的手术；③可为术后辅助化疗方案的选择提供药物敏感性的合理依据。④消除亚临床病灶，减少术后复发、转移。

需要注意的是，新辅助化疗也有不利之处，如增加治疗相关的毒副反应：奥沙利铂可能导致肝窦阻塞，伊立替康可能导致肝脂肪变性或脂肪性肝炎，贝伐珠单抗可能引起术中出血增加并影响术后伤口愈合，但新辅助化疗最终是否会增加肝转移切除术的风险仍存在争议。研究显示，结直肠癌肝转移患者，是否接受新辅助化疗，术后并发症无显著差异，但EORTC 40983研究结果却提示化疗联合手术组与单独手术组比较，增加了术后并发症。尽管在是否增加术后并发症方面存在很大争议，但目前比较统一的意见是，新辅助化疗未增加围术期死亡率。既往的研究显示，在新辅助化疗疗程数小于6个周期时，手术后的并发症与未做化疗相比未见有明显的增加，因此，合理安排化疗的周期可避免并发症增加的问题。此外如果化疗无效，造成肿瘤进展，会使患者失去手术切除的机会，影响预后。EORTC40983研究显示，在所有入组行新辅助化疗的患者中，新辅助化疗后因为肿瘤进展而失去手术切除机会的患者占所有化疗患者的4.4%，而且，对于化疗期间发生肿瘤进展的患者，即使采取了外科切除，其预后也较差。还有部分患者新辅助化疗后肝转移病灶消失，使患者失去R0切除的机会。影像学上的病灶消失并不代表真正意义上的病理完全缓解。研究表明，影像学消失的病灶经手术切除后，有80%以上的患者仍可见肿瘤残存。即使术中无法发现病灶，在后期的随访中仍会出现原位复发。

因此，目前大多数学者认为，术前化疗应尽量避免肝转移病灶消失。对于肝转移灶可切除患者，可先给予2~3个月（4~6个周期）新辅助化疗后再手术切除，但应在化疗较少周期后（<4周期）及时复查，对化疗效果较好、病灶迅速减小的患者应尽快行手术切除，以避免继续化疗导致病灶消失。对影像学消失病灶，应行术中超声仔细探查，若发现仍有残留病灶，行手术切除。

该患者建议行2~3个月Capeox方案新辅助化疗后复查，再次评估手术切除的可能性。

（2）MDT to HIM 结论

直肠癌伴肝多发转移，$cT_{4a}N_+M_{1a}$，Ⅳ期直肠原发病灶无出血、穿孔及肠梗阻等症状，无手术指征，但有降期需要，肝转移灶为可切除，CRS评分为3分，为术后高复发风险，因此治疗上拟予以2~3个月Capeox方案新辅助治疗后再次评估原发灶及肝转移灶情况，如直肠肿瘤缩瘤不明显，建议术前加短程放疗或长程双药同步放疗。

(3) 治疗及效果

2016年8月至2017年1月行Capeox方案（卡培他滨1.5g口服d1～14，奥沙利铂190mg静滴d1）化疗6周期，2周期化疗后出现Ⅲ度骨髓抑制，给予升白治疗后好转，奥沙利铂减量至170mg。持续5周期Capeox方案化疗后复查上腹部MRI提示肝脏多发转移瘤较前明显缩小，最大病灶由初始3.3cm缩小至2.4cm，盆腔CT提示直肠上段管壁仍存在不规则增厚，病灶较前略有退缩，环周切缘仍为阳性。2016年12月起行盆腔放疗，DT：25Gy/5F。放疗结束后于2017年1月行第6周期Capeox方案减量化疗，剂量同前。化疗结束后复查直肠MRI提示直肠上段管壁稍增厚，病灶较前退缩，环周切缘阴性（图28.3）。

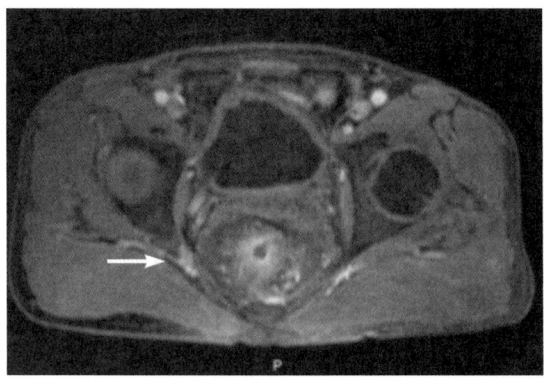

图28.3 化疗结束后直肠MRI图像

上腹部MRI提示肝脏多发转移瘤较前进一步缩小，最大病灶缩小至1.2cm（图28.4），疗效评价为部分缓解（PR）。肿瘤标志物CEA：31.83μg/L，CA19-9：290.44U/ml。

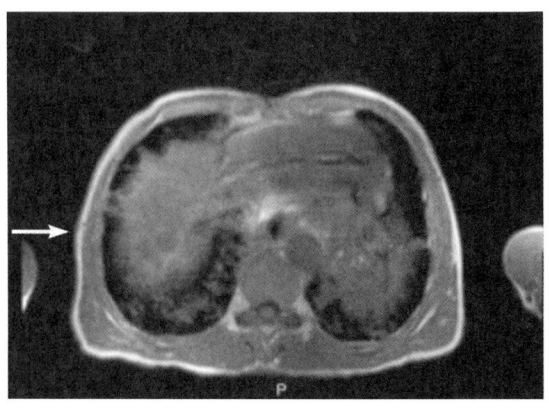

图28.4 上腹部MRI图像

该患者经5个月余的新辅助放化疗后直肠原发灶较前退缩，肝转移灶较前缩小，且无新发病灶出现，因此考虑行原发灶和肝转移灶的手术治疗。进一步MDT to HIM 讨论考虑患者可能无法耐受同期肠、肝联合切除，拟分期行直肠原发灶及肝转移灶切除。2017 年 2 月行腹腔镜下直肠癌切除术。术后病理：直肠溃疡型中分化腺癌伴退变，浸润至外膜外纤维、脂肪组织，转移至（肠系膜根部）0/2 只、（肠系膜）0/4 只、（肠周上组）0/1 只、（肠周中下组）2/5 只淋巴结，考虑为 TRG1 级。

2017 年 4 月复查上腹部 MRI 提示肝脏多发转移瘤较 2017 年 2 月增大，最大病灶约 3.2cm（图 28.5A～B）。

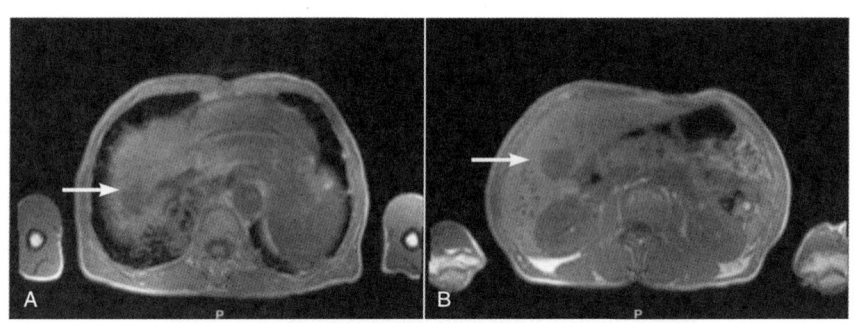

图 28.5　复查上腹部 MRI

盆腔 CT 未见明显异常，CEA：39.43μg/L，CA19-9：214.64U/ml。2017 年 5 月行转移性肝肿瘤切除术，术中见 1 枚肿瘤位于中肝叶，累及胆囊，紧贴第一肝门，直径约 3.5cm；1 枚位于右肝第Ⅷ段，大小约 2cm×2cm，2 枚位于右肝第Ⅶ段，1 枚约 4cm，另 1 枚约 1.5cm，紧贴右肝静脉，均行手术切除。术后病理：（中肝叶、第 7 段、第 8 段）肝组织内见中分化腺癌伴退变、坏死，部分为黏液腺癌（结合病史及形态，首先考虑直肠癌转移），累犯肝内胆管及肝被膜。考虑为 TRG1 级。

术后复查 CEA 为 4.7μg/L（整个治疗过程中 CEA 变化情况见图 28.6）。术后随诊至今复查肝脏 MRI 未见明显复发。

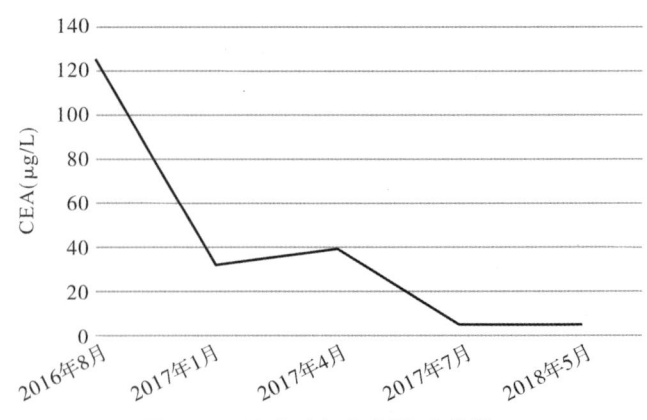

图 28.6　治疗过程中 CEA 变化情况

3　体　会

本例在化疗至手术间歇期出现了肝脏病灶的增大，可以认为疾病出现进展。但疾病进展的方式很重要，是原有病灶增大还是出现新发病灶，这两种进展方式的处理会有所区别，一般出现新发病灶先选择二线化疗，但如果是单纯肿瘤增大是选择二线治疗还是继续手术切除，目前尚有争议。Adam 等研究纳入 131 例接受新辅助治疗的多发肝转移患者，44% 为有效，30% 为疾病稳定，26% 出现疾病进展。接受肝切除术后，3 组的 5 年生存率分别为 37%、30% 和 8%，无疾病生存仅 21%、20% 和 3%，其中疾病稳定组的患者接受多线化疗。说明一线治疗进展后接受后线治疗，如疾病稳定再接受肝脏切除手术，也能达到与有效组相似的治疗效果，但如后线治疗无效的患者接受手术治疗疗效较差。Lim 等研究对单纯肿瘤增大更倾向于直接手术，该研究中 146 例接受新辅助化疗患者，在化疗结束后到手术的间歇期有 56% 患者出现肿瘤增大，说明新辅助化疗的疗效是暂时的，且化疗结束后出现肿瘤大小的变化比化疗过程中更常见。多因素分析表明肝切除后疗效与新辅助化疗的疗效有关，反应良好的患者效果明显优于稳定者，中位生存期分别为 26 个月和 6 个月（$P=0.002$），而与肿瘤的生长速度无明显关系，提示生存改善是由肿瘤在化疗过程中的生物学行为而不是肿瘤大小改变所决定，可能的解释是化疗结束后肿瘤体积增大可能是与肿瘤细胞坏死引起的膨胀，而不是肿瘤细胞的生长。而且对可切除的肝转移而言，术后肝内复发多是由于术前就已存在的亚临床病灶引起，而这些微小转移灶对化疗的疗效要比大转移灶持久，因此对新辅助化疗未出现新发病灶，只是单纯肿瘤增大，不应轻易放弃手术。本例新辅助化疗疗效为有效，在化疗结束后近 10 周出现肿瘤略有增大，无新发病灶出现，经过肝转移灶切除，随访至目前无疾病生存，有望获得长期生存。

肝脏是结直肠癌最常见的转移器官，手术是结直肠癌肝转移治疗最有效的治疗手段。对可切除的肝转移，治疗目标应是争取治愈。对有术后复发高危因素的患者，应进行术前新辅助化疗，以消灭亚临床病灶减少术后复发，并为术后化疗方案的选择提供依据。对新辅助化疗至手术间歇期，非短期内出现肿瘤增大，但无新发病灶的患者，仍应积极争取手术切除，从而获得长期生存的机会。

参考文献

[1] Van Cutsem E, Nordlinger B, Adam R, et al. Towards a pan-European consensus on the treatment of patients with colorectal liver metastases[J]. Eur J Cancer, 2006,42(14):2212 – 21.

[2] Choti MA, Sitzmann JV, Tiburi MF, et al. Trends in long-term survival following liver resection for hepatic colorectal metastases[J]. Ann Surg,2002,235(6):759 – 66.

[3] Kanas GP1, Taylor A, Primrose JN, et al. Survival after liver resection in metastatic colorectal cancer: review and meta-analysis of prognostic factors[J]. Clin Epidemiol, 2012,4:283 – 301.

[4] Yoo PS1, Lopez-Soler RI, Longo WE, et al. Liver resection for metastatic colorectal cancer in the age of neoadjuvant chemotherapy and bevacizumab[J]. Clin Colorectal Cancer, 2006,6(3):

202 – 7.

[5] Altendorf-Hofmann A, Scheele J. A critical review of the major indicators of prognosis after resection of hepatic metastases from colorectal carcinoma[J]. Surg Oncol Clin N Am,2003,12(1):165 – 92.

[6] Pulitanò C, Bodingbauer M, Aldrighetti L, et al. Liver resection for colorectal metastases in presence of extrahepatic disease: results from an international multi-institutional analysis[J]. Ann Surg Oncol,2011,18(5):1380 – 8.

[7] Sasaki K, Margonis GA, Andreatos N, et al. Combined resection and RFA in colorectal liver metastases: stratification of long-term outcomes[J]. J Surg Res, 2016 ,206(1):182 – 189.

[8] Imai K, Allard MA, Castro Benitez C, et al. Long-term outcomes of radiofrequency ablation combined with hepatectomy compared with hepatectomy alone for colorectal liver metastases[J]. Br J Surg,2017,104(5):570 – 579.

[9] Van Cutsem E, Cervantes A, Adam R, et al. ESMO consensus guidelines for the management of patients with metastatic colorectal cancer[J]. Ann Oncol, 2016,27(8):1386 – 422.

[10] Adam R, de Gramont A, Figueras J, et al. Managing synchronous liver metastases from colorectal cancer: a multidisciplinary international consensus[J]. Cancer Treat Rev, 2015,41(9):729 – 41.

[11] Nordlinger B, Sorbye H, Glimelius B, et al. Perioperative FOLFOX4 chemotherapy and surgery versus surgery alone for resectable liver metastases from colorectal cancer (EORTC 40983): long-term results of a randomised, controlled, phase 3 trial [J]. Lancet Oncol, 2013, 14 (12): 1208 – 15.

[12] Nordlinger B, Sorbye H, Glimelius B, et al. Perioperative chemotherapy with FOLFOX4 and surgery versus surgery alone for resectable liver metastases from colorectal cancer (EORTC Intergroup trial 40983): a randomised controlled trial [J]. Lancet, 2008, 22, 371 (9617): 1007 – 16.

[13] Rubbia-Brandt L1, Audard V, Sartoretti P, et al. Severe hepatic sinusoidal obstruction associated with oxaliplatin-based chemotherapy in patients with metastatic colorectal cancer[J]. Ann Oncol, 2004,15(3):460 – 6.

[14] Vauthey JN1, Pawlik TM, Ribero D, et al. Chemotherapy regimen predicts steatohepatitis and an increase in 90-day mortality after surgery for hepatic colorectal metastases[J]. J Clin Oncol,2006, 24(13):2065 – 72.

[15] Abdalla EK, Vauthey JN. Chemotherapy prior to hepatic resection for colorectal liver metastases: helpful until harmful? [J]. Dig Surg, 2008,25(6):421 – 9.

[16] Lucidi V, Hendlisz A, Van Laethem JL, et al. Missing metastases as a model to challenge current therapeutic algorithms in colorectal liver metastases[J]. World J Gastroenterol, 2016,21,22(15): 3937 – 44.

[17] Gruenberger B, Scheithauer W, Punzengruber R, et al. Importance of response to neoadjuvant chemotherapy in potentially curable colorectal cancer liver metastases[J]. BMC Cancer, 2008 ,8: 120.

[18] Mao R, Zhao JJ, Zhao H, et al. Non-response to preoperative chemotherapy is a contraindication to hepatectomy plus radiofrequency ablation in patients with colorectal liver metastases [J]. Oncotarget, 2017, 5,8(43):75151 – 75161.

[19] Neumann UP, Thelen A, Röcken C, et al. Nonresponse to pre-operative chemotherapy does not preclude long-term survival after liver resection in patients with colorectal liver metastases[J]. Surgery, 2009,146(1):52 – 9.

[20] Vigano L, Darwish SS, Rimassa L, et al. Progression of Colorectal Liver Metastases from the End of Chemotherapy to Resection: A New Contraindication to Surgery? [J]. Ann Surg Oncol, 2018, 25(6):1676 – 1685.

[21] Adam R, Pascal G, Castaing D, et al. Tumor progression while on chemotherapy: a contraindication to liver resection for multiple colorectal metastases? [J]. Ann Surg, 2004, 240(6):1052-61.
[22] Lim E, Wiggans MG, Shahtahmassebi G, et al. Rebound growth of hepatic colorectal metastases after neo-adjuvant chemotherapy: effect on survival after resection[J]. HPB (Oxford), 2016, 18(7):586-92.
[23] Weerasinghe Pl, Buja LM. Oncosis: an important non-apoptotic mode of cell death[J]. Exp Mol Pathol, 2012, 93(3):302-8.
[24] Nanko M, Shimada H, Yamaoka H, et al. Micrometastatic colorectal cancer lesions in the liver [J]. Surg Today, 1998, 28(7):707-13.
[25] Wakai Tl, Shirai Y, Sakata J, et al. Histologic evaluation of intrahepatic micrometastases in patients treated with or without neoadjuvant chemotherapy for colorectal carcinoma liver metastasis [J]. Int J Clin Exp Pathol, 2012, 5(4):308-14.

29 BRAF 突变并 MSI-H 结肠癌的 MDT to HIM 诊治过程及体会

◎潘声云 纪 青 史 钟 应杰儿

1 概述

结直肠癌是常见的恶性肿瘤，不同部位的发病率依次为直肠、乙状结肠、盲肠、升结肠、降结肠及横结肠，但近年来有向右半结肠发展的趋势。近30年来，我国结直肠癌的发病率和死亡率明显升高，是严重危害国人健康的恶性肿瘤之一。结直肠癌的诊治需重视多学科团队的作用，由多个学科的专家共同分析临床表现、影像、病理和分子生物学资料，有利于全面评估疾病状态，制订最适合的整体治疗策略。

2 MDT to HIM 诊治过程

男性，78岁，身高167cm，体重55kg。因"结肠癌术后14个月，腹膜后淋巴结转移近1个月"于2020年4月2日至浙江省肿瘤医院就诊。2019年2月28日就诊杭州市第一人民医院行腹腔镜结肠癌根治术（右半结肠切除术）。术后病理：浸润性低分化癌伴坏死，肿瘤8cm×5cm×5cm，主要位于回盲部，浸润至浆膜层，上下切缘未累及，周围淋巴结见癌转移（小肠周1/2，小肠系膜0/3，结肠周2/4，结肠系膜4/14），管状腺瘤伴上皮中度异型增生，右腹壁纤维结缔组织内见低分化癌累犯。术后2019年4月2日开始 XELOX 方案化疗8周期：奥沙利铂180mg d1，卡培他滨1500mg bid × 14d，q3w。化疗期间胃肠道反应Ⅱ度，白细胞减少Ⅰ度，血小板减少Ⅲ度。末次化疗时间2019年10月。后定期复查，未见异常。2020年3月20日复查上腹部增强CT：后腹膜肿大淋巴结，对比2019年9月19日为新发病灶，结合病史首先考虑转移。2020年3月24日肠镜：结肠多发息肉，内镜下 EMR + 冷切除治疗术，结肠癌术后改变；病理："距肛50cm 肠"管状腺瘤伴上皮轻-中度异型增生。患者无明显恶心呕吐，无腹痛腹胀，无呕血黑便等不适。神清，精神可，食欲好，二便无殊，体重近期无明显增减。既往史、个人史、家族史无特殊。入院初步诊断：腹膜后淋巴结继发恶性肿瘤，结肠恶性肿瘤术后、化疗后。入院查肝功能 ALT 59U/L，AST48U/L，血常规及生化余未见明显异常。2020 年 3 月 31 日 PET-CT 示：下腔静脉后方（腹主动脉右旁）多发高代谢淋巴结，融合成团，转移考虑（图 29.1）。

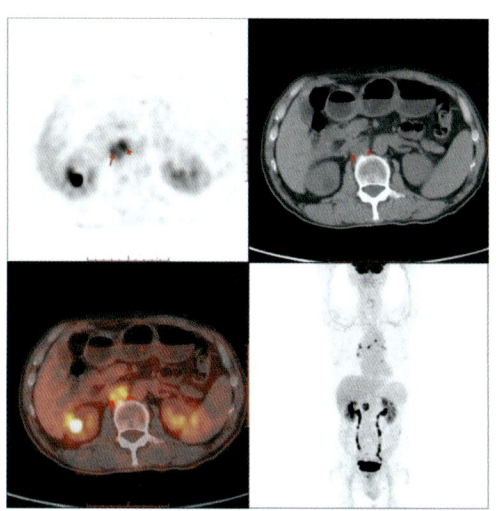

图 29.1　2020 年 3 月 31 日 PET-CT

2.1　第 1 次 MDT to HIM 及诊治（2020 年 4 月 2 日）

（1）讨论及意见

影像科　PET-CT 提示结肠癌术后改变，吻合口区未见明显肿瘤复发征象；下腔静脉后方（腹主动脉右旁）多发高代谢淋巴结，融合成团，考虑转移。左上颈、纵隔、双肺门多发淋巴结伴 FDG 代谢增高，炎性淋巴结首先考虑，建议随访。余未见明显远处转移征象。

肿瘤内科　老年男性，右半结肠癌根治术后 14 个月，发现腹腔淋巴结转移 1 个月就诊。根据术后病理及现有影像学资料，$T_3N_{2b}M_1$ Ⅳ期诊断明确。考虑目前病灶相对局限，且年龄较高，肝功基础不佳，既往 XELOX 方案辅助化疗期间血小板减少Ⅲ度，系统性化疗耐受性相对较差，建议一线选择局部疗法以控制疾病发展，并加做免疫组化及基因测序，指导后续治疗。

肿瘤放疗科　结肠癌整合治疗后，腹膜后淋巴结转移，如化疗耐受性欠佳，可行局部放疗。

肿瘤外科　以内科整合治疗为主，暂无手术指征。

（2）MDT to HIM 结论

整合多学科意见，诊断右半结肠癌根治术后转移（$rT_3N_{2b}M_{1a}$，ⅣA 期），建议行局部放疗同步化疗增敏。患者高龄，入院肝功能转氨酶轻度异常，治疗中注意预防并处理化疗相关不良反应。

(3) 治疗及效果

2020 年 4 月 16 日开始放疗，采用 VMAT 放疗技术，靶区范围包括腹膜后转移淋巴结区域，95% PGTV DT 5000cGy/25F，98.21% PTV 45Gy/25F。正常组织限量在可接受范围内，左肾 V12.5＝0%，V22.5＝0%，右肾 V12.5＝12.03%，V22.5＝0.88%，脊髓 Dmax＝2412cGy，胃 Dmax＝4642cGy，小肠 Dmax＝4842cGy，V35＝4.8cm^3，V40＝2.7cm^3，V45＝0.9cm^3。2020 年 4 月 17 日开始给予卡培他滨早晚各 1000mg（放疗日）口服化疗。肝功能转氨酶轻度异常，予保肝药对症。

2.2 第 2 次 MDT to HIM 诊治

2020 年 11 月 3 日复查 PET-CT 示：腹膜后腹主动脉旁多发肿大淋巴结，FDG 代谢异常浓聚，较前增大（图 29.2）。2020 年 11 月 24 日病理会诊：（右半结肠）低分化癌，浸润至浆膜下纤维组织，可见脉管瘤栓。基因检测提示：*BRAF* V600E 突变，MSI-H（图 29.3）。

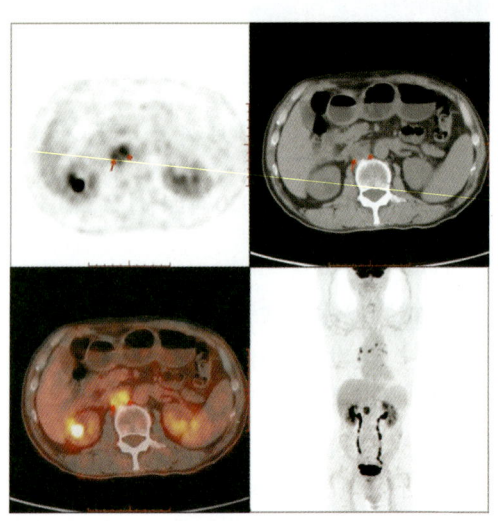

图 29.2　2020 年 11 月 3 日 PET-CT

基因	检测内容	检测结果(丰度/拷贝数/胚系突变)
KRAS	突变	-
*NRAS***	突变	-
*BRAF***	V600E	p.V600E(35.0%)
*ERBB2(HER2)***	扩增	-
*NTRK1***	重排	-
*NTRK2***	重排	-
*NTRK3***	重排	-
*MSI***	MSI 状态	MSI-H
*MLH1***	胚系突变	-
*MSH2***	胚系突变	-
*MSH6***	胚系突变	-
*PMS2***	胚系突变	-

图 29.3　2020 年 11 月基因检测结果

(1) 治疗方案制订

在肠癌中，BRAF V600E 突变是预后最差的类型，约占肠癌的7%左右，其中合并微卫星高度不稳定（MSI-H）者，约占 BRAF V600E 突变的1/5。对 BRAF V600E 突变合并微卫星稳定（MSS）的人群，已有较多临床研究数据显示，二线及后线治疗可使用 BRAF 抑制剂 + 抗 EGFR 单抗 ± MEK 抑制剂治疗。但对本例所属的 BRAF V600E 突变合并 MSI-H 人群来说，SWOG 1406 和 BEACON 研究的亚组分析均显示，使用 VIC 方案和 BRAF 抑制剂 + 抗 EGFR 单抗 ± MEK 抑制剂方案均获益有限。KEYNOTE-177 研究评估了帕博利珠单抗对比标准治疗（化疗 ± 贝伐珠单抗或西妥昔单抗）一线治疗 MSI-H/dMMR 的转移性结直肠癌的疗效和安全性。结果显示，帕博利珠单抗组无进展生存期（PFS）优于化疗组（中位 PFS 16.5 个月 vs 8.2 个月；HR 0.60；P = 0.000 2）。2020 年 ESMO 公布的 KEYNOTE-651 研究亦显示帕博利珠单抗分别联合 mFOLFOX7 和 FOLFIRI 一线治疗和二线治疗 MSS 型晚期结直肠癌患者的不俗疗效。可以看出，免疫检查点抑制剂治疗是 MSI-H/dMMR 的主要选择。另外，考虑患者高龄，化疗及靶向耐受差，建议二线可选 PD-1 免疫治疗。

(2) 治疗情况

2020年11月30日至2021年3月2日行5周期 PD-1 单抗免疫治疗，具体如下：替雷利珠单抗 200mg d1。4 周期治疗后评价疗效 SD。2021 年 3 月 22 日超声示：右锁骨上淋巴结。2021 年 3 月 22 日复查胸、腹增强 CT：对比 2021 年 1 月 11 日 CT，腹膜后（下腔静脉旁）结片状软组织影，较前增大（图 29.4，图 29.5）。

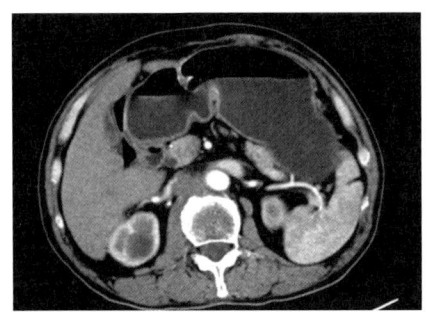 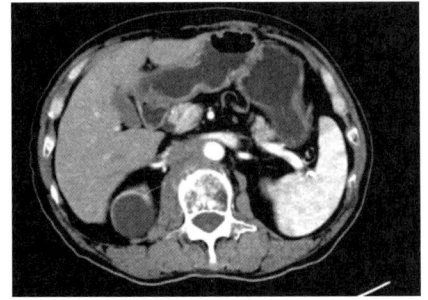

图 29.4　2021 年 1 月 11 日腹部增强 CT　　图 29.5　2021 年 3 月 22 日腹部增强 CT

2.3 第 3 次 MDT to HIM 诊治

2021年1月1日腹部 CT 提示：腹膜后（下腔静脉旁）见大小约 2.6cm×1.7cm 结片状软组织影，与右侧腰大肌及肾静脉分界不清，增强后呈轻度强化。2021 年 3 月 23 日复查，该软组织影增大至约 3.6cm×2.6cm，病灶明显增大，评价疗效 PD。

（1）治疗方案制订

SWOG S1406 和 BEACON 两项临床研究的最新结果提示，对接受 2 线或 3 线治疗的 *BRAF* V600E 突变结肠癌，维莫非尼的加入可使伊立替康 + 西妥昔单抗方案的 ORR 从 4% 提高到 17%（$P=0.05$），DCR 从 21% 提高到 65%（$P<0.01$）。此外，接受康奈替尼 + 西妥昔单抗治疗对比双靶联合西妥昔单抗治疗方案，在 3 级以上不良事件发生率降低的同时（57.4% *vs* 65.8%），中位 OS 并未减少，均为 9.3 个月，长于对照组（伊立替康/FOLFRI + 西妥昔单抗）的 5.9 个月。本例行 5 周期 PD-1 免疫治疗后，疾病再次出现进展。患者存在 *BRAF* V600E 突变，尽管中国尚无维莫非尼、达拉非尼和曲美替尼在 *BRAF* V600E 突变结肠癌的相关数据，但参考上述临床研究结果，结合患者年龄及体力状况，建议选用维莫非尼 + 西妥昔单抗联合抗瘤治疗。

（2）治疗情况

2021 年 3 月 30 日至 2021 年 8 月 6 日行 10 周期维莫非尼 + 西妥昔单抗，具体如下：维莫非尼 720mg bid po（第 2 周期开始，因关节疼痛，调整为 480mg bid po），西妥昔单抗 800mg d1 q2w。2021 年 5 月 11 日、2021 年 6 月 24 日评效 SD。2021 年 8 月 18 日评效 PD（图 29.6）。

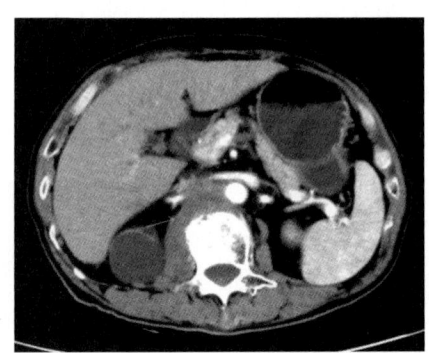

图 29.6　2021 年 8 月 18 日腹部增强 CT

2.4　第 4 次 MDT to HIM 诊治

2021 年 8 月 18 日腹部 CT 提示：腹膜后（下腔静脉旁）见大小约 4.3cm × 2.6cm 结片状软组织影，与右侧腰大肌及肾静脉分界不清，增强后呈轻度强化，邻近椎体前缘骨质破坏。对比前次 CT，可见病灶体积再次增大，且侵袭范围扩大至邻近骨质。

（1）治疗方案制订

患者免疫、靶向治疗后转移灶再次进展，可考虑应用化疗药物。根据 CSCO 指南推荐，一线接受奥沙利铂治疗的 *RAS* 或 *BRAF* 突变型肠癌患者，后续可选用 FOLFIRI/伊立替康 ± 贝伐珠单化疗方案。患者既往 XELOX 方案术后辅助治疗 8 周期，6个月内复发，辅助治疗失败。此次进展可选用伊立替康为主的方案治疗。化疗联合贝伐珠单抗或西妥昔单抗的头对头随机对照研究的回顾性亚组分析数据显示：在右侧结肠癌，西妥昔单抗虽然在客观有效率上存在可能优势，但在总生存上不如贝伐珠单抗。另外，CSCO指南指出，若姑息一线化疗联合西妥昔单抗治疗，不推荐二线继续行西妥昔单抗治疗。综合考虑，建议将治疗方案调整为伊立替康+贝伐珠单抗。另外，本次复查发现转移灶侵袭范围扩大至邻近骨质，建议加用双磷酸盐类药物抗破骨细胞治疗，且患者已行腹膜后淋巴结放疗，根据既往放疗史，不建议再次针对临近椎体行放疗。

（2）治疗情况

2021年8月23日起予规律伊立替康+贝伐珠单抗方案治疗，具体如下：伊立替康200mg d1，贝伐珠单抗300mg d1，q2w。辅以伊班膦酸钠4mg抗破骨细胞及对症止痛治疗。截至2021年11月29日，最佳评效SD（图29.7）。

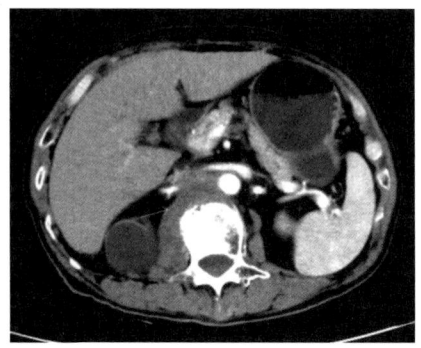

图29.7　2021年11月29日腹部增强CT

3　体　会

BRAF是位于EGFR下游的一类丝氨酸-苏氨酸激酶，在结肠癌中最常见的突变位点是V600E，发生率约5%~9%。*BRAF* V600E突变的出现往往预示着肿瘤的快速进展和较差预后，但康奈替尼、维莫非尼等BRAF抑制剂的问世为携带*BRAF* V600E突变的结直肠癌患者带来新的曙光。目前BRAF抑制剂在结直肠癌中应用的循证医学证据主要来自SWOG S1406和BEACON两项临床研究，前者评估了西妥昔单抗+伊立替康±维莫非尼方案的疗效，后者则主要评估了康奈替尼±比美替尼+西妥昔单抗方案的疗效。根据SWOG S1406临床试验的结果，西妥昔单抗联合伊立替康加入维莫非尼后PFS明显延长（4.2个月 vs 2.0个月，$P=0.001$），证实抗EGFR联合伊立替康加入BRAF抑制剂能够有效增加抗肿瘤疗效。那么，在抗EGFR和BRAF的基础上是否可以加入MEK抑制剂以更好抑制MAPK通路，进一步提高抗肿瘤疗效？BEACON临床研究的结果显示，双靶联合西妥昔单抗方案发生3级以上不良事件的概率较单靶更高，但中位OS并未出现显著延长。因此，对携带 BRAF V600E 突变的结直肠癌患者，目前更推荐选择单靶治疗。

MSI/MMR 状态是结直肠癌患者重要的预后判断和治疗指导因素，约 3.5%~5.5% 的Ⅳ期结直肠癌患者存在 MSI-H。肿瘤通过 PD1/PD-L1 通路进行免疫逃逸，PD-1 抑制剂可以阻断这一通路，有效提高机体的抗瘤免疫，是免疫治疗时代的代表性抗癌药物。MSI-H 的肿瘤因含有大量突变蛋白，易被免疫系统识别和靶向，对 PD-1 抑制剂更为敏感。研究提示，MSI 可以作为 PD-1 抑制剂疗效的一种预测标记物。目前有多项临床研究在探索 PD-1 抑制剂在 MSI-H 的结直肠癌中的应用。KEYNOTE-177 研究评价了帕博利珠单抗作为 MSI-H/dMMR 转移性结直肠癌一线疗法的效果，研究结果提示帕博利珠单抗组的 PFS 和 ORR 均优于对照组。对于二线及以后治疗的患者，KEYNOTE-164 和 KEYNOTE-651 研究结果亦显示帕博利珠单抗单药或联合化疗药物在晚期结直肠癌患者中的有效性。另一项关于 MSI-H/dMMR 转移性结直肠癌的临床研究 CheckMate-142 同样提示了 PD-1 抑制剂的不俗疗效，最新统计数据显示纳武利尤单抗单药的 ORR 为 31.1%，联合依匹木单抗一线治疗的 ORR 为 55%，中位 PFS 和 OS 均尚未达到。可以看出，对于 MSI-H 的结直肠癌患者，PD-1 抑制剂是一种重要的治疗药物。

本例在辅助治疗、局部放疗失败后，加做基因检测提示其既携带 BRAF V600E 突变，又合并 MSI-H。这意味着不管是以 BRAF 抑制剂为主的靶向治疗和以 PD-1 抑制剂为主的免疫治疗方案，都是患者可以选择的有力抗瘤武器。然而，选择哪种药物作为该患者的二线治疗方案成为一个难题。通过对上述临床研究结果的分析对比，结合患者自身情况，在多学科团队的讨论后，我们认为 PD-1 抑制剂是 BRAF V600E 突变合并 MSI-H 患者的主要选择。因此，该患者首先选择了替雷利珠单抗，在 5 周期治疗进展后，调整治疗方案为维莫非尼+西妥昔单抗，疗效维持 10 周期，后线回归经典的伊立替康+贝伐珠单抗治疗方案，目前仍在持续治疗中。

近年来，随着靶向和免疫治疗的快速发展，结直肠癌的治疗迎来了全新篇章，但如何"排兵布阵"，为患者在合适的时机选择恰当的治疗方案，使患者获得理想预后，仍有赖于 MDT to HIM 的集思广益。

参考文献

[1] Guo TA, et al. Clinicopathologic features and prognostic value of KRAS, NRAS and BRAF mutations and DNA mismatch repair status: A single-center retrospective study of 1,834 Chinese patients with Stage I-IV colorectal cancer[J]. Int J Cancer, 2019, 145: 1625-1634.

[2] Kopetz S, et al. Encorafenib, Binimetinib, and Cetuximab in BRAF V600E-Mutated Colorectal Cancer[J]. N Engl J Med, 2019, 381: 1632-1643.

[3] Kopetz S, et al. Randomized Trial of Irinotecan and Cetuximab With or Without Vemurafenib in BRAF-Mutant Metastatic Colorectal Cancer (SWOG S1406)[J]. J Clin Oncol Off J Am Soc Clin Oncol, 2021, 39: 285-294.

[4] André T, et al. Pembrolizumab in Microsatellite-Instability-High Advanced Colorectal Cancer[J]. N Engl J Med, 2020, 383: 2207-2218.

[5] Overman MJ, et al. Durable Clinical Benefit With Nivolumab Plus Ipilimumab in DNA Mismatch

Repair-Deficient/Microsatellite Instability-High Metastatic Colorectal Cancer[J]. J Clin Oncol Off J Am Soc Clin Oncol, 2018,36: 773 - 779.

[6] Van Cutsem E, et al. Binimetinib, Encorafenib, and Cetuximab Triplet Therapy for Patients With BRAF V600E-Mutant Metastatic Colorectal Cancer: Safety Lead-In Results From the Phase III BEACON Colorectal Cancer Study [J]. J Clin Oncol Off J Am Soc Clin Oncol, 2019, 37: 1460 - 1469.

[7] Tabernero J, et al. Encorafenib Plus Cetuximab as a New Standard of Care for Previously Treated BRAF V600E-Mutant Metastatic Colorectal Cancer: Updated Survival Results and Subgroup Analyses from the BEACON Study[J]. J Clin Oncol Off J Am Soc Clin Oncol,2021,39:273 - 284.

[8] Tejpar S, et al. Prognostic and Predictive Relevance of Primary Tumor Location in Patients With RAS Wild-Type Metastatic Colorectal Cancer: Retrospective Analyses of the CRYSTAL and FIRE-3 Trials [J]. JAMA Oncol,2017,3:194 - 201.

[9] Tol J, Nagtegaal ID, Punt CJ. BRAF mutation in metastatic colorectal cancer[J]. N. Engl J Med, 2009, 361, 98 - 99.

[10] Van Cutsem E, et al. Cetuximab plus irinotecan, fluorouracil, and leucovorin as first-line treatment for metastatic colorectal cancer: updated analysis of overall survival according to tumor KRAS and BRAF mutation status[J]. J Clin Oncol Off J Am Soc Clin Oncol,2011,29:2011 - 2019.

[11] Douillard JY, et al. Panitumumab-FOLFOX4 treatment and RAS mutations in colorectal cancer [J]. N Engl J Med,2013,369:1023 - 1034.

[12] Bokemeyer C, et al. Addition of cetuximab to chemotherapy as first-line treatment for KRAS wild-type metastatic colorectal cancer: pooled analysis of the CRYSTAL and OPUS randomised clinical trials[J]. Eur J Cancer Oxf Engl,2012, 1990, 48:1466 - 1475.

[13] Di Nicolantonio F, et al. Wild-type BRAF is required for response to panitumumab or cetuximab in metastatic colorectal cancer[J]. J Clin Oncol Off J Am Soc Clin Oncol,2008,26:5705 - 5712.

[14] Lochhead P, et al. Microsatellite instability and BRAF mutation testing in colorectal cancer prognostication[J]. J Natl Cancer Inst,2013,105:1151 - 1156.

[15] Koopman M, et al. Deficient mismatch repair system in patients with sporadic advanced colorectal cancer[J]. Br J Cancer,2009,100: 266 - 273.

[16] Venderbosch S, et al. Mismatch repair status and BRAF mutation status in metastatic colorectal cancer patients: a pooled analysis of the CAIRO, CAIRO2, COIN, and FOCUS studies[J]. Clin Cancer Res Off J Am Assoc Cancer Res,2014, 20:5322 - 5330.

[17] Ribas A, et al. Updated clinical efficacy of the anti-PD-1 monoclonal antibody pembrolizumab (MK-3475) in 411 patients with melanoma[J]. Eur J Cancer,2015,51: e24.

[18] Le DT, et al. PD-1 Blockade in Tumors with Mismatch-Repair Deficiency[J]. N Engl J Med, 2015,372:2509 - 2520.

[19] Le DT, et al. Phase II Open-Label Study of Pembrolizumab in Treatment-Refractory, Microsatellite Instability-High/Mismatch Repair-Deficient Metastatic Colorectal Cancer: KEYNOTE-164[J]. J Clin Oncol Off J Am Soc Clin Oncol,2020, 38:11 - 19.

[20] Lenz HJ, et al. Nivolumab (NIVO) + low-dose ipilimumab (IPI) as first-line (1L) therapy in microsatellite instability-high/DNA mismatch repair deficient (MSI-H/dMMR) metastatic colorectal cancer (mCRC): Clinical update[J]. J Clin Oncol,2019, 37:3521.

[21] Overman MJ, et al. Nivolumab in patients with metastatic DNA mismatch repair-deficient or microsatellite instability-high colorectal cancer (CheckMate 142): an open-label, multicentre, phase 2 study[J]. Lancet Oncol,2017,18: 1182 - 1191.

30 HER2 阳性晚期胃癌的 MDT to HIM 诊治过程及体会

◎李晶晶　袁　幸

1　概　述

人类表皮生长因子受体 2（HER2）是一种原癌基因，HER2 基因的过表达不仅与肿瘤的发生发展相关，也是肿瘤靶向治疗药物选择的重要靶点。根据《中华病理学杂志》的"胃癌 HER2 检测指南"推荐，将 HER2 免疫组化 3＋或免疫组化 2＋同时 FISH 阳性的患者定义为 HER2 阳性，HER2 在 10%～20% 的胃癌中存在过表达或扩增。ToGA 研究显示在化疗基础上加用曲妥珠单抗可显著延长 HER2 阳性胃癌患者的总生存。临床诊疗中 HER2 检测以及抗 HER2 治疗的应用，可以改善晚期胃癌治疗效果。

2　MDT to HIM 诊治过程

男性，63 岁，身高 170cm，体重 70kg，ECOG 评分 1 分。因"胃癌肝转移术后 1 月"于 2018 年 1 月 2 日于浙江省肿瘤医院腹部肿瘤内科就诊。2017 年 11 月 20 日外院胃镜示：胃溃疡性质待病理诊断，HP（2＋）。病理：（胃窦）腺癌。2017 年 12 月 7 日外院行胃癌切除术（远端胃切除＋胃空肠毕Ⅱ吻合）＋肝脏肿块切除，术中探查见肝脏触及三枚质硬结节。术后病理为①（胃窦）隆起型中－低分化腺癌。切缘：阴性；浸润深度：侵及浅肌层，累犯肝脏，脉管内见癌栓。淋巴结转移情况：6/39，第 3 组淋巴结 5/7，第 6 组淋巴结 1/1 见癌转移。CK（＋），C－erB－2（2＋）。②（左肝）转移或浸润性腺癌；病理分期：$pT_{4b}N_2M_1$，Ⅳ期；HER2（2＋），FISH 阳性。后至我院，复查 MR 示左肝内侧段及右肝前段结节，转移瘤不除外（图 30.1）。诊断：胃恶性肿瘤术后伴肝转移，$pT_{4b}N_2M_1$ Ⅳ期，HER2（2＋），FISH 阳性，ECOG 评分 1 分。

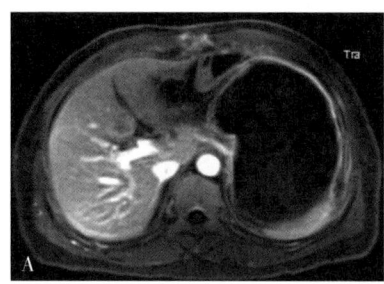 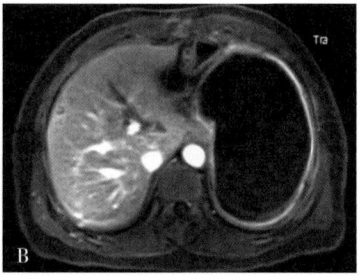

图 30.1　治疗前上腹部 MR 肝转移病灶

2.1　第 1 次 MDT to HIM 诊治（2018 年 1 月 2 日）

（1）评论及意见

放射科　MRI 示左肝内侧段及右肝前段可见稍长 T2 稍长 T1 结节影，边界欠清，较大者约 1.8cm，增强后边缘强化。考虑肝转移。

肿瘤内科　本例为胃癌同时性肝转移术后，复查 MR 示左肝内侧段及右肝前段结节，考虑转移。免疫组化示 HER2（2＋），FISH 阳性。ToGA 研究显示，使用曲妥珠单抗联合化疗相较于单纯化疗，可改善 HER2 阳性晚期胃癌患者的生存（13.8 个月 vs 11.1 个月）客观有效率显著增加（47.3% vs 34.5%）。对 HER2 阳性胃癌，CSCO 指南推荐曲妥珠单抗联合氟尿嘧啶类＋铂类作为一线方案。化疗方案依据年龄、体能状况等整合考虑，以氟尿嘧啶类药物为基础联合铂类为主。

肿瘤外科　本例胃癌肝转移，肝脏病灶部分切除术后，目前以全身治疗为主，暂不考虑手术治疗。

介入科　对转移性胃癌，公认推荐以全身药物治疗为主的综合治疗。如化疗后肿瘤退缩较好，则进一步评估局部治疗可能性。

营养科　本例身高 170cm，体重 70kg，BMI 24.2kg/m^2，近 1 个月来体重下降 4kg。NRS2002 营养风险筛查 2 分，建议每周行营养风险筛查，必要时补充肠内口服营养。

（2）MDT to HIM 结论

整合多学科意见，本例明确诊断为胃恶性肿瘤伴肝转移（$pT_{4b}N_2M_1$，Ⅳ期，HER2 阳性）。建议行曲妥珠单抗联合铂类＋氟尿嘧啶类药物化疗，定期复查，关注肿瘤大小、肿瘤标志物等变化。

（3）治疗及情况

2018 年 1 月 3 日始行曲妥珠单抗＋SOX 方案（奥沙利铂＋替吉奥）治疗 6 周期，期间疗效评估 PR，出现 Ⅱ 度骨髓抑制，予升白治疗后好转。2018 年 5 月 30 日开始行曲妥珠单抗＋替吉奥维持治疗至 2019 年 1 月 22 日。

2018 年 8 月 7 日上腹部 MR 示：原肝内病灶未见明显显示。2018 年 10 月 17 日 PET-CT 胃癌术后肝转移化疗后：胃癌术后，术区未见明显异常结节影及 FDG

代谢增高影；局部肠系膜数枚淋巴结，未见明显 FDG 代谢增高。疗效评估 CR（图 30.2）。

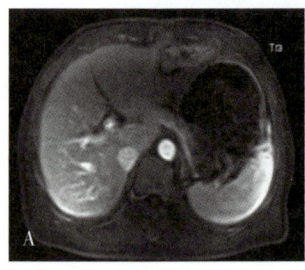 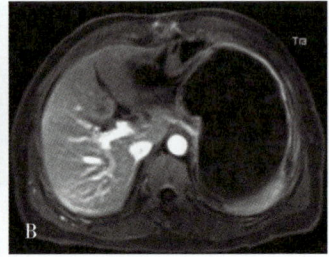 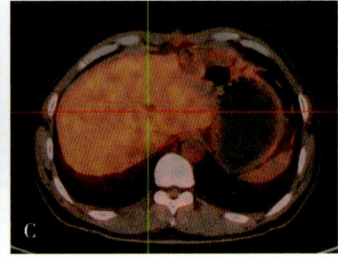

图 30.2 治疗后肝脏病灶消失，疗效 CR
A. 2018 年 1 月术后肝转移病灶。B. 2018 年 8 月上腹部 MR。C. 2018 年 10 月 PET-CT

2.2 第 2 次 MDT to HIM 诊治（2019 年 3 月 10 日）

（1）讨论及意见

患者经曲妥珠单抗 + SOX 方案（奥沙利铂 + 替吉奥）治疗后，疗效评估 CR，2019 年 3 月 8 日于我院复查上腹部 MR：左右肝交界区数枚新发结节，考虑转移（图 30.3）。评估 PD，行第 2 次 MDT 讨论。

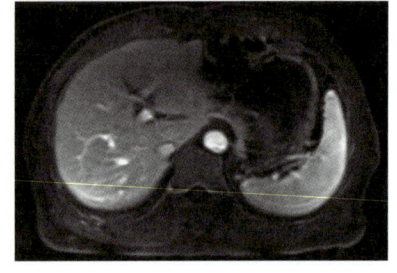

图 30.3 上腹部 MR 示肝脏病灶复发（2019 年 3 月 8 日）

放射科 MRI 平扫影像图像显示 T1WI 低信号，而 T2WI 高信号，为肝脏转移瘤特征影像。本例 MRI 肝交界区见数枚稍长 T1 稍长 T2 信号，较大者径约 1.0cm，边界欠清，增强后可见不均匀强化，动脉期强化较明显，考虑肝转移。

肿瘤内科 经一线曲妥珠单抗 + SOX 方案（奥沙利铂 + 替吉奥）治疗后，最佳疗效达 CR。复查上腹部 MR 左右肝交界区数枚新发结节，考虑肝脏病灶转移复发。CSCO 指南推荐单药（紫杉醇或多西他赛或伊立替康）用于晚期胃癌二线化疗。日本Ⅲ期研究（ABSOLUTE）结果表明，白蛋白结合型紫杉醇每周方案不劣于溶剂型紫杉醇每周方案。白蛋白紫杉醇较紫杉醇而言，不良反应少，无须激素预处理。该患者二线可行白蛋白紫杉醇治疗。目前免疫治疗仅作为晚期胃癌患者的三线治疗，尚无高级别证据支持免疫联合化疗方案在二线中的应用，但在临床工作中观察到免疫联合化疗在二线中有不错的疗效并且陆续有晚期胃癌二线免疫治疗相关的研究开展。近期一项小样本研究示纳武利尤单抗联合化疗二线治疗晚期胃癌中位 PFS 5.1 个月，客观缓解率（ORR）37.2%，可与患者沟通加用免疫药物治疗。

介入科 肝转移为胃癌常见转移，已发生肝转移的胃癌为全身播散性疾病，以全身治疗为主。由于肝脏的双重血供特点，肝转移瘤主要为肝动脉供血，可考虑介入治疗。动脉介入治疗通过将导管超选择性插入到肿瘤动脉后,以适当的速度直接向肿瘤内注入药物,提高肿瘤细胞浓度及其与药物接触的时间,使靶动脉闭塞,造成肿瘤组织发生缺血、坏死。射频消融术是一种微创手术,与常规的手术切除相比,其安全性较高,并发症发生风险较低。本例经全身治疗后可使用动脉灌注化疗或射频消融等局部治疗手段。

肿瘤外科　本例胃癌肝转移综合治疗后肝转移灶复发,目前肝脏多发转移灶,暂不考虑手术治疗。

肿瘤放疗科　本例胃癌肝转移综合治疗后肝转移灶复发,目前肝脏多发转移灶,暂不考虑放疗。肝转移灶立体定向放疗(SBRT)可应用人群特征主要包括:转移灶数目较少(通常≤5个)、转移灶较小(单个病灶直径<6cm)、转移灶非同时出现等。

(2) MDT to HIM 结论

整合多学科意见,建议行白蛋白紫杉醇化疗联合免疫治疗方案,同时密切关注肿瘤大小、肿瘤标志物及体能状态等有关变化,必要时可考虑介入栓塞、射频消融等局部治疗。

(3) 治疗及效果

2019年3月12日至2019年6月18日行5周期信迪利单抗免疫治疗+白蛋白紫杉醇化疗,期间疗效SD,过程顺利。2019年7月12日行1次动脉灌注化疗。2019年8月12日在本院行肝脏射频消融。

2019年12月2日复查上腹部增强MR:左肝内侧段及肝脏近膈顶病灶较前增大,提示存活(图30.4)。增强后右肝近膈顶异常信号,不能除外灌注异常可能。疗效PD,行第3次MDT讨论。

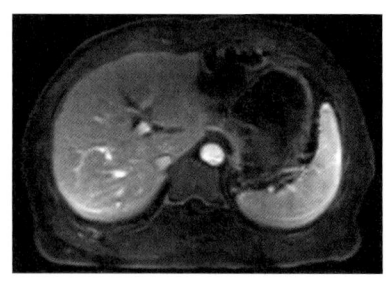

图30.4　复查腹部MR结果
(2019年12月2日)

2.3　第3次MDT to HIM 诊治(2019年12月3日)

(1) 讨论及意见

放射科　2019年12月2日上腹部MR示左肝内侧段及肝脏近膈顶见两枚T1稍长T2信号结节影,增强后可见强化,较大者长径约3.0cm,提示肝脏病灶较前进展。

肿瘤外科　CT评估病情进展,胃癌伴肝脏多发转移,建议先行内科全身治疗为主,暂不考虑手术治疗。

病理科　胃癌是一种高度异质性肿瘤,抗HER2治疗后可能出现HER过表达缺失,建议行肝穿,重新进行HER2检测。

肿瘤内科　本例胃癌伴肝转移,既往接受多线治疗,包括一线曲妥珠单抗联合 SOX 方案（奥沙利铂＋替吉奥），二线免疫联合白蛋白紫杉醇。现复查，提示疾病 PD。根据 CSCO 指南及临床经验，疾病进展后可选用阿帕替尼及参与临床研究等。三线治疗药物阿帕替尼，较安慰剂对比延长中位 PFS（2.6 个月 vs 1.8 个月），但疗效仍然不满意，应鼓励患者参与临床研究。本中心正在开展 KN026 在 HER2 过表达和中低表达的晚期胃及胃食管结合部癌受试者中的有效性、安全性和耐受性 Ⅱ 期临床研究，KN026 是一种抗 HER2 双特异性抗体，可同时结合 HER2 的两个非重叠表位，导致双 HER2 信号阻断，可与患者及家属沟通是否可入组。或行肝穿再活检 HER2，如仍为阳性，可考虑再次行抗 HER2 治疗。

（2）MDT to HIM 结论

本例胃癌伴肝转移多次治疗后，复查 CT 评估疾病进展，经 MDT 讨论后，建议完善肝脏穿刺及 HER2 检测，以内科治疗为主。

（3）治疗及效果

2019 年 12 月 5 日行肝穿刺术，病理示：（肝脏）结合病史符合转移性腺癌，免疫组化：HER2（2＋）、FISH-HER2（阳性），与首次诊断一致。2019 年 12 月 6 日参加 KN026 在 HER2 过表达和中低表达的晚期胃及胃食管结合部癌受试者中的有效性、安全性和耐受性 Ⅱ 期临床研究。2019 年 12 月 18 日行 KN026 治疗，行 2 周期治疗后复查 MR（2020 年 2 月 1 日），肝脏病灶缩小，疗效 PR（图 30.5）。

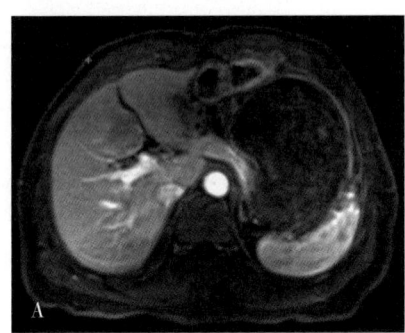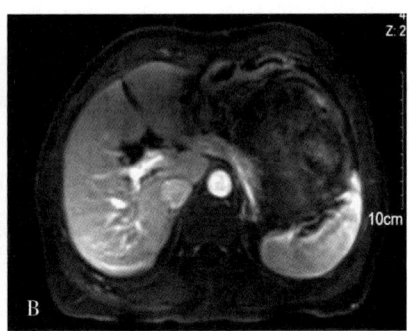

图 30.5　A. 2019 年 12 月 2 日肝转移病灶。B. 2020 年 2 月 1 日上腹部 MR

患者经过 KN026 治疗 6 个周期后，2020 年 6 月 3 日影像评估 PD，提示疾病进展，退出临床研究。2020 年 6 月 4 日起给予吡咯替尼口服抗肿瘤治疗，期间疗效 SD。2020 年 9 月 11 日行经肝动脉化疗栓塞术（TACE）。2020 年 10 月 10 日至 2020 年 11 月 12 日行肝转移灶放疗，疾病进展 2021 年 1 月 12 日至 2021 年 1 月 25 日予单药伊立替康化疗，3 周期后复查 MR 考虑疾病进展。2021 年 2 月 8 日至 2021 年 4 月 13 日行 3 周期 XELOX 方案治疗，复查提示疾病稳定。2021 年 7 月 7 日上腹部 MR 示：肝脏多发转移瘤较前增多、增大，胰头后上方淋巴结肿大，考虑转移，较前增大，疾病进展（图 30.6）。为进一步治疗，行第 4 次 MDT 讨论。

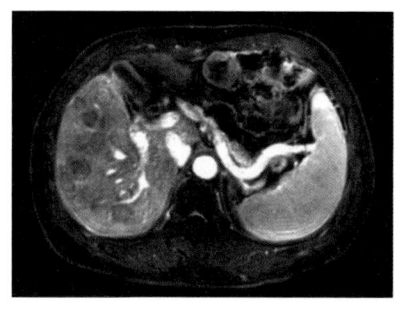 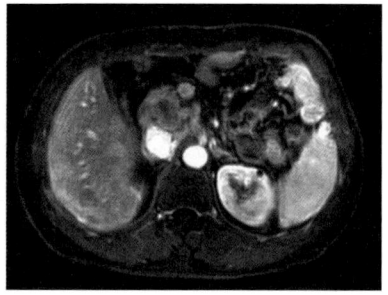

图 30.6　复查腹部 MR 结果（2021 年 7 月 7 日）

2.4　第 4 次 MDT to HIM 诊治（2021 年 7 月 8 日）

（1）讨论及意见

放射科　胃癌伴淋巴结、肝转移，多线治疗后，复查 MR 示肝脏见多发大小不一类圆形异常信号结灶，增强后动脉期明显强化，延迟期减退，最大径 2.8cm。胰头后上方结节灶，增强后环形强化，大小 2.7cm×2.4cm。较前对比，肝脏多发转移瘤较前增多、增大。胰头后上方淋巴结肿大，考虑转移，较前增大。提示疾病整体进展。

肿瘤外科　患者胃癌伴肝多发转移、淋巴结转移，不考虑外科手术治疗，建议以内科药物治疗为主。

肿瘤内科　患者胃癌伴多发转移，既往行多线治疗，现复查 CT 提示疾病进展，患者基因类型 HER2（2+）、FISH 阳性。RC48（维迪西妥单抗）是 ADC 新药，C008 研究显示在 127 例既往接受过≥2 线治疗的 HER2 过表达（包括 ICH3 或 IHC2）晚期胃癌（包括胃食管结合部腺癌）患者中接受维迪西妥单抗 2.5mg/kg q2w 治疗，对于 HER2（2~3+）的胃癌患者 ORR 达 24.4%，DCR 达 42%，中位 PFS 4.1 个月，中位 OS 7.6 个月，患者生存状况几乎与二线治疗的疗效相当。与患者家属沟通后使用 RC48 药物。

肿瘤放疗科　对于局部肿瘤不可切除且一般情况较好的患者，如果肿瘤尚局限，可行同步放化疗。患者胃癌伴肝脏及淋巴结转移，可先行抗肿瘤药物治疗。

（2）MDT to HIM 结论

既往经多线治疗，现复查 CT 提示疾病进展，建议继续在肿瘤内科行抗肿瘤药物治疗，药物推荐 RC48，同时加强营养支持治疗。

（3）治疗及效果

患者于 2021 年 7 月 7 日开始行 RC48 治疗 3 周期，治疗期间出现血胆红素增高 1 级，予以对症治疗后好转，2021 年 9 月 8 日我院上腹部 MR：①肝左叶内侧段病灶较前稍缩小；②肝脏多发转移瘤较前缩小；③胰头后上方肿大淋巴结较前相仿，考虑转移性。疗效评估 SD，目前继续治疗中（图 30.7）。

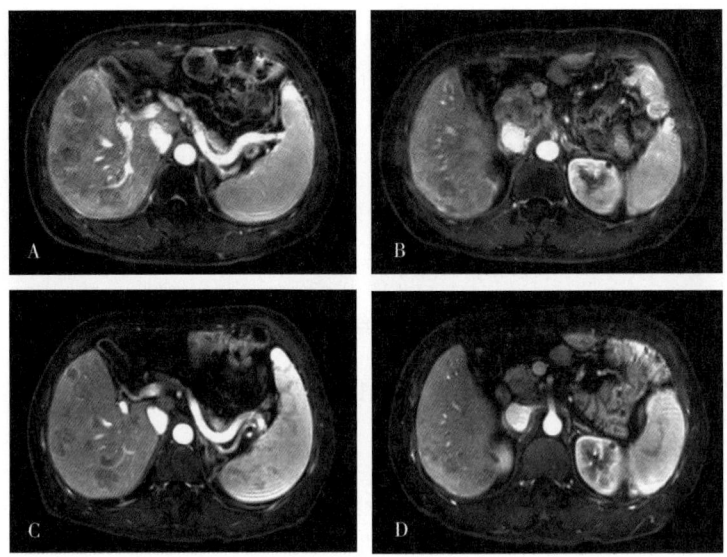

图 30.7 疗效评估 SD

2021 年 7 月 7 日腹部 MR 结果（A，B），2021 年 9 月 8 日腹部 MR 结果（C，D）

3 体 会

HER2 是目前胃癌中最为明确而且有效的疗效预测分子标志物。ToGA 研究首次明确在化疗的基础上联用抗 HER2 治疗可以显著延长生存，改善有效率，奠定曲妥珠单抗在 HER2 阳性胃癌一线治疗中的基础地位。近年随着免疫治疗的联合探索，抗体偶联药物（ADC）的发展，胃癌抗 HER2 领域进展迅猛。Keynote-811 研究结果显示帕博利珠单抗联合曲妥珠单抗和化疗相较于曲妥珠单抗联合化疗 ORR 提升 22%（74% vs 52%），基于良好的缓解率和安全性，获得美国食品药品监督管理局（FDA）加速批准用于 HER2 阳性晚期胃癌的一线治疗。此外，多个胃癌抗 HER2 治疗新药包括 RC48、DS8201、ZW25、Magetuximab 等均有不错疗效。RC48、DS-8201 是由抗 HER2 抗体、连接子和细胞毒药物组成的抗体药物偶联药物。RC48 治疗 HER2 过表达的局部晚期或转移性胃癌 II 期临床研究显示其在三线及以上 HER2 过表达局部晚期或转移性胃癌中的客观缓解率（ORR）达到 24.4%。该研究也纳入了 HER2 低表达（IHC2+/FISH-）的患者，拓宽了传统 HER2 阳性患者的范围。DESTINY-Gastric01 研究结果显示，在三线及以上 HER2 阳性胃癌患者中，DS8201 相较研究者选择的治疗方案可显著改善患者的 ORR（51% vs 14%）和 OS（12.5 个月 vs 8.4 个月）。本患者 HER2（2+），FISH 阳性，一线使用曲妥珠单抗+SOX 方案 PFS 达 16 个月。二线使用白蛋白紫杉醇联合免疫治疗 PFS4 个月。三线入组抗 HER2 新药 KN026 临床研究，中位 PFS 维持 6 个月。在四线使用吡咯替尼、五线伊立替康单药、六线 XELOX 方案后使用 RC48（维迪西妥单抗）后再次获得肿瘤缩小，目前继续治疗中，本例患者 OS 达 4 年余。通过本例患者诊治显示 HER2 诊断、抗 HER2 多线治疗的 MDT to HIM 讨论模式能明显改善晚期胃癌 HER2 阳性患者的预后，以及手术、肝脏介入、射频和放疗等局部治疗手段的参与，为患者生存的延长争取了更多的机会。新药的不断发展使我们对晚期胃癌抗 HER2 治疗充满信心。

参考文献

[1] GBD STOMACH CANCER COLLABORATORS. The global, regional, and national burden of stomach cancer in 195 countries, 1990-2017: a systematic analysis for the Global Burden of Disease Study 2017[J/OL]. Lancet Gastroenterol Hepatol, 2020, 5(1): 42-54[2020-05-05].

[2] Bang YJ, Van Cutsem E, Feyereislova A, et al. Trastuzumab in combination with chemotherapy versus chemotherapy alone for treatment of HER2-positive advanced gastric or gastro-oesophageal junction cancer (ToGA): a phase 3, open-label, randomised controlled trial [published correction appears in Lancet[J]. Lancet, 2010, 376(9742): 687-697.

[3] Shitara K, Takashima A, Fujitani K, et al. Nab-paclitaxel versus solvent-based paclitaxel in patients with previously treated advanced gastric cancer (ABSOLUTE): an open-label, randomised, non-inferiority, phase 3 trial[J]. Lancet Gastroenterol Hepatol, 2017, 2(4): 277-287.

[4] Nakajima TE, Kadowaki S, Minashi K, et al. Multicenter Phase I/II Study of Nivolumab Combined with Paclitaxel Plus Ramucirumab as Second-line Treatment in Patients with Advanced Gastric Cancer[J]. Clin Cancer Res, 2021, 27(4): 1029-1036.

[5] 冯涛聚, 王炜, 李付涛. 68 例胃癌肝转移瘤进展期患者介入治疗的回顾性分析[J]. 中国实用医药, 2016, 10: 78-79.

[6] 吴洁, 黄红艳, 王晓林等. 射频消融术联合化疗治疗晚期胃癌肝转移的临床疗效及对免疫功能和生活质量的影响[J]. 癌症进展, 2020, 16: 1696-1699.

[7] Thompson R, Cheung P, Chu W, et al. Outcomes of extra-cranial stereotactic body radiotherapy for metastatic colorectal cancer: Dose and site of metastases matter[J]. Radiother Oncol, 2020, 142: 236-245.

[8] Kang JI, Sufficool DC, Hsueh CT, et al. A phase I trial of Proton stereotactic body radiation therapy for liver metastases[J]. J Gastrointest Oncol, 2019, 10(1): 112-117.

[9] Lee HL, Tsai JT, Chen CY, et al. Effectiveness of stereotactic ablative radiotherapy in patients with advanced hepatocellular carcinoma unsuitable for transarterial chemoembolization[J]. Ther Adv Med Oncol, 2019, 11: 2147483647.

[10] Onal C, Guler OC, Yildirim BA. Treatment outcomes of breast cancer liver metastasis treated with stereotactic body radiotherapy[J]. Breast, 2018, 42: 150-156.

[11] Ihnát P, Skácelíková E, Tesař M, et al. Stereotactic body radiotherapy using the CyberKnife® system in the treatment of patients with liver metastases: state of the art[J]. Onco Targets Ther, 2018, 11: 4685-4691.

[12] Li J, Qin S, Xu J, et al. Randomized, Double-Blind, Placebo-Controlled Phase III Trial of Apatinib in Patients With Chemotherapy-Refractory Advanced or Metastatic Adenocarcinoma of the Stomach or Gastro-esophageal Junction[J]. J Clin Oncol, 2016, 34(13): 1448-1454.

[13] Peng Z, Liu T, Wei J, et al. Efficacy and safety of a novel anti-HER2 therapeutic antibody RC48 in patients with HER2-overexpressing, locally advanced or metastatic gastric or gastroesophageal junction cancer: a single-arm phase II study[J]. Cancer Commun (Lond), 2021, 41(11): 1173-1182.

[14] Cunningham D, Starling N, Rao S, et al. Capecitabine and oxaliplatin for advanced esophagogastric cancer[J]. N Engl J Med, 2008, 358(1): 36-46.
[15] Chung HC, Bang YJ, S Fuchs C, et al. First-line pembrolizumab/placebo plus trastuzumab and chemotherapy in HER2-positive advanced gastric cancer: KEYNOTE-811[J]. Future Oncol, 2021, 17(5): 491-501.
[16] Shitara K, Bang YJ, Iwasa S, et al. Trastuzumab Deruxtecan in Previously Treated HER2-Positive Gastric Cancer[J]. N Engl J Med, 2020, 382(25): 2419-2430.

31 晚期甲状腺癌并喉气管颈淋巴结转移的 MDT to HIM 诊治过程及体会

◎郑 文 楼建林

1 概 述

近年来甲状腺癌发病率不断升高，随着甲状腺外科技术的进步和诊疗理念的发展，甲状腺癌的总体预后较好、长期生存率高，但一部分累犯气管、食管等头颈部重要脏器的晚期、难治性甲状腺癌仍需在多学科整合诊治（MDT to HIM）模式下以期获得较为满意的治疗效果。

2 MDT to HIM 诊治过程

女性，51岁，身高156cm，体重81kg，ECOG评分1分。因"发现甲状腺肿块1周"，于2019年7月30日收治浙江省肿瘤医院头颈外科。2019年7月25日本院B超：甲状腺双侧叶结节（ACR TI-RADS 分类5类），双侧颈部多发淋巴结肿大（转移性考虑），脂肪肝，胆囊息肉。无其他明显不适主诉，既往高血压2年，口服硝苯地平 1# qd，血压控制可。无糖尿病、肝炎及结核等病史，家族无肿瘤病史，无药物食物过敏史。查体：一般情况可，双侧甲状腺多发结节，较大者左侧 3.0cm×2.0cm，右侧 3.5cm×2.5cm，质地硬，边界欠清，活动度差，与喉分界不清，无压痛，双侧颈部多发肿大淋巴结，较大者左侧 4.0cm×2.0cm，右侧 3.5cm×2.5cm，质地硬，活动可。实验室检查：基本正常。CT：①双侧甲状腺不均质占位，右侧明显，甲状腺包膜境界不清，考虑恶性肿瘤。②双侧颈鞘区、锁骨区及纵隔内见多发肿大淋巴结，考虑转移。③两肺弥漫分布粟点状小结节灶及条索影，结合病史，以转移瘤可能大。肺功能：中度限制性肺通气功能障碍。彩超：甲状腺双侧叶结节（ACR TI-RADS 分类5类）双侧颈部多发淋巴结肿大（转移性考虑）脂肪肝胆囊息肉。喉镜：喉黏膜大致正常。气管镜：声门下 2~4cm 气管右侧壁黏膜外压性隆起伴管腔狭小，右侧壁和前壁黏膜较充血粗糙（图31.1）。活检病理：（气管）上皮性肿瘤。结合免疫组化，符合甲状腺来源，倾向甲状腺癌转移，请结合临床。甲状腺左叶结节针吸：恶性肿瘤，考虑乳头状癌（Bethesda Ⅵ类）。诊断：甲状腺恶性肿瘤（乳头状癌）$cT_4N_{1b}M_1$ Ⅳc期，高血压。

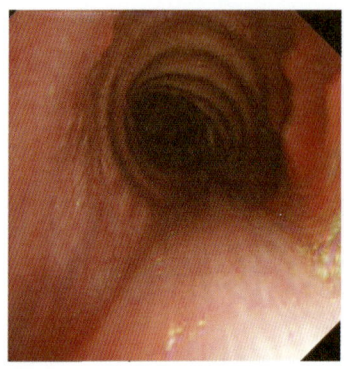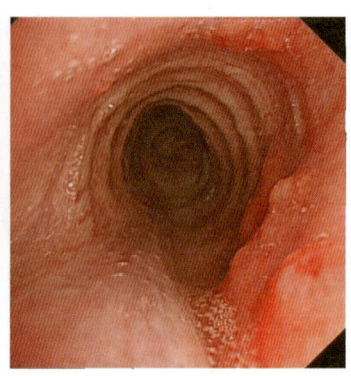

图31.1 气管镜提示：声门下2~4cm气管右侧壁黏膜外压性隆起伴管腔狭小，右侧壁和前壁黏膜较充血粗糙

第1次 MDT to HIM 诊治

（1）讨论及意见

影像学 女性，CT提示双侧甲状腺不均质占位，右侧明显，增强后不均质强化，甲状腺包膜境界不清。双侧颈鞘区、锁骨区及纵隔内见多发肿大淋巴结，大小不等，增强后强化明显，最大者直径约2.0cm。两肺弥漫分布粟点状小结节灶及条索影，最大者直径约8mm。上纵隔淋巴结肿大。未见明确胸腔积液征象。CT提示甲状腺肿瘤外侵明显，与喉分界不清，并累犯气管。肺部多方结节，弥漫性，需注意肺功能情况（图31.2~图31.4）。

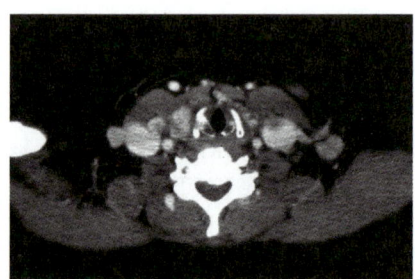

图31.2 患者颈部CT提示双侧甲状腺肿瘤与喉分界不清

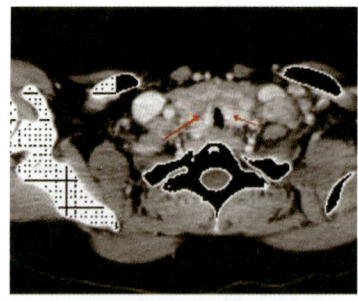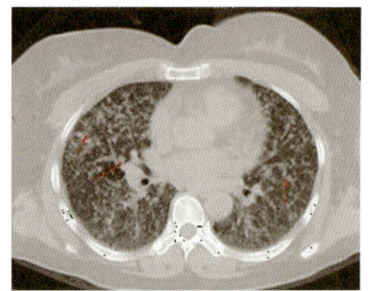

图31.3 患者颈部CT提示双侧甲状腺肿瘤侵犯气管腔内

图31.4 患者肺部CT提示，肺部多方粟粒样转移病灶

头颈外科 甲状腺乳头状癌，临床分期 $T_4N_{1b}M_1$，根据国家卫生健康委员会医政医管局制订的 2018 版甲状腺癌诊疗规范及 NCCN 指南，分化型甲状腺癌首选手术治疗，有手术指证。肺部转移情况较重，且肺功能受影响：中度限制性肺通气功能障碍。血气分析：动脉血氧分压 58mmHg，临界低值，请麻醉科分析评估麻醉风险，及术后能否顺利脱机拔管。

麻醉科 一般情况可，平静条件下呼吸可，运动后稍气急，现肺部多发转移，呼吸功能提示中度限制性通气功能障碍，ECOG 评分 1 分，肺功能处于临界值，尚可耐受全麻手术，术后基本可脱机拔管，但全麻后呼吸功能需密切注意。另术后需加强抗炎，避免肺部感染。

头颈肿瘤外科 麻醉风险有，尚可耐受手术，肺部多发转移病灶，现无法手术切除，需核医学治疗，对该类患者，核医学治疗后续治疗如何开展，会不会导致肺部纤维化及后续碘 131 是否会影响肺功能。

核医学科 对分化型甲状腺癌的治疗有"三驾马车"：手术、碘 131、TSH 抑制治疗。对这种肺部转移的甲状腺乳头状癌，术后需行清甲及清灶治疗，该患者属全肺转移，碘 131 治疗中释放的射线距离很短，因此治疗中对正常肺部的损伤很小，也不用担心肺部纤维化，其发生概率很小。现在需要外科医生尽可能把甲状腺切除，这样为后续碘 131 治疗提供条件。

头颈肿瘤放疗科 根据 NCCN 指南，术后分化型甲状腺癌，且肺部转移，目前无外放疗指征。

肿瘤内科 甲状腺乳头状癌，现考虑手术及碘 131 治疗，如病理发现分化差，或出现碘抵抗，可考虑化疗及靶向药物治疗：索拉菲尼、安罗替尼等。

头颈肿瘤外科 甲状腺乳头状癌 $cT_4N_{1b}M_1$，现需手术切除肿瘤。根据目前 CT 及气管镜检查情况，肿瘤累犯喉及气管，术式有两种，一是全喉切除受累气管切除，不保留喉功能；另一是保留喉功能及气管功能行姑息性切除，术后碘 131 等治疗。

核医学科 目前对气管内受累的甲状腺癌，碘 131 等治疗效果较差，最好手术切除。肺部转移，常可通过碘 131 同位素治疗，肺部有转移，但可带瘤长期生存。

头颈肿瘤外科 甲状腺肿瘤与喉分界不清，全喉及气管切除可保证颈部肿瘤切除的彻底，为后续治疗打好基础，需要告知患者及家属喉功能损伤，无法发音等情况。

(2) MDT to HIM 结论

目前诊断甲状腺乳头状癌，临床分期 $T_4N_{1b}M_1$，术前评估，两肺多发转移，肺功能欠佳，但可耐受手术，建议行双侧甲状腺全切 + 双侧颈淋巴结清扫 + 全喉切除及气管肿瘤切除以保证颈部肿瘤切除的彻底，术后行碘 131 同位素治疗。

(3) 治疗及效果

外科手术治疗：于 2019 年 8 月 15 日在全麻下行双侧甲状腺癌扩大根治术（甲

状腺全切+双颈清）+全喉切除+气管肿瘤切除+颈部气管造瘘术。术中见双侧甲状腺结节，质地硬，粘连喉及气管，无法分离，探查后决定切除全喉部分气管切除。术后恢复顺利，无呼吸困难，2周后进食，切口愈合良好。术后病理：①左、右甲状腺乳头状癌（瘤体左：3cm×2.5 cm×2cm；右：5cm×3cm×2cm），侵犯甲状软骨被膜纤维横纹肌组织及气管全层，可见脉管瘤栓，转移或浸润至（左颈2A区）0/9只、（左颈2B区）0/2只、（左颈3区）0/3只、（左颈4区）4/8只、（左颈5区）2/3只、（右肌间）1/1只、（右颈2A区）3/4只、（右颈2B区）0/3只、（右颈3区）1/2只、（右颈4区）2/5只、（右颈5区）1/3只淋巴结及部分结外纤维、脂肪组织，另见（中央区）2枚、（上纵隔）1枚、（左肌间）1枚、（左颈2A区）1枚、（左颈3区）2枚、（左颈4区）2枚、（右中央区）3枚、（右颈3区）1枚、（右颈4区）2枚癌结节形成。②（气管扩切标本）黏膜及黏膜下层可见浸润或转移性甲状腺乳头状癌。③（胸腺）胸腺组织，局部囊性变。④左声室带、右声室带、前联合黏膜慢性炎。⑤（前、后）切缘均阴性。⑥片内未见明确神经侵犯。

进一步治疗意见：甲状腺肿瘤切除术后，行碘131治疗，清甲清灶，控制肺部转移情况。

核医学科碘131同位素治疗（图31.5）：2019年10月21日在常规操作下予131-碘化钠溶液200mCi口服，并予预防颈部肿胀、护胃、促放射性排泄、预防骨髓抑制等对症支持治疗，现无明显不适。目前优甲乐替代抑制治疗中。准备评估病情后行再次碘131同位素治疗。

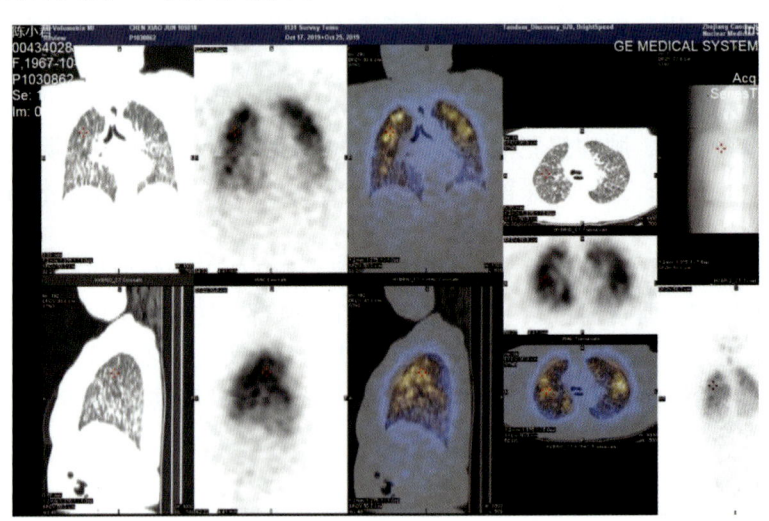

图31.5 患者全身碘扫，颈部未见肿瘤，肺部多发转移病灶

3 体 会

甲状腺癌是近年来发病率增长最快的恶性肿瘤之一，绝大多数甲状腺癌进展缓慢，预后良好，经手术治疗可获得治愈和长期生存。对部分侵犯喉、气管、食

管等周围器官，出现颈部淋巴结广泛转移或远处转移者，治疗难度大，预后相对较差，需多学科整合诊治（MDT to HIM）的整合治疗。该例女性，51岁，起病隐匿，就诊时已属晚期，局部肿瘤侵犯喉、气管，伴颈部淋巴结广泛转移及肺转移，肺功能障碍。经过MDT to HIM讨论和诊治，麻醉科排除手术禁忌，术中保驾护航，头颈外科顺利实施高难度手术治疗行双侧甲状腺癌扩大根治术（甲状腺全切＋双颈清）＋全喉切除＋气管肿瘤切除＋颈部气管造瘘术，达到局部根治肿瘤，核医学科术后行碘131同位素治疗，其后予优甲乐替代抑制治疗，有望获得长期生存。

参考文献

[1] Cabanillas ME, McFadden DG, Durante C. Thyroid Cancer[J]. Lancet, 2016, 388 (10061): 2783-2795.

[2] Laha D, Nilubol N, Boufraqech M. New Therapies for Advanced Thyroid Cancer[J]. Front Endocrinol (Lausanne), 2020, 22(11):82.

[3] Carling T, Udelsman R. Thyroid cancer[J]. Annu Rev Med, 2014, 65:125-37.

[4] Smallridge RC, Copland JA. Anaplastic thyroid carcinoma: pathogenesis and emerging therapies[J]. Clin Oncol (R Coll Radiol), 2010, 22(6):486-497.

[5] Bray F, Ferlay J, Soerjomataram I, et al. Global cancer statistics 2018: GLOBOCAN estimates of incidence and mortality worldwide for 36 cancers in 185 countries[J]. CA Cancer J Clin, 2018, 68(6):394-424.

[6] Saini S, Tulla K, Maker AV, et al. Therapeutic advances in anaplastic thyroid cancer: a current perspective[J]. Mol Cancer, 2018, 17(1):154.

32 晚期下咽癌喉功能保留的 MDT to HIM 诊治过程及体会

◎郭 良 楼建林 赵佳正

1 概 述

下咽癌绝大多数（约 95%）为鳞状细胞癌。下咽癌的发病率约为 0.8/10 万。下咽癌多发生在梨状窝，其次为喉咽后壁，环后区最少，部分晚期下咽癌诊断时累犯喉部范围大，直接手术常无法保留喉功能，通过多学科联合诊治可取得不错的喉功能保留率。

2 MDT to HIM 诊治过程

男性，49 岁。因"咽痛伴吞咽异物感 3 个月，呼吸困难 20 天"，在外院行急诊气管切开术。查颈部 CT：右侧咽喉部占位，较大截面约 3.8cm×3.4cm，大部分突入咽喉腔（图 32.1）。颈部 MRI：咽后壁新生物，累及喉部（图 32.2）。纤维喉镜：咽喉部新生物，占据喉腔（图 32.3）。病理活检：喉咽部鳞状细胞癌。为进一步治疗来我院。

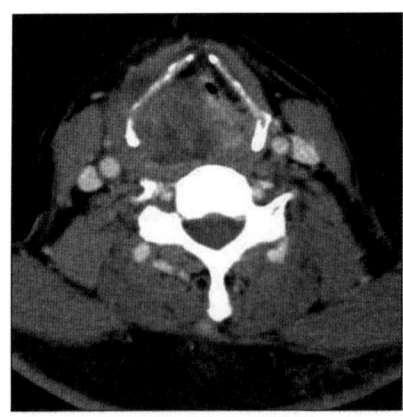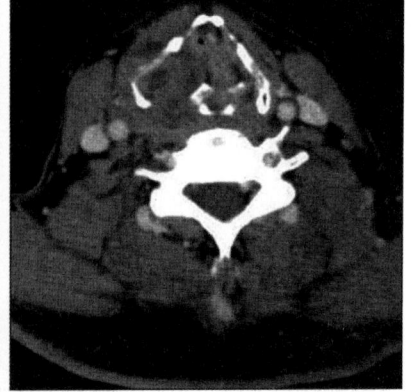

图 32.1 颈部增强 CT 检查

喉腔偏右侧肿块，考虑恶性肿瘤，右侧甲状软骨及右侧甲状腺受侵；两侧颈部多发淋巴结影

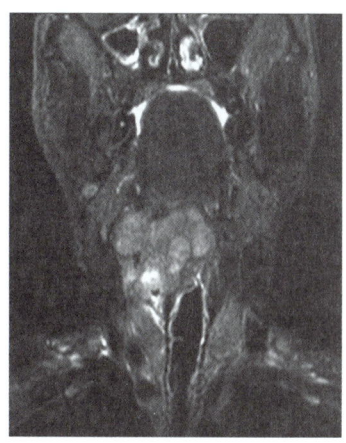

图 32.2　MRI 检查：咽后壁新生物，累及喉部

电子喉镜检查报告单

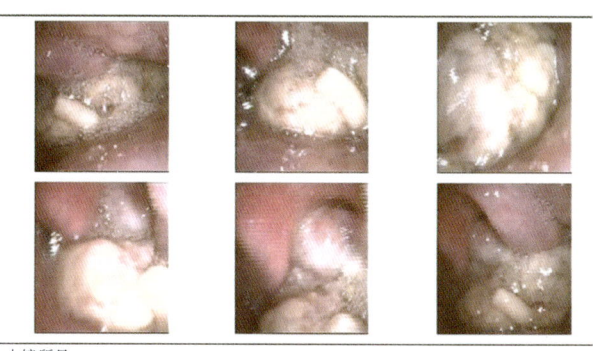

内镜所见：
口咽：（−）
舌根：滤泡增生样改变。
喉咽：咽后壁见较大隆起新生物伴坏死物，累及喉部。
喉：可见会厌，见隆起新生物件坏死物遮挡声门，声门及声门下无法视清。

图 32.3　喉镜检查：咽后壁新生物，累及喉部

有高血压病史，口服硝苯地平缓释片 20mg，每日 2 次，血压控制可。有吸烟饮酒史 20 余年，每日吸烟约 20 支，每日饮白酒约 400ml。

专科查体：气管切开术后，气管套管固定妥，通气畅，试堵管后喉部通气不畅，发音困难，颈前区肿胀饱满，双侧颈部未触及明显异常肿大淋巴结。

临床诊断：下咽恶性肿瘤（$CT_{4a}N_0M_0$，A 期）；高血压病。

2.1　第 1 次 MDT to HIM 诊治

（1）讨论及意见

头颈肿瘤外科　下咽癌是头颈部常见的恶性肿瘤，外科治疗是常用和首选方

法。由于肿瘤部位深在，临床生物学行为特殊，治疗时除了处理转移的颈淋巴结外，还要对原发癌进行彻底切除。因此会涉及具有呼吸、吞咽和发声等多种复杂功能的器官——喉。手术最大难点是喉功能保留。如何在彻底根除肿瘤同时保留喉功能是近年来一直研究的热点。下咽癌治疗时保留喉功能的方法大致分为手术治疗和非手术治疗两大类，前者包括各种部分切除手术，后者包括放疗、诱导化疗、同步放化疗和分子靶向治疗等辅助与综合治疗手段。下咽癌手术时喉功能的保留也与下咽的解剖分区有直接关系。虽然下咽各个分区间在解剖发育上无明显的界限和屏障，各区间的淋巴引流也无相互独立性，但由于解剖位置的原因，各区与喉的比邻关系密切程度不一样，肿瘤发生发展时对喉的影响程度不同，手术切除时涉及喉的机会和范围有所区别，所以下咽癌所在解剖分区和喉的受累程度决定了需要切除的范围，对手术治疗时喉功能保留具有重要指导意义。通常以下3种情况可行保留喉功能手术：①肿瘤局限于下咽后壁或（和）侧壁者可只做部分下咽切除术，下咽缺损用皮瓣或肌皮瓣修复；②肿瘤局限于一侧梨状窝者，可做下咽和喉部分切除术，缺损用肌皮瓣修复；③肿瘤位于梨状窝及同侧半喉者，可做半咽一半喉切除术，缺损用肌皮瓣修复。本例患者下咽部鳞状细胞癌，肿瘤病变范围大，完全占据喉腔，累及右侧甲状软骨板，临床分期$T_{4a}N_0M_0$，ⅣA期，根据现行头颈部肿瘤NCCN指南，可以首选手术治疗。但若直接行手术治疗，需考虑行全喉切除，术后根据手术和术后病理情况，辅助放疗/放化疗。患者若保喉意愿强烈，可行同步放化疗或先行诱导化疗，如化疗效果好可有保喉机会（图32.4）。

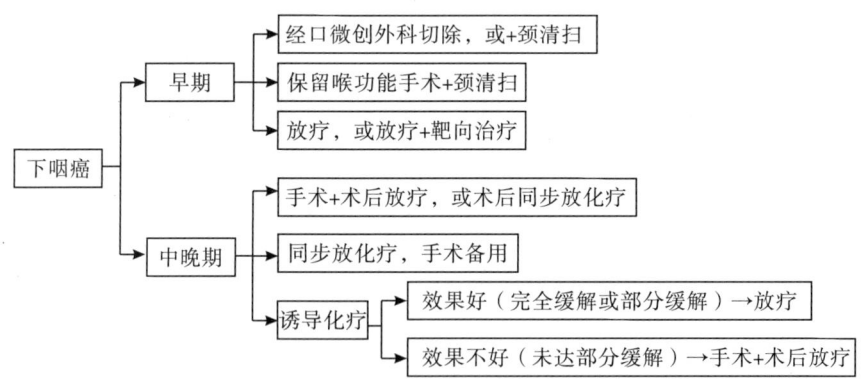

图32.4　下咽癌治疗选择流程图（国内规范）

肿瘤内科　下咽癌诱导化疗最知名的临床试验是European Organization for Research and Treatment of Cancer（EORTC）进行的，在这项多中心研究中，收集了202例下咽癌，78%的肿瘤位于下咽下区，22%位于下咽上区，均适于喉全切除。他们将患者分为根治性手术后紧接放疗组，或2~3个周期顺铂和氟尿嘧啶化疗，如化疗反应完全则放疗，如若不然则行喉全切除。其中50%诱导化疗的患者保留了喉功能，两组患者 5 年生存率相似。另有 meta 分析提示，手术组 5 年生存率高于化疗 6%，但化疗组生存者中 58% 保留了喉功能。根据 EORTC 试验得出明确结论：在诱导化疗后，根据肿瘤对化疗的反应决定后续治疗是非常重要的。本例病变范围较大可先行诱导化疗，若化疗效果良好，病变范围缩小再行放疗或手术可有保喉机会；若化疗效果不好则需行手术全喉切除，术后辅助治疗。

放疗科　单纯放疗作为晚期下咽癌器官保留的方法其作用是相当局限的，需要结合化疗方案和分子靶向治疗方法效果更好。国内临床回顾性研究还证明，术前对 T_3、T_4 下咽癌患者行诱导放疗后再手术治疗，术前放疗与术后放疗比较虽然不能提高 5 年生存率，但可明显提高喉功能保留率。另术前诱导放疗可提高梨状窝癌保留喉功能手术后的局部控制率及 5 年生存率。本例肿瘤分期晚，已侵犯甲状软骨板，广泛浸润咽喉部，根据先行 NCCN 指南，一般首选手术治疗，但喉功能可能难以保留。也可考虑行同步放化疗，若效果不佳，需行挽救性手术治疗。如先行诱导化疗，既可增加治疗选择空间和保留喉功能的机会，也可降低直接行根治性放疗后挽救性手术的风险。

营养科　下咽癌影响进食，营养风险较高，治疗期间需加强营养支持，必要时鼻饲饮食，改善营养。

(2) MDT to HIM **结论**

患者保喉意愿强烈，治疗先行诱导化疗（图 32.5）。

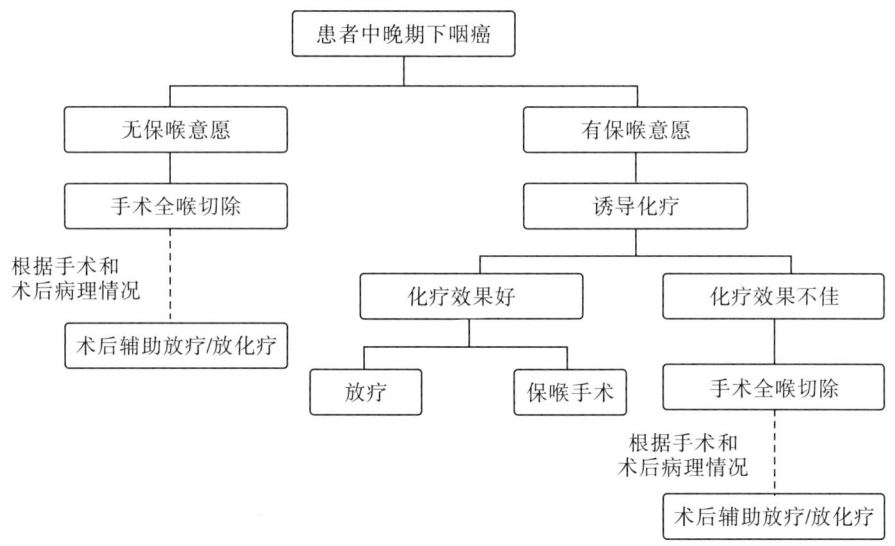

图 32.5　MDT to HIM 为该患者制订的治疗路线图

(3) **治疗及效果**

患者有强烈保喉意愿，治疗先行诱导化疗（行 DCF 方案：艾素 130mg 静滴

d1，顺铂 45mg 静滴 d1～3，氟尿嘧啶 7200mg 电子泵 96h）。诱导化疗效果明显，肿瘤较前明显缩小（图 32.6）。

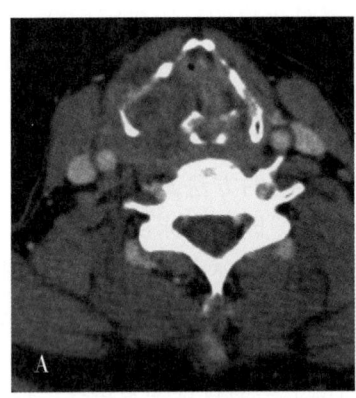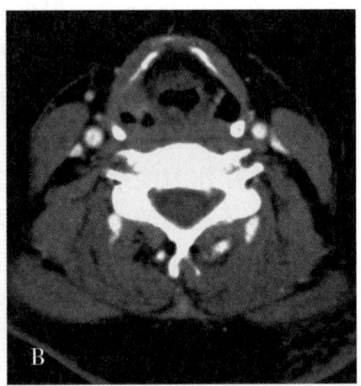

图 32.6 患者诱导化疗前后对比（A 为化疗前，B 为化疗后）

2.2 第 2 次 MDT to HIM 诊治

（1）讨论及意见

头颈肿瘤外科 下咽鳞状细胞癌，经诱导化疗病灶明显缩小（大 PR），后续治疗可，根据患者意愿选择保喉手术治疗或放疗。

肿瘤内科 诱导化疗效果明显，已有保喉机会，可选择手术或放疗。

放疗科 诱导化疗后病灶明显缩小，但喉镜、CT 仍有病灶表现，考虑化疗残存病灶对放疗效果也不明显，建议手术治疗。

（2）MDT to HIM 结论

行进一步手术治疗，术后放疗/同步放化疗。

（3）治疗及效果

行双侧颈淋巴结清扫 + 右侧梨状窝恶性肿瘤扩大切除，部分喉切除 + 喉功能重建术，术后病理：右侧梨状窝中 - 低分化鳞状细胞癌，浸润至黏膜下纤维组织，癌周纤维组织增生，较多炎性细胞浸润及巨核细胞、泡沫样组织细胞反应（符合化疗后改变），颈部未见淋巴结转移。

2.3 第 3 次 MDT to HIM 诊治

（1）讨论及意见

头颈肿瘤外科 中晚期下咽鳞状细胞癌，诱导化疗后病灶明显缩小，保喉术后淋巴结未见明显转移，考虑手术治疗中晚期肿瘤，术后尚需放疗或同步放化疗。

肿瘤内科 患者术后，淋巴结未见明显转移，结合术前情况，建议行术后放疗。

放疗科 化疗后、术后，结合术前病灶情况，建议再行术后放疗。

(2) MDT to HIM 结论

行术后放疗。

(3) 治疗及效果

行术后放疗（放疗，95% PGTV1：6600cGy/30F，PTV2：6000cGy/30F，PTV3：5100cGy/30F）。

3 体 会

下咽癌是头颈部常见的恶性肿瘤，外科是治疗这类肿瘤的常用和首选方法。手术最大难点是喉功能保留。如何在彻底根除肿瘤同时保留喉功能是近年来一直研究的热点。下咽癌治疗时喉功能保留的方法大致分为手术治疗和非手术治疗两大类。由于解剖位置原因，各区与喉的毗邻关系密切程度不一样，肿瘤发生发展时对喉的影响程度不同，手术切除时涉及喉的机会和范围有所区别，所以下咽癌所在解剖分区和喉的受累程度决定了需要切除的范围，对手术治疗时喉功能保留具有重要指导意义。对中晚期下咽鳞状细胞癌，结合本例保喉意见，先行术前诱导化疗降期。患者诱导化疗效果明显，肿瘤明显消退，放疗科考虑化疗残余瘤放疗效果不明显，行手术治疗，术后后同步放化疗。目前随访两年半，恢复良好，肿瘤无复发转移，气切套管已拔管，较好地保留了患者的喉功能。

参考文献

[1] 路铁，李振东，李树春，等. 321 例下咽癌患者临床特征及两种治疗方式疗效分析[J]. 临床耳鼻咽喉头颈外科杂志，2019,479(3):88-92.

[2] 潘新良，魏东敏. 正确认识 科学评估 积极推进下咽癌规范治疗[J]. 中华耳鼻咽喉头颈外科杂志，2020, 55(12):1116-1119.

[3] 庄惠军，陈进忠，姚礼庆，等. 下咽癌行早期胃镜检查的临床价值研究[J]. 中华消化内镜杂志，2021, 38(2):133-137.

[4] 雷大鹏，魏东敏. 局部晚期下咽癌手术缺损的修复选择[J]. 中华耳鼻咽喉头颈外科杂志，2020, 55(12):1191-1194.

[5] Lin P, Huang X, Zheng C, et al. The predictive value of MRI in detecting thyroid gland invasion in patients with advanced laryngeal or hypopharyngeal carcinoma[J]. European Archives of Oto-Rhino-Laryngology, 2016, 274(1):1-6.

[6] An C, Sun Y, Miao S, et al. Retropharyngeal Lymph Node Metastasis Diagnosed by Magnetic Resonance Imaging in Hypopharyngeal Carcinoma: A Retrospective Analysis From Chinese Multi-Center Data[J]. Frontiers in Oncology, 2021, 11:649540.

[7] Teshima M, Otsuki N, Shinomiya H, et al. Impact of retropharyngeal lymph node dissection in the surgical treatment of hypopharyngeal cancer[J]. Head & Neck, 2019.

[8] Allal AS, Dulguerov P, Bieri S, et al. Assessment of quality of life in patients treated with accelerated radiotherapy for laryngeal and hypopharyngeal carcinomas[J]. Head Neck, 2015, 22(3):288-293.

[9] Yamasoba, Tatsuya, Akashi, et al. Prognostic value of lymphovascular invasion of the primary tumor in hypopharyngeal carcinoma after total laryngopharyngectomy[J]. Head & Neck Journal for the

Sciences & Specialities of the Head & Neck, 2017.

[10] Karapolat I, K Kumanlıoğlu. Impact of FDG-PET/CT for the Detection of Unknown Primary Tumours in Patients with Cervical Lymph Node Metastases[J]. Molecular Imaging & Radionuclide Therapy, 2012, 21(2):63-68.

[11] Stephen, Kang. Organ preservation in laryngeal and hypopharyngeal cancer[J]. Oral Oncology, 2019.

[12] 宁文娟,李正江. 晚期下咽癌喉功能保留的临床进展[J]. 中华耳鼻咽喉头颈外科杂志, 2020, 55(5):554-558.

[13] 董春光,李利,肖祥,等. 局部晚期下咽癌术前新辅助化疗24例临床分析[J]. 中国耳鼻咽喉头颈外科, 2020(2):91-93.

[14] Mimikos C, Shafirstein G, Arshad H. Current state and future of photodynamic therapy for the treatment of head and neck squamous cell carcinoma[J]. World Journal of Otorhinolaryngology-Head and Neck Surgery, 2016, 2(2):126-129.

[15] 花永虹,胡巧英,傅真富,等. 下咽癌178例临床病理特征及预后分析[J]. 中华耳鼻咽喉头颈外科杂志, 2012, 47(7):540-544.

[16] King AD, Yu KH, Mo F, et al. Cervical nodal metastases from head and neck squamous cell carcinoma: MRI criteria for treatment assessment[J]. Head & Neck, 2016, 38(S1): E1598-E1604.

[17] King AD, Yu KH, Mo F, et al. Cervical nodal metastases from head and neck squamous cell carcinoma: MRI criteria for treatment assessment[J]. Head & Neck, 2016, 38(S1): E1598-E1604.

[18] Btasa, Bgjrca. PET/CT and PET/MRI in head and neck malignancy[J]. Clinical Radiology, 2018, 73:60-69.

[19] 陶磊,周梁,张明,等. 下咽癌预后改变及原因分析:单中心2003—2007年与2010—2014年两个五年间数据对比[J]. 中华耳鼻咽喉头颈外科杂志, 2020, 55(2):116-124.

[20] 徐伟,吕正华,洒娜,等. 264例下咽癌治疗与预后分析[J]. 中华耳鼻咽喉头颈外科杂志, 2018, 053(005):346-351.

33 下咽癌伴食管癌的 MDT to HIM 诊治过程及体会

◎楼建林 赵佳正

1 概述

下咽癌又称喉咽癌，绝大多数（约95%）为鳞状细胞癌。下咽癌的发病率约为0.8/10万。下咽恶性肿瘤占头颈部恶性肿瘤的1.4%，占全身恶性肿瘤的0.2%。下咽癌多发生在梨状窝，其次为喉咽后壁，环后区最少，好发于50~70岁，男性多于女性，约20%~30%下咽癌在诊断时伴发食管癌，常常需要整合诊治（MDT to HIM）以提高疗效。

2 MDT to HIM 诊治过程

男性，77岁，身高170cm，体重60kg，ECOG评分1分。因"发现左颈部肿块伴咽喉部不适2个月"于2019年9月9日收治浙江省肿瘤医院头颈外科。当地医院穿刺：左颈部低分化鳞状细胞癌。PET-CT：左颈部淋巴结肿大，考虑转移性，左侧口咽部小结节灶，恶性不能除外。高血压病史6年余，平日服用"吲达帕胺1# qd"降压治疗，血压控制可。饮酒20余年，每天白酒50ml，吸烟20余年，每天20余支，已戒。入院查体：一般情况可，左颈中部肿大淋巴结，约3cm×4cm，质地硬，边界欠清，固定，伴压痛。ECOG评分1级。实验室检查：三大常规、生化、凝血功能、甲状腺功能等基本正常，术前传染病检查基本正常。影像学检查如下，颈胸部CT：左下颈部（Ⅳ区）明显强化肿块，考虑转移性肿大淋巴结，疑有累及相邻左侧胸锁乳突肌。双肺多枚小结节，倾向良性可能大，建议复查。鼻咽+颈部MRI：鼻咽部MR未见明显占位灶，左侧下颈部淋巴结肿大。甲状腺颈部彩超：左中下颈结节团（恶性考虑）胆囊息肉、前列腺钙化灶。喉镜：左侧梨状窝见隆起新生物，咬检；活检病理：（左侧梨状窝）黏膜鳞状上皮重度异型增生、癌变。胃镜检查如下，食管：距门齿26cm见约0.6cm隆起糜烂病灶，NBI下背景黏膜茶褐色改变；活检：（食管）黏膜鳞状上皮重度异型增生、局灶癌变。入院诊断：下咽恶性肿瘤 $cT_1N_3M_0$ Ⅳb期，食管恶性肿瘤 $cT_1N_0M_0$ Ⅰ期，高血压。

MDT to HIM 诊治

(1) 讨论及意见

放射科　高龄患者，外院 PET–CT 提示左颈部肿大淋巴结，穿刺提示左颈部低分化鳞状细胞癌。现 CT 和 MRI 中可见左颈部肿大淋巴结伴周围侵犯（图33.1），根据 AJCC/UICC 第八版评估，影像学评估 N 分期为 N_3，淋巴结外侵明显，局部靠近左颈总动脉，需要注意动脉情况，CT/MRI 中未见明显下咽及喉部占位，结合喉镜结果，诊断为下咽癌，考虑下咽部新生物占位效应不明显，需结合内镜检查诊断。

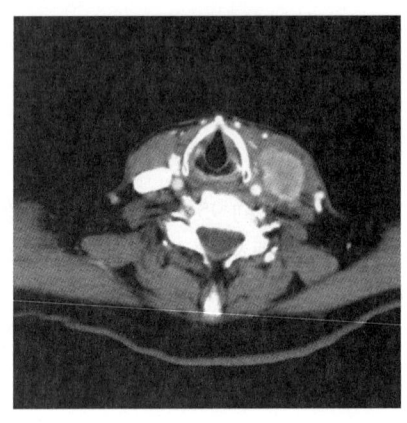

图 33.1　CT 提示左颈部淋巴结肿大，3.0cm×2.5cm，伴胸锁乳突肌侵犯，颈内静脉未见显影

内镜中心　因左颈淋巴结肿大就诊，诊断为颈部转移癌，当时 CT、MRI 及 PET-CT 等影像学检查和外院喉镜均未发现原发病灶（图33.2）。我院喉镜检查发现左侧梨状窝新生物，病变较小，容易漏诊，需仔细检查评估，必要时结合窄带显像（图33.3）。胃镜发现距门齿 26cm 约 0.6cm 隆起糜烂病灶，这两个地方都有癌变。根据目前胃镜情况，患者食管病变建议完善超声内镜检查评估浸润深度，行内镜黏膜下剥离术（ESD）治疗。

头颈肿瘤外科　从美国监测、流行病学和最终结果数据库（Surveillance, Epidemiology and End Results，SEER）登记的 1973—2006 年的 75 087 例头颈部肿瘤的数据来看，在头颈部肿瘤中下咽癌出现第二原发癌的风险最高，其中同时性第二原发癌的部位主要位于食管，异时性第二原发癌主要发生在食管和肺部。有研究发现，160 例下咽癌中伴同时性食管癌 43 例，占 27%，具有较高的比例，下咽癌的预后较差。该组下咽癌总的中位 OS 为 38 个月，5 年总 OS 为 40%，其中伴同时性食管癌的 43 例下咽癌的中位 OS 为 26 个月，明显低于不伴食管癌的下咽癌（中位 OS 为 58 个月），因此是否伴有同时性食管癌是影响下咽癌预后的一个重要因素。根据各种指南，本例为双发癌，下咽癌合并食管癌，目前可考虑先内镜中心行食管病变 ESD 治疗还是先行下咽癌的治疗？内镜中心行食管 ESD 大概需要多长时间恢复？

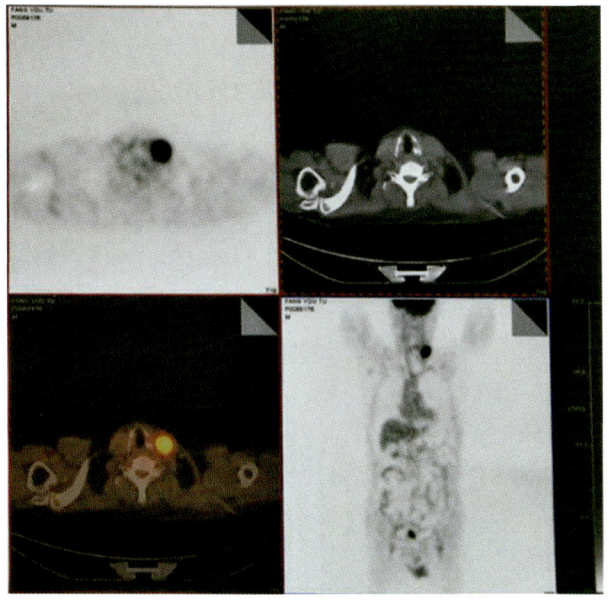

图33.2 PET-CT提示左颈部淋巴结FDG代谢增高，未见明显原发病灶

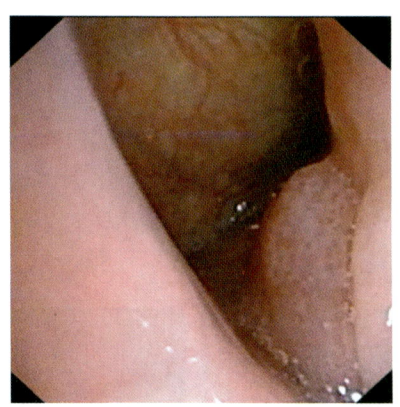

图33.3 喉镜提示左侧梨状窝新生物，病变较小（外院漏诊）

内镜中心 食管病变不大，ESD切除后恢复快，1~2d后便可正常饮食，可安排后期治疗。

头颈肿瘤外科 下咽癌 $cT_1N_3M_0$，根据NCCN2019版最新指南，可行诱导化疗，同步放化疗，以及手术治疗后根据危险因素进行术后放疗或放化疗。结合本例情况，患者转移淋巴结局部与左颈总动脉较近，且淋巴结为N_3期，为避免放化疗不敏感导致的淋巴结累犯动脉而增加手术难度，建议先行手术治疗。患者下咽病变范围不大，可行保喉手术，基于上述两点，考虑可行保留喉功能的下咽肿瘤切除+双颈淋巴结清扫术。对淋巴结如术中侵犯颈总动脉，无法分离，则可切除受累动脉，行人工血管修复准备。

头颈肿瘤放疗科　下咽癌 $cT_1N_3M_0$，根据 NCCN2019 版最新指南，可行诱导化疗，同步放化疗，以及手术治疗后根据危险因素做术后放疗或放化疗。本例淋巴结局部与左颈总动脉较近，且淋巴结为 N_3 期，淋巴结较大，肿瘤负荷较大，放疗化疗有一定可能会残留，建议患者先行手术治疗，切除原发肿瘤及淋巴结后，再行术后辅助放疗。

头颈肿瘤内科　下咽恶性肿瘤 $cT_1N_3M_0$，根据 NCCN2019 版最新指南，可行诱导化疗，如果有效，可缩小原发灶，也可缩小肿大淋巴结。但本例高龄、77 岁、化疗耐受性较差，如果对化疗不敏感，有可能导致转移淋巴结累犯动脉，就必须行颈动脉切除。患者转移淋巴结外侵明显，如行手术治疗，术后需根据患者情况行放疗或同步放化疗。

头颈肿瘤外科　根据患者情况，结合 CT/MRI 检查，可行保留喉功能的下咽肿瘤切除 + 双颈淋巴结清扫术。对转移淋巴结，可切除受累的胸锁乳突肌、颈内静脉等组织，颈总动脉距转移淋巴结较近。结合 MRI，动脉壁基本完整，可行颈动脉外膜剥脱，做到 R0 切除。

（2）MDT to HIM 结论

下咽恶性肿瘤 $cT_1N_3M_0$，食管恶性肿瘤 $cT_1N_0M_0$。食道病变建议先行 ESD 手术，下咽癌伴颈部淋巴结转移，建议行手术治疗，术后辅助放疗。

（3）治疗及效果

食管癌 ESD 治疗：2019 年 9 月 23 日在内镜中心行食管 ESD 切除治疗，过程顺利。术后病理：（食管 ESD 标本）黏膜慢性炎伴中 - 重度异型增生；周切缘及基底切缘均阴性。ESD 治疗后恢复顺利，3d 后转外科行手术治疗（图 33.4，图 33.5）。

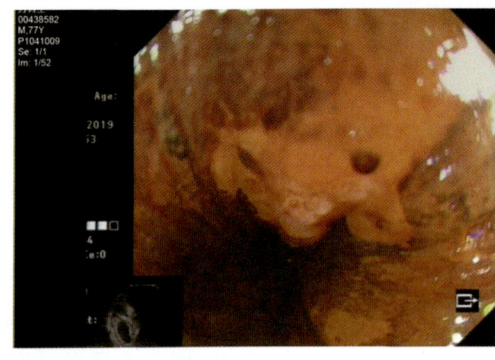　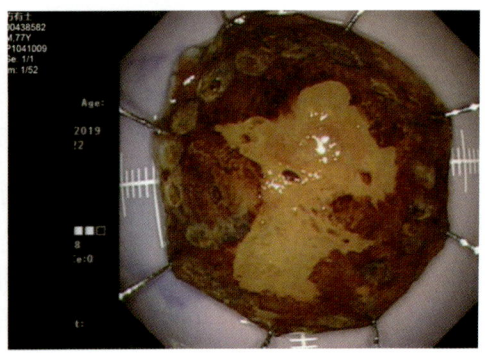

图 33.4　胃镜下食管病变　　　　图 33.5　ESD 治疗后标本

下咽癌手术治疗：2019 年 9 月 27 日在气管切开全麻下行左侧扩大根治性颈淋巴结清扫 + 右侧择区性颈淋巴结清扫 + 颈侧入路下咽癌扩大切除术。术中见左下颈部肿大淋巴结粘连颈内静脉及胸锁乳突肌、甲状腺上极部分及迷走神经，切除受累胸锁乳突肌，颈内静脉及甲状腺上极部分，切除受累迷走神经。术中见左侧梨状窝内侧壁外侧壁黏膜稍粗糙约 1.5cm×1.0cm 大小，下咽后壁黏膜粗糙约 3.5cm×1.0cm 大小，切除梨状窝内侧壁及外侧壁粗糙黏膜及咽后壁粗糙黏膜。标本送冰冻：（左侧梨状窝内侧壁）黏膜慢性炎伴水肿；（下咽后壁）黏膜鳞状上皮重度异型增生、局灶考虑癌变伴部分黏膜上皮缺损；（左侧梨状窝外侧壁）黏膜中-低分化鳞状细胞癌，浸润至黏膜下层。术后恢复顺利。2 周切口愈合良好，经口进食无呛咳，能堵管呼吸、发音。

术后病理：①（左侧梨状窝外侧壁）黏膜中-低分化鳞状细胞癌，浸润至黏膜下层。②（下咽后壁）黏膜鳞状上皮重度异型增生、癌变，部分区黏膜缺损伴炎性肉芽组织形成。③（左颈部Ⅲ~Ⅳ区）纤维、脂肪及横纹肌组织内见浸润性或转移性中-低分化鳞状细胞癌（病变最大径约4.5cm）。④（左颈部Ⅲ~Ⅳ区）16只、（右颈Ⅱa区）2只、（右颈Ⅱb区）2只、（右颈Ⅲ区）8只、（右颈Ⅳ区）6只、（左颈Ⅱ区）15只、（左颈Ⅴ区）12只、（左中央区）2只、（左肌间）1只、（颏下）3只淋巴结慢性炎。⑤（左梨状窝内侧部）黏膜慢性炎伴间质水肿，局灶鳞状上皮轻度异型增生。⑥（左甲部分）甲状腺组织。⑦（左中央区）另见少量甲状旁腺组织。⑧片内未见明确脉管瘤栓及神经侵犯。

进一步治疗意见：术后分期 $T_1N_3M_0$ ⅣB 期，下咽肿瘤多发，伴淋巴结包膜外侵犯，建议术后辅助放疗。

下咽癌术后辅助放疗：

2019 年 10 月 22 日起行术后放疗：照射下咽癌周围高危区域及颈部淋巴结引流区，95% 的 PTVtb 受到 6300cGy/30F，95% 的 PTVna 受到 6000cGy/30F，95% 的 PTV 受到 5100cGy/30F。

放疗靶区剂量图见图 33.6。

3 体 会

下咽癌恶性度高，侵袭性强，容易发生颈部淋巴结转移，是头颈部肿瘤中最具侵袭转移特性的肿瘤之一。下咽与喉毗邻，上通口咽，下接食道，容易发生上呼吸消化道相关的多原发癌。咽喉部解剖复杂，肿瘤治疗涉及呼吸、发音、吞咽等诸多重要功能。局部晚期下咽癌多采用手术、放疗、化疗等多学科整合治疗，目前国内外有相应的指南、规范，但肿瘤异质性强，个体差异大，治疗争议较大，是头颈部肿瘤开展 MDT to HIM 讨论的典范。该例为男性、高龄 77 岁，因颈部淋巴结转移癌就诊，原发病灶较小，容易漏诊，但为下咽、食管多原发癌，诊断治疗难度均较大。经过 MDT to HIM 讨论和诊治，通过影像学检查和内镜全面检查和评估、内镜中心行食管 ESD 治疗，头颈外科手术治疗，放疗科术后辅助放疗等系统规范的多学科整合治疗，达到了既根治肿瘤，又保留喉、下咽、食管功能，改善生活质量的目的。

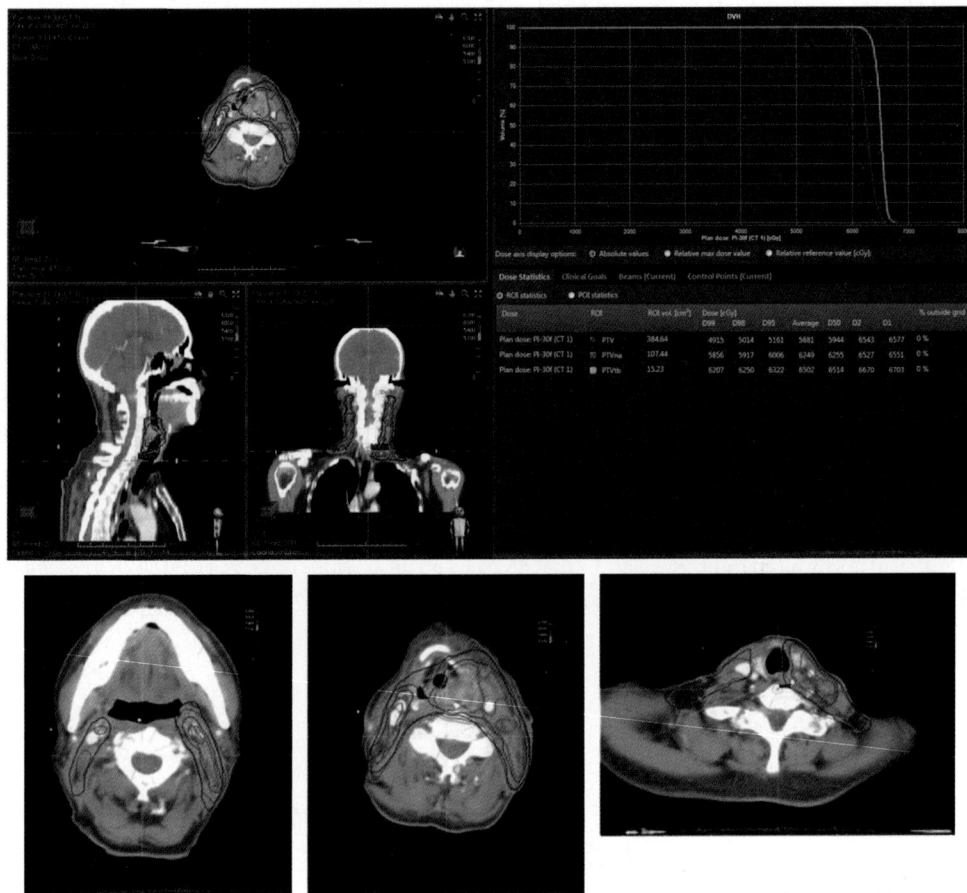

图 33.6　放疗靶区剂量图

参考文献

[1] 周梁. 下咽癌的治疗进展[J]. 中国耳鼻咽喉颅底外科杂志, 2019, 25(4):6.

[2] 路铁, 李振东, 李树春, 等. 321 例下咽癌患者临床特征及两种治疗方式疗效分析[J]. 临床耳鼻咽喉头颈外科杂志, 2019, 479(3):88-92.

[3] 潘新良, 魏东敏. 正确认识 科学评估 积极推进下咽癌规范治疗[J]. 中华耳鼻咽喉头颈外科杂志, 2020, 55(12):1116-1119.

[4] 庄惠军, 陈进忠, 姚礼庆, 等. 下咽癌行早期胃镜检查的临床价值研究[J]. 中华消化内镜杂志, 2021, 38(2):133-137.

[5] 雷大鹏, 魏东敏. 局部晚期下咽癌手术缺损的修复选择[J]. 中华耳鼻咽喉头颈外科杂志, 2020, 55(12):1191-1194.

[6] 马恒, 王晓雷, 魏明辉, 等. 局部晚期下咽癌的手术治疗及对患者生存质量的影响[J]. 中华肿瘤杂志, 2020, 42(8):687-691.

[7] 樊佳敏, 温树信, 王斌全, 等. 晚期下咽癌手术综合疗法与非手术综合疗法两种治疗策略疗效比较的 meta 分析[J]. 中华耳鼻咽喉头颈外科杂志, 2020, 55(2):144-149.

[8] Huang T Q, Wang R, Fang J G, et al. Induction chemotherapy for the individualised treatment of

hypopharyngeal carcinoma with cervical oesophageal invasion: a retrospective cohort study[J]. World Journal of Surgical Oncology, 2020, 18(1):330.
[9] Chung EJ, Kim GW, Cho BK, et al. Pattern of lymph node metastasis in hypopharyngeal squamous cell carcinoma and indications for level VI lymph node dissection[J]. Head & Neck, 2016, 38(S1):E1969-E1973.
[10] Lin P, Huang X, Zheng C, et al. The predictive value of MRI in detecting thyroid gland invasion in patients with advanced laryngeal or hypopharyngeal carcinoma[J]. European Archives of Oto-Rhino-Laryngology, 2016, 274(1):1-6.
[11] Olzowy B, Hillebrand M, U Harréus. Frequency of bilateral cervical metastases in hypopharyngeal squamous cell carcinoma: a retrospective analysis of 203 cases after bilateral neck dissection[J]. European Archives of Oto Rhino Laryngology, 2017, 274(11):3965-3970.
[12] An C, Sun Y, Miao S, et al. Retropharyngeal Lymph Node Metastasis Diagnosed by Magnetic Resonance Imaging in Hypopharyngeal Carcinoma: A Retrospective Analysis From Chinese Multi-Center Data[J]. Frontiers in Oncology, 2021, 11:649540.
[13] Teshima M, Otsuki N, Shinomiya H, et al. Impact of retropharyngeal lymph node dissection in the surgical treatment of hypopharyngeal cancer[J]. Head & Neck, 2019.
[14] Wu Z, Deng XY, Zeng RF, et al. Analysis of risk factors for retropharyngeal lymph node metastasis in carcinoma of the hypopharynx[J]. Head & Neck, 2013, 35(9).
[15] Kim JH, Choi KY, Lee SH, et al. The value of CT, MRI, and PET-CT in detecting retropharyngeal lymph node metastasis of head and neck squamous cell carcinoma[J]. BMC Medical Imaging, 2020, 20(1).
[16] Allal AS, Dulguerov P, Bieri S, et al. Assessment of quality of life in patients treated with accelerated radiotherapy for laryngeal and hypopharyngeal carcinomas[J]. Head Neck, 2015, 22(3):288-293.
[17] Yamasoba, Tatsuya, Akashi, et al. Prognostic value of lymphovascular invasion of the primary tumor in hypopharyngeal carcinoma after total laryngopharyngectomy[J]. Head & Neck Journal for the Sciences & Specialities of the Head & Neck, 2017.
[18] Rodrigo JP, MartínNez P, Allonca E, et al. Immunohistochemical markers of distant metastasis in laryngeal and hypopharyngeal squamous cell carcinomas[J]. Clinical & Experimental Metastasis, 2014, 31(3):317.
[19] Karapolat I, K Kumanlıoğlu. Impact of FDG-PET/CT for the Detection of Unknown Primary Tumours in Patients with Cervical Lymph Node Metastases[J]. Molecular Imaging & Radionuclide Therapy, 2012, 21(2):63-68.
[20] Chan SC, Wang HM, Yen TC, et al. 18F-FDG PET/CT and 3.0-T whole-body MRI for the detection of distant metastases and second primary tumours in patients with untreated oropharyngeal/hypopharyngeal carcinoma: a comparative study[J]. Eur J Nucl Med Mol Imaging, 2011, 38(9):1607-1619.
[21] Stephen, Kang. Organ preservation in laryngeal and hypopharyngeal cancer[J]. Oral Oncology, 2019.
[22] 张晴晴,倪晓光,贺舜,等.下咽癌伴有同时性食管癌的危险因素及生存分析[J].中华耳鼻咽喉头颈外科杂志,2017,52(10):6.

34 舌根腺样囊性癌 MDT to HIM 诊治过程及体会

◎郭 良 楼建林 谭向荣

1 概 述

腺样囊性癌（ACC）是一种发生于涎腺上皮的少见恶性肿瘤，好发于头颈部，占所有头颈部恶性肿瘤的 1%～5%，占涎腺恶性肿瘤的 10%～15%。ACC 亦可发生于食管、肺、气管、乳腺和宫颈等。ACC 病例数较少，常无特殊症状和体征，易造成误诊。一般来说，头颈部腺样囊性癌因局部浸润性生长、早期神经侵犯，预后并不乐观。有分析统计指出：我国头颈部腺样囊性癌采用手术、手术加放疗的 5 年生存率分别为 68.4% 和 77.2%，放疗、手术加放疗 5 年的生存率为 53.3% 和 74.7%，单纯手术与单纯放疗 5 年的生存率分别为 77.3% 和 38.2%；10～20 年的生存率依次递减。英国有关头颈部腺样囊性癌的研究指出，其 10 年生存率为 65%。一项就 105 例患者研究报告其 5 年、10 年和 20 年的生存率分别为 68%、52% 和 28%。总体而言，与其他肿瘤相比较，头颈部腺样囊性癌预后差，生存率低，需要多学科整合诊治（MDT to HIM）。

2 诊治经过

女性，38 岁，已婚，教师，汉族，浙江省建德市人。因"舌恶性肿瘤放疗后 3 周余，偶感胸闷、气急加重 2 天"入院。因"舌部不适 3 月"于外院就诊，当时左侧舌部不适，进食疼痛，伸舌伴疼痛，无进食障碍。MRI：左侧舌根部占位，恶性不除外，建议进一步检查。2020 年 4 月 21 日在全麻下行颌面部深部肿瘤切除活检术，术中冰冻提示：舌根肿物，首先考虑腺样囊性癌。术后 PET-CT（2020 年 4 月 24 日全景医学）：左侧舌缘后部，舌根部及相邻左侧咽壁软组织增厚，增多。左舌缘后部区域 FDG 摄取较明显，与左侧腭扁桃体分界不清，左侧咽旁间隙不清，部分肿瘤残留不除外。双侧颈深间隙及颌下多发小淋巴结，FDG 摄取未见明显增高，请随访。病理（2020 年 4 月 24 日）：（舌根肿物）腺样囊性癌。免疫组化：CK（pan）（＋），S－100（＋少量），SMA（＋部分），CD117（＋），CD43－GFAP－

Calponin（CP）（+部分），P63（+）。患者拒绝根治性手术。2020 年 5 月 13 日行（白蛋白结合型）注射用紫杉醇，0.42g 静滴化疗 d1 +（诺欣）顺铂注射液，127mg 静滴化疗 d1 +（艾坦）甲磺酸阿帕替尼，250mg×10 片×2 盒/1# po qd。2020 年 6 月 2 日，2020 年 6 月 30 日行（白蛋白结合型）注射用紫杉醇，0.42g 静滴化疗 d1 +（诺欣）顺铂注射液，127mg 静滴化疗 d1 +（艾坦）甲磺酸阿帕替尼，250mg×10 片×2 盒/1# po qd。2020 年 7 月 20 日起行舌根肿瘤及颈部淋巴结引流区放疗 PGTV 7066cGy/32F，PTVnd 6798cGy/32F PTV1 6255cGy/32F PTV26216cGy/32F。2020 年 7 月 31 日同步化疗：（诺欣）顺铂注射液，125mg 静滴化疗 d1，同时予护肝护胃治疗。2020 年 7 月 31 日起每日予阿帕替尼治疗。此次患者 2d 前感胸闷气急，运动时症状加重，为求进一步诊治，遂至我院门诊就诊，2020 年 9 月 17 日我院查 CT，舌根癌化疗后复查，对照 2020 年 6 月 24 日 MRI：①舌根占位较前有所退缩；双颈多发小淋巴结与前相仿。②鼻咽部 MR 未见明显异常，较前相仿。门诊拟"舌根恶性肿瘤放化疗后"收住我科。患者目前偶有胸闷气急，有张口受限，左颈、舌根处感疼痛，有吞咽困难，偶有恶心、呕吐，颈部活动正常。

入院查体：张口稍受限，左侧舌根可及 3cm×4cm 大小肿物，质地硬，边界不清，有压痛，双侧颈部未及明显肿大淋巴结。

实验室检查：三大常规、生化、凝血功能、甲状腺功能等基本正常，术前传染病检查基本正常。

影像学如下，颈部和胸部平扫+增强 CT：两肺纹理清晰，散在粟粒灶及条索状密度增高影，两肺门无增大，气管支气管通畅，血管及脂肪间隙清晰，纵隔未见肿大淋巴结。两侧胸腔未见明显积液。舌根部偏左侧软组织增厚，界欠清，局部不均质强化，鼻咽、喉咽部未见明显占位灶；左侧颈鞘见约短径 6mm 大小淋巴结，轻中度强化。两肺散在纤维灶。舌根癌放疗后，舌根偏左侧仍见软组织增厚，左侧颌下淋巴结，请结合临床。

鼻咽部+颈部+增强 MR：舌根区见团块状异常信号影，最大径约 2.0cm×2.5cm，边界欠清，增强扫描明显不均匀强化，病灶跨越中线，双颈多发小淋巴结。右侧咽后小淋巴结。鼻咽两侧壁对称，未见明显肿块影，两侧头长肌信号无殊，两侧咽旁间隙及茎内区未见明显异常信号。颅底骨质信号未见明显异常，两侧海绵窦无特殊。舌根癌化疗后复查，对照 2020 年 8 月 14 日 MRI：①舌根占位较前有所好转，双颈多发小淋巴结与前大致相仿。②鼻咽部 MR 未见明显异常，较前大致相仿。

喉镜检查如下，口咽（-）；舌根：右侧舌根局部黏膜隆起粗糙。喉咽，披裂：双侧黏膜尚光整，活动可。梨状窝：黏膜尚光整，未见明显新生物。喉，声门上：未见明显新生物；声门区：双侧声带活动可，声门闭合可，未见明显新生物。声门下（-）。

入院诊断：口咽恶性肿瘤 $cT_{4a}N_0M_0$ Ⅳa 期。

第1次 MDT to HIM

(1) 讨论及意见

影像科 CT上舌根病灶显示欠清晰，颈部未见明显肿大可疑淋巴结，两肺纹理清晰，两肺散在粟粒灶及条索状密度增高影，考虑两肺散在纤维灶，两肺门无增大，气管支气管通畅，血管及脂肪间隙清晰，纵隔未见肿大淋巴结。放疗前MR显示舌根区见团块状异常信号影，最大径约4cm×3cm，边界欠清，增强扫描明显不均匀强化，病灶跨越中线，侵犯舌体以及口底舌深部肌肉，双颈多发小淋巴结。放疗后肿瘤较前有缩小，但仍比较明显（图34.1）。

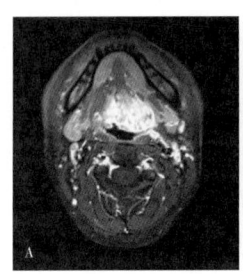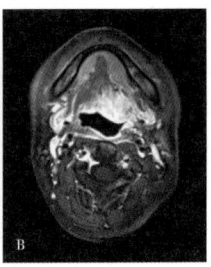

图34.1 放疗后肿瘤较前有缩小，但仍比较明显
A. 治疗前。B. 治疗后

麻醉科 一般情况可，平静条件下呼吸可，诉偶有运动后胸闷，现肺未见明显转移，呼吸功能提示通气功能正常，有放化疗病史，但年纪较轻，一般情况较好，可耐受全麻插管手术，术后可脱机拔管。舌根肿瘤，缺损较大，需行皮瓣修复，术后需行气管切开，需要加强抗炎，避免肺部感染。

头颈肿瘤外科 诊断考虑舌根恶性肿瘤放化疗后。现术前检查基本完善，放疗结束超过1个月，未见明显全麻手术禁忌，病理类型为腺样囊性癌，治疗上与最常见的口咽鳞癌有不同，腺样囊性癌肿瘤增殖较缓慢，但比较顽固，有嗜神经特性，肿瘤容易沿着神经侵犯，术中较难获得阴性切缘。腺样囊性癌对化疗不敏感，对放疗中度敏感，本例放疗后肿瘤稍有缩小，但仍然比较明显。腺样囊性癌治疗上首选手术切除＋术后辅助放疗，根据2020版NCCN头颈肿瘤指南，也推荐手术完整切除加术后辅助放疗，治疗完成后定期复查随访。术后3～5年约50%可能出现局部复发或肺转移，局部复发后可手术切除者仍可选择手术切除，肺部转移需谨慎选择内科治疗。肿瘤位于舌根，侵犯舌体以及舌深部肌肉，切除范围较大，术中需离断下颌骨，切除舌神经、舌下神经。创面需行皮瓣修复，皮瓣首选游离股前外侧皮瓣，该皮瓣组织较大，可提供足够的肌肉和皮肤组织修复缺损，但患者有放疗病史，血管条件可能受放疗影响，皮瓣出现血管危象可能性较一般患者大。血管吻合时需仔细选择匹配良好的供区血管，精细缝合，静脉可酌情选择血管吻合器，降低皮瓣危象风险，万一术后出现血管危象，可考虑行胸大肌补救，但患者年轻女性，胸大肌术后对患者外观以及功能影响较大。患者舌根肿瘤术后吞咽，语音功能会有较明显影响，但患者年纪较轻，治疗依存性较好，术中尽量恢复正常舌根形态，术后加强吞咽及语音功能锻炼，有希望能拔除气管套管，获得较好的功能恢复。

头颈肿瘤放疗科 年轻女性，舌根恶性肿瘤病理类型为腺样囊性癌，确诊后拒绝根治性手术，故首次治疗选择放疗，放疗至26F 约5600cGy 复查提示肿瘤有缩小，但仍较明显，如继续放疗肿瘤很难全部消退，但根治放疗后再行挽救性手术，手术难度高，风险大，术后创面愈合能力差。根据NCCN指南，腺样囊性癌治疗上首选手术加术后辅助治疗，化疗获益可能性较小，现放疗至中后段，下一步治疗首选手术治疗，术后根据病理及恢复情况，酌情选择是否再需继续放疗。

头颈肿瘤内科 患者病理类型为腺样囊性癌，局部较晚期，颈部未见明显转移淋巴结，肺未见转移，治疗上指南推荐手术加放疗。但患者年纪轻，一开始拒绝扩大根治性手术，首诊治疗在放疗科，放疗前行TP方案诱导化疗加艾坦靶向治疗，后又放疗同步铂类化疗。该方案在口咽鳞癌属于一线治疗方案，在腺样囊性癌是否有效尚无指南推荐，艾坦属于多靶点抗血管生成靶向治疗药，在头颈鳞癌、甲状腺髓样癌中应用曾有临床报道，在腺样囊性癌患者中的应用尚无可靠经验。下一步首选手术治疗，术后不建议行辅助化疗，如出现局部复发不可手术切除或远处转移，可考虑内科抗瘤治疗或参加临床试验。

头颈肿瘤外科 病理类型为腺样囊性癌，淋巴结转移可能性较小，一般为10%左右，术前检查未见明显可疑转移淋巴结，但局部肿瘤较晚期，需行游离皮瓣修复，需在颈部行血管吻合，术中建议行左颈部择区淋巴结清扫（1～3区）。

（2）**MDT to HIM 结论**

诊断口咽恶性肿瘤放化疗后，临床分期 $cT_4aN_0M_0$，Ⅳa期。术前评估未见明显全麻手术禁忌，首选手术治疗，现建议行气切+左侧颈部择区功能性淋巴结清扫+下颌骨离断，舌根恶性肿瘤扩大切除+冰冻+游离股前外侧皮瓣修复+下颌骨钛板固定。术后根据病理以及恢复情况再决定是否继续行放疗，术后不建议行辅助化疗。

（3）**治疗及效果**

外科手术治疗：于2020年10月9日全麻下行气管切开+左颈择区淋巴结清扫（1～3区）+下颌骨离断左舌根恶性肿瘤扩大切除+游离股前外侧皮瓣转移修复术；术后恢复顺利，皮瓣存活良好，术后2周拔除气管套管（图34.2）。

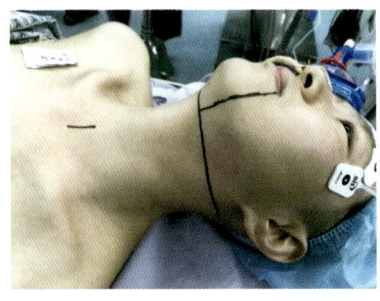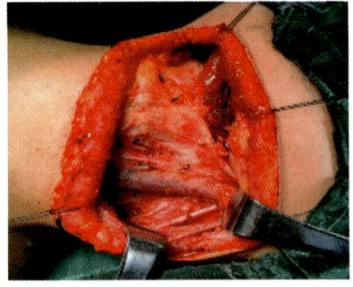

图34.2 术中照片

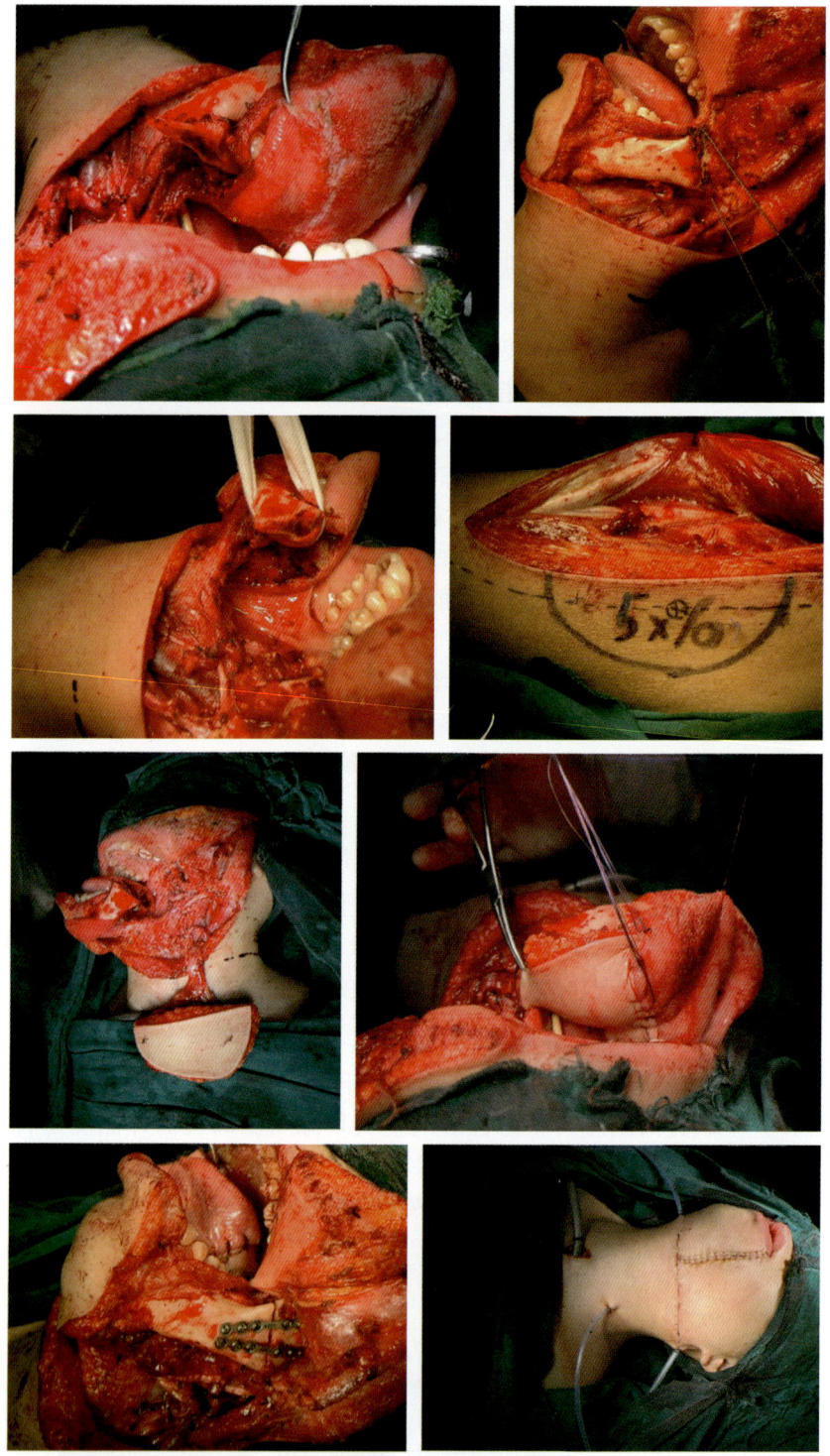

图 34.2 术中照片（续）

术病理报告如下，舌恶性肿瘤放、化疗后：①（左舌根）浸润性癌（结合形态及免疫组化，符合腺样囊性癌）伴退变，广泛侵犯神经及横纹肌组织。②（左Ⅱa区）2只、（左Ⅱb区）3只、（左Ⅲ区）6只、（颌下）3只、（颏下）2只、（左腮腺下极）1只淋巴结慢性炎。免疫组化如下，（左舌根）：CK7（+）、CD117（+）、CK（+）、S-100（+）、SMA（肌上皮+）、Calponin（肌上皮+）、P63（肌上皮+）、Ki-67（+，<10%）、CEA（部分+）；切缘：（后切缘）见少量上皮样细胞伴异型，（外切缘、基底切缘、前切缘）阴性。片内未见明确脉管瘤栓。

术后1个月复诊。

进一步治疗意见：患者舌根恶性肿瘤放化疗后术后，恢复尚可，气管套管拔除，皮瓣存活良好，稍有抗拒经口进食，现仍管饲流质为主，放疗科门诊就诊未建议继续行辅助放疗。现鼓励患者练习经口进食，定期复查（图34.3）。

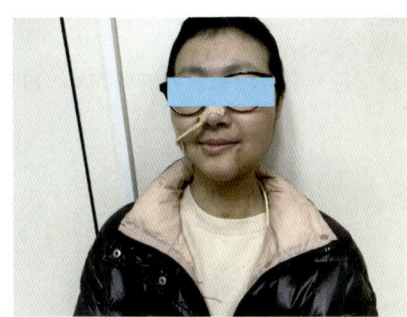 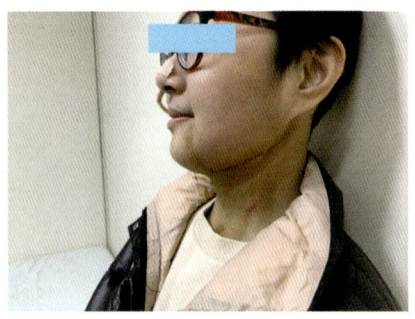

图34.3 术后照片

3 体 会

腺样囊性癌是一种少见恶性肿瘤，好发于头颈部，近30年发病有下降趋势。临床表现和肿瘤部位有关，具嗜神经生长、易远处转移和局部复发、淋巴结转移率低、局部呈浸润性缓慢生长、起病隐匿不易早期诊断的特点。诊断需结合临床、影像及病理，治疗首选手术以及术后辅助放疗，预后与诸多因素有关，但仍存在较大争议，因此亟待多中心、长期随访、大样本的分析研究。本例女性，38岁，起病隐匿，就诊时已是局部晚期，先于放疗科就诊行放化疗后效果不理想，后就诊于外科，经过MDT to HIM讨论和诊治，麻醉科排除全麻手术禁忌，头颈外科顺利实施手术治疗。术后恢复顺利，皮瓣存活良好，术后于放疗科门诊就诊未建议继续行辅助放疗，定期复查，密切随访，需特别留意患者局部以及肺部情况。

参考文献

[1] Papaspyrou G, Hoch S, Rinaldo A, et al. Chemotherapy and targeted therapy in adenoid cystic carcinoma of the head and neck: a review[J]. Head Neck, 2011, 33(6):905-11. doi: 10.1002/hed.21458. Epub 2010 Jul 22. PMID: 20652885.

[2] Husain Q, Kanumuri VV, Svider PF, et al. Sinonasal adenoid cystic carcinoma: systematic review

of survival and treatment strategies[J]. Otolaryngol Head Neck Surg,2013,148(1):29-39. doi:10.1177/0194599812464020. Epub 2012 Oct 12. PMID:23064210.

[3] Amit M, Naára S, Trejo-Leider L, et al. Defining the surgical margins of adenoid cystic carcinoma and their impact on outcome: An international collaborative study[J]. Head Neck,2017,39(5):1008-1014. doi:10.1002/hed.24740. Epub 2017 Mar 2. PMID:28252829; PMCID:PMC5879774.

[4] Ali S, Yeo JC, Magos T, et al. Clinical outcomes of adenoid cystic carcinoma of the head and neck: a single institution 20-year experience[J]. J Laryngol Otol,2016,130(7):680-5. doi:10.1017/S0022215116008124. Epub 2016 Jun 8. PMID:27268306.

[5] Thompson LD, Penner C, Ho NJ, et al. Sinonasal tract and nasopharyngeal adenoid cystic carcinoma: a clinicopathologic and immunophenotypic study of 86 cases[J]. Head Neck Pathol,2014,8(1):88-109. doi:10.1007/s12105-013-0487-3. Epub 2013 Sep 15. PMID:24037641; PMCID:PMC3950387.

[6] Bradley PJ. Adenoid cystic carcinoma of the head and neck: a review[J]. Curr Opin Otolaryngol Head Neck Surg,2004,12(2):127-32. doi:10.1097/00020840-200404000-00013. PMID:15167050.

[7] 江洋,华清泉,廖华,等. 不同治疗方法对头颈部腺样囊性癌预后影响的Meta分析[J]. 中国医药导报,2015,12(14):111-116.

35 局部晚期舌癌的 MDT to HIM 诊治过程及体会

◎郭 良 楼建林 谭向荣

1 概 述

舌癌是最常见的口腔恶性肿瘤,主要治疗包括手术在内的整合序贯疗法,5 年总生存率仅维持在45%~50%。早期舌癌缺乏特异性症状,随肿瘤进展可出现疼痛、舌活动受限、吞咽及说话困难等症状。局部晚期舌癌的治疗为以手术为主的整合治疗,舌颌颈联合根治术是舌癌的经典术式,其疗效已得到临床认可,但术中切除组织较多,破坏性明显,可严重损伤组织器官的形态及功能,影响生活质量。随着医学模式的改变和外科游离皮瓣水平的提高,临床对肿瘤生物学特征的认识不断深入,肿瘤多学科整合诊治(MDT to HIM)模式的建立及开展,不仅提高患者的生存率,且能保留患者口腔功能。

2 MDT to HIM 诊治过程

男性65岁,因"发现舌中肿物2月余,确诊舌癌8d"入院。2021年4月30日因"发现左舌部肿块1月"于某院就诊,自述肿物约黄豆大小,无破溃流脓,无疼痛不适等症状。2021年5月4日于局麻下行"舌肿物活检术"。2021年5月10日术后病理:(舌部)中分化鳞状细胞癌。2021年5月8日查口腔 MR:舌体至舌根异常信号,考虑肿瘤,双侧颈部淋巴结增大,右侧肿大淋巴结考虑转移。患者拒绝化疗,为求进一步诊治,遂至我院就诊,2021年5月13日我院 B 超(US666099):右上颈淋巴结肿大(转移性可能,必要时请结合穿刺)。门诊拟"舌恶性肿瘤"收住我科。目前有疼痛不适,言语含糊,舌部运动稍受限,无发热畏寒,无吞咽不适等症状。自发病以来,神清,精神可,胃纳可,睡眠一般,二便无特殊,体重无明显减轻。查体:一般可,生命体征平稳。身高164cm,体重52kg,体温36.9℃,呼吸18 次/分,脉搏72 次/分,血压125/69mmHg。心脏听诊未闻及病理性杂音,双肺未闻及干湿性啰音,腹平软,无压痛,未及异常包块,移动性浊音阴性。面部形态对称,张口无明显受限,开口见舌活动受限,前伸困难,舌体正中糜烂,黏膜下可及质地硬肿物,边界不清，向口底浸润，约5cm×4cm大小，肿瘤近舌根，未明显累及下颌骨。双侧上颈部能触及多发肿大淋巴结，较大位于右侧，约2cm大小，质地硬，边界尚清，活动可。辅助检查：2021年5月18日我院病理会诊示舌部鳞状细胞癌。

2021年5月20日MR舌体正中不规则肿块，符合MT。右颈部增大淋巴结，考虑转移可能性大（图35.1）。

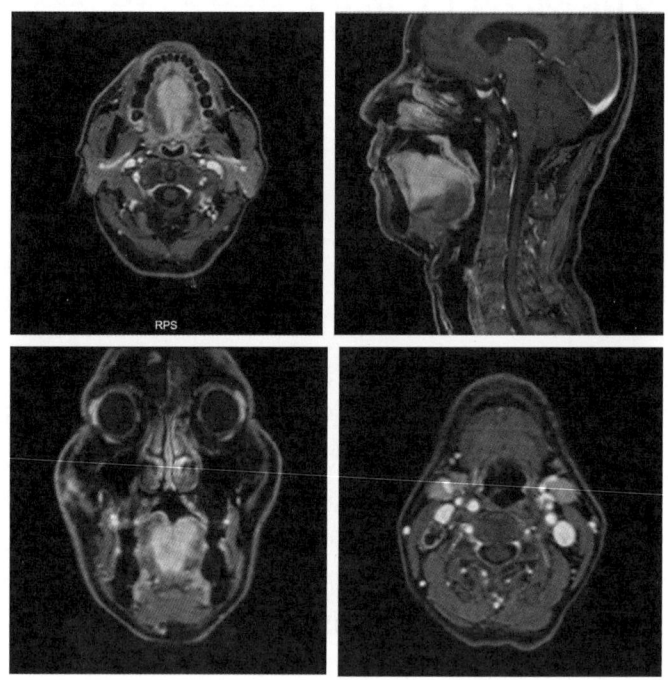

图35.1　2021年5月20日MR图像

2021年5月24日颈部+胸部CT：①舌部平扫及增强未见明显异常软组织肿块，建议结合临床。②右颈部淋巴结肿大。③右下肺钙化灶。

目前诊断：舌恶性肿瘤 $cT_3N_{2b}M_0$，Ⅳa期。

MDT to HIM 诊治

（1）讨论及意见（2021年5月26日）

影像诊断科　颈部增强CT上舌部病灶不均匀强化，范围欠清晰，双侧上颈部淋巴结肿大，右侧较明显，内可见少量液化坏死，考虑转移；肺部CT两肺纹理清晰，右下肺可见钙化灶，两肺门无增大，气管支气管通畅，血管及脂肪间隙清晰，纵隔未见肿大淋巴结。口腔MR显示舌团块状异常信号影，主体位于舌中线附近，最大径约5cm×4cm，边界欠清，增强扫描显示不均匀强化，侵犯舌体及口底舌深部肌肉，右颈部增大淋巴结，考虑转移可能大。

麻醉科　中老年男性，一般情况可，平静条件下呼吸可，肺未见明显转移，呼吸功能提示通气功能正常，可耐受全麻插管手术，术后可脱机拔管。患者舌部巨大肿瘤，缺损较大，需行游离皮瓣修复，术后需行气管切开，且要加强抗炎、营养支持，避免肺部感染。

头颈肿瘤外科 患舌恶性肿瘤伴颈部淋巴结转移，肿瘤范围较大，累及双侧舌体，口底，未明显累及下颌骨，双侧颈部淋巴结考虑多发转移，$cT_3N_{2b}M_0$，Ⅳa期。病理类型为舌鳞状细胞癌。术前检查基本完善，未见明显全麻手术禁忌。舌恶性肿瘤治疗主要考虑以手术为主整合治疗，首选手术切除＋术后辅助放疗，根据2020版NCCN头颈肿瘤指南，口腔恶性肿瘤推荐手术完整切除加术后辅助放化疗，治疗完成后定期复查随访。肿瘤位于中线附近舌体，前达前口底，后近舌根，侵犯双侧舌肌及舌深部肌肉，为明显累及下颌骨，切除范围较大，手术根治需行双侧颈部淋巴结清扫，全舌切除及部分舌根切除，术中需离断下颌骨，外旋暴露舌部肿瘤。本例正中裂开较旁正中裂开暴露较好，切除注意行舌口底联合扩大切除，扩大切除后需行皮瓣修复＋下颌骨钛板固定。皮瓣首选游离股前外侧皮瓣，该皮瓣组织量较大，一般可提供大至20cm×8cm范围的皮瓣，可提供足够的肌肉以及皮肤组织，能较好满足全舌缺损重建的要求。制备皮瓣时需根据缺损范围设计，重建合适舌尖、舌体形态，口底填充适量肌肉脂肪组织，抬高重建舌体，为术后吞咽提供帮助；下颌骨裂开后复位也需注意原位复位，保证术后上下牙列咬合关系能基本恢复正常；术后恢复的关键是游离皮瓣是否存活，一般来说，游离皮瓣存活率在90%以上，如术后出现血管危象，可考虑行胸大肌补救，但胸大肌重建效果也较游离皮瓣差。所以，行游离皮瓣修复时，需从皮瓣设计、制备、血管吻合、血管蒂摆位、引流管放置、术后体位、术后抗凝、营养支持上全程管理，确保修复一次成功。局部晚期舌恶性肿瘤，术后需放疗科就诊行术后辅助放疗，降低术后复发转移风险。治疗结束后加强吞咽及语音功能锻炼，有希望能拔除气管套管及鼻饲管，获得较好功能恢复。

头颈肿瘤放疗科 局部晚期舌恶性肿瘤，双侧颈部淋巴结转移，治疗上首选以手术为主整合治疗，根据NCCN指南，局部晚期口腔恶性肿瘤建议手术加术后辅助放化疗，化疗能否改善长期生存尚有争议。本例如先行手术治疗且手术恢复顺利，可在术后6周内转放疗科行术后辅助放疗；如不能接受全舌切除，也可考虑行诱导化疗加放疗，或同步放化疗，但瘤体负荷较大，效果可能不太理想。

头颈肿瘤内科 病理类型为鳞状细胞癌，局部较晚期，颈部考虑有淋巴结转移，肺未见明显转移，治疗上指南推荐手术加术后放化疗。肿瘤巨大，也可考虑行术前新辅助化疗，化疗方案为铂内为基础的头颈鳞癌一线化疗方案，TP或TPF，也可根据的经济条件考虑是否加用爱必妥或泰欣生靶向治疗。口腔癌诱导化疗争议较多，诱导化疗的益处一是化疗后肿瘤灶缩小，肿瘤降期，为手术提供更好地治疗条件；二是诱导化疗有可能杀灭微小转移灶，降低肿瘤远处转移风险；三是诱导化疗反应可为肿瘤治疗的预后提供一定参考，化疗反应好，肿瘤缩小明显的相对化疗反应差，肿瘤缩小不明显或增大预后要好。但诱导化疗反应较大，有可能出现严重骨髓抑制，延误治疗进程，且口腔癌诱导化疗能否增加 OS 尚无定论。下一步治疗如先行手术治疗，术后一般不建议辅助化疗，如有复发高危因素，如淋巴结包膜外侵犯、切缘阳性等，可考虑辅助化疗；如治疗结束后，复查期间出现局部复发不可手术切除或远处转移，可考虑内科抗瘤治疗或参加肿瘤临床试验。术后病理标本可行 P16、PD-L1 检测，为后续治疗选择提供一定参考。

（2）MDT to HIM 结论

诊断舌恶性肿瘤，临床分期 $cT_{4a}N_0M_0$，Ⅳa 期。术前评估未见明显全麻手术禁忌，治疗首选手术治疗＋术后辅助放疗，现建议气切＋双侧颈部功能性淋巴结清扫＋下颌骨正中离断，舌恶性肿瘤扩大切除（全舌＋部分舌根）＋冰冻＋游离股前外侧皮瓣修复＋下颌骨钛板固定，术后行辅助放疗，但不建议常规行辅助化疗。如有复发高危因素，如淋巴结包膜外侵犯、切缘阳性等，可考虑辅助化疗。

（3）治疗及效果

外科手术治疗：2021 年 5 月 29 日全麻下行双侧颈淋巴结清扫＋下颌骨裂开（钛板重建）＋舌癌广切＋左股前外侧皮瓣转移修复术＋血管吻合＋舌重建术＋气管切开（图 35.2）。术后恢复顺利，皮瓣存活良好。

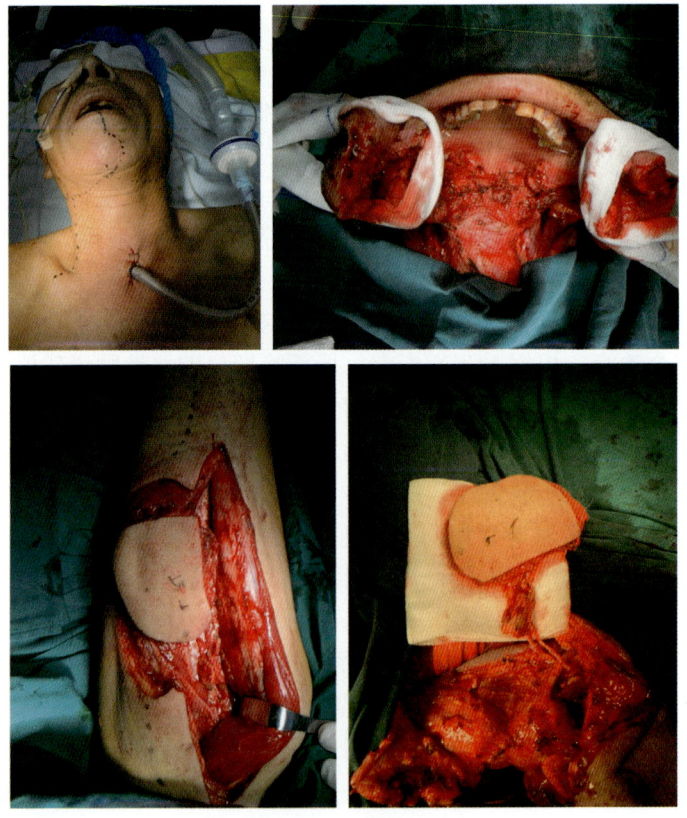

图 35.2　术中照片

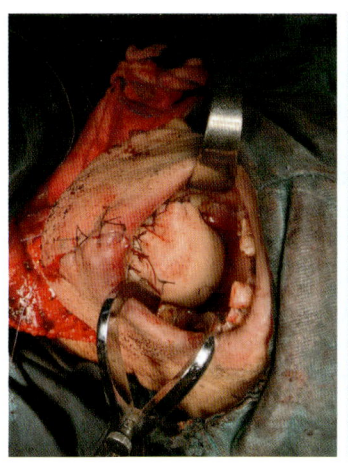
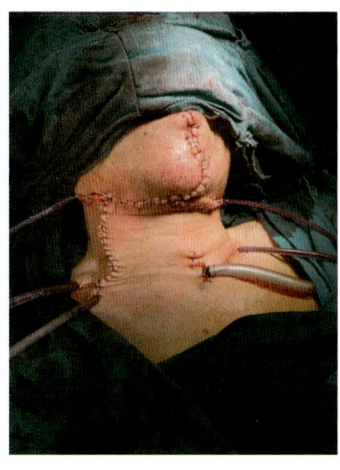

图 35.2　术中照片（续）

术后病理：①（舌恶性肿瘤扩切标本）黏膜中分化鳞状细胞癌（瘤体 4.5cm×4cm×2.3cm），浸润至黏膜下纤维、脂肪及横纹肌组织，可见脉管瘤栓及神经侵犯，浸润或转移至（右Ⅰ）2/8 只、（右Ⅱa）2/14 只、（右Ⅱb）0/2 只、（右Ⅲ）0/5 只、（右Ⅳ）0/6 只、（右Ⅴ）0/2 只、（左Ⅰ）1/3 只、（左Ⅱa）2/3 只、（左Ⅱb）0/1 只、（左Ⅲ）0/8 只、（左Ⅳ）0/2 只、（右肌间）0/2 只淋巴结，其中（左Ⅰ、右Ⅰ）另见腮腺组织。②（左舌根扩切）黏膜慢性炎伴鳞状上皮增生及小区固有层内见淋巴组织增生。③（左腮腺下极、右腮腺下极）腮腺组织。④（送检基底切缘、右舌跟切缘）阴性；（送检左舌根切缘）部分黏膜鳞状上皮中-重度异型增生。⑤（颏下）纤维、脂肪及横纹肌组织，未见淋巴结。

2021 年 7 月 13 日行舌瘤床及颈部调强放疗：PGTVtb 6600cGy/30F PTV1 6000cGy/30F PTV2 5400cGy/30F。过程顺利，治疗结束后拔除气管套管，鼻饲管，经口进食半流质。2021 年 9 月 26 日复查 MR 舌癌术后改变，与前相仿（2021 年 6 月 30 日）。双侧颈部术后改变。2021 年 9 月 26 日复查肺部 CT：右肺小结节灶，左肺下叶胸膜下少量炎症，较前 2021 年 6 月 4 日 CT 相仿。

3　体　会

舌恶性肿瘤是明显危及生命和影响生活质量的恶性肿瘤，预后差，舌癌根治术是重要治疗手段，局部晚期舌恶性肿瘤一般行手术为主整合治疗，术后放疗在辅助治疗中有重要作用。本例舌癌肿瘤大，位舌中线附近，经过 MDT to HIM 后，先行手术治疗，行全舌切除，创伤很大，同期行游离股前外侧皮瓣修复，恢复较好。术后予以辅助放疗，过程顺利，治疗结束后拔除鼻饲管，气管套管，生活质量恢复较好，治疗结束后第 1 次复查未见明显肿瘤复发迹象。本例诊疗过程及治疗方案符合肿瘤治疗规范，治疗过程顺利，辅助治疗衔接到位，充分体现了 MDT to HIM 在头颈恶性肿瘤治疗过程中的优势。

参考文献

[1] Bagan JV, Scully C. Recent advances in Oral Oncology 2007: epidemiology, aetiopathogenesis, diagnosis and prognostication[J]. Oral Oncol, 2008, 44(2):103-108.

[2] Jerjes W, Upile T, Petrie A, et al. Clinico pathological parameters, recurrence, locoregional and distant metastasis in 115 T1-T2 oral squamous cell carcinoma patients[J]. Head Neck Oncol, 2010, 2(9):1-21.

[3] Taneja C, Allen H, Koness RJ, et al. Changing patterns of failure of head and neck cancer[J]. Arch Otolaryngol Head Neck Surg, 2002, 128(3):324-327.

[4] Tanaka M, Koyanagi K, Sugiura H, et al. A case of advanced esophageal cancer and tongue cancer treated with induction DCF chemotherapy followed by radical surgery[J]. GanTo Kagaku Ryoho, 2015, 42(11):1411-1413.

[5] 孙小雅, 严汉兴, 贺莎, 等. 舌癌多种治疗方式的临床疗效比较[J]. 中南医学科学杂志, 2018, 46(1):16-19.

[6] Zhou N, Lin Y, Peng X, et al. Thorough survey and analysis of pulmonary lymphoepithelioma-like carcinoma in Macau and multimodality treatment for advanced disease[J]. Lung Cancer, 2019, 138:116-23.

36 单肾患者原发局部晚期宫颈癌伴肺转移的 MDT to HIM 诊治过程及体会

◎倪 镌 楼寒梅

1 概 述

局部晚期宫颈癌经根治性放化疗仍能达到约 70% 的 5 年生存率。但 30%～50% 的局部晚期宫颈癌会复发并最终死于该疾病。一旦复发或转移，治疗手段非常有限，以顺铂为基础的化疗与靶向治疗相整合是复发或转移性宫颈癌的一线标准治疗方案。免疫检查点抑制剂在子宫恶性肿瘤中的应用目前尚处于起步阶段。患者的诊治需要多学科整合诊治讨论并指导，创造出个体化整合诊治方案，最终实现最优化整合诊治教学。

2 MDT to HIM 诊治过程

女性，41 岁，身高 155cm，体重 47kg，美国东部肿瘤协作组（ECOG）评分 10 分。2018 年 6 月 13 日因"恶心呕吐伴血肌酐升高 1 月，再发加重 1 周"入住浙江大学附属第一医院，检查发现"右肾积水、右肾功能不全、宫颈恶性肿瘤待排"，血肌酐最高达 717μmol/L。入院当天行右侧输尿管双 J 管更换术，其后肾功能好转，肌酐降至 115μmol/L。为求进一步治疗来我院。妇检：外阴已婚已产式，阴道右侧壁、前壁上 1/2 + 结节状受侵，左侧壁穹窿受侵，后壁光，宫颈结节状直径约 6cm，宫体常大，右侧宫旁增厚达盆，弹性差，左侧宫旁软，双附件区未及异常。PET－CT（图 36.1）：①宫颈不规则增厚伴 FDG 代谢异常增高，考虑宫颈恶性肿瘤，累及宫体、阴道上段，邻近直肠左前壁及膀胱后壁受侵可疑；②双侧髂血管旁淋巴结，FDG 代谢增高，其中左髂总、右髂外（宫旁）淋巴结转移性首先考虑，其余倾向炎性；③左侧附件区囊性灶，FDG 代谢异常增高，性质待定，生理性摄取不完全除外，建议进一步检查。宫颈活检病理：(宫颈) 鳞状细胞癌 201818763。SCC 为 40.2ng/ml。2 年前因肾脏捐献在浙江大学附属第一医院行"左肾切除术"。诊断：①宫颈癌ⅢB 期（FIGO 2009）；②肾功能不全；③输尿管内支架（右）。ECOG 评分 0 分。

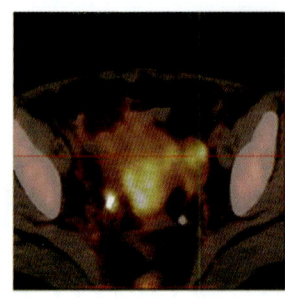 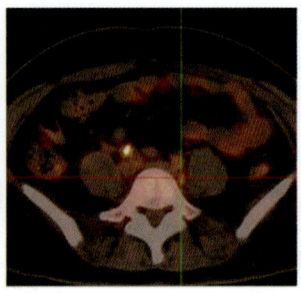 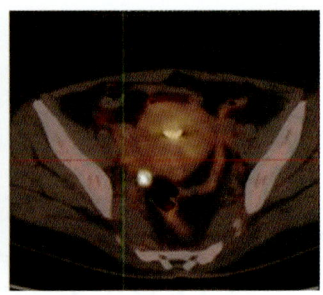

图36.1　盆腔PET-CT检查结果

2.1　第1次MDT to HIM诊治（2018年7月1日）

（1）讨论及意见

　　妇瘤外科　早期宫颈癌大多无症状，或仅有宫颈炎症状，易被忽略。一旦出现症状，癌常已发展到相当程度。最常见的症状为阴道不规则出血和白带增多，少数患者因输尿管积水、肾脏积水、肌酐升高至泌尿科就诊，或因大便秘结至胃肠科就诊。根据病史、妇科检查及辅助检查，本例诊断为宫颈癌ⅢB期。需注意，宫颈癌的FIGO分期中ⅢB期宫旁达盆由妇科检查诊断，如出现肾积水，排除其他原因，亦可诊断为ⅢB期。宫颈癌手术适用于ⅠA～ⅡA早期、无严重内外科合并症、无手术禁忌证的患者，需根据全身情况能否耐受手术而制订治疗方案。本例宫旁及阴道情况，无手术安全边界，无手术适应证，建议妇瘤放疗科治疗。

　　妇瘤放疗科　放疗是宫颈癌的主要治疗手段，使用范围广，各期均可应用，疗效可。宫颈癌的放疗以体外放疗联合腔内照射最为普遍。宫颈癌的体外放疗和腔内治疗各有分工。原发灶以腔内照射为主（宫腔及阴道是天然的放疗容器，适用于近程放疗），宫旁组织及盆腔淋巴结区则以体外照射为主，推荐以铂为基础的同步化疗。同步放化疗的机制是：①放化疗直接杀灭原发肿瘤并消灭微小转移病灶；②同步放化疗后使处于不同细胞周期的瘤细胞同步化疗，对放射线产生敏感；③化疗也能通过直接瘤细胞毒性、肿瘤细胞周期同步化疗和抑制亚致死放射修复来增加放射剂量反应曲线的梯度，以增加瘤细胞死亡。另外，同步放化疗避免了延迟盆腔放疗时间。鳞状细胞癌的放射治疗疗效优于腺癌。目前宫颈癌ⅢB期诊断明确，病理类型为鳞癌，右侧宫旁增厚达盆，肿瘤局部晚期，未发现放疗禁忌，拟限期行根治性放疗：加速器X线盆腔及阴道外照射，铱192高剂量率后装治疗。患者左侧肾脏切除术后，右肾积水输尿管支架置入术后，肾功能轻度异常，同步化疗易致抵抗力降低、骨髓抑制、肝肾功损害，对本例，单侧肾脏且肾功能不佳，放疗期间不考虑同步化疗。且需密切注意放疗副作用及并发症，积极支持治疗。

　　泌尿外科　患者左肾捐献，目前单侧右肾有积水，输尿管支架置入后肾功未恢复正常。易出现感染、出血、肾衰竭情况，治疗期间需密切监测肾功能变化。

营养科　患者系宫颈癌ⅢB期，单肾，肾脏积水，属肿瘤负荷极高人群，需加强营养，维持正氮平衡。需加强血红蛋白补充，贫血易致细胞乏氧，影响放疗效果。

（2）MDT to HIM 结论

整合多学科意见，该患者宫颈癌ⅢB期，拟限期行宫颈癌根治性放疗：加速器X线盆腔及阴道外照射，铱192高剂量率后装治疗。放疗期间不考虑同步化疗，可联合靶向治疗。注意副作用及并发症。

（3）治疗及效果

2018年7月9日起行放疗：加速器6MV X线腹主动脉旁、盆腔、阴道TOMO，勾画CTV包括腹主动脉旁淋巴结区、盆腔淋巴结区、宫旁组织、阴道旁组织及全阴道，DT 4500cGy/180cGy/25F，勾画GTV包括左髂总淋巴结等盆腔淋巴结及右侧宫旁，DT 6050cGy。铱192高剂量率后装腔内治疗A点剂量30Gy，阴道黏膜下10Gy（其中后壁1/2挡铅5Gy）。2018年7月9日、7月30日予恩度靶向治疗2个疗程：恩度15mg静脉滴注，d1～14，过程顺利。因单肾及肾功能不佳，未予同步化疗。治疗结束后SCC为2.0ng/ml。

治疗结束1月余，来院复查。SCC为2.3ng/ml。妇科检查发现右侧阴道壁及宫旁增厚质硬，故2018年9月12日，10月24日，10月31日行麻醉下铱192高剂量率三维后装插植治疗3次，阴道右前壁及宫旁剂量：HRCTV D90 2100cGy。最终治疗结束时间为2018年10月31日。疗效评价：PR。

2019年3月20日B超发现右侧腹股沟淋巴结，"右侧腹股沟结节针吸"显示为转移或浸润性（鳞）癌伴大片坏死E20192919。

2.2　第2次MDT to HIM 诊治（2019年4月12日）

（1）讨论及意见

放射科医生　综合影像学检查（全身CT检查，浅表淋巴结B超），目前未发现原肿瘤区域肿瘤复发征象，仅右侧腹股沟淋巴结转移。复习首次发病时影像学资料，当时未见右侧腹股沟淋巴结转移证据。供临床参考。

妇瘤外科　宫颈癌ⅢB期放疗后复发，右侧腹股沟淋巴结转移。据首次治疗方法，结合复发部位制订方案，若复发部位可手术，首选手术治疗。该患者可手术切除右侧腹股沟淋巴结，但术后仍需术后辅助放疗，且切口长，愈合慢，影响放疗实施时间，建议妇瘤放疗科行放射治疗。

妇瘤放疗科　半年前行宫颈癌根治性放疗，右侧股骨头已有较高放射剂量，本次治疗距前次放疗时间短，需严密制订计划，告知患者股骨头坏死风险。照射面积要适当，避免过大。

泌尿外科　患者左肾捐献，目前仅单侧右肾，且有积水，输尿管支架置入后。易出现感染、出血、肾衰竭情况，治疗期间需密切监测肾功能变化，定期更换输尿管支架。以铂为基础的化疗可能导致肾功能变化，不建议使用。

(2) MDT to HIM 结论

经前期根治性放疗,宫颈原发病灶及淋巴引流区疗效评价为 PR,MDT to HIM 达成较一致意见,建议腹股沟淋巴结区根治性放疗。

(3) 治疗及效果

CT 模拟定位后放疗计划:加速器 10MV X 线右侧腹股沟野 IMRT,右侧腹股沟肿大淋巴结,7010cGy。右侧腹股沟淋巴结区,PTV/6200cGy。因患者单肾且肾功能不佳,未予同步化疗及巩固化疗。治疗结束时间为 2019 年 6 月 3 日。

放疗后 3 个月出现胸痛,胸部 CT(图 36.2)提示:原小结节较前增大,出现新发结节,考虑转移可能大。左侧胸腔少量积液。SCC 为 3.4ng/ml。

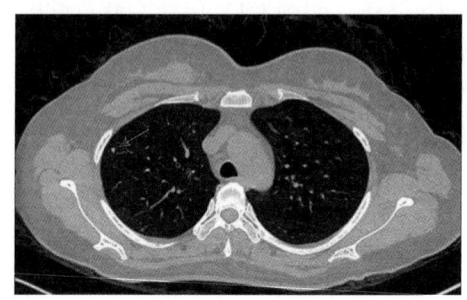

图 36.2　胸部 CT 检查结果

2.3　第 3 次 MDT to HIM 诊治(2019 年 9 月 12 日)

(1) 讨论及意见

放射科　综合影像学检查提示,右肺上叶类结节影较前增大,增强后强化明显,符合宫颈癌肺转移表现。

妇瘤外科　宫颈癌ⅢB 期放疗后复发,肺转移可能大,根据 NCCN 指南,首选为 TP 或 TC 方案化疗,联合贝伐单抗靶向治疗。GOG 240 试验表明,接受贝伐珠单抗联合化疗的患者较单纯化疗患者的总生存期有所改善(中位总生存期提高了 3.5 个月)。尽管如此,复发转移宫颈癌的治疗进展总体是缓慢的。但因单肾且肾功能不佳,恐不能耐受化疗,可考虑靶向治疗联合免疫治疗。

妇瘤放疗科　患者已行宫颈癌根治性放疗及右侧腹股沟淋巴结区放疗,现出现肺部继发恶性肿瘤。同意妇瘤外科意见,目前 NCCN 指南推荐以铂为基础的化疗联合血管生成抑制剂。可行基因检测,若存在免疫检查点缺陷,可联用或后续选用免疫检查点抑制剂。

泌尿外科　左肾捐献,目前单侧右肾,且有积水,输尿管支架置入后。易出现感染、出血、肾衰竭情况,治疗期间需密切监测肾功能变化,定期更换输尿管支架。以铂为基础的化疗可能导致肾功能变化,不建议使用。可考虑不含铂类化疗。

（2）MDT to HIM 结论

考虑疾病进展，予阿帕替尼 250mg，口服，d1 抗血管生成，后因无法耐受副作用，2020 年 1 月改安罗替尼 8mg，d1 口服继续抗肿瘤治疗，因疫情 2020 年 4 月中断治疗。2020 年 9 月出现胸痛，为胀痛，NRS 评分 2～3 分，一线止痛药镇痛，咳嗽剧烈来院就诊。2020 年 9 月 7 日上胸椎 CT 平扫 + 增强（胸椎 1～6）CT，影像：考虑胸椎 6～9 多发骨转移，伴胸椎 8 压缩性骨折，请结合临床。2020 年 9 月 12 日胸部 CT（图 36.3）：宫颈癌治疗后复查，对照 2020 年 1 月 14 日胸部 CT，两肺多发转移瘤，较前增大；纵隔及右肺门多发转移性肿大淋巴结，较前增大；右侧胸膜转移，较前明显；双侧胸腔积液，较前明显增多。部分胸椎椎体及附件骨质破坏，首先考虑转移瘤。2020 年 9 月 7 日行胸腔穿刺抽液，"右侧胸腔积液"：找到恶性肿瘤细胞，细胞形态结合免疫细胞化学染色及病史符合宫颈鳞癌转移 E202002959。诊断：①宫颈恶性肿瘤复发；②肺部继发恶性肿瘤；③骨继发恶性肿瘤；④疼痛；⑤肝功能异常；⑥肾功能异常；⑦输尿管内支架。2020 年 9 月 3 日加速器 10MV X 线盆腔 IMRT，CTV 包括胸椎 6～9 转移椎体，PTV 外放 0.7cm，PTV DT 30Gy/3Gy/10F。2020 年 9 月 15 日右侧胸腔 DDP + 恩度 + 地塞米松灌注。治疗后出现Ⅱ级肝肾功能异常，发热，胸腔感染，予对症支持后好转，未继续行胸腔

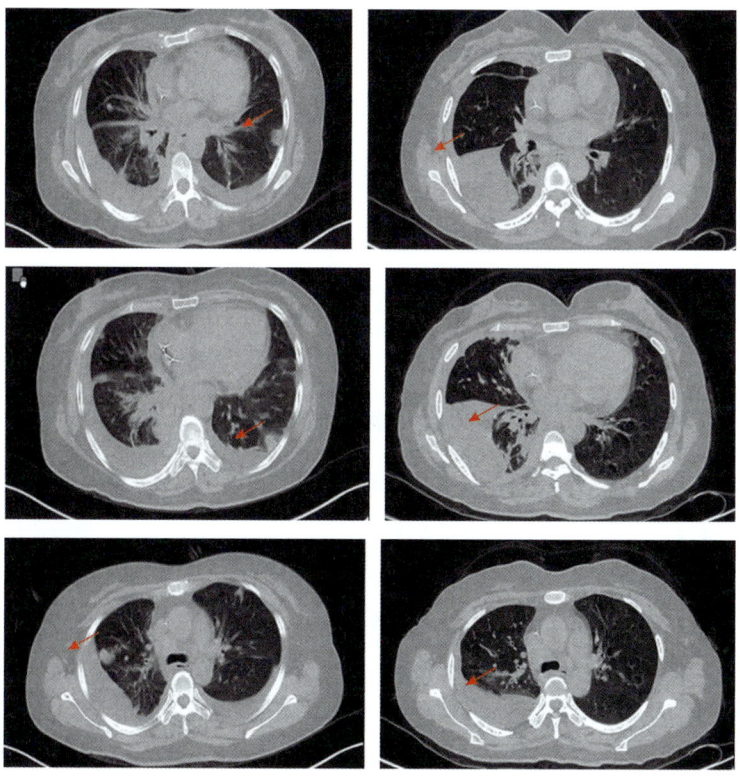

图 36.3　胸部 CT 检查结果

灌注。联合唑来膦酸抑制骨质破坏。2020 年 9 月 29 日、10 月 26 日、11 月 23 日、12 月 29 日予白蛋白紫杉醇100mg 静脉滴注周疗（d1、d8、d15），过程顺利。同步口服安罗替尼 8mg。末次治疗时间为 2021 年 1 月 11 日。

2021 年 1 月 4 日复查胸部 CT（宫颈癌治疗后复查，对照 2020 年 9 月 12 日胸部、2020 年 5 月 16 日上腹部 CT）：两肺多发转移瘤，较前缩小；纵隔及右肺门多发转移性肿大淋巴结，较前稍缩小；右侧胸膜转移，较前部分明显、部分有好转；右侧胸腔积液，较前似稍增多，左侧胸腔积液吸收。部分胸椎椎体及附件骨质破坏，考虑转移瘤，较前硬化修复。2021 年 3 月 11 日胸部 CT（宫颈癌整合治疗后复查，对照 2021 年 1 月 4 日胸部 CT）：两肺多发转移瘤，部分较前稍饱满。纵隔及右肺门多发转移性淋巴结，其中腔静脉后淋巴结较前缩小，余大致相仿。右侧胸膜转移大致相仿；右侧胸腔包裹积液较前略多，左侧胸腔少许积液较前相仿。疗效评价为 PR。

患者在诊断及治疗各阶段的鳞状细胞癌抗原情况参见图 36.4。患者 2018 年 7 月至 2019 年 10 月的诊断、治疗方法及疗效评价见表 36.1。

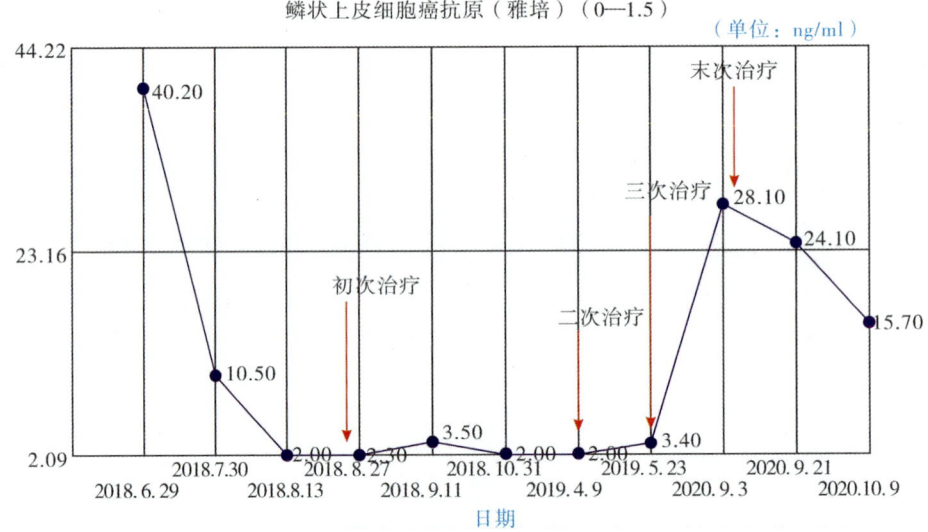

图 36.4　鳞状细胞癌抗原

表 36.1　各时间段诊断、治疗方法及疗效评价

时间	诊断	治疗方法	疗效评价
2018 年 7 月	宫颈癌ⅢB 期	盆腹联合野放疗 + 后装	好转
2019 年 4 月	腹股沟淋巴结转移	腹股沟野放疗	好转
2019 年 5 月	肺转移	阿帕替尼，后续安罗替尼口服	未评价（疫情）
2019 年 9 月	肺转移进展，骨转移	区域放疗，胸腔 DDP 化疗 + 恩度灌注	仅 1 个疗程，因并发症停用
2019 年 10 月	肺转移进展	白蛋白紫杉醇周疗 12 次 + 安罗替尼	好转

3 体会

复发或晚期宫颈癌、子宫内膜癌的治疗手段有限，疗效也不尽人意，是妇科肿瘤治疗的难点。传统药物治疗，即化疗有效率局限在20%左右。近年来，靶向治疗在妇科晚期恶性肿瘤中的应用获得了越来越多的疗效证据，贝伐单抗已在卵巢癌、复发晚期宫颈癌及子宫内膜癌中获得适应证或指南推荐。但即使联合靶向治疗，该类患者的治疗有效率仍偏低，有效治疗维持时间短，亟须寻求新的治疗模式。

近年来，免疫治疗在诸多实体瘤的治疗中取得了良好疗效。肿瘤可在机体免疫功能低下时通过挟持免疫抑制信号通路逃避免疫反应，而免疫治疗旨在激活免疫系统，依靠机体的免疫功能杀灭瘤细胞。免疫检查点的抑制是激活机体抗瘤免疫功能的有效方法之一，PD-1是免疫抑制信号通路中的信号分子，因而认为PD-1抑制剂具有增强抗肿瘤免疫力的潜力。KEYNOTE-054、KEYNOTE-042、KEYNOTE-028等临床研究验证了PD-1抑制剂在非小细胞肺癌、食管癌等实体瘤中疗效显著。但PD-1抑制剂在子宫恶性肿瘤中的应用尚处于起步阶段。高危型人乳头瘤病毒（HPV）的持续感染是引起宫颈癌最主要的危险因素，而HPV诱导的主要调节因子被认为与新抗原的形成和免疫活性相关。这些结果反映了PD-1抑制剂应用于宫颈癌、子宫内膜癌的可行性。但其在妇科肿瘤中的应用尚处于探索阶段，指南推荐PD-1抑制剂可用于PD-L1阳性的宫颈癌二线治疗。

本例单肾局部晚期宫颈癌MDT to HIM在基于循证医学证据的模式下进行，为患者提供了包含盆腔根治性放疗、转移淋巴结区根治性放疗、靶向治疗、化疗的多学科、个性化的整合诊疗方案。OS已超过3年，可见其从MDT to HIM获益显著。

参考文献

[1] Cohen PA, Jhingran A, Oaknin A, et al. Cervical cancer[J]. The Lancet, 2019, 393(10167): 169-182.

[2] Landoni F, Colombo A, Milani R, et al. Randomized study between radical surgery and radiotherapy for the treatment of stage ib-iia cervical cancer: 20-year update[J]. J Gynecol Oncol, 2017, 28(3): e34.

[3] Waggoner SE. Cervical cancer[J]. Lancet, 2003, 361(9376): 2217-2225.

[4] Tewari KS, Sill MW, Penson RT, et al. Bevacizumab for advanced cervical cancer: Final overall survival and adverse event analysis of a randomised, controlled, open-label, phase 3 trial (Gynecologic Oncology Group 240)[J]. Lancet, 2017, 390(10103): 1654-1663.

[5] Eggermont AMM, Blank CU, Mandala M, et al. Adjuvant Pembrolizumab versus Placebo in Resected Stage III Melanoma[J]. N Engl J Med, 2018, 378: 1789-1801.

[6] Mok TSK, Wu YL, Kudaba I, et al. Pembrolizumab versus chemotherapy for previously untreated, PD-L1-expressing, locally advanced or metastatic non-small-cell lung cancer (KEYNOTE-042): a randomised, open-label, controlled, phase 3 trial[J]. Lancet, 2019, 393: 1819-1830.

[7] Doi T, Piha-Paul SA, Jalal SI, et al. Safety and Antitumor Activity of the Anti-Programmed Death-1 Antibody Pembrolizumab in Patients With Advanced Esophageal Carcinoma[J]. J Clin Oncol, 2018, 36: 61-67.

[8] Cohen PA, Jhingran A, Oaknin A, et al. Cervical cancer[J]. The Lancet, 2019, 393(10167): 169-182.

[9] Qin Y, Ekmekcioglu S, Forget MA, et al. Cervical cancer neoantigen landscape and immune activity is associated with human papillomavirus master regulators[J]. Front Immunol, 2017, 8: 689.

[10] Yasuda S, Sho M, Yamato I, et al. Simultaneous blockade of programmed death 1 and vascular endothelial growth factor receptor 2 (VEGFR2) induces synergistic anti-tumour effect in vivo[J]. Clin Exp Immunol, 2013, 172(3): 500-506.

[11] Fukumura D, Kloepper J, Amoozgar Z, et al. Enhancing cancer immunotherapy using antiangiogenics: opportunities and challenges[J]. Nat Rev Clin Oncol, 2018, 15(5): 325-340.

[12] Duangmani T, Adisak N, Puchong L, et al. Bone metastasis in cervical cancer patients over a 10-year period[J]. Int J Gynecol Cancer, 2010, 20(3): 373-378.

[13] Lan C, Shen J, Wang Y, et al. Camrelizumab plus apatinib in patients with advanced cervical cancer (CLAP): A multicenter, open-label, single-arm, phase II trial[J]. J Clin Oncol, 2020, 38(34): 4095-4106.

[14] Pardoll DM. The blockade of immune checkpoints in cancer immunotherapy[J]. Nat Rev Cancer, 2012, 12(4): 252-264.

[15] Naumann RW, Oaknin A, Meyer T, et al. Efficacy and safety of nivolumab (Nivo) + ipilimumab (Ipi) in patients (pts) with recurrent/metastatic (R/M) cervical cancer: Results from CheckMate 358[J]. Annals of Oncology, 2019, 30(Suppl 5): v898-v899. https://doi.org/10.1093/annonc/mdz394.059.

37 多次复发宫颈腺癌伴肺转移的 MDT to HIM 诊治过程及体会

◎赵灵琴 于爱军 章杰捷

1 概 述

宫颈腺癌是除宫颈鳞癌外浸润性宫颈癌的主要病理类型，占宫颈癌 10%～25%。早期宫颈腺癌预后较好，但部分患者术后仍出现复发。复发者预后差，目前无标准化治疗方案。通过 MDT to HIM 讨论，制订个体化整合治疗方案，将有助于获得最优化整合治疗效果，最终改善患者的生存预后。

2 MDT to HIM 诊治过程

女性，41 岁，身高 160cm，体重 68kg，ECOG 评分 1 分。2011 年 3 月 24 日因"阴道不规则出血 3 个月"收治浙江省肿瘤医院妇瘤外科。2010 年 12 月底无明显诱因出现阴道不规则出血，量不多，无其他明显不适。2011 年 3 月 14 日外院宫颈活检病理：分化性管状腺癌。2011 年 3 月 21 日浙江省肿瘤医院门诊，病理会诊：宫颈中分化腺癌，局灶呈分化性管状绒毛腺癌改变。妇科检查：外阴已婚已产式，阴道畅，壁光，宫颈结节 2cm，子宫平位，常大，双附件区未及肿块，双侧宫旁软，直肠黏膜光，未及明显肿块，指套染血阴性。拟诊"宫颈腺癌"收治入院。既往体健，否认家族肿瘤病史，既往月经规律，生育 1 女。入院查 SCC 0.5ng/ml，CA12-5 21.1U/ml。2011 年 3 月 21 日查上腹部+盆腔增强 CT：①子宫颈癌；②左肝外侧段低密度灶，首先考虑血管瘤。胸部增强 CT 未见明显实质性占位灶。初步诊断为宫颈腺癌ⅠB1 期。ECOG 评分 1 分。

2.1 第 1 次 MDT to HIM 诊治（2011 年 3 月 28 日）

（1）讨论及意见

病理科　宫颈活检病理提示为腺癌，局灶呈分化性管状绒毛腺癌改变。宫颈绒毛管状腺癌（VGA）为宫颈腺癌的一种罕见亚型，在 1989 年由 Young 和 Scully 首次报道。近年发病率逐年升高，临床行为不同于其他类型的宫颈腺癌，淋巴血管间隙浸润（LVSI）、淋巴结及卵巢转移等少见，多发于年轻生育期女性，通常术后病理危险因素少,预后较好。

肿瘤放疗科 据 2011 年 NCCN 子宫颈癌临床实践指南,ⅠA~ⅡA 期宫颈腺癌治疗方案可行宫颈癌根治术或根治性放疗。宫颈腺癌的放疗敏感性略劣于宫颈鳞癌。较多研究提示早期宫颈腺癌手术疗效优于单纯放疗。本例患者仅 41 岁,若行放疗,其卵巢功能会丧失,故不作为首选治疗方案。

妇瘤外科 宫颈癌根治术是早期宫颈腺癌(ⅠA~ⅡA 期)的最佳治疗方案,疗效优于单纯放疗。本例行宫颈癌根治术有四方面优势:切除原发肿瘤病灶;确定手术分期;避免或减少放射性损伤;保留卵巢功能。2011 年指南中指出 45 岁以下宫颈鳞癌可考虑保留卵巢功能,宫颈腺癌卵巢转移率较宫颈鳞癌略高,根据文献报道,ⅠA2~ⅡA 期宫颈腺癌卵巢转移率为 2.4%。早期宫颈腺癌保留卵巢是可行的,但需非常谨慎。

(2) **MDT to HIM 结论**

整合多学科意见,患者为早期宫颈腺癌,建议行宫颈癌根治术。患者仅 41 岁,根据意愿,术中可保留一侧卵巢。

(3) **治疗及效果**

2011 年 3 月 30 日行经腹宫颈癌根治术(广泛性子宫切除 + 右附件切除 + 左输卵管切除 + 盆腔淋巴结清扫术)。术后常规病理(图 37.1):①宫颈外生型(瘤体 1.5cm×1cm×0.5cm)中-低分化腺癌,部分呈管状绒毛状腺癌样改变,浸润至间质浅层(<1/2 层);②(右髂总)2 只、(右髂外)6 只、(右腹股沟深)5 只、(右闭孔)6 只、(左髂总)1 只、(左髂外)2 只、(左腹股沟深)1 只、(左闭孔)5 只淋巴结慢性炎;③子宫肌壁间平滑肌瘤形成趋势;④增生期子宫内膜;⑤左、右输卵管组织及右卵巢组织。宫旁及阴道切缘均阴性。根据 2011 年宫颈癌 NCCN 指南,本例病理提示无明显高危因素,无术后辅助放疗指征,患者术后定期复查。

2012 年 10 月底无明显诱因出现右侧腰背部阵发性疼痛,就诊外院泌尿外科。

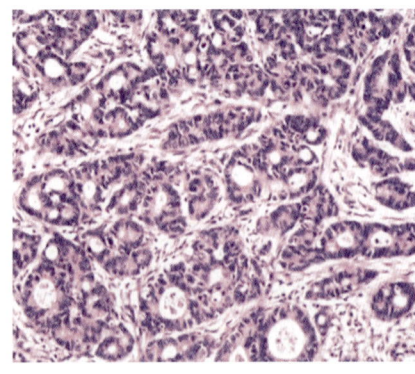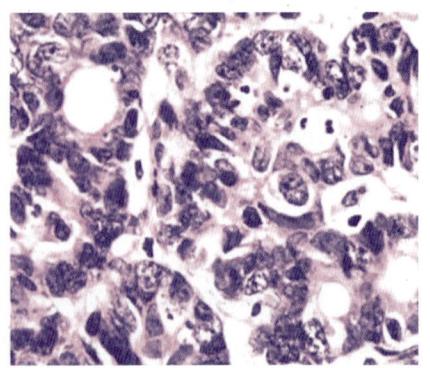

图 37.1 宫颈癌根治术后病理

2012年11月4日外院上腹部+盆腔增强CT：盆腔右侧占位性病变，右侧输尿管下段受侵犯伴右肾积水。2012年11月5日外院PET-CT：盆腔右侧壁占位病变伴FDG代谢异常增高，病变累及右输尿管下段。2012年11月12日外院放置右输尿管金属支架。2012年11月16日再次收治浙江省肿瘤医院妇瘤外科。入院妇科检查：外阴已婚已产式，阴道壁光，残端无特殊，盆腔右侧肿块，直径约4cm，固定于右侧盆壁。SCC 0.5ng/ml，CA12-5 24.2U/ml，肾功能基本异常。入院诊断：宫颈癌术后盆腔复发，右肾积水，右输尿管内支架。ECOG评分1分。

2.2 第2次MDT to HIM诊治（2012年11月22日）

（1）讨论及意见

放射科　既往宫颈癌手术史，2012年11月4日外院上腹部+盆腔增强CT显示盆腔右侧软组织肿块，最大径4cm，增强后不均匀边缘强化，病灶包绕右侧输尿管下段膀胱入口处，上方输尿管及肾盂扩张，肾盏杯口消失，且病灶与邻近小肠肠管分界欠清。双侧髂血管旁未见肿大淋巴结。结合病史及PET-CT，盆腔占位考虑宫颈癌复发灶，累及右侧输尿管下段受侵犯伴右肾积水。

肿瘤内科　宫颈腺癌ⅠB1期术后1年余，出现盆腔病灶，PET提示无明显远处转移灶，临床考虑为宫颈癌术后局部复发。宫颈癌复发后总体预后欠佳，治疗以整合性治疗为主，若有远处转移或多处复发，治疗以全身静脉化疗为主。本例为盆腔局部复发，单纯化疗有效率较低，宫颈癌放疗较敏感，可考虑局部放疗配合化疗，治疗前可行超声引导下盆腔肿块穿刺以明确病理。

肿瘤放疗科　早期宫颈腺癌术后，既往无放疗史，目前病灶位于盆腔，近盆壁，属于非中心性复发。2012年NCCN子宫颈癌临床实践指南中指出，对局部复发宫颈癌，如既往无放疗史，可评估病灶手术切除的可行性，若可手术切除，可切除病灶后再行肿瘤靶向放疗+含铂方案化疗±近程放疗。若手术切除存在困难或手术禁忌证，可行肿瘤靶向放疗+含铂方案化疗±近程放疗。鉴于本例初始病理为腺癌，且合并管状腺癌，单纯放疗效果可能欠佳，故首选手术。手术是否可行，需妇瘤外科与泌尿外科综合讨论分析后决定。

泌尿外科　根据病史及目前辅助检查结果，盆腔病灶考虑为宫颈癌复发，目前暂不考虑泌尿系统原发肿瘤。盆腔病灶累及右侧输尿管下段，若行手术，术中可能需切除部分输尿管，并行输尿管膀胱再植术。相对放疗，本例采用手术治疗更有利于解除泌尿系梗阻，缓解泌尿系压迫症状。

妇瘤外科　宫颈癌盆腔复发手术涉及盆腔廓清术（PE）。PE根据肿瘤发生部位分为前盆腔廓清、后盆腔廓清和全盆腔廓清。本例无放疗史，肿瘤累及右侧输尿管下段，未累及膀胱、尿道及阴道前壁，手术可行，且无须行前盆腔廓清术。该患者手术愿望强烈，存在手术指征。患者肿瘤贴近盆侧壁，手术存在切缘不足及切缘阳性可能，可行术中放疗，或术中放置银夹标记，用于术后放疗定位。

麻醉科　复发宫颈癌手术可能涉及盆腔脏器廓清术，该手术创伤大、出血多，麻醉成功的关键在于血流动力学平稳。患者无基础疾病，目前肾功能无明显异常，无明显手术麻醉禁忌证。

（2）MDT to HIM 结论

2012 年 NCCN 子宫颈癌临床实践指南指出，无放疗史的局部复发宫颈癌，可行手术切除，后续再配合放化疗。该患者早期宫颈腺癌术后盆腔局部复发，合并泌尿系压迫症状，结合 NCCN 指南、MDT to HIM 专家意见及患者手术意愿，拟行手术，术后补充放化疗。

（3）治疗及效果

2012 年 11 月 23 日经腹行盆腔肿物切除术 + 右侧输尿管膀胱再植术 + 右输尿管双 J 管置入 + 小肠部分切除、端端吻合术 + 肠粘连松解术。术中探查：肝、脾、胃、网膜等未及异常；腹膜后淋巴结未及肿大。左卵巢外观正常。盆腔右侧输尿管入膀胱处肿块 4cm，活动欠佳，包绕右输尿管下段，肿瘤粘连并侵犯部分小肠浆肌层。术后无明显肉眼残余灶。术中原盆腔肿块中心点留置银夹 1 枚。术后常规病理（图 37.2）：左盆腔纤维、脂肪组织及肠壁外膜至浅肌层见低分化腺癌浸润（结合形态及病史，首先考虑宫颈腺癌转移），可见脉管瘤栓及神经侵犯；另于纤维组织内见输尿管组织呈慢性炎性改变。术后恢复可。术后 2012 年 12 月 19 日至 2013 年 1 月 22 日采用 10MV X 线行全盆腔调强放疗，全盆剂量 4500cGy/180cGy/25F，右侧盆腔原肿块处局部同步补量，总剂量达 5500cGy/220cGy/25F。放疗期间行 DDP 同步化疗 5 个疗程：DDP 60mg 静脉滴注，每周 1 次。放化疗过程顺利。治疗结束后复查盆腔 CT 无明显病灶（图 37.3）。其后定期复查。

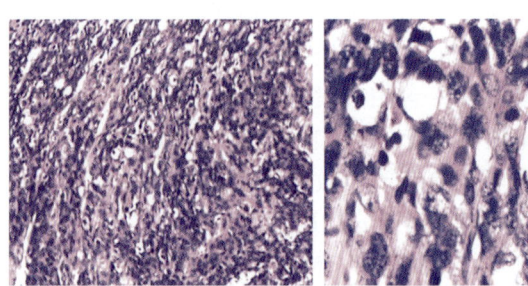

图 37.2　盆腔复发术后病理

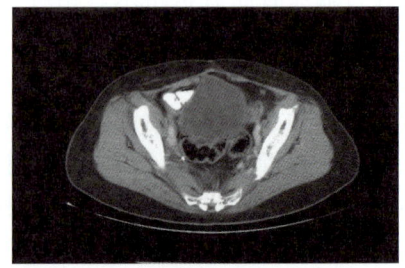

图 37.3　盆腔复发术后盆腔 CT

2015年6月患者于当地体检，查胸部CT：右上肺结节，性质待定。无咳嗽咳痰，无发热盗汗，无胸闷气急等不适。2015年8月20日就诊于浙江省肿瘤医院，复查胸部（图37.4）+上腹部增强CT（对照2015年1月14日CT）：①右上肺结节灶（0.9cm），倾向转移灶；②左肝外侧段血管瘤，与前相仿，右肝未见明显占位灶。SCC为1ng/ml，CA12-5为8.8U/ml。2015年9月9日PET-CT（图37.5）：子宫术后缺如，右肺上叶转移灶（SUV值7.3）。肝3段低密度灶，考虑血管瘤。颅脑MR：脑实质内未见明显占位灶。2015年9月再次收住浙江省肿瘤医院。入院诊断：肺肿物，宫颈癌盆腔复发术后、放化疗后。ECOG评分为0分。

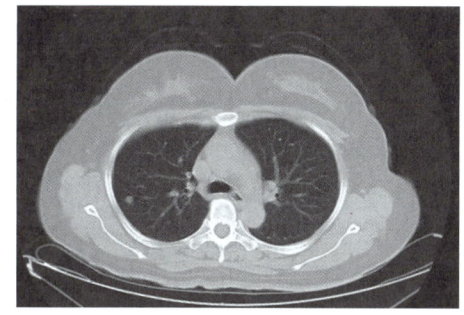

图37.4　胸部CT提示肺部转移

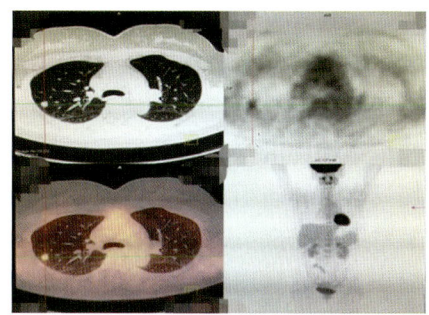

图37.5　胸部PET-CT提示肺部转移

2.3　第3次MDT to HIM诊治（2015年9月22日）

（1）讨论及意见

胸部肿瘤内科　肺为宫颈癌远处转移的常见靶器官，从宫颈癌初始治疗到发现肺转移的平均时间为2~46个月。国内相关研究发现，早中期子宫颈癌术后肺转移的发生率为3.5%。本例宫颈腺癌盆腔复发术后放化疗后，出现肺孤立性病灶，结合影像学资料，首先考虑宫颈癌肺转移，不完全除外肺原发性肿瘤，可行CT引导下肺肿块穿刺进一步明确病理。若穿刺病理为肺原发肿瘤，可行手术，并根据术后病理及基因检测指导后续治疗。

放射科　2015年1月14日胸部CT无明显异常占位病灶，2015年8月20日复查胸部增强CT提示右上肺结节灶，实性，境界清楚，约1cm，边缘光滑，无明显晕征，无毛刺及分叶征象，病灶无明显炎性结节及原发恶性肿瘤表现，PET-CT亦提示右肺上叶结节，伴有FDG代谢增高，结合既往宫颈癌病史，肺部新发病灶倾向转移灶可能大，确诊可行CT引导下行肺肿块穿刺，但穿刺存在病理阴性及穿刺后仍无法明确原发灶及转移灶可能。

胸部肿瘤放疗科　肺部孤立病灶，首先考虑宫颈癌转移，属寡转移状态。若穿刺病理确诊为肺转移性癌，肺部病灶的局部治疗可选择立体定向体部放疗（SBRT）或手术，两种方式有各自优势，放疗无创，耐受性较好，手术则可明确病理。肺部病灶局部治疗后均需配合全身化疗。若穿刺病理为肺原发恶性肿瘤，首选手术，若存在手术禁忌，亦可行SBRT。

妇瘤外科 临床考虑宫颈癌肺转移可能大。2015 年 NCCN 子宫颈癌临床实践指南中指出,宫颈癌远处转移适合局部治疗者,可选择:①手术切除 ± 放疗或局部消融 + 放疗或放疗 ± 同步化疗;②全身化疗。本例存在肺转移,病灶单一,属寡转移状态。肺部病灶可通过局部治疗达到根治,局部治疗方式可选局部放疗或局部手术。若明确肺转移,局部治疗后需联合全身静脉化疗,化疗期间配合贝伐单抗,有助于提高疾病控制率。

胸部肿瘤外科 肺是仅次于肝的恶性肿瘤远处转移好发部位,肺转移瘤切除术(PM)正在逐渐开展,已成为胸外科的常见手术。目前 PM 较广为接受的手术适应证包括:患者可以耐受手术治疗,所有肺转移瘤能被完全切除,切除后仍有足够功能的残留肺组织,原发肿瘤无复发或可控,无肺外转移证据。最重要的原则是明确转移瘤是否完全切除。Adachi 等的研究发现,妇科肿瘤肺转移手术治疗者较单纯辅助治疗者的 5 年生存率更高(89.1% vs 49.5%,$P = 0.072$)。本例肺部肿块局限,肿瘤小,无论为原发性肺癌还是肺转移性癌,均可从手术中获益,通过手术可以完全明确肺肿块病理。手术可行胸腔镜下手术,手术范围及手术风险可控。若术后病理为原发性肺癌早期,则可避免不必要的全身化疗。

(2) **MDT to HIM 结论**

宫颈癌盆腔复发治疗后,肺部孤立性小病灶,可行:①CT 引导下穿刺明确病理,若为原发肺癌,行手术治疗;若为转移性肺癌,可行手术或 SBRT 放疗,配合静脉化疗。②直接行手术,若为原发肺癌,根据病理决定下一步方案;若为肺转移性癌,后续配合静脉化疗。与患方沟通后,患方手术意愿强烈,且无明显手术禁忌证,拟手术。

(3) **治疗及效果**

2015 年 9 月 4 日行胸腔镜下右上肺叶切除 + 冰冻 + 右上肺癌根治术。术中探查:肿块位于右上肺,1cm × 1cm 大小,未累及脏层胸膜,肺尖磨玻璃结节未探及,决定行右上肺切除术。送检快速冰冻:(右上)肺低分化(腺)癌。遂清除上纵隔、肺门淋巴结多枚,0.2 ~ 0.5cm,质软。手术顺利。术后常规病理(图 37.6):①(右上)肺组织内见腺癌(结合形态、病史及组化结果,符合宫颈癌转移);②(支气管根部)2 只、(肺内支气管旁)2 只、(第 2、4 组)2 只、(第 10 组)2 只淋巴结慢性炎伴部分结内炭末沉着。免疫组化:单克隆抗体及癌基因检测:TTF1(-),P16(+),Napsin A(-)。备注:①支气管切缘阴性;②切片内未见明确脉管瘤栓及神经侵犯。术后恢复良好。术后拟继续行以铂类为基础的化疗。随着 1999 年以来美国妇科肿瘤组(GOG)系列临床试验的进行,GOG 204 显示顺铂 + 紫杉醇(TP)较顺铂 + 拓扑替康、顺铂 + 吉西他滨、顺铂 + 长春瑞滨可获得更高缓解率,更优 PFS 及 OS,且毒性反应相似,因此 TP 方案成了复发性宫颈癌的标准治疗方法。本例 2015 年 10 月 20 日至 2016 年 2 月 2 日行 TP 方案静脉化疗 6 个疗程：紫杉醇 + 顺铂。化疗耐受性好。治疗结束后复查胸部 CT（图 37.7）提示未见明显肿块，疗效评价为 CR。其后定期门诊随访复查。

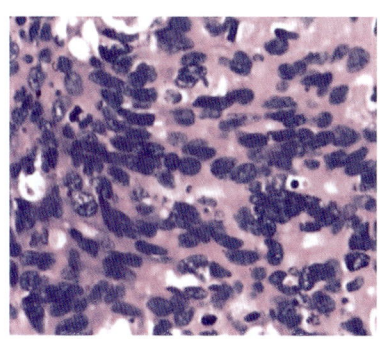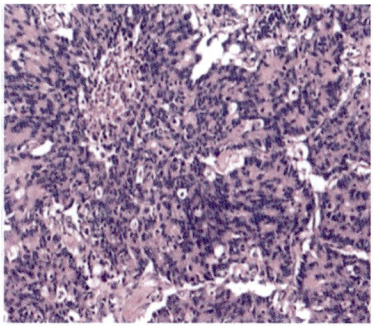

图 37.6　肺转移瘤术后病理

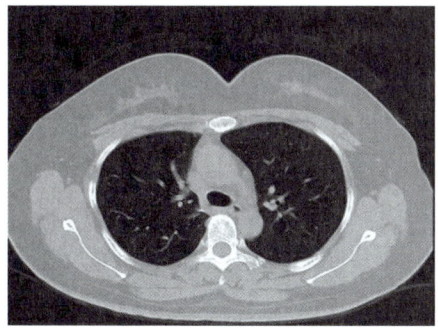

图 37.7　术后 CT 表现

肺转移术后末次化疗时间：2016 年 2 月 2 日。其后定期门诊随访复查，包括妇科查体、肿瘤指标、超声及 CT 等影像学检查，均无异常发现，随访期间无明显不适主诉。末次门诊随访时间：2021 年 5 月 26 日，妇科检查阴性，SCC 为 0.9ng/ml，CA12-5 为 13.1U/ml。胸部 CT（图 37.8）+ 上腹部增强 CT：①右肺术后改变；②肝左叶结节较前相仿，倾向血管源性病变。盆腔增强 CT（图 37.9）：子宫缺如（已切除），盆腔内未见明显异常肿块。

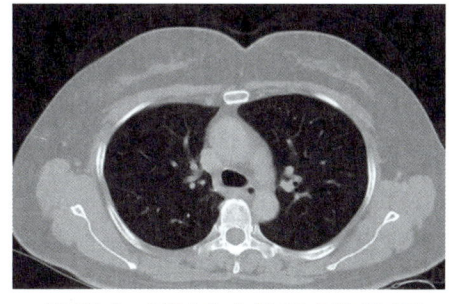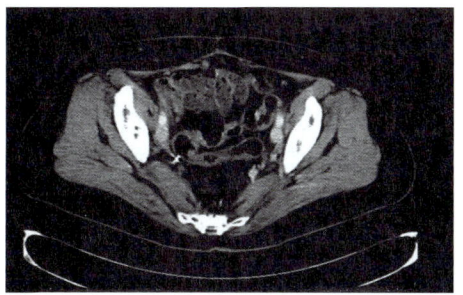

图 37.8　2021 年 5 月 26 日胸部 CT　　　图 37.9　2021 年 5 月 26 日盆腔 CT

3 体 会

宫颈癌目前仍是最常见的妇科恶性肿瘤。早期宫颈癌可选根治性手术或根治性放疗，总体预后良好，但一旦出现复发，治疗效果差。宫颈癌复发模式主要包括子宫和阴道的局部复发、宫旁（盆腔）复发及远处复发转移。据报道，根治性手术或放疗后的宫颈癌复发率为15%～61%。复发性宫颈癌治疗困难，容易对一线化疗药物产生耐药，且手术及放疗相关并发症多，预后不良，5年总生存率仅为17%，是导致宫颈癌死亡的重要原因。改善复发患者的治疗结局，延长其生存期，提高生存质量，是妇科、肿瘤科医生共同的追求目标。

对复发性宫颈癌，尚无统一的标准治疗模式。目前，针对复发性宫颈癌的经典治疗手段有放疗、化疗、手术治疗。近年来，分子靶向治疗及免疫治疗也取得了不错的研究进展。分子靶向治疗目前应用较多的主要是血管内皮生长因子（VEGF）抑制药，如贝伐单抗、西地尼布，其配合化疗有助于提高复发性宫颈癌的控制率。免疫治疗是改善宫颈癌预后的新策略，目前研究的主要免疫检查点有细胞毒T淋巴细胞相关抗原-4（CTLA-4）、程序性死亡受体-1（PD-1）和程序性死亡受体配体-1（PD-L1）。在KEY-NOTE-158临床试验中，入组98例复发或转移性宫颈癌，其中77例（79%）PD-L1阳性（评分≥1）。PD-L1表达阳性者平均随访11.7个月，总体缓解率为14.3%，完全缓解率为2.6%，部分缓解率为11.7%。但PD-L1表达阴性（评分<1）者无效。2021年NCCN子宫颈癌临床实践指南（第1版）推荐帕博利珠单抗可用于微卫星高度不稳定状态（MSI-H）、人类错配修复基因缺陷（dMMR）阳性及PD-L1阳性患者的二线治疗。肿瘤高突变负荷TMB-H是最近增加的肿瘤免疫治疗分子标志物，最近NCCN指南推荐宫颈癌的TMB-H阈值≥10mut/Mb。免疫治疗是一种全新的治疗方式，在个别晚期癌症中疗效显著，但总体有效率仍较低。

在实际临床工作中，复发性宫颈癌临床特征各不相同，患者的一般情况、初始治疗方式、无瘤生存期、复发和（或）转移的部位、病灶大小，甚至患者本身的治疗意愿及预期，均存在显著差异，因而在制订具体治疗方案时，需整合考虑，不能局限在个别医生或个别科室的单一角度，需要MDT to HIM通力合作，全面考虑各种治疗方案及其可行性，兼顾患者的治疗效果及治疗耐受性，方能制订个体化合理有效的整合治疗方案。

本例复发宫颈癌，在初始手术治疗后经历了盆腔复发、肺部远处转移，通过多次MDT to HIM讨论，在放射科、泌尿外科、放疗科、化疗科、胸部外科、妇瘤科、麻醉科及病理科等多个科室共同探讨、通力合作的前提下，制订了一系列个体化的整合治疗方案。本例目前生存期已超过10年，从第1次复发的1年多的无疾病进展期，到肺转移治疗后目前无疾病进展期已超过5年，该患者不仅获得了较长生存期，还收获了非常良好的生活质量。随着研究的逐渐完善，治疗方案的不断增加，多学科整合诊疗 MDT to HIM 模式的全面推进，复发性宫颈癌的治疗方案将更加个体化、全面化、规范化，复发宫颈癌患者也会获得更好的预后。

参考文献

［1］ Gadducci A，GuerrieriME，Cosio S，et al. Adenocarcinoma of the uterine cervix：Pathologic features，treatment options，clinical outcome and prognostic variables［J］. Crit Rev Oncol Hematol，2019，135：103－114.

［2］ Young RH，Scully RE. Villoglandular papillary adenocarcinoma of the uterine cervix. A clinicopathologic analysis of 13 cases［J］. Cancer，1989，63(9)：1773－1779.

［3］ Kim HJ，Sung JH，Lee E，et al. Prognostic factors influencing decisions about surgical treatment of villoglandular adenocarcinoma of the uterine cervix［J］. Int J Gynecol Cancer，2014，24(7)：1299－1305.

［4］ 李晶，罗祥美，林仲秋.《2011 年 NCCN 子宫颈癌临床实践指南》解读［J］. 中国实用妇科与产科杂志. 2011,38(2)：166－169.

［5］ Zhou J，Wu SG，Sun JY，et al. The effect of local treatmentmodalities in patients withearly-stage adenocarcinoma ofthe uterine cervix：A population－based analysis［J］. Int J Surg，2017，(41)：16－22.

［6］ Landoni F，Zanagnolo V，Lovatodiaz L，et al. Ovarian mtatases n early－stage cervical cancer(IA2－IIA)：A multicenter retrospective study of 1965 patients（A cooperative task force study）［J］. Int J Gynecol Cancer. 2007,17(3)：623－28.

［7］ 吴妙芳，李晶，林仲秋.《2012 年 NCCN 宫颈癌临床实践指南》解读［J］. 中国实用妇科与产科杂志，2012,39(1)：103－106.

［8］ Kanthan R，Senger JL，Diudea D. Pulmonary lymphangiticcarcinomatosis from squamous cell carcinoma of the cervix［J］. World J SurgOncol，2010,98：107.

［9］ Shu T，Bai P，Zhang R，et al. Clinical analysis and prognostic factors in 106 patients with stage Ia－IIb cervical cancer with pulmonary metastasis［J］. Chin J Oncol，2014，36(9)：703－707.

［10］ Chang JY，Senan S，Paul MA，et al. Stereotactic ablative radiotherapy versus lobectomy for operable stage I non-small-cell lung cancer：a pooled analysis of two randomised trials［J］. Lancet Oncol，2015，16(6)：630－37.

［11］ 周晖，卢淮武，林仲秋.《2015 年 NCCN 子宫颈癌临床实践指南》解读［J］. 中国实用妇科与产科杂志，2015，31(3)：185－191.

［12］ Bartlett EK，Simmons KD，Wachtel H，et al. The rise in metastasectomy across cancer types over the past decade［J］. Cancer，2015，121(5)：747－757.

［13］ Adachi M，Mitsui H，The prognostic impact of pulmonary metastasectomy in recurrent gynecologic cancers：a retrospective single-institution study［J］. Nagoya J Med Sci，2015，77：363－372.

［14］ Monk BJ，Sill MW，McMeekin DS，et al. Phase III trial of four cisplatin-containing doublet combinations in stage IVB，recurrent，or persistent cervical carcinoma：a Gynecologic Oncology Group study［J］. J Clin Oncol，2009，27(28)：4649－55.

［15］ Pfaendler KS，Tewari KS. Changing paradigms in the systemic treatment of advanced cervical cancer［J］. Am J Obstet Gynecol，2016，214(1)，22－39.

［16］ Howlader N，Noone AM，et al. SEER Cancer Statistics Review(CSR)1975－2017［R］. National Cancer Institute，2020－04.

［17］ Symonds RP，Gourley C，Davidson S，et al. Phase II trial of paclitaxel，carboplatin，and bevacizumab for advanced or recurrent cervical cancer［J］. Gynecol Oncol，2019，154(3)：554－57.

［18］ Dyer Ba，ZamarinD，EskandarRN，et al. Role of immunotherapy in the management of locally advanced and recurrent/metastatic cervical cancer[J]. Journal of the National Comprehensive Cancer Network,2019,17(1):91-97.

[19] Chung HC,Ros W,Delord JP,et al. Efficacy and safety of pembrolizumab in previously treated advanced cervical cancer:results from the phase II KEYNOTE-158 study[J]. J Clin Oncol,2019,37(17):1470-8.

[20] 周晖,刘昀昀,林仲秋.《2021年NCCN子宫颈癌临床实践指南(第1版)》解读[J]. 中国实用妇科与产科杂志,2020,36(11):1098-1104.

38 卵巢癌多次复发长期生存的 MDT to HIM 诊治过程及体会

◎闻 强 朱笕青

1 概 述

卵巢癌是一种恶性程度极高的妇科肿瘤，治疗难点在于大部分患者就诊时已属晚期，5 年生存率在 48% 左右。也有部分患者通过系统规范的治疗，获得长期生存，甚至治愈可能。本例为多次复发卵巢癌，经历手术、化疗及靶向治疗等整合治疗。通过 MDT to HIM 制订出个体化整合诊治方案，实现了最大化整合诊治效果，目前生存期超过 12 年。

2 MDT to HIM 诊治过程

女性，58 岁，已婚。因"发现盆腔包块，CA12-5 升高"于 2009 年 3 月 23 日诊断"卵巢癌"收治我院。2009 年 3 月 31 日行卵巢癌根治术（全子宫切除＋双附件切除＋大网膜切除＋腹膜后淋巴活检＋减瘤），术后残余肿瘤：横膈散在粟粒状结节，直径 0.5～0.8cm。术中放置顺铂 80mg 腹腔化疗。术后病理（图 38.1）：①（左、右侧）卵巢低分化子宫内膜样腺癌，部分为浆液性乳头状腺癌（左侧瘤体 10cm×8cm×3cm、右侧瘤体 1cm×1cm×0.5cm），累及宫体后壁肌层及（左侧阔韧带）纤维、脂肪组织，浸润或转移至（肝表面、横膈表面、右结肠旁沟、大网膜、左盆腔腹膜、直肠系膜、乙状结肠表面、子宫直肠窝、直肠表面、阑尾周围、左结肠旁沟、肠系膜粘连处）纤维、脂肪组织内；②（腹主动脉旁）1 只、（右盆腔）4 只、（左盆腔）4 只淋巴结慢性炎。诊断：卵巢癌ⅢC 期。于 2009 年 4 月 10 日至 8 月 11 日行 TP 方案（紫杉醇＋顺铂）化疗 6 次。前 2 次化疗采用顺铂腹腔给药，后 4 次因无法耐受改为静脉给药。化疗结束时复查 CT 无特殊，CA12-5 8.3U/ml。此后一直定期复查 5 年余，未发现异常。

2015 年 3 月 30 日复查 CA12-5 首次升高（55.60U/ml），CT：脾脏占位，肿瘤复发（转移）可能。患者被诊断为卵巢癌复发，加入 SOC-1 临床研究（铂敏感复发卵巢癌二次减瘤术对比单纯化疗的Ⅲ期多中心、随机对照试验），入化疗组。2015 年 4 月 16 日至 2015 年 8 月 3 日行 TC 方案（紫杉醇＋卡铂）静脉化疗

6次。根据RECIST 1.1标准评估为疾病完全缓解（CR），后定期复查。2016年7月5日出现腹部胀痛，来院就诊。7月6日腹盆腔CT：①子宫术后缺如，盆腔内未见明显占位灶；②脾胃间隙多发占位（5.8cm×6.6cm），较前明显增大增多，相邻脾脏及胃壁受侵；③脾脏外侧缘低密度结节，与前大致相仿；④肝周、脾周腹膜及部分网膜增厚，腹盆腔积液。参见图38.2。

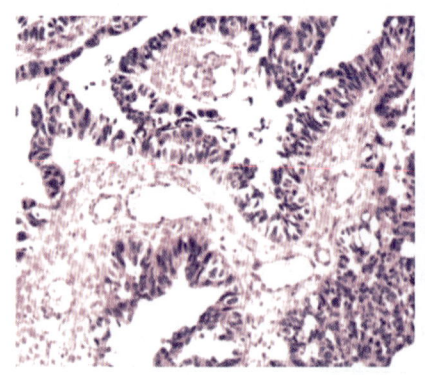 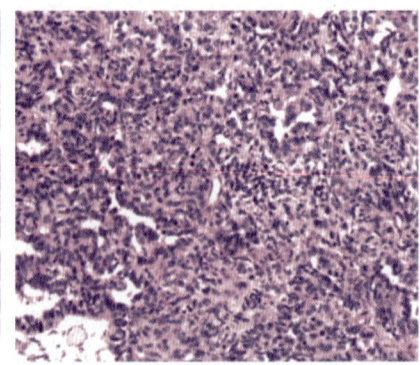

图38.1 术后病理

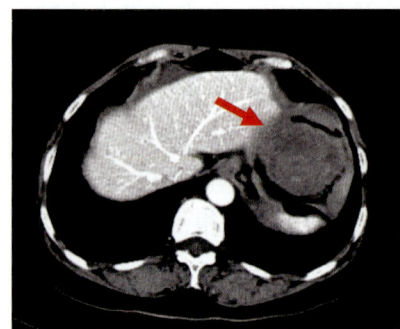 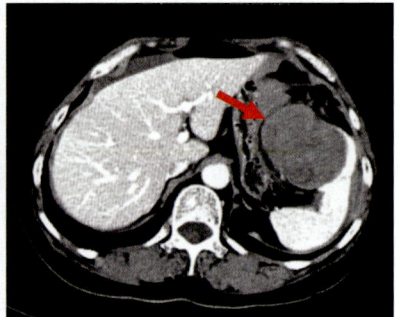

图38.2 盆腔CT

诊断卵巢癌复发，考虑转移灶多，一般情况差，无法耐受手术，故采用化疗。为减少神经毒性反应，采用GC方案（吉西他滨联合卡铂），2016年7月13日、8月9日化疗2次。化疗后腹部胀痛缓解。8月24日复查腹部CT（图38.3）：①脾胃间占位（3.8cm×4.7cm），胃壁及脾脏局部受压，脾脏包膜下低密度影，较前相仿；②盆腔内未见明显占位灶。CA12-5从化疗前的172.4U/ml降至15.7U/ml。疗效评估为PR。

卵巢癌ⅢC期，病理类型为卵巢低分化子宫内膜样腺癌，部分为浆液性乳头状腺癌。化疗后6年首次复发（脾脏转移），加入临床研究，行紫杉醇+卡铂化疗6次，化疗后CR。末次化疗后11个月第2次复发（脾胃间隙多发占位），行吉西他滨+卡铂化疗2次，化疗后PR。

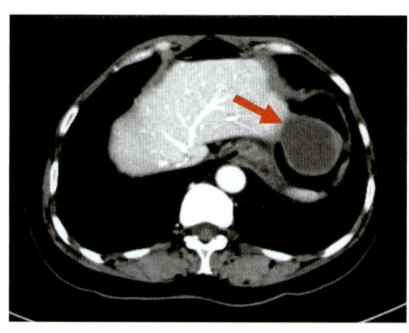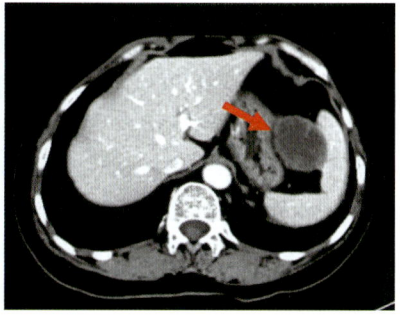

图 38.3　复查盆腔 CT

2.1　第 1 次 MDT to HIM 诊治（2016 年 9 月 10 日）

（1）讨论及意见

病理科　卵巢高级别子宫内膜样腺癌及浆液性乳头状腺癌是卵巢上皮来源肿瘤中最常见的两种病理类型。高级别子宫内膜样腺癌有时和高级别的浆液性腺癌很难区分，需免疫组化鉴别。卵巢子宫内膜样腺癌多合并子宫内膜异位症，此类患者预后较好，但本例同时合并浆液性乳头状腺癌，因此复发率相对较高。复发后的病理类型可能出现转变，建议必要时通过手术或穿刺获取病理，确定此次复发的病理类型，以指导后续治疗。

影像科　患者有卵巢癌手术化疗史，2 个月前曾在我院查腹部 CT 提示脾胃间隙多枚大小不一占位灶，最大者径面约 5.8cm×6.6cm，轻中度不均性强化，边界不清，相邻脾脏及胃壁可见受累，脾脏内可见低密度结节影。考虑肿瘤侵犯肝、脾实质可能，且肝周、脾周腹膜增厚，部分网膜增厚模糊，存在腹腔内播散种植可能。化疗 2 次后，复查 CT 提示脾胃间隙肿块较前明显缩小，目前径面为 3.8cm×4.7cm，但仍伴胃壁及脾脏局部受压。整合考虑，明确患者为卵巢癌复发，复发部位主要位于脾胃之间及肝周，并可能侵犯肝、脾实质。

妇瘤外科　卵巢癌 70%～80% 诊断时都为晚期，初次手术能否达到无肉眼残留（R0）是影响预后的独立因素。尽管本例存在肿瘤残留，但直径小于 1cm，仍属理想减瘤术。2015 年初次复发距末次化疗近 6 年，属铂敏感复发。当时对卵巢癌二次减瘤术的价值尚未确定，国内外均开展了大型随机对照研究。因此入组 SOC-1 临床研究，随机分组后接受化疗，疗效为 CR。此次为第二次复发，距末次化疗 11 个月，仍属铂敏感复发。但当时因复发灶位于上腹部，手术难度大，且有较多腹水，因此行 GC 方案化疗。化疗 2 次后，CT 提示上腹部肿瘤明显缩小，进一步治疗通常选择继续原方案化疗。但考虑该患者无铂间隙期长，化疗较敏感，同时病灶孤立，体力状况好，因此也可考虑二次减瘤术。但目前国际上对此类患者能否从二次减瘤术中获益尚存争议。建议与家属商议，充分告知两种治疗方案的利弊，由其选择。如选择手术则行剖腹探查 + 脾脏切除 + 肝部分切除，术后继

续吉西他滨+卡铂联合化疗。

胃肠外科 卵巢癌上腹部转移并不少见。患者既往有卵巢癌治疗史,结合影像学及CA12-5指标等,基本明确卵巢癌复发的诊断。但脾胃间隙肿瘤仍需和胃、胰腺等原发肿瘤相鉴别。该患者无消化道症状,相应肿瘤标志物正常,故胃肠道或胰腺来源可能性较小。目前肿瘤主要位于上腹部,无其他部位转移。单从CT影像看,肿瘤较局限,肝、胃受侵犯较少,手术完整切除可能性大。但需注意该肿块与胃及左肝均有侵犯可能,可能涉及脾脏切除、胃及肝的部分切除,手术创伤大,需注意防范术后胃穿孔、胆瘘、脾窝脓肿等情况。另外需注意胰尾部有无肿瘤侵犯,据文献报道卵巢癌胰腺转移发生率为6.12%,损伤后发生胰瘘的概率为12.3%,需注意预防。

(2) MDT to HIM 结论

整合多学科意见,卵巢癌铂敏感复发,病灶局限于上腹部(脾脏为主)。吉西他滨+卡铂联合化疗2次后肿瘤明显缩小。可选择继续化疗或卵巢癌二次减瘤术。

(3) 治疗及效果

患者及家属商议后,决定行手术。2016年9月12日行卵巢癌二次肿瘤细胞减灭术(剖腹探查+脾切除术+左肝部分切除+左侧膈肌腹膜部分切除术+肠粘连松解),术中探查:腹盆腔无明显腹水,部分肠管间粘连,右肝、右侧横膈、胆囊未见明显异常,脾胃间肿块5cm×4cm×4cm,侵犯脾脏实质,累及左肝外侧叶、左侧横膈,肠管表面、肠系膜表面未见明显异常,子宫附件缺如,直肠、膀胱未见明显异常,盆腔、腹主动脉旁未及肿大淋巴结。手术过程顺利,术中出血约100ml,术后无肉眼残留。术后病理(图38.4,卵巢恶性肿瘤复发化疗后,):①(脾门)纤维组织内转移性或浸润性中-低分化腺癌;②脾脏及部分肝组织;③(左侧横膈)纤维、横纹肌组织。

2016年9月23日至11月15日行吉西他滨+卡铂/顺铂化疗4次(因卡铂过敏,后2次改用顺铂)。化疗后疗效评价为CR。末次化疗后定期复查,近2年余无明显异常。

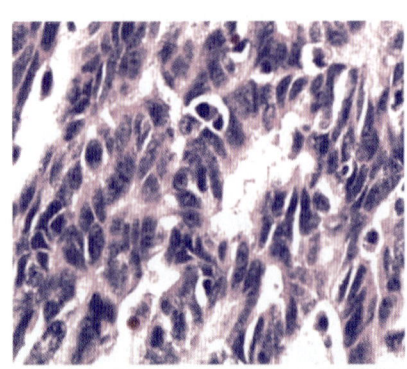 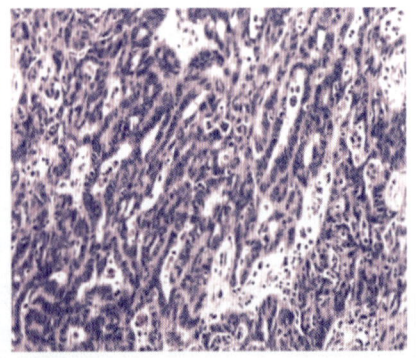

图38.4 术后病理

2019 年 5 月 10 日腹部 CT（图 38.5）提示盆腔结节及右侧腹膜结节，考虑转移。

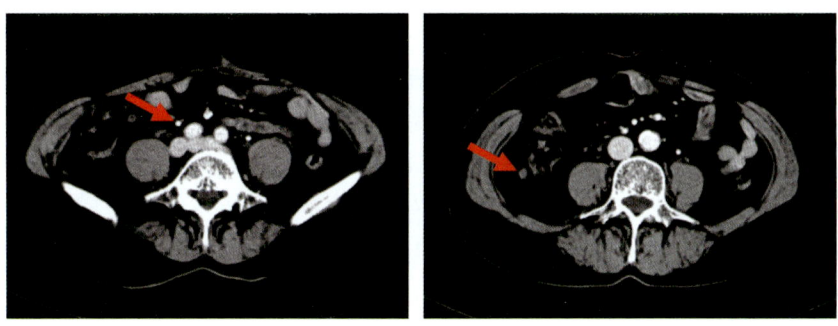

图 38.5　腹部 CT

2019 年 5 月 22 日我院 PET – CT（图 38.6）提示右盆腔结节及右结肠旁沟结节，考虑转移。CA12 – 5 为 8.7U/ml，自觉无明显不适。

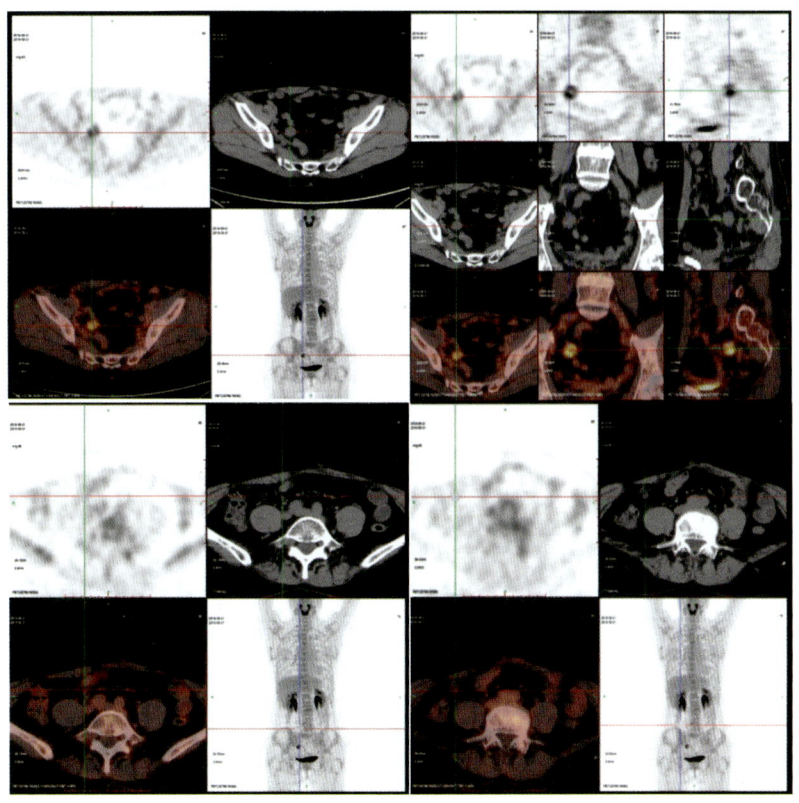

图 38.6　PET – CT 图像

2.2 第 2 次 MDT to HIM 诊治（2019 年 5 月 28 日）

（1）讨论及意见

影像科　患者既往有卵巢癌复发治疗史，前次复发主要位于上腹部，现复查 CT 上腹部未见明显异常。但盆腔见可疑结节影，直径约 1.7cm，增强后见轻度强化影。结合病史，首先考虑转移，建议结合 PET–CT 及肿瘤标志物。

核医学科　有卵巢癌病史，多次复发治疗后。目前右侧盆腔近乙状结肠右旁见软组织结节影，大小 1.8cm×1.9cm，放射性分布异常浓聚，SUV 最大值约 8.6，转移可能性大。同时右结肠旁沟及右下腹肠系膜区结节多发稍高密度小结节影，大者 1.0cm×0.8cm，放射性分布略浓聚，SUV 最大值约 1.5，FDG 值虽然不高，但结合病史，仍倾向转移。

妇瘤外科　卵巢癌的特点为反复复发，多以盆腹腔种植转移为主，也可出现远处转移。针对卵巢癌二次减瘤术在铂敏感复发中的价值，目前国际上已经开展 3 项大型随机对照研究，包括 DESKTOP Ⅲ、SOC–1 以及 GOG–213，3 项研究结果不尽相同。但多数学者认为，经过严格筛选的患者（比如初次手术达到 R0，无腹水，体力状况良好，且无播散性种植转移），二次减瘤术可能改善无瘤生存期，但再次减瘤术必须达到无肉眼残留，否则其预后差于直接化疗。考虑患者此次复发无铂间隙期长达两年半，复发灶位于盆腔内，同时体力状况较好（ECOG 评分 0 分），无手术禁忌证，因此考虑再行二次减瘤术。术后给予铂为基础的联合化疗。

（2）MDT to HIM 结论

整合多学科意见，诊断卵巢癌铂敏感复发。此次复发位于盆腔，病灶较局限，无手术禁忌证，建议行卵巢癌再次减瘤术。

（3）治疗及效果

2019 年 5 月 31 日行剖腹探查 + 小肠部分切除 + 肠修补 + 肠粘连松解，术中见：切口下腹壁间有一直径约 0.5cm 大小质硬结节，部分肠管与腹壁大片致密粘连，子宫双附件缺如，部分小肠与两侧盆壁及盆底致密粘连，部分胃壁与前腹壁致密粘连，小肠系膜根部距回盲部 10cm 处可见一直径约 2cm 大小肿块，质地中，边界清，右侧结肠旁沟系膜根部可及一直径约 1.5cm 大小结节，探查脾脏、阑尾、大网膜缺如，两侧膈顶、肝脏表面、胃表面、其余肠管表面均未见明显病灶，盆腔及腹主动脉旁未触及明显肿大淋巴结。术后无肉眼残留。术后病理（卵巢恶性肿瘤复发术后、化疗后）：①（部分回肠）肠壁浆膜下转移性或浸润性恶性肿瘤（结合形态及免疫组化结果，倾向癌肉瘤，符合卵巢来源）；②（部分回肠周）1 只淋巴结慢性炎；③（腹壁结节）增生胶原化纤维及脂肪组织，部分区见脂肪坏死伴局灶钙化；④（横结肠系膜、小肠表面、小肠系膜、右结肠旁沟、横结肠表面）纤维、脂肪组织。免疫组化：CK（大部分区 +），EMA（大部分区 +），Vim（局灶 +）。

卵巢癌综合治疗后第 3 次复发，属于铂敏感。复发灶位于回肠，行回肠部分切除术后，病理报告提示癌肉瘤（图 38.7），符合卵巢来源。

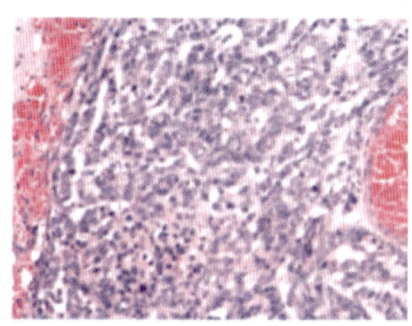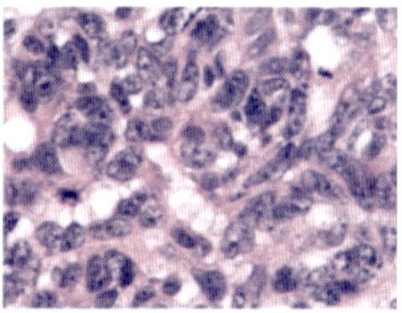

图 38.7　病理图片

2.3　第 3 次 MDT to HIM 诊治（2019 年 6 月 9 日）

（1）讨论及意见

病理科　癌肉瘤也称米勒管混合瘤，同时具有上皮及间质来源成分，极其少见。研究表明，卵巢癌肉瘤可能来自上皮细胞的前体，通过化生转变而来。该患者经过多次复发，病理类型从低分化子宫内膜样腺癌及部分浆液性乳头状腺癌转变为癌肉瘤，存在两种可能性：①初治时已存在癌肉瘤成分，但因含量较少，病理取材未发现；②初治时无癌肉瘤成分，经过反复化疗，由肿瘤的干细胞向癌肉瘤分化而来。

妇瘤外科　为卵巢癌复发整合治疗后盆腔复发，再次减瘤术后达到无肉眼残留。经过规范治疗及随访，生存期已达 10 年，超过绝大部分患者。此次复发病理类型从初治时的卵巢低分化子宫内膜样腺癌及部分浆液性乳头状腺癌转变为癌肉瘤，该病理类型极为少见，恶性程度较高。由于发现及时，肿瘤局限于盆腔，因此达到理想减瘤术（无肉眼残留）。进一步治疗首选铂为基础的联合化疗。根据 2019 年 NCCN 卵巢癌指南（第 1 版），对卵巢癌肉瘤初治的化疗方案首选卡铂或顺铂联合异环磷酰胺的静脉或腹腔化疗，但对复发患者，也可参照卵巢上皮性癌的多种方案。考虑已使用过紫杉醇及吉西他滨，为减少神经毒性及交叉耐药，可采用多西他赛 + 卡铂方案。但该方案骨髓抑制较重，需注意预防粒细胞缺少性发热等情况的发生。

（2）MDT to HIM 结论

整合多学科意见，该患者诊断为卵巢癌复发明确，病理类型从初治时的卵巢低分化子宫内膜样腺癌及部分浆液性乳头状腺癌转变为卵巢癌肉瘤，较为少见。目前术后无肉眼残留，进一步治疗首选多西他赛联合卡铂化疗，注意骨髓抑制。

（3）治疗及效果

2019 年 6 月 10 日至 10 月 25 日行多西他赛 + 卡铂方案化疗 5 个疗程，后因出现Ⅳ度骨髓抑制未继续化疗。化疗后达完全缓解（CR）。2019年基因检测：*BRCA2*胚系突变。根据大型Ⅲ期随机对照试验SOLO2，铂敏感复发的*BRCA*突变的卵巢癌接受PARP抑制剂可显著延长无瘤生存期（19.1个月 *vs* 5.5个月）。但该研究主要针对的是上皮性卵巢癌（包括高级别浆液性腺癌以及高级别子宫内膜样腺癌），对其在癌肉瘤中的疗效，目前尚缺乏证据。但从PARP抑制剂的作用机制看，该患者*BRCA2*突变，可能从中获益。因此于2020年2月19日开始服用奥拉帕利300mg，2次/日。用药后最初2个月出现中度贫血、乏力等不良反应，经治疗后基本耐受并维持原剂量服药。后一直定期复查，目前无瘤生存，生存期已超过12年。最近一次复查情况如下：2021年4月6日CA12-5 11.7U/mL。2021年4月6日盆腹腔CT（图38.8）：①上腹部未见明显实质性肿块；②卵巢癌术后改变，右侧髂血管旁软组织增厚，较前相仿，建议复查。整个治疗期间CA12-5变化趋势见图38.9。

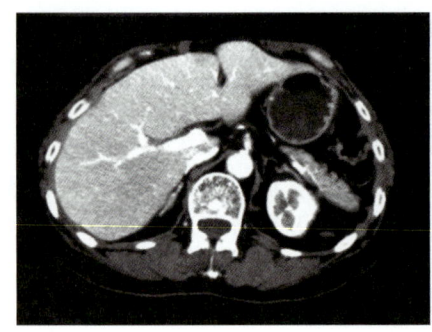
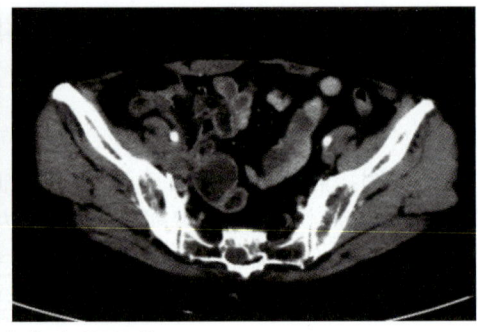

图38.8 盆腹腔CT图像

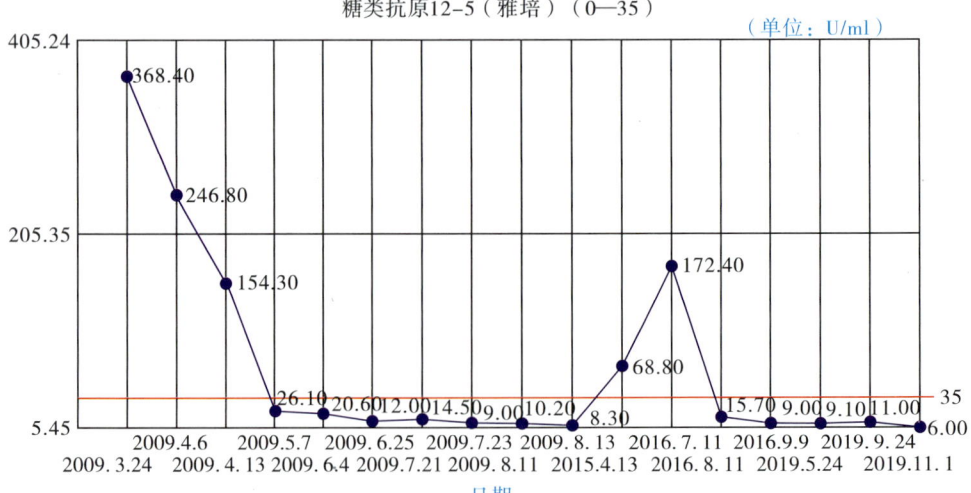

图38.9 整个治疗期间CA12-5变化趋势图

3 体 会

卵巢上皮性癌绝大部分（70%以上）为高级别浆液性腺癌，其次为子宫内膜样腺癌。卵巢的癌肉瘤非常罕见，通常预后不佳。该患者初次治疗时为子宫内膜样腺癌合并浆液性乳头状癌，随着复发次数增多，逐渐转变成无法确定具体类型的低分化腺癌以及癌肉瘤。这种病例并不多见，可能和肿瘤的干细胞分化及反复化疗有关。

卵巢癌的异质性较强，不同细胞类型和基因型肿瘤的侵袭性、化疗敏感性及预后等差异很大。该患者每次复发接受化疗后都能获得较长缓解期（大多在1年以上），说明患者对化疗敏感度较高，也因此总生存期明显延长。而在末次化疗之后，根据基因检测结果（*BRCA*突变），患者接受奥拉帕利维持治疗并获得长期无瘤生存。尽管PARP抑制剂在癌肉瘤中的证据有限，但卵巢癌的治疗强调个体化，不同细胞类型的肿瘤在某些情况下也可采用同样机制的药物进行治疗。

二次减瘤术在卵巢癌复发治疗中的价值目前尚无定论。3项大型随机对照研究结果也不尽相同。但有证据表明，对于铂敏感复发患者，如体能状况好、无铂间隙长且病灶局限，二次减瘤术可能带来生存获益。但有一点非常关键，即二次减瘤术必须达到R0切除，否则其有效性劣于直接化疗。该患者后两次复发均接受二次减瘤术，且都达到了R0切除，这为后续的有效化疗建立了基础。其后获得较长无进展生存期也和手术成功密切相关。当然，单个患者的成功经验不能被任意复制，卵巢癌二次减瘤术是否真的优于直接化疗，还有待进一步研究证实。

参考文献

[1] Torre LA, Trabert B, DeSantis CE, et al. Ovarian cancer statistics, 2018[J]. CA: a cancer journal for clinicians, 2018, 68(4): 284-296.

[2] Siegel RL, Miller KD, Fuchs HE, et al. Cancer Statistics, 2021[J]. CA Cancer J Clin, 2021, Jan71(1): 7-33.

[3] Swart AMC, Parmar MKB, Harper P, et al. The European Canadian Intergroup trial (OV10 trial) and the US Gynaecologic Oncology Group trial (GOG 111)[J]. Int J Gynecol Cancer, Jul-Aug 2004, 14(4): 697.

[4] Markman M, Bundy BN, Alberts DS, et al. Phase III trial of standard-dose intravenous cisplatin plus paclitaxel versus moderately high-dose carboplatin followed by intravenous paclitaxel and intraperitoneal cisplatin in small-volume stage III ovarian carcinoma: an intergroup study of the Gynecologic Oncology Group, Southwestern Oncology Group, and Eastern Cooperative Oncology Group[J]. J Clin Oncol, 2001, Feb 15, 19(4): 1001-1007.

[5] Shi T, Zhu J, Feng Y, et al. Secondary cytoreduction followed by chemotherapy versus chemotherapy alone in platinum-sensitive relapsed ovarian cancer (SOC-1): a multicentre, open-label, randomised, phase 3 trial[J]. Lancet Oncol, 2021, Apr22(4): 439-449.

[6] Pfisterer J, Plante M, Vergote I, et al. Gemcitabine plus carboplatin compared with carboplatin in patients with platinum-sensitive recurrent ovarian cancer: an intergroup trial of the AGO-OVAR, the NCIC CTG, and the EORTC GCG[J]. J Clin Oncol, 2006, Oct 10, 24(29): 4699-4707.

[7] Chan JK, Cheung MK, Husain A, et al. Patterns and progress in ovarian cancer over 14 years[J]. Obstet Gynecol, 2006, Sep108(3 Pt 1): 521-528.

[8] McCluggage WG. Morphological subtypes of ovarian carcinoma: a review with emphasis on new developments and pathogenesis[J]. Pathology, 2011, Aug 43(5): 420-432.

[9] Assem H, Rambau PF, Lee S, et al. High-grade Endometrioid Carcinoma of the Ovary: A Clinicopathologic Study of 30 Cases[J]. Am J Surg Pathol, 2018, Apr42(4):534-544.

[10] du Bois A, Reuss A, Pujade-Lauraine E, et al. Role of surgical outcome as prognostic factor in advanced epithelial ovarian cancer: a combined exploratory analysis of 3 prospectively randomized phase 3 multicenter trials: by the Arbeitsgemeinschaft Gynaekologische Onkologie Studiengruppe Ovarialkarzinom (AGO-OVAR) and the Groupe d'Investigateurs Nationaux Pour les Etudes des Cancers de l'Ovaire (GINECO) [J]. Cancer, 2009, Mar 15, 115(6):1234-1244.

[11] Fader AN, Rose PG. Role of surgery in ovarian carcinoma[J]. J Clin Oncol, 2007, Jul 10, 25(20):2873-2883.

[12] Fung-Kee-Fung M, Oliver T, et al. Optimal chemotherapy treatment for women with recurrent ovarian cancer[J]. Curr Oncol, 2007, Oct14(5):195-208.

[13] Bristow RE, Puri I, Chi DS. Cytoreductive surgery for recurrent ovarian cancer: a meta-analysis [J]. Gynecol Oncol, 2009, Jan112(1):265-274.

[14] Sehouli J, Senyuva F, Fotopoulou C, et al. Intra-abdominal tumor dissemination pattern and surgical outcome in 214 patients with primary ovarian cancer[J]. J Surg Oncol, 2009, Jun 1, 99(7):424-427.

[15] Yildirim Y, Sanci M. The feasibility and morbidity of distal pancreatectomy in extensive cytoreductive surgery for advanced epithelial ovarian cancer[J]. Arch Gynecol Obstet, 2005, Jun, 272(1):31-34.

[16] Sozzi G, Petrillo M, Berretta R, et al. Incidence, predictors and clinical outcome of pancreatic fistula in patients receiving splenectomy for advanced or recurrent ovarian cancer: a large multicentric experience[J]. Arch Gynecol Obstet, 2020, Sep, 302(3):707-714.

[17] Tate S, Nishikimi K, Matsuoka A, et al. Aggressive surgery for advanced ovarian cancer decreases the risk of intraperitoneal recurrence[J]. Int J Clin Oncol, 2020, Sep, 25(9):1726-1735

[18] du Bois A, Reuss A, Pujade-Lauraine E, et al. Role of surgical outcome as prognostic factor in advanced epithelial ovarian cancer: a combined exploratory analysis of 3 prospectively randomized phase 3 multicenter trials: by the Arbeitsgemeinschaft Gynaekologische Onkologie Studiengruppe Ovarialkarzinom (AGO-OVAR) and the Groupe d'Investigateurs Nationaux Pour les Etudes des Cancers de l'Ovaire (GINECO)[J]. Cancer, 2009, Mar, 15, 115(6):1234-1244.

[19] Coleman RL, Brady MF, Herzog TJ, et al. Bevacizumab and paclitaxel-carboplatin chemotherapy and secondary cytoreduction in recurrent, platinum-sensitive ovarian cancer (NRG Oncology/Gynecologic Oncology Group study GOG-0213): a multicentre, open-label, randomised, phase 3 trial[J]. Lancet Oncol, 2017, Jun, 18(6):779-791.

[20] Erin M George, Thomas J Herzog, Alfred I Neugut, et al. Carcinosarcoma of the ovary: natural history, patterns of treatment, and outcome[J]. Gynecol Oncol, 2013, Oct131(1):42-45.

[21] Leiser AL, Chi DS, Ishill NM, et al. Carcinosarcoma of the ovary treated with platinum and taxane: the memorial Sloan-Kettering Cancer Center experience[J]. Gynecol Oncol, 2007, Jun105(3):657-661.

[22] Pujade-Lauraine E, Ledermann JA, Selle F, et al. Olaparib tablets as maintenance therapy in patients with platinum-sensitive, relapsed ovarian cancer and a BRCA1/2 mutation (SOLO2/ENGOT-Ov21): a double-blind, randomised, placebo-controlled, phase 3 trial[J]. Lancet Oncol, 2017, Sep18(9):1274-1284.

39 保留生育功能宫颈癌术后复发患者的 MDT to HIM 诊治过程及体会

◎张筱婧　楼寒梅

1　概　述

宫颈癌是全球女性中第四大常见癌症，在发展中国家位居第二，居肿瘤死亡原因第一位。20%～30%的宫颈癌治疗后出现复发或未获局部控制，是导致宫颈癌死亡的主要原因。有学者认为新辅助化疗（NACT）能缩小瘤体、改善宫旁浸润、消灭部分微转移灶及降低术后复发的危险因素，因而利于手术开展、降低术后复发、增加远期预后，能使患者获益良多。对于复发性宫颈癌，主要依据首次治疗方式、复发部位及患者身体状况等选择个体化整合诊疗方案，对之前接受过放疗者，手术是最佳选择；对不能进行手术者，可进行姑息化疗；对从未接受过放疗者，应行根治性补救放化疗。

2　MDT to HIM 诊治

女性，29岁，因"不规则阴道出血2月"于2017年6月首次就诊于浙江大学附属妇产科医院。妇检：已婚未产式，阴道畅，宫颈后唇见4.5cm×4.5cm菜花样不规则肿块，子宫常大，活动可，双附件未及异常肿块及压痛，宫底韧带及双侧主韧带未及结节增粗；双腹股沟未及肿大淋巴结。2017年6月29日宫颈活检病理：中分化鳞状细胞癌。盆腔MRI：宫颈癌符合（ⅠB2期）；盆腔少量积液；全腹部CT：腹膜后见多发小淋巴结影，较大者短径0.6cm。诊断：宫颈癌ⅠB2期G2。治疗：新辅助化疗+保留生育功能手术。2017年7月4日、7月28日TP（紫杉醇+顺铂，剂量不详）2个疗程新辅助化疗（NACT）。疗效评估：SCC，2017年7月27日2.1ng/ml；2017年8月21日1.1ng/ml；2017年8月19日妇检提示宫颈后唇肿块缩小至2.5cm×2cm；2017年8月23日盆腔MRI显示，宫颈癌新辅助化疗后较前明显缩小。2017年8月23日全身麻醉下行腹腔镜下保留生育功能的宫颈癌根治术（子宫颈广泛切除术+盆腔淋巴结切除术）。术后病理：子宫颈鳞状细胞癌Ⅱ级，浸润间质深度<2/3，宫颈上切缘未见癌，阴道壁切缘9点局部见高级鳞状上皮内病变（HSIL/VAINⅡ），盆腔淋巴结8枚均阴性。2017年9月5日、9月

29日、10月24日、11月17日行4次TP（安素泰+伯尔定，剂量不详）术后辅助化疗。术后化疗后复查：2017年11月16日全腹部CT，宫颈全切术后，宫体密度欠均，未见明显占位征象，左侧髂血管旁淋巴囊肿。2018年12月8日再次入住外院，排除手术禁忌后2018年12月12日于该院行腹腔镜下子宫颈癌根治切除术+阴道部分切除+双侧附件切除。术后病理示：子宫底部鳞状细胞癌Ⅱ级，脉管内见癌栓，子宫下段断端切缘及阴道壁切缘阴性。建议辅助放疗。2019年1月来我院治疗。2019年1月19日超声检查示：腹主动脉旁淋巴结肿大（转移性考虑）；左侧髂血管旁低无回声结节（淋巴囊肿机化？请结合病史）；双侧锁骨上、腹股沟区淋巴结（外形尚可）。2019年1月23日我院盆腹部CT（图39.1）：腹膜后占位，结合病史，首先考虑转移性肿大淋巴结，较大者直径约4.5cm。2019年1月23日超声引导下淋巴结穿刺病理："腹主动脉旁结节针吸"显示为转移或浸润性低分化（鳞）癌。诊断：宫颈癌术后化疗后复发术后，腹主动脉旁淋巴结转移。

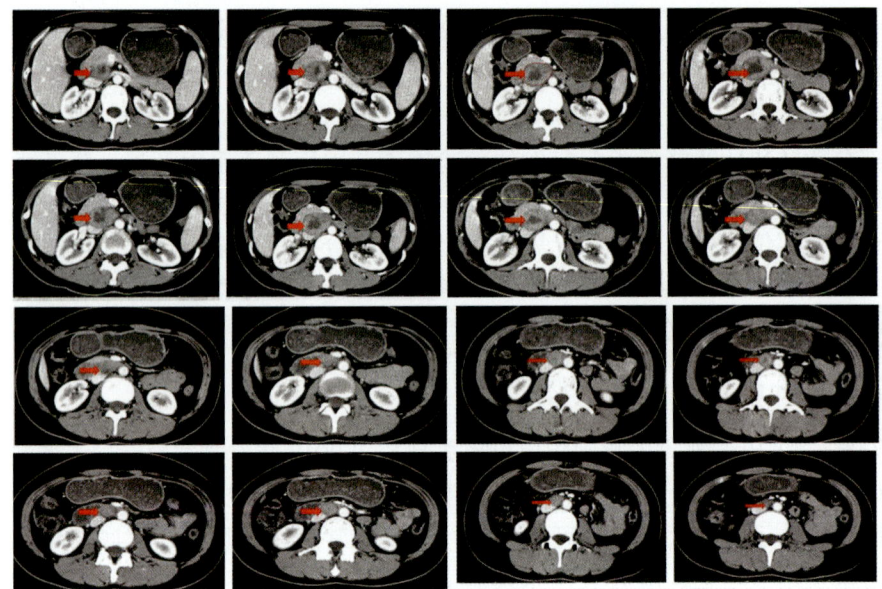

图39.1 盆腹部CT

第1次MDT to HIM 诊治（2019年1月25日）

（1）讨论及意见

放射科　CT/MRI 敏感性，大于1cm，83%～85%（CT）/88%～89%（MRI），有中心坏死阳性率100%；大部分淋巴病灶并不增大，常规大小预测的灵敏度24%～70%，特异性89%～93%。PALN 短径1cm以上定为转移灵敏度和特异性分别为80%和92%。MRI及PET-CT 灵敏度更佳，文献报道82.6%的PALN 分布在左腹主动脉旁；根据上腹部CT检查提示，腹膜后可见多发肿块、结节影，较大者约4.5cm，明显不均匀强化，符合腹膜后转移性淋巴结表现。CT影像显示肿大淋巴结与周围正常组织关系较密切，位于胰十二指肠下方，肝胆胰脾及盆腔内未见明显实质性占位灶。

肿瘤外科 复发性宫颈癌治疗难度大，预后差，目前尚无统一治疗方案。2019NCCN宫颈癌临床实践指南（第1版）推荐：未经放疗或复发病灶在原放射野之外的局部复发患者，可手术切除病灶后加以外照射，加或不加同期化疗或阴道近程放疗。放疗后中心性复发可行盆腔廓清术加或不加术中放疗。对复发病灶小于2cm的患者可行根治性全子宫切除术或阴道近程放疗。放疗后非中心性复发患者可继续个体化外照射加或不加同期化疗，或切除局部病灶后加或不加术中放疗或直接行全身治疗。远处转移如适宜局部治疗可行病灶切除或局部消融治疗加或不加个体化外照射，或个体化外照射加或不加同期化疗或直接单纯化疗。不适宜局部治疗的患者则行全身治疗或最好的支持治疗。宫颈癌复发部位分布如下：中央型（无盆腔侧壁受累的盆腔复发）22%～56%；盆腔侧壁28%～37%；远处转移或多部位复发15%～61%。转移性病变部位分布如下：盆腔或腹主动脉旁淋巴结（分别为75%和62%）、肺（33%～38%）、肝（33%）等；转移性病变的治疗取决于就诊时的病变范围。对有单个远处转移病灶患者，例如转移至肺、肝，如一般情况较好，治疗预期则较高，可行以治愈为目的的孤立病灶切除，术后辅助放疗或化疗。本例转移淋巴结较大，与周围正常组织关系密切，手术切除难度大，风险高，术后仍需放疗，故不建议首选手术治疗。

妇科放疗科 复发性宫颈癌的治疗一直是临床上一个具有挑战性的难题，无论是常规放疗、立体定向放疗、术中放疗，还是放射性粒子组织间近程治疗，均被证明是可行、有效且安全的，对部分患者甚至可达根治目的。对初始治疗未接受过放疗的复发性宫颈癌患者，补救放疗可达根治目的，根据不同复发范围选择放射区域及放射剂量，加或不加同步化疗。过去10年，EBRT应用，局部晚期宫颈癌的治疗疗效（局部控制率、DFS和OS）均有所提高，但淋巴病灶未控导致的复发仍存在，如何提高淋巴病灶的诊治十分重要，尤其目前腹主动脉旁和腹股沟淋巴结病灶虽是远处转移，如诊治得当，也可能治愈。有研究人员对35例术后复发性宫颈癌患者行根治性放疗，中位随访时间12.1年，观察到2、5、10年的总生存率分别为66%、43%和33%。最近文献报道，低于60Gy的剂量会导致较低的淋巴控制率，对大于2cm和不敏感的淋巴结剂量高于60Gy可能受益。也有学者研究发现，50～57.5Gy/2.0～2.3Gy，更好的放射生物学效应，大淋巴结可继续以2 Gy加量至65Gy，但腹主动脉旁淋巴结剂量大于60Gy可能会有相对高的并发症发生率，当然可先选择切除2cm以上的淋巴结再放化疗。结合外科建议，本例可行放疗，适当追加放疗剂量。

化疗科 顺铂是治疗晚期或复发性宫颈癌的一线单药，但总体来讲，宫颈癌单药治疗效果都很有限。美国NCCN宫颈癌实践指南推荐对无法接受手术或放疗的复发患者，单药顺铂、卡铂或紫杉醇姑息化疗都是合理方案。患者目前可行全身化疗，评估疗效，若有缩小可追加放疗。

（2）MDT to HIM 结论

整合多学科意见，本例拟行新辅助化疗，肿块缩小后再行辅助性放疗：加速器 X 线腹膜后 + 盆腔野外照射。

（3）治疗及效果

2019 年 1 月 25 日、2 月 15 日予 TP（紫杉醇 240mg + 顺铂 100mg）姑息化疗 2 个疗程。SCC：2019 年 1 月 17 日 4.3ng/ml；2019 年 2 月 15 日 0.7ng/ml；2019 年 3 月 5 日至 2019 年 4 月 7 日腹主动脉旁淋巴结区 + 盆腔 IMRT。CTV 根据 MRI 及 CT 影像勾画（图 39.2），PTV 为 CTV 外扩 0.5~10mm，剂量 4500cGy/180cGy/25F。

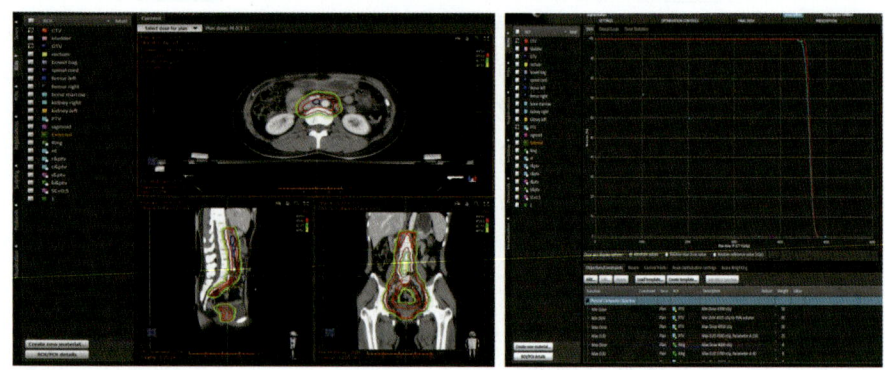

图 39.2　CTV 图像

2019 年 3 月 8 日 第 3 疗程 TP（紫杉醇 240mg + 顺铂 100mg）姑息化疗。不良反应：骨髓抑制Ⅲ度；胃肠道反应 3 级。放疗 20F 时复查，2019 年 3 月 29 日盆腹部 CT（图 39.3，宫颈癌术后，对照 2019 年 1 月 23 日 CT）：①腹膜后占位，较前明显缩小，较大者直径约 2cm；②子宫术后缺如。考虑左侧髂外血管旁淋巴囊肿。

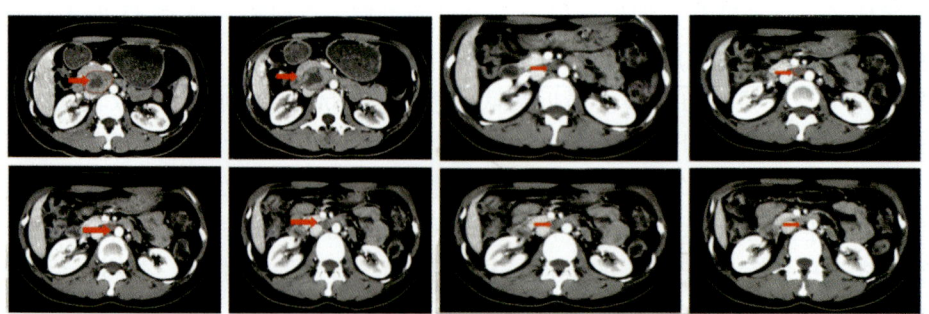

图 39.3　盆腹部 CT 图像

2019 年 4 月 8 日至 2019 年 4 月 19 日予以转移淋巴结加量放疗。

GTV 根据 MR 及 CT 勾画。PGTV 为 GTV 外扩 5mm，剂量 2000cGy/200cGy/

10F，累计淋巴结剂量 65Gy。2019 年 4 月 17 日予以第 4 疗程 TP：紫杉醇 240mg + 顺铂 DDP 100mg，静脉滴注。2019 年 4 月 25 日复查腹主动脉旁 + 盆腔增强 CT（宫颈癌术后化疗后，对照 2019 年 3 月 29 日）：①腹膜后结节，较前略缩小；②子宫术后缺如。考虑左侧髂外血管旁淋巴囊肿，较前相仿。

患者治疗后定期复查，目前病情稳定，未接受任何治疗。

3 体 会

宫颈癌是女性生殖器最常见的恶性肿瘤，发病高峰年龄为 40～60 岁，近年来发病有年轻化趋势，已引起妇科肿瘤界的广泛关注。宫颈癌的治疗方法主要采取手术和放疗，辅以新辅助化疗、同步化疗或术后辅助化疗。近年来，随着治疗技术的进步以及诊疗的规范化，宫颈癌整体治疗效果较前改善。NCCN 指南建议对有保留生育功能要求的患者，推荐 IA1 期无淋巴脉管侵犯（LVSI）及 IA1 期伴 LVSI 或 IA2 期行锥切术时，整块切除病灶、阴性切缘至少 3mm 距离。IA1 期伴 LVSI 或 IA2 期首选根治性子宫颈切除 + 盆腔淋巴结切除，次选锥切 + 盆腔淋巴结切除。不推荐小细胞神经内分泌癌、胃型腺癌保留生育功能。本例新辅助化疗后行保留生育功能手术，目前无循证学依据。宫颈癌术后复发严重威胁着患者的生命健康，复发转移途径主要为淋巴道转移和血行转移，血行播散常见于肺（36.3%）、骨（16.3%）、肝及脑。复发性宫颈癌的早期症状隐匿，不易察觉，所以宫颈癌根治术后的定期随诊尤显重要。早期的检查有助于及时发现宫颈癌复发，如 PET - CT 能及时发现复发病灶、能系统评估未被临床怀疑的全身其他部位。对于复发性宫颈癌，应整合患者的一般情况、初始治疗方式、无瘤生存期、复发和（或）转移的部位、病灶大小，并充分考虑患者的治疗预期制订个性化整合治疗方案。严格把握适应证，选择性地给予手术、放疗、化疗、靶向治疗及免疫治疗等多种治疗模式的有机整合，才能延长患者生存期，改善其生活质量，使其最大限度获益。相信随着临床医生与科研人员相关研究的不断深入，会有更有效的药物和治疗方案为晚期、复发性宫颈癌带来新希望。

参考文献

[1] Bray F, Ferlay J, Soerjomataram I, et al. Global cancer statistics 2018：globocan estimates of incidence and mortality worldwide for 36 cancers in 185 countries[J]. Ca A Cancer Journal for Clinicians, 2018, 68(6)：394 - 424.

[2] WHO Guidelines Approved by the Guidelines Review Committee. Comprehensive cervical cancer control：a guide to essential practice[R]. 2nd. Geneva：WHO, 2014.

[3] Peiretti M, Zapardiel I, Zanagnolo V, et al. Management of recurrent cervical cancer：a review of the literature[J]. Surg Oncol, 2012, 21(2)：e59 - e66.

[4] He D, Duan C, Chen J, et al. The safety and efficacy of the preoperative neoadjuvant chemotherapy for patients with cervical cancer：a systematic review and meta analysis[J]. Int J Clin Exp Med, 2015, 8(9)：14693 - 14700.

[5] 王光,黄玲惠,魏丽惠,等. 宫颈癌新辅助化疗疗效分析[J]. 中国妇产科临床杂志, 2013, 1：

20-22.

[6] Huang K, Sun H, Li X, et al. Prognostic risk model development and prospective validation among patients with cervical cancer stage IB2 to IIB submitted to neoadjuvant chemotherapy[J]. Sci Rep, 2016,6:27568.

[7] 邢艳,吴玉梅. 局部晚期宫颈癌新辅助化疗研究进展[J]. 肿瘤学杂志,2014,12:967-971.

[8] 廖万清,汤新跃. 术前新辅助化疗在局部晚期宫颈癌治疗中的临床价值[J]. 实用癌症杂志,2015,2:266-268.

[9] Tempfer CB, Beckmann MW. State-of-the-art treatment and novel agents in local and distant recurrences of cervical cancer[J]. Oncol Res Treat, 2016, 39(9): 525-533.

[10] Diagnostic performance of computer tomography, magnetic resonance imaging, and positron emission tomography or positron emission tomography/computer tomography for detection of metastatic lymph nodes in patients with cervical cancer: meta-analysis[J]. Cancer Sci,2010,101(6), 1471-1479.

[11] Kasuya G, Toita T, Furutani K, et al. Distribution patterns of metastatic pelvic lymph nodes assessed by CT/MRI in patients with uterine cervical cancer[J]. Radiation Oncology, 2013, 8(1): 1-6.

[12] 周晖,白守民,林仲秋.《2019 NCCN 宫颈癌临床实践指南》解读[J]. 中国实用妇科与产科杂志,2017,34(9):1002-1009.

[13] Besson N, Touboul E, Daraï É, et al. Isolated pelvic recurrences of cervical carcinoma treated with salvage chemoradiotherapy[J]. Cancer Radiother, 2014, 18(2): 83-88.

[14] Yin YJ, Li HQ, Sheng XG, et al. The treatment of pelvic locoregional recurrence of cervical cancer after radical surgery with intensity-modulated radiation therapy compared with conventional radiotherapy: aretrospective study[J]. Int J Gynecol Cancer, 2015, 25(6): 1058-1065.

[15] HAASBEEK CJ, UIT TERHOEVE AL, VAN DER VELDEN J, et al. Long-term results of salvage radiotherapy for the treatment of recurrent cervical carcinoma after prior surgery [J]. Radiother Oncol,2008,89(2):197-204.

[16] Bacorro, Warren, Dumas, et al. Dose-volume effects in pathologic lymph nodes in locally advanced cervical cancer[J]. Gynecologic Oncology An International Journal,2018,148: 437-634

[17] Varol, Gülseren, Mustafa, et al. Isolated pulmonary metastases in patients with cervical cancer and the factors affecting survival after recurrence. [J]. Ginekologia polska, 2019, 89(11):593-598.

[18] Chan JK, Stephanie C, Subasish B, et al. Metastatic gynecologic malignancies: advances in treatment and management[J]. Clinical & Experimental Metastasis, 2018:1-13.

[19] PFAENDLER KS, TEWARI KS. Changing paradigms in the systemic treatment of advanced cervical cancer [J]. Am J Obstet Gynecol,2016,214(1):22-30.

40 双原发卵巢癌并早期胃癌的 MDT to HIM 诊治过程及体会

◎孙　璐　汪军坚　朱笕青

1　概　述

临床上晚期胃癌转移至卵巢较多见，原发性卵巢癌合并原发性胃癌较少见，本例为双原发性癌，给临床诊断和治疗带来了挑战，我们应用 MDT to HIM 讨论，指定个体化整合诊治方案，获得了最优化整合诊治效果。

2　MDT to HIM 诊治过程

女性，38 岁，因"上腹部不适 1 年，腹胀 10d"于 2021 年 4 月就诊于我院。1 年前偶感上腹部不适，有闷胀感，可自行缓解。2020 年 4 月查幽门螺杆菌（+），予对症处理后好转。10d 前无明显诱因出现腹胀，伴腹围进行性增大，无恶心呕吐，无腹痛腹泻等不适，遂至我院就诊。查肿瘤标志物：CA72-4 为 63.02U/ml，CEA<0.50ng/ml，CA12-5 为 1536.70U/ml，CA19-9 为 8.79U/ml，HE-4 > 1500pmol/L。腹盆腔增强 CT（图 40.1）：子宫周围多发囊实性肿块，首先考虑来源于双侧卵巢恶性肿瘤，疑累及相邻子宫及乙状结肠。网膜及系膜增厚模糊伴腹盆大量积液，首先考虑转移性，局部累及相邻肠管。双侧膈肌、腹膜及肝周包膜可疑结节，转移可能大。进一步查胃镜示：胃窦部位小弯偏前壁见一大小 1.5cm×0.8cm 的 Ⅱa+Ⅱc 黏膜发红粗糙，局部小结节增生，NBI 观察腺体结构紊乱明显，活检。胃镜诊断：胃窦Ⅱa+Ⅱc 病变，考虑 CA，性质结合病理（图 40.2）。2021 年 3 月 31 日我院胃镜病理示（胃窦）黏膜内见中-低分化腺癌。免疫组化 202110430-1 片：HER2（2+），Villin（+），Muc-4（部分+），Muc-6（部分+），PAX8（-），CA12-5（-），ER（-），PR（-），CDX-2（小区弱+）。肠镜：结直肠黏膜未见明显器质性病变。全身 PET-CT：胃壁未见明确异常增厚及 FDG 代谢增高灶。双附件区不规则囊实性占位灶，FDG 代谢异常增高，结合病史，考虑库肯伯格瘤或卵巢来源恶性肿瘤。大网膜、肠系膜区、肝脾包膜下、部分肠管浆膜面、两侧结肠旁沟及盆底腹膜多发不规则增厚灶，FDG 代谢异常增高，考虑种植转移。左侧内乳区、心膈角及腹膜后多发淋巴结，FDG 代谢增高，考虑转移。腹盆腔大量积液，FDG 代谢增高，恶性倾向。腹水脱落细胞：找到腺癌细胞。既往体健，否认肿瘤家族史。

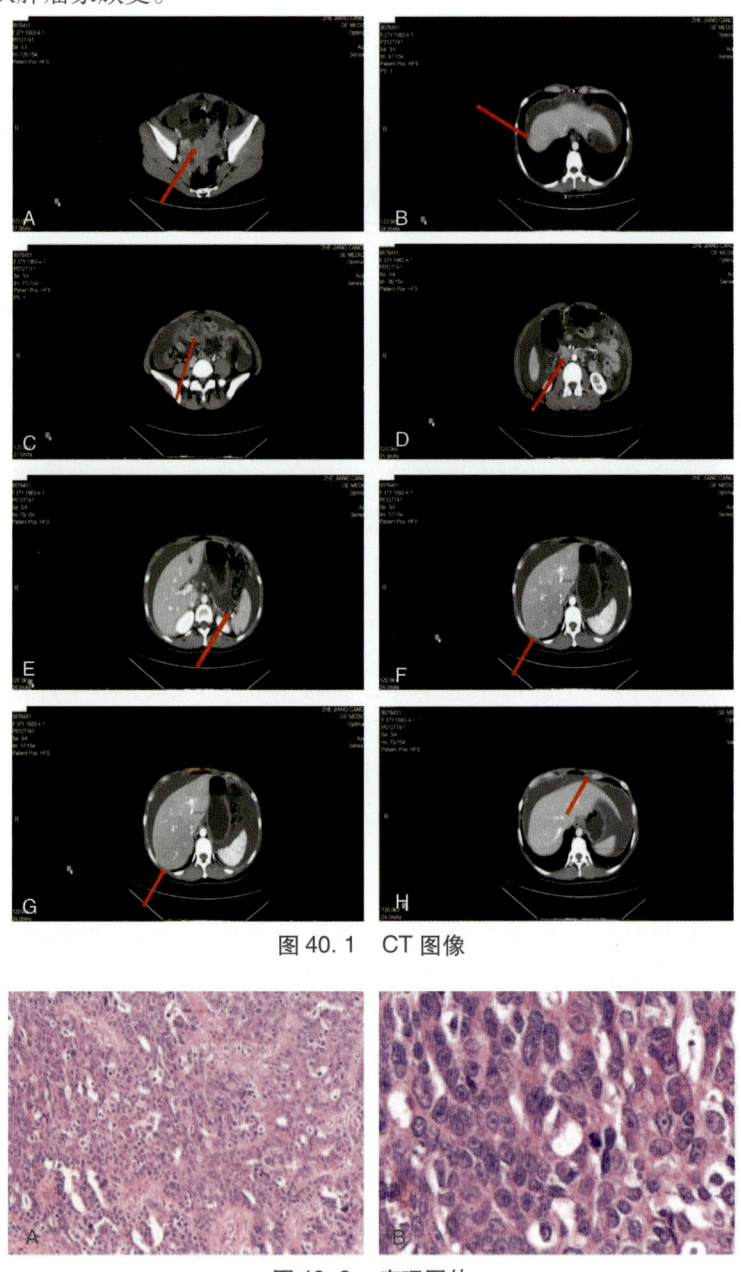

图 40.1　CT 图像

图 40.2　病理图片

2.1　第 1 次 MDT to HIM 诊治

（1）讨论及意见

影像科　上皮性卵巢癌原发灶的 CT 影像多表现为盆腔或下腹部不规则形或分

叶状囊实性肿瘤，囊壁及囊内间隔薄厚不一，可伴结节状、乳头状突起；实性部分形态不规则、密度不均匀，增强扫描呈不均匀强化。腹水及腹膜、网膜转移在卵巢癌中常见，CT影像上可表现为网膜区扁平样、饼状软组织肿块，密度不均，边缘不规则，界限不清。腹膜转移表现为腹腔内、肝、脾、结肠等脏器表面不规则软组织结节及肿块等。本例CT显示，盆腹腔多发转移瘤，符合卵巢癌生物学行为。但晚期胃癌卵巢转移影像表现同卵巢癌，本例CT未见明显胃部病变，晚期胃癌的可能性较小。

核医学科 结合PET-CT检查，考虑原发性卵巢癌合并胃癌可能性大。PET-CT对胃腺癌的诊断价值较肯定，但对印戒细胞癌或黏液腺癌所致皮革胃的诊断价值有限。

病理科 根据胃镜活检，病理考虑印戒细胞癌，卵巢肿瘤是否为转移性肿瘤，需组织病理检查。

内镜中心 本例胃镜下见胃窦小弯偏前壁Ⅱa+Ⅱc型病变，病变局限于黏膜层，病灶大小1.5cm，病理提示中-低分化腺癌，内镜诊断倾向早期胃癌。早期胃癌是指胃癌组织浸润仅限于黏膜层及黏膜下层者，治疗上首选内镜治疗，包括内镜下黏膜切除术（EMR）和内镜黏膜下剥离术（ESD），对不适合内镜治疗者可行开腹手术或腹腔镜手术，若术后病理证实淋巴结阳性应行术后化疗。根据2020 JGES/JGCA早期胃癌ESD和EMR指南，ESD的适应证为：①肿瘤直径≤2cm，无合并存在溃疡的未分化型黏膜内癌；②不论病灶大小，未合并存在溃疡的分化型黏膜内癌；③肿瘤直径≤3cm，合并存在溃疡的分化型黏膜内癌；④肿瘤直径≤3cm，无合并存在溃疡的分化型黏膜下层癌。许多研究报道，接受ESD治疗的患者，具有良好的短期及长期预后。本例有ESD指征，如为双原发肿瘤，胃窦病变可考虑行ESD治疗。

胃外科 综合各项检查结果，本例晚期胃癌伴卵巢转移，卵巢癌合并早期胃癌均不除外，腹水脱落细胞制作蜡块进行免疫组化检测，有助明确诊断。若为晚期胃癌，考虑卵巢肿瘤负荷大，可考虑双附件切除后行全身化疗，据疗效决定是否手术。若为双原发癌，胃部病灶尚属早期。ESD术后标本须进行组织病理学检查以决定后续治疗。对ESD未达到治愈性切除的患者，后续处理尚无规范化专家共识，目前主要策略包括外科手术与再次ESD两种方式。对本例患者，治疗上应个体化处理，先处理卵巢癌，根据卵巢癌化疗后评估结果，决定胃部病灶后续处理，可考虑ESD或外科手术，局限在黏膜内的早期胃癌在术后可不予化疗。若胃部病灶达到CR，也可考虑密切随访。

妇瘤外科 结合各项检查，本例CA12-5升高明显，CT及PET-CT均符合卵巢癌伴盆腹腔广泛转移，内镜检查提示胃部病变属早期，诊断上首先考虑晚期卵巢癌（FIGO ⅢC～Ⅳ期），合并继发或原发性胃癌可能大，待脱落细胞结果与晚期胃癌鉴别。手术治疗是晚期卵巢癌治疗的基石，初始卵巢肿瘤细胞减灭术（PDS）、

新辅助化疗（NACT）联合间歇肿瘤细胞减灭术（IDS）是晚期上皮性卵巢癌初始治疗的两大手术模式，然而在选择上仍存在一些争议。多项随机对照临床试验证实，晚期卵巢癌 PDS 与 NACT 联合 IDS 在预后上无显著差异。手术无肉眼残留（R0）已被证明是晚期卵巢癌最重要的独立预后因素，有研究发现 R0 切除率每升高 10%，总生存率升高 5.5%。在治疗决策上，应根据临床表现、影像学检查、肿瘤标志物、体力状况、营养状况等对手术耐受性、手术达到满意减瘤可能性进行整合评估，重复评估个体差异，选择最合适的治疗方案。目前临床上常用的术前评估方法包括 Suidan 评分和 Fagotti 评分。本例患者年轻，无既往史及合并症，评估盆腹腔病灶有达到 R0 切除的可能，治疗上首选 PDS，术后予化疗。胃部病灶建议化疗 3 个疗程后评估。若为晚期胃癌合并卵巢转移，可考虑行姑息性双侧卵巢切除，减小肿瘤负荷，手术方式建议经腹。

（2）MDT to HIM 结论

整合多学科意见，首先考虑卵巢癌合并早期胃癌。建议腹水脱落细胞制作细胞蜡块明确病理，必要时盆腔穿刺活检。治疗上建议行卵巢癌根治术，术后辅助化疗，胃癌病灶行 ESD 切除。

（3）治疗及效果

2021 年 4 月 9 日在我院行卵巢癌根治术：部分肝切除术 + 经腹扩大性全子宫切除术 + 双侧输卵管卵巢切除术 + 大网膜切除术 + 盆腔淋巴结切除术 + 腹主动脉旁淋巴结切除术 + 全盆腔腹膜卷地毯切除 + 双侧膈肌肿瘤切除 + 部分肝切除术 + 左侧横膈部分切除 + 直肠乙状结肠部分切除术 + 膈肌修补术（双侧）+ 乙状结肠 – 直肠吻合术（端端吻合）。术后残留灶：小肠系膜、结肠系膜及肠表面直径小于 0.2cm 大小的栗粒状结节。术中予顺铂 90mg 腹腔化疗。术后病理（图 40.3）：左、（右）卵巢低分化腺癌（符合高级别浆液性癌，瘤体大小分别为 5cm×4.5cm×4cm，6cm×4.4cm×2cm），可见脉管瘤栓，累及左输卵管、（右）输卵管系膜、宫体前后壁、宫颈外膜至间质深层，浸润或转移至（部分直肠、乙状结肠）肠浆膜外至深肌层，阑尾浆膜至浆膜下层，而且膀胱反折腹膜、大网膜结节、大网膜、右输尿管表面、乙状结肠脂垂、肝圆韧带起始部、右结肠旁沟、盲肠表面、脾门、降结肠系膜、盆腔肿块、小肠表面、右盆腔腹膜、左盆腔腹膜、小网膜、肝肾隐窝、右横膈、右肝结节、左横膈、左心膈角、小肠系膜、左结肠旁沟、胰腺表面、乙状结肠系膜、横结肠表面、肝表面纤维脂肪组织内见低分化癌伴退变坏死，可见脉管瘤栓，转移或浸润至（右心膈角）4/4 只、（肠周）3/4 只、（左盆腔）4/11 只、（右盆腔）2/2 只、（腹主动脉旁）7/8 只、（左肾静脉下方）12/12 只、（左卵巢血管残端）1/1 只淋巴结及部分结外纤维、脂肪组织。

术后腹盆腔 CT：卵巢癌术后，腹膜、肠系膜浑浊增厚，骶前、腹盆腔少量积液。腹膜后多发小结节，腹主动脉左旁囊性灶，左侧盆壁较大囊性灶，包裹性积液考虑；两侧盆壁淋巴管囊肿可能；腹盆腔肠管积液扩张，见多发小液平；左侧胸腔少量积液,左肺下叶膨胀不全,胃壁充盈欠佳,壁略厚。2021年4月25日行B超引导下盆腔、胸腔穿刺置管引流术。2021年4月27日至2021年6月30日行4次TC方案化疗:紫杉醇210mg静脉滴注+卡铂700mg静脉滴注。2021年7月1日行胃黏膜病变ESD治疗:胃窦小弯偏前壁见一大小1.5cm×0.8cm的Ⅱa+Ⅱc黏膜发红粗糙,局部小结节增生,NBI观察腺体结构紊乱明显,NBI+ME观察,见有肿瘤性DL,伴有MV+MS异型改变。电凝标记病灶边缘,黏膜下注射甘油果糖和美兰,使病灶抬起,针状刀切开表面黏膜及黏膜下层,HOOK刀及IT刀分离正常黏膜与病灶,逐一分离黏膜下组织,完整切除病灶后病理检查,结果为:胃黏膜病变,早期胃癌(完成ESD治疗)。2021年8月31日完成第7次化疗方案化疗:紫杉醇210mg静脉滴注+卡铂700mg静脉滴注,化疗结束后经CT评估为CR。

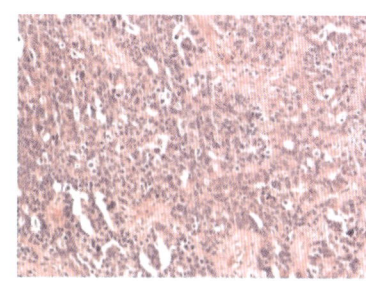 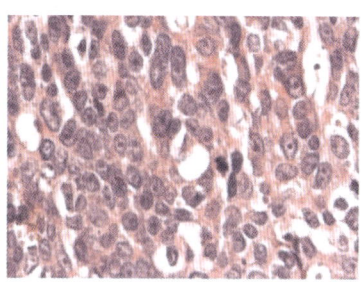

图40.3 病理图片

3 体 会

在临床上,胃癌卵巢转移或卵巢癌胃转移多见,双原发卵巢癌合并胃癌少见。本例为年轻的卵巢癌合并胃癌。患者就诊时已出现盆腹腔广泛转移,属疾病晚期。事实上,75%以上的卵巢癌患者在诊断时已处于晚期(FIGO Ⅲ期或Ⅳ期),5年生存率低于25%。治疗上,晚期上皮性卵巢癌的治疗模式有PDS+辅助化疗、NACT+IDS,研究显示盆腔外转移灶小于5cm的FIGO Ⅲ期患者,采用PDS治疗能获得更好的PFS。无残留地切除肿瘤病灶是晚期卵巢癌最重要的独立预后因素,高危评分的晚期卵巢癌采用NACT可提高手术R0切除率,减少手术严重并发症,但无明确的生存获益。恶性肿瘤诊疗强调个体化治疗,在初始治疗前,要充分评估手术R0切除可能性、手术复杂程度和围术期严重并发症风险,制订最有利于整合的诊疗方案,这就是近年学界提出并不断强调的MDT to HIM。

参考文献

[1] Kitajima K, Nakajo M, Kaida H, et al. Present and future roles of FDG-PET-CT imaging in the management of gastrointestinal cancer: an update[J]. Nagoya J Med Sci,2017,79:527-43.

[2] Ono H, Yao K, Fujishiro M, et al. Guidelines for endoscopic submucosal dissection and endoscopic mucosal resection for early gastric cancer(second edition)[J]. Dig Endosc, 2021,33:4-20.

[3] Japanese Gastric Cancer A. Japanese classification of gastric carcinoma[M]. 3rd English edition.

Gastric Cancer,2011,14:101-12.

[4] Tanabe S, Hirabayashi S,Oda I, et al. Gastric cancer treated by endoscopic submucosal dissection or endoscopic mucosal resection in Japan from 2004 through 2006: JGCA nationwide registry conducted in 2013[J]. Gastric Cancer, 2017,20:834-42.

[5] Kosaka T, Endo M,Toya Y, et al. Long-term outcomes of endoscopic submucosal dissection for early gastric cancer: a single-center retrospective study[J]. Dig Endosc,2014,26:183-91.

[6] 中国临床肿瘤学会(CSCO)胃癌专家委员会. 中国临床肿瘤学会(CSCO)胃癌诊疗指南[R]. 2020.

[7] Jaffer A TA, David J, et al. NCCN Clinical Practice Guidelines in Oncology(NCCN Guidelines®)[J]. Gastric Cancer. Version 2. 2021.

[8] Elimova E, Ajani JA. Surgical Resection First for Localized Gastric Adenocarcinoma: Are There Adjuvant Options?[J]. J Clin Oncol, 2015,33:3085-91.

[9] Kehoe S, Hook J, Nankivell M, et al. Primary chemotherapy versus primary surgery for newly diagnosed advanced ovarian cancer (CHORUS): an open-label, randomised, controlled, non-inferiority trial[J]. Lancet, 2015,386:249-57.

[10] Onda T, Satoh T, Saito T, et al. Comparison of treatment invasiveness between upfront debulking surgery versus interval debulking surgery following neoadjuvant chemotherapy for stage III/IV ovarian, tubal, and peritoneal cancers in a phase III randomised trial: Japan Clinical Oncology Group Study JCOG0602[J]. Eur J Cancer, 2016,64:22-31.

[11] Fagotti A, Ferrandina G,Vizzielli G, et al. Phase III randomised clinical trial comparing primary surgery versus neoadjuvant chemotherapy in advanced epithelial ovarian cancer with high tumour load (SCORPION trial): Final analysis of perioperative outcome[J]. Eur J Cancer,2016,59:22-33.

[12] Vergote I, Trope CG, Amant F, et al. Neoadjuvant chemotherapy or primary surgery in stage IIIC or IV ovarian cancer[J]. N Engl J Med, 2010,363:943-53.

[13] du Bois A, Reuss A, Pujade-Lauraine E, et al. Role of surgical outcome as prognostic factor in advanced epithelial ovarian cancer: a combined exploratory analysis of 3 prospectively randomized phase 3 multicenter trials: by the Arbeitsgemeinschaft Gynaekologische Onkologie Studiengruppe Ovarialkarzinom (AGO-OVAR) and the Groupe d'Investigateurs Nationaux Pour les Etudes des Cancers de lOvaire (GINECO)[J]. Cancer, 2009,115:1234-44.

[14] Bristow RE, Tomacruz RS, Armstrong DK,et al. Survival effect of maximal cytoreductive surgery for advanced ovarian carcinoma during the platinum era: a meta-analysis[J]. J Clin Oncol, 2002, 20:1248-59.

[15] Polterauer S, Vergote I, Concin N, et al. Prognostic value of residual tumor size in patients with epithelial ovarian cancer FIGO stages IIA-IV: analysis of the OVCAD data[J]. Int J Gynecol Cancer, 2012,22:380-5.

[16] du Bois A, Luck HJ, Meier W, et al. A randomized clinical trial of cisplatin/paclitaxel versus carboplatin/paclitaxel as first-line treatment of ovarian cancer[J]. J Natl Cancer Inst,2003,95:1320-9.

[17] Suidan RS, Ramirez PT, Sarasohn DM, et al. A multicenter assessment of the ability of preoperative computed tomography scan and CA-125 to predict gross residual disease at primary debulking for advanced epithelial ovarian cancer[J]. Gynecol Oncol,2017,145:27-31.

[18] Vizzielli G, Costantini B,Tortorella L, et al. A laparoscopic risk-adjusted model to predict major complications after primary debulking surgery in ovarian cancer: A single-institution assessment[J]. Gynecol Oncol, 2016,142:19-24.

[19] Ozols RF, Bundy BN, Greer BE, et al. Phase III trial of carboplatin and paclitaxel compared with

cisplatin and paclitaxel in patients with optimally resected stage III ovarian cancer: a Gynecologic Oncology Group study[J]. J Clin Oncol, 2003,21:3194-200.

[20] Deborah K RD, Jamie N, et al. NCCN Clinical Practice Guidelines in Oncology (NCCN Guidelines®), Ovarian Cancer. Version 2[R]. 2021.

[21] Tewari D, Java JJ, Salani R, et al. Long-term survival advantage and prognostic factors associated with intraperitoneal chemotherapy treatment in advanced ovarian cancer: a gynecologic oncology group study[J]. J Clin Oncol, 2015,33:1460-6.

[22] Xu G, Zhang W, Lv Y, et al. Risk factors for under-diagnosis of gastric intraepithelial neoplasia and early gastric carcinoma in endoscopic forceps biopsy in comparison with endoscopic submucosal dissection in Chinese patients[J]. Surg Endosc,2016,30:2716-22.

41 直肠黏膜恶性黑色素瘤的 MDT to HIM 诊治过程及体会

◎曹 君 纪 青 方美玉

1 概 述

黏膜黑色素瘤指原发于鼻腔、口腔、消化道、生殖道等黏膜处的黑色素瘤，是亚洲人群黑色素瘤第二大亚型。不同部位来源的黏膜黑色素瘤具有类似的生物学行为、自然病程和转移模式。与皮肤亚型相比，黏膜黑色素瘤更易侵及血管和出现复发转移。

2 MDT to HIM 诊治过程

男性，64 岁，身高 159cm，体重 56.5kg，ECOG 评分 0 分。2019 年 5 月因 "粪便性状改变 3 月余" 就诊于外院，行盆腔增强 MRI：直肠下段癌，考虑 $mrT_2N_0M_x$，MRF（－），EMVI（－）。2019 年 5 月 15 日于该院行 "腹腔镜辅助直肠癌经腹会阴联合切除术（Miles 术）"，术中直肠肛管可见一肿物，质硬，肿瘤未浸润浆膜层，周围系膜未见肿大淋巴结。术后病理示：直肠齿状线恶性黑色素瘤，2.3cm×1cm×1.7cm，溃疡型，肿块周围淋巴结 1/12，浸润深度达肌层。2019 年 7 月就诊于外院，盆腔增强 MRI：直肠肿瘤术后改变，术前强化结节，考虑肿瘤转移。2019 年 7 月 5 日、7 月 26 日分别予 1～2 个周期免疫治疗：帕博利珠单抗 200mg 静脉滴注 d1，q3w。后就诊于浙江省肿瘤医院，2019 年 8 月 1 日 PET－CT（图 41.1）：直肠黏膜恶性黑色素瘤术后，术区软组织肿块，范围 6.9cm×5.4cm×8.4cm，骶前、肛周多发结节，FDG 代谢异常增高，首先考虑复发；左侧髂内血管旁、左侧腹股沟肿大淋巴结，FDG 代谢异常增高，考虑转移；右足第一跖趾关节旁软组织结节，FDG 代谢异常增高，考虑恶性黑色素瘤，请结合临床。2019 年 8 月 2 日行盆腔增强 MRI：前列腺后方、骶前见多发团块状异常信号影，左腹股沟见明显强化结节，考虑肿瘤复发（图 41.2）。T1WI 呈等或略低信号，T2WI 呈不均匀稍高信号，DWI 呈高信号，ADC 呈低信号，增强后明显不均匀强化。

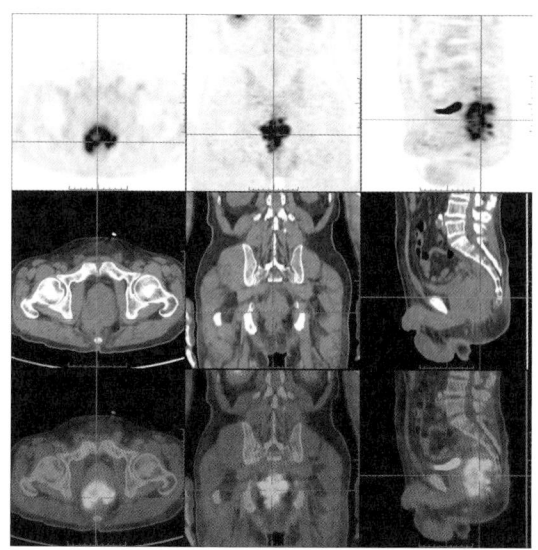

图 41.1 初诊时全身 PET-CT 结果

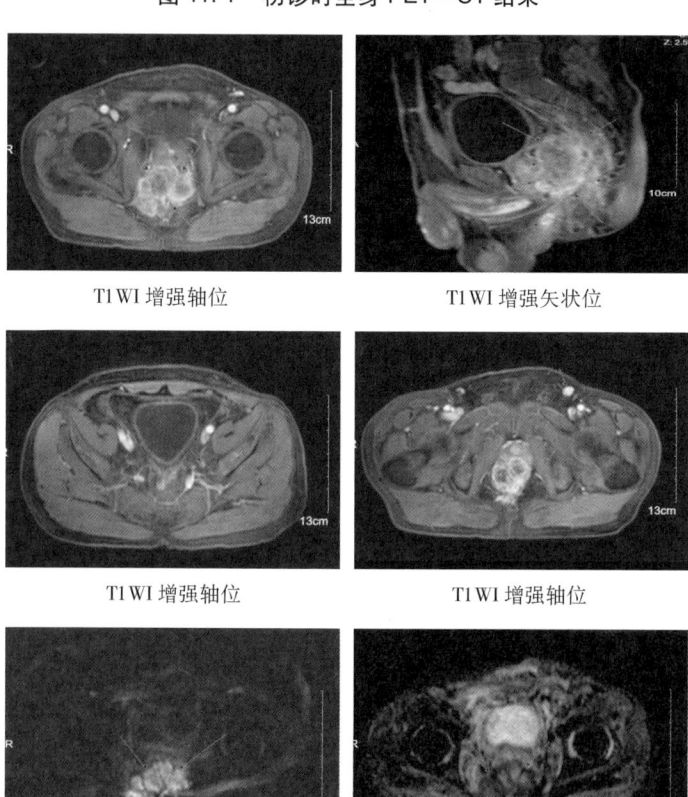

图 41.2 初就诊时盆腔增强 MR 结果

2.1 第 1 次 MDT to HIM 诊治

(1) 讨论及意见

放射科 2019 年 8 月 3 日盆腔增强 MRI 显示前列腺后方、骶前多发团块状、结节状异常信号影，T1WI 呈等或略低信号，T2WI 呈不均匀稍高信号，DWI 呈高信号，ADC 呈低信号，增强后明显不均匀强化；肿块与前列腺、精囊腺、右侧盆底壁局部分界欠清，结合直肠黏膜恶性黑色素瘤病史，考虑肿瘤复发。左侧盆壁及腹股沟见直径小于 1cm 强化淋巴结影，腹股沟淋巴结需结合穿刺排除转移。

肿瘤内科 直肠黏膜恶性黑色素瘤术后复发，一线帕博利珠单抗治疗 2 个周期后 PD。建议先至外科评估手术可能，如无手术指征，尽早开始内科抗瘤治疗。黏膜黑色素瘤易侵袭血管，对抗血管生成药物较敏感。根据 2018 年 ESMO 公布的中国回顾性研究分析结果，CSCO 黑色素瘤诊疗指南将化疗＋抗血管生成药物方案作为不可切除或晚期黏膜黑色素瘤的一级专家推荐。基于此，建议本例二线选择化疗＋抗血管生成药物方案。

肿瘤放疗科 患者恶性黑色素瘤诊断明确，现病灶广泛，已无手术指征，可在全身治疗基础上联合局部姑息性放疗。

(2) MDT to HIM 结论

整合多学科意见，该患者为多部位（前列腺后方、骶前，盆腔和腹股沟淋巴结）复发Ⅳ期原发性直肠黏膜黑色素瘤。建议先行二线选择化疗＋抗血管生成药物方案化疗，预防并处理化疗相关不良反应。

(3) 治疗及效果

2019 年 8 月 2 日至 11 月 29 日予第 1~6 个周期替莫唑胺＋顺铂＋恩度化疗，具体：替莫唑胺胶囊 300mg，d1~5，顺铂注射液 40mg，d1~3，恩度 30mg，24h 维持，d1~7。2 个周期评效为 PR，4 个周期评效维持 PR。2 个周期后复查盆腔增强 MRI（图 41.3）。2019 年 12 月 6 日复查盆腔增强 MRI 示：前列腺右后下方结节灶，直径约 0.7cm，较前（2019 年 11 月 4 日）新发，考虑肿瘤复发可能（图 41.4）。

2.2 第 2 次 MDT to HIM 诊治

(1) 讨论及意见

放射科 2019 年 9 月 10 日、12 月 6 日两次复查显示病灶明显缩小，评估为 PR。左侧盆壁及左侧腹股沟淋巴结均较前缩小。

肿瘤内科 已完成 6 个周期替莫唑胺＋顺铂＋恩度化疗，最佳疗效 PR 且疗效持续。近期复查盆腔 MRI 发现 0.7cm 可疑复发灶，但病灶较局限，可暂缓内科治疗，密切随访。

肿瘤放疗科 前期药物治疗有效，仍可在全身治疗基础上联合局部放疗。

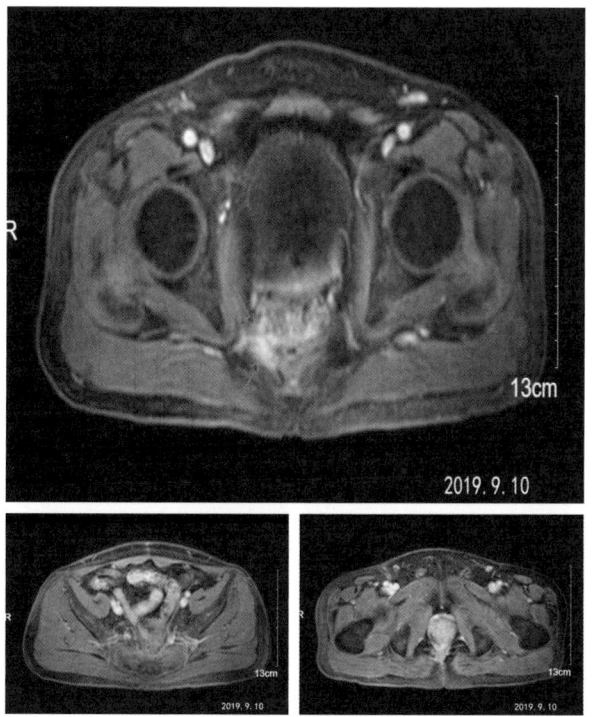

图 41.3　化疗 + 抗血管生成药物治疗 2 个周期后复查盆腔增强 MRI

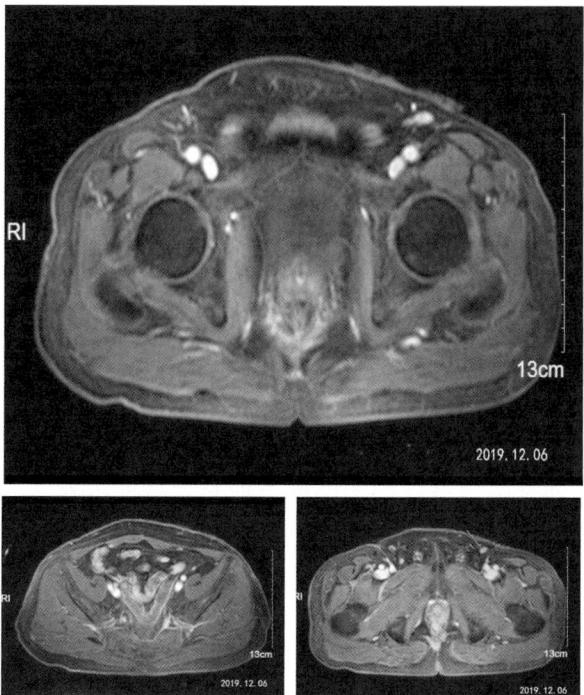

图 41.4　2019 年 12 月 6 日复查盆腔增强 MRI 发现前列腺右后下方结节灶

(2) MDT to HIM 结论

患者经过 6 个周期的替莫唑胺 + 顺铂 + 恩度方案化疗后，最佳疗效 PR 且疗效持续，复查盆腔 MRI 发现 0.7cm 可疑复发灶，但病灶较局限，可暂缓治疗。患者前期药物治疗有效，建议在全身治疗基础上联合局部放疗。

(3) 治疗及效果

2019 年 12 月 28 日开始放疗，放疗靶区：GTV 包括盆腔复发灶及左侧腹股沟淋巴结；CTV 包括 GTV、盆腔淋巴引流区及左侧腹股沟淋巴引流区。放疗剂量：99.7% PGTV 50Gy/2Gy/25F，95% PTV 45Gy/1.8Gy/25F。2020 年 1 月 31 开始予缩野加量照射 4Gy/2F。定期复查示病灶稳定。2020 年 10 月 10 日复查盆腔增强 MRI：前列腺右后方结节灶，大小 3.0cm×2.5cm，较前明显增大，考虑肿瘤复发（图 41.5）。2020 年 11 月 24 日再次复查盆腔增强 MRI，结果较前大致相仿。

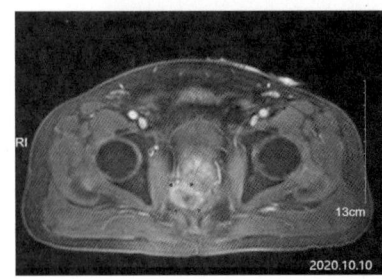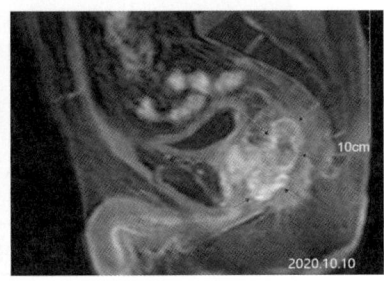

图 41.5 放疗后复查盆腔增强 MRI

2.3 第 3 次 MDT to HIM 诊治

(1) 讨论及意见

放射科 2020 年 10 月 10 日复查盆腔 MR，前列腺右后方见一椭圆形结节，T1WI 呈略低信号，T2WI 呈不均匀稍高信号，增强后见环形强化改变，大小 3.0cm×2.5cm；骶尾骨前方软组织略增厚，轻度不均匀强化。两侧髂血管旁未见明显肿大淋巴结，双侧腹股沟区见小淋巴结；考虑肿瘤复发。

肿瘤内科 近期复查，前列腺右后方结节灶较前明显增大，考虑肿瘤复发，建议继续内科抗瘤治疗。根据 2018 年 ASCO 大会公布的研究结果，对不可切除的局部晚期黑色素瘤或远处转移的黑色素瘤，PD-1 抑制剂 + 阿昔替尼方案可获较好疗效。该方案在晚期黏膜黑色素瘤中的安全性和有效性也在真实世界数据中得到证实。因此，建议本例三线治疗可尝试 PD-1 抑制剂联合抗血管生成药物。

肿瘤放疗科 盆腔复发病灶位于原放疗射野内，故无放疗指证，可考虑全身治疗后行局部复发灶粒子植入。

(2) MDT to HIM 结论

放疗后复查盆腔 MR，前列腺右后方结节灶较前明显增大，考虑肿瘤复发。建议继续内科抗瘤治疗,三线可尝试 PD-1 抑制剂联合抗血管生成药物。

(3) 治疗及效果

2020 年 12 月 1 日起予免疫联合靶向治疗,具体:特瑞普利单抗 240mg,静脉滴注 d1,q2w,安罗替尼胶囊 12mg,口服 qd,服用 2 周停 1 周。特瑞普利单抗第 8 次用药后评效 PR,第 12 次用药后评效示病灶继续缩小,后定期复查,病灶稳定,末次评效时间为 2021 年 8 月 3 日(图 41.6 ~ 图 41.8)。

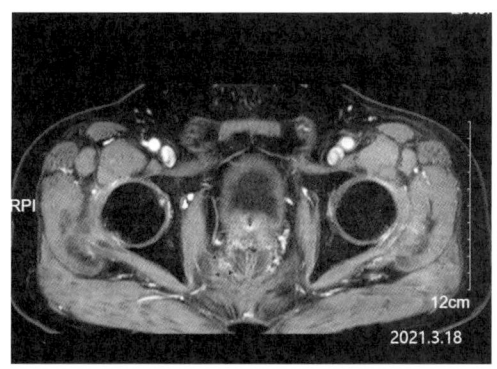

图 41.6　安罗替尼 + 特瑞普利单抗后复查盆腔增强 MRI

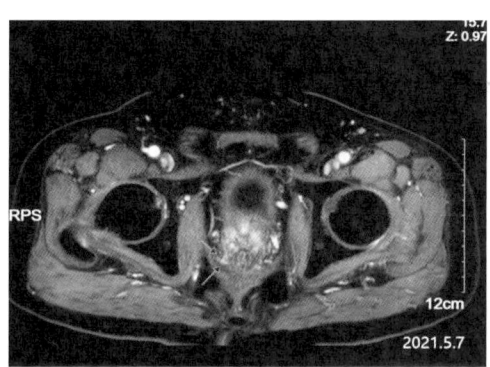

图 41.7　安罗替尼 + 特瑞普利单抗后复查盆腔增强 MRI,病灶缩小

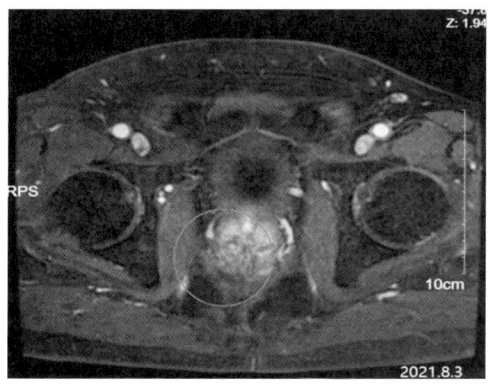

图 41.8　安罗替尼 + 特瑞普利单抗后盆腔增强 MRI,病灶稳定

3 体 会

直肠黏膜黑色素瘤是罕见的肿瘤,约占所有结直肠恶性肿瘤的0.05%,其发生的组织学基础是肛管直肠交界部属复层鳞状上皮聚集着的大量黑素细胞。现在直肠恶性黑色素瘤多是肛管部黑素细胞恶变后沿黏膜由下向上浸润发展的结果,故应视为转移。临床表现为直肠出血、肿块或排便习惯的改变。多数主张在腹会阴联合切除(APR)或局部广泛切除(WLE)的基础上辅以化疗、放疗及免疫治疗的整合治疗方案。

对不能手术切除转移灶的患者可行化疗,由于直肠黏膜黑色素瘤发病率低,小样本回顾性研究显示晚期患者可通过接受 MDT to HIM 多模式治疗获得满意生存期。因此由有经验的放射科,病理科,胸部肿瘤内科、肿瘤外科、放疗科组成的多学科团队对此类病例进行全程管理尤为重要。本例直肠黏膜黑色素瘤患者的 MDT to HIM 诊疗在基于循证医学证据的模式下进行,为患者提供了包含免疫治疗、化疗和放疗的多学科、个性化的整合诊疗方案。该患者的 OS 已超过 27 个月,可见其从 MDT to HIM 诊治中获益显著。

参考文献

[1] Chi Z, Li S, Sheng X, et al. Clinical presentation, histology, and prognoses of malignant melanoma in ethnic Chinese: a study of 522 consecutive cases[J]. BMC Cancer,2011,11:85. doi:10.1186/1471-2407-11-85

[2] Cui C, Lian B, Zhou L, et al. Multifactorial Analysis of Prognostic Factors and Survival Rates Among 706 Mucosal Melanoma Patients[J]. Ann Surg Oncol,2018,25:2184-92. doi:10.1245/s10434-018-6503-9

[3] Lian B, Cui CL, Zhou L, et al. The natural history and patterns of metastases from mucosal melanoma: an analysis of 706 prospectively-followed patients[J]. Ann Oncol,2017,28:868-73. doi:10.1093/annonc/mdw694

[4] Cui C, Mao L, Chi Z, et al. A phase II, randomized, double-blind, placebo-controlled multicenter trial of Endostar in patients with metastatic melanoma[J]. Mol Ther,2013,21:1456-63. doi:10.1038/mt.2013.79

[5] 中国临床肿瘤学会指南工作委员会. 中国临床肿瘤学会黑色素瘤诊疗指南[M]. 人民卫生出版社,2020.

[6] Cui C, Yan X, Liu S, et al. Treatment pattern and clinical outcomes of patients with locally advanced and metastatic melanoma in a real-world setting in China[J]. Annals of Oncology,2018,29:viii458. doi:10.1093/annonc/mdy289.039

[7] Sheng X, Yan X, Chi Z, et al. Axitinib in Combination With Toripalimab, a Humanized Immunoglobulin G 4 Monoclonal Antibody Against Programmed Cell Death-1, in Patients With Metastatic Mucosal Melanoma: An Open-Label Phase IB Trial[J]. JCO,2019,37:2987-2999. doi:10.1200/JCO.19.00210

[8] Tang B, Mo J, Yan X, et al. Real-world efficacy and safety of axitinib in combination with anti-programmed cell death-1 antibody for advanced mucosal melanoma[J]. Eur J Cancer,2021,156:83-92. doi:10.1016/j.ejca.2021.07.018

[9] Dodds TJ, Wilmott JS, Jackett LA, et al. Primary anorectal melanoma: clinical, immunohistology and DNA analysis of 43 cases [J]. Pathology, 2019, 51 (1): 39 - 45. doi: 10.1016/j.pathol.2018.09.060. Epub 2018 Nov 26. PMID: 30497801.

[10] Whooley BP, Shaw P, Astrow AB, et al. Long-term survival after locally aggressive anorectal melanoma[J]. Am Surg, 1998, 64(3):245 - 51. PMID: 9520816.

42 罕见心脏肉瘤的 MDT to HIM 诊治过程及体会

◎曹 君 纪 青 方美玉

1 概 述

心脏原发肿瘤极为罕见，发生率仅为 0.001%～0.3%。大部分心脏肿瘤为良性，其中最常见的为黏液瘤。心脏黏液肉瘤是一种组织学外观与黏液瘤相似，难以区分的罕见恶性肿瘤，侵袭性较高，预后较差。

2 MDT to HIM 诊治过程

女性，67 岁，身高 165cm，体重 69kg，ECOG 评分 0 分。2020 年 11 月 20 日因"胸闷 1 年余，腹痛 5 天"就诊于外院，行"全身麻醉下左心房肿物切除术"，术后病理示恶性间叶源性肿瘤，符合心脏黏液瘤恶变。进一步就诊于当地某三甲医院，行病理会诊示肉瘤，倾向黏液纤维肉瘤，伴大片坏死，未见心肌组织，建议全面检查排除转移性肿瘤再考虑原发，必要时排除女性生殖系统来源肿瘤或原位杂交排除滑膜肉瘤。为求进一步诊治，患者就诊于浙江省肿瘤医院，病理会诊示（心脏）梭形细胞软组织肉瘤（中-高度恶性），类型难定，请结合临床。2021 年 2 月 27 日全身 PET-CT 显示（图 42.1）：①心脏黏液肉瘤术后，左心房局限性 FDG 代谢增高，结合病史、术后改变考虑；②右胸壁腋侧（约右侧第 7 侧肋水平）结节样增厚灶，FDG 代谢异常增高，恶性待排，建议穿刺活检。

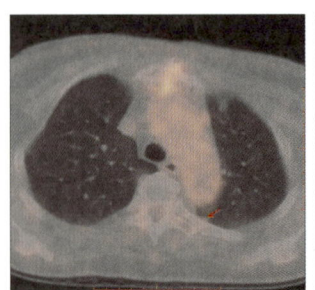 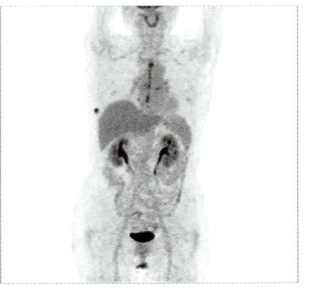

图 42.1 初诊时的全身 PET-CT 结果

全身 PET-CT 发现右胸壁腋侧（约右侧第 7 侧肋水平）结节样增厚灶

2.1 第 1 次 MDT to HIM 诊治

(1) 讨论及意见

放射科　2021 年 3 月 6 日 CT 显示两肺散在类圆形小结节，界清，转移不能完全除外（图 42.2）。右侧胸壁腋侧局部肌肉组织结节状肿大，平扫 CT 显示病变边界不清，建议穿刺。

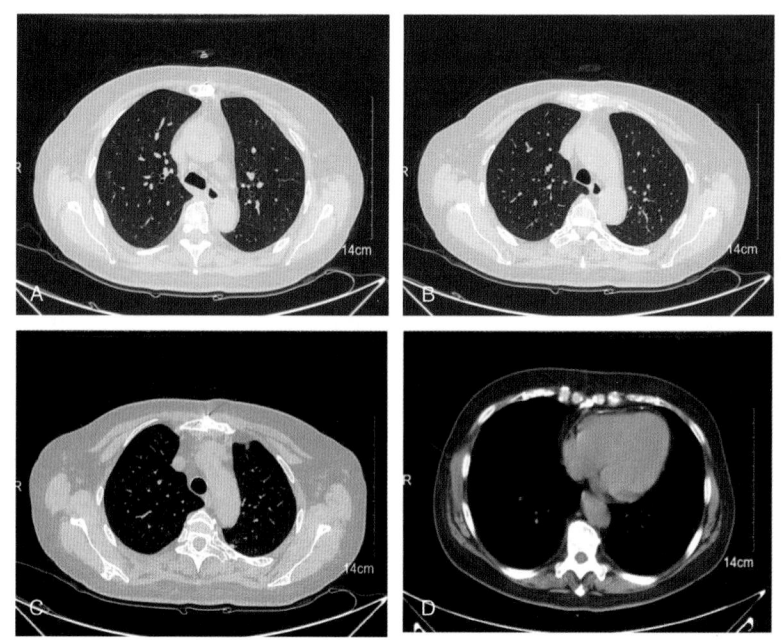

图 42.2　初诊时的胸部平扫 CT 结果

A～C. 两肺类圆形小结节，界清。D. 胸壁腋侧局部肌肉组织结节状肿大，边界不清

肿瘤内科　左心房占位，难以确定病理类型，黏液纤维肉瘤可能性大。影像学检查提示右胸壁结节，性质不明，转移不除外。建议穿刺明确病理后再行下一步诊治。

肿瘤放疗科　脊柱右侧旁结节不能肯定为转移灶，建议明确病理后考虑后续治疗策略。

(2) MDT to HIM 结论

整合多学科意见，疑诊为右胸壁腋侧转移的恶性心脏黏液瘤，建议穿刺明确右胸壁结节病理后再行下一步诊治。

(3) 治疗及效果

2021 年 3 月 1 日行右胸壁肿物穿刺活检示（右侧胸壁皮下结节）梭形细胞间叶源性恶性肿瘤伴部分区黏液变（结合病史，首先考虑心脏肿瘤复发或转移）。需结合临床情况治疗。建议扩大切除。2021 年 3 月 8 日在我院全身麻醉下行"右侧胸壁恶性肿瘤广泛切除术"，术后病理（图 42.3）：心脏黏液肉瘤术后，（右胸壁肿瘤广泛切除标本）纤维、脂肪及横纹肌组织内见梭形细胞恶性肿瘤伴部分区黏液变（结合病史，首先考虑心脏肿瘤复发或转移）。①（上、下、前、后、基底切缘）均阴性；②片内未见明确脉管瘤栓及神经侵犯。术后患者恢复良好。

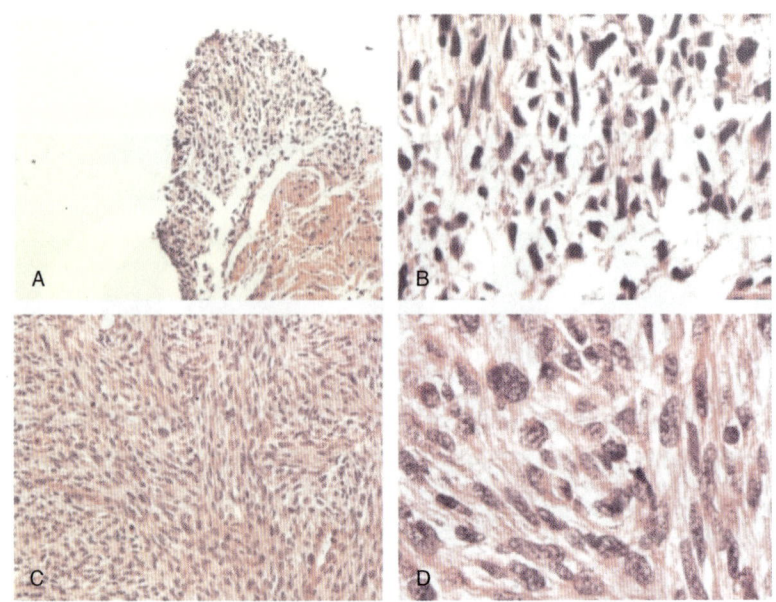

图 42.3　右胸壁肿物穿刺活检及胸壁肿物切除术后活检

A～B. 右胸壁皮下结节穿刺标本示梭形细胞间叶源性恶性肿瘤伴部分区黏液变。C～D. 右胸壁肿瘤广泛切除标本示纤维、脂肪及横纹肌组织内见梭形细胞恶性肿瘤伴部分区黏液变

2.2　第 2 次 MDT to HIM 诊治

（1）讨论及意见

肿瘤内科　右胸壁肿物活检病理提示转移，现已行右侧胸壁恶性肿瘤广泛切除术，术后病理提示心脏黏液肉瘤。建议行术后辅助化疗，以减少远处转移和复发风险。

肿瘤放疗科　行右侧胸壁恶性肿瘤广泛切除术后，术后病理证实为转移，如外科考虑局部切除范围足够，可行术后辅助放疗。

（2）MDT to HIM 结论

行右侧胸壁肿物穿刺活检术，考虑为心脏肿瘤复发或转移，故行右侧胸壁恶性肿瘤广泛切除术，为减少复发转移风险，建议行术后辅助化疗。

（3）治疗及效果

排除化疗禁忌，2021 年 4 月 14 日起予第 1 个周期 MAI 方案化疗，具体：多柔比星脂质体 60mg，电子泵 24h，注射用异环磷酰胺 3.50g，d1～4，过程顺利。因自诉体能状况欠佳，2021 年 5 月 7 日第 2 个周期化疗减量，具体：多柔比星脂质体 60mg，电子泵 24h，注射用异环磷酰胺 3.50g，d1～3。2 个周期化疗后自诉化疗反应大，无法耐受，拒绝行后续化疗。告知患者心脏恶性肿瘤恶性程度高，复发转移风险高，患者及家属表示理解，仍拒绝行后续化疗。1、2 个周期化疗后复查胸、腹、盆腔 CT，未见复发转移征象。

2.3 第 3 次 MDT to HIM 诊治

（1）讨论及意见

放射科　2021 年 4 月 21 日及 2021 年 5 月 25 日两次 CT 复查显示两肺结节未见明显变化（图 42.4）。右侧胸壁结节扩大切除术后，局部可见包裹性积液。

肿瘤内科　术后辅助治疗期间病情稳定，但因心前区不适等症状明显，无法耐受，拒行后续化疗。心脏黏液肉瘤恶性程度高，有较高的复发转移风险，术后辅助治疗极有必要。考虑心前区不适症状不除外蒽环类化疗药物心脏毒性所致，建议更换辅助治疗方案。目前靶向药安罗替尼和免疫检查点抑制剂抗 PD-1 单抗已被证明可有效降低软组织肉瘤患者的疾病进展风险，可为选择免疫联合靶向药物作为术后辅助治疗。

肿瘤放疗科　行右侧胸壁恶性肿瘤广泛切除术后，目前无明显复发征象，无放疗指证。

（2）MDT to HIM 结论

行 MAI 方案化疗，2 周期后出现心前区不适症状，无法耐受，建议行靶向药安

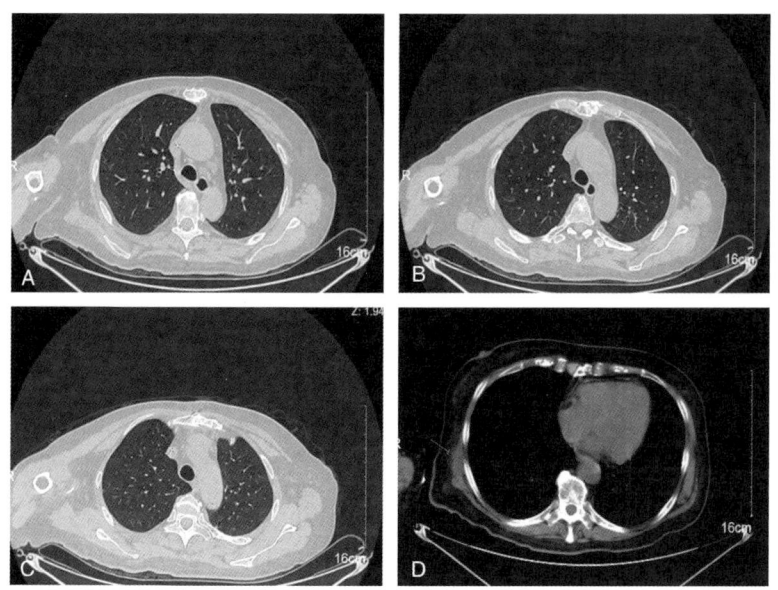

图 42.4　MAI 方案化疗 1、2 个周期后复查胸腹部 CT 结果

A~B. MAI 方案 1 个周期后复查胸腹部 CT 未见复发转移。C~D. MAI 方案 2 个周期后复查胸腹部 CT 未见复发转移

罗替尼和免疫检查点抑制剂抗 PD-1 单抗作为术后辅助治疗。

（3）治疗及效果

2021 年 5 月基因检测结果：高肿瘤突变负荷（TMB-H）≥90%，微卫星高度不稳定状态（MSI-H），考虑免疫治疗可能有效。综合患者一般情况，2021 年 5 月 25 日起予第 1 个周期免疫靶向治疗：安罗替尼胶囊 12mg，口服 qd，服用 2 周停 1 周，信迪利单抗注射液 200mg，静滴 q3w，服药期间密切监测血压，不适随诊。

3 体 会

软组织肉瘤是心脏、心包和大血管最常见的恶性肿瘤，起源于靠近房间隔在卵圆形膜窝的边缘的系膜细胞，其中左侧心房病变多为黏液肉瘤。大多数患者表现栓塞、心内梗阻和体质症状三联征中的一种或多种特征。因高度侵袭性，心脏肉瘤常需采用局部和全身治疗整合的治疗方式。包含正常组织的整块肿物切除是常见的治疗手段。放疗对心脏肉瘤的真实疗效因数据有限，未得到大规模应用。辅助化疗可提高生存率，多柔比星是最常使用的化疗药物，单药给予可产生 58% 的缓解率和大约 6 个月的中位进展时间，异环磷酰胺可单药或与多柔比星联用，作为心脏肿瘤的治疗方法。

由于心脏黏液肉瘤发病率低，目前仍缺乏大样本前瞻性研究。因此由有经验的放射科、病理科、肿瘤内科、骨和软组织外科、放疗科组成的 MDT to HIM 团队对复杂软组织肉瘤病例进行全程管理尤为重要。本例患者的 MDT to HIM 诊疗在基于循证医学证据的模式下进行，为患者提供了包含转移灶手术、免疫治疗、化疗的多学科、个性化的整合诊疗方案。该患者的生存期已超过 6 个月，目前病情控制理想，可见其从 MDT to HIM 诊治中获益显著。

参考文献

[1] Patel J, Sheppard MN. Pathological study of primary cardiac and pericardial tumours in a specialist UK Centre: surgical and autopsy series[J]. Cardiovasc Pathol, 2010, 19:343-52. doi:10.1016/j.carpath.2009.07.005

[2] Liu S, Wang Z, Chen AQ, et al. Cardiac myxoma and myxosarcoma: clinical experience and immunohistochemistry[J]. Asian Cardiovasc Thorac Ann, 2002, 10:8-11. doi:10.1177/021849230201000103

[3] Chi Y, Fang Z, Hong X, et al. Safety and Efficacy of Anlotinib, a Multikinase Angiogenesis Inhibitor, in Patients with Refractory Metastatic Soft-Tissue Sarcoma[J]. Clin Cancer Res, 2018, 24:5233-8. doi:10.1158/1078-0432.CCR-17-3766

[4] Toulmonde M, Penel N, Adam J, et al. Use of PD-1 Targeting, Macrophage Infiltration, and IDO Pathway Activation in Sarcomas: A Phase 2 Clinical Trial[J]. JAMA Oncol, 2018, 4:93-7. doi:10.1001/jamaoncol.2017.1617

[5] Neragi-Miandoab S, Kim J, Vlahakes GJ. Malignant tumours of the heart: a review of tumour type, diagnosis and therapy[J]. Clin Oncol (R Coll Radiol), 2007, 19(10):748-56. doi:10.1016/j.clon.2007.06.009. Epub 2007 Aug 10. PMID:17693068.

[6] Butany J, Nair V, Naseemuddin A, et al. Cardiac tumours: diagnosis and management[J]. Lancet Oncol, 2005, 6(4):219 - 28. doi: 10.1016/S1470 - 2045(05)70093 - 0. PMID: 15811617.

[7] Mullin C, Clifford CA. Histiocytic Sarcoma and Hemangiosarcoma Update[J]. Vet Clin North Am Small Anim Pract, 2019, 49(5):855 - 879. doi: 10.1016/j.cvsm.2019.04.009. Epub 2019 Jun 8. PMID: 31186126.

[8] Wiley JL, Rook KA, Clifford CA, et al. Efficacy of doxorubicin-based chemotherapy for non-resectable canine subcutaneous haemangiosarcoma[J]. Vet Comp Oncol, 2010,8(3):221 - 33. doi: 10.1111/j.1476 - 5829.2010.00221.x. PMID: 20691029.

[9] Payne SE, Rassnick KM, Northrup NC, et al. Treatment of vascular and soft-tissue sarcomas in dogs using an alternating protocol of ifosfamide and doxorubicin[J]. Vet Comp Oncol, 2003,1(4): 171 - 9. doi: 10.1111/j.1476 - 5810.2003.00024.x. PMID: 19379178.

43 肢端恶性黑色素瘤的 MDT to HIM 诊治过程及体会

◎贾东东　李　涛

1　概　述

恶性黑色素瘤是致死率最高的皮肤恶性肿瘤，尽管在中国的发病率仍然很低，但正以每年3%~5%的速度增长，每年约有2万例新发病例报道。肢端黑色素瘤是一种生物学侵袭性较强的黑色素瘤亚型，与其他黑色素瘤亚型相比，预后更差。肢端黑色素瘤占所有亚洲人皮肤黑色素瘤的58%。

2　MDT to HIM 诊治过程

男性，71岁，身高166cm，体重58kg，ECOG评分0分。2018年9月因"发现左足底斑块1年余"于当地医院就诊，门诊切取活检，病理：符合恶性黑色素瘤病理改变。2018年9月15日当地医院左腹股沟淋巴结穿刺活检：淋巴组织增生，未见肿瘤。2018年10月9日当地医院行皮肤肿瘤扩大切除术+腹股沟取皮植皮术。术后病理：左足底符合恶性黑色素瘤病理改变，Breslow厚度2.9mm，切缘阴性。2018年11月到12月行小剂量干扰素（300万单位，皮下注射tiw）治疗。2018年12月31日主诉左腹股沟肿物，B超：探及左腹股沟一大小28.2mm×7.2mm淋巴结，遂再次超声下引导穿刺。2019年1月2日穿刺活检病理：（左腹股沟）淋巴结组织内可见异型细胞浸润，富含色素。2019年1月因"左足底黑色素瘤术后1年余"就诊于浙江省肿瘤医院骨软组织肿瘤外科。患高血压病4年余，最高150/90mmHg，长期用氯沙坦钾片1片qd，硝苯地平控释片1片qd，血压控制可。2019年1月11日PET-CT：①腹主动脉左旁、左侧髂外血管旁、左侧腹股沟淋巴结伴FDG代谢增高，首先考虑转移；②左前臂内侧肌间略低密度结节，FDG代谢轻度增高，建议结合超声检查。2019年1月14日B超：①右侧肾上腺区结节（性质待定，请进一步检查）；②双侧腹股沟淋巴结。2019年1月21日肾上腺CT：右肾上腺结节，考虑腺瘤，转移瘤待排。2019年1月21日穿刺病理：（左前臂肌层内）梭形细胞瘤样增生（考虑神经源性）。2019年1月23日穿刺病理：（右侧肾上腺）小条增生肾上腺皮质组织，另见少量肝组织。

2.1 第1次 MDT to HIM 诊治（2019年2月12日）

（1）讨论及意见

超声科 根据超声报告和超声图片提示肾上腺结节和左侧腹股沟淋巴结肿大。首先，肾上腺结节大小 21mm×16mm，呈类圆形，边界清，回声均，不考虑转移性，首先考虑肾上腺皮质增生或皮质腺瘤。左侧腹股沟淋巴结一枚，23mm×7mm，呈靶形，皮质内见高回声结节；虽然此淋巴结长径23mm，但长径与短径比值大于3，且呈靶形（淋巴结门结构清晰），基本不考虑转移；值得注意的是淋巴结皮质内见高回声结节，不得不考虑淋巴结内有癌巢形成，综合超声报告和图片考虑左侧腹股沟淋巴结转移。

放射科 2019年1月11日 PET-CT 示腹主动脉左旁、左侧髂外血管旁、左侧腹股沟淋巴结伴 FDG 代谢增高，首先考虑转移。结合2019年1月21日肾上腺 CT：腹主动脉左旁一枚类圆形淋巴结，直径虽不足1cm，但形态饱满，强化明显，高度怀疑转移；左侧髂外血管走行区未见明显可疑转移淋巴结；左侧腹股沟见一枚淋巴结，可见淋巴门存在，但局部皮质较厚，强化较明显，结合 PET-CT 检查结果，转移可能。CT 显示右肾上腺结节，直径＜3cm，界清，平扫密度较低，密度尚均匀，增强后动脉期其内见条片状略不均匀轻中度强化，门脉期强化程度略有降低；从病变形态、大小、强化方式看，右肾上腺结节 CT 表现不同于转移瘤，考虑右肾上腺结节为腺瘤可能性大。

病理科 2019年1月21日左前臂穿刺病理示条索状组织，以短束状增生梭形细胞为主，局部可见疏松网状结构，细胞核一端较尖细，无明显增大核仁，胞质丰富，淡嗜伊红色，间质可见小血管，管壁较厚，组织学形态考虑神经源性肿瘤，神经鞘瘤可能大。2019年1月23日肾上腺穿刺病理：条索状组织，由肾上腺皮质分化细胞构成，细胞边界清楚，呈簇状、小梁状排列，胞质丰富、空泡状，并见少量胞质颗粒状细胞，组织学形态首先考虑肾上腺皮质增生性病变，腺瘤可能大，建议结合影像学检查。

肿瘤外科 患者肿瘤分期Ⅳ期，但结合影像学检查考虑为可切除Ⅳ期，可行左腹股沟淋巴结清扫＋左髂窝及左闭孔区淋巴结清扫＋腹主动脉左旁淋巴结清扫。手术前可考虑基因检测后行新辅助免疫或靶向治疗，但目前无明确证据支持。

肿瘤内科 根据既往病史及外院病理，左足肢端黑色素瘤诊断明确，术后干扰素辅助治疗期间出现腹主动脉左旁、左侧髂外血管旁、左腹股沟淋巴结转移，暂无其他远处转移证据。目前肿瘤分期为Ⅳ期，建议先评估手术治疗可能，术后考虑予辅助治疗降低复发转移风险。并建议患者完善基因检测，判断是否携带特殊突变，以指导后续治疗。

肿瘤放疗科 足底黑色素瘤病史，目前临床考虑腹主动脉左旁、左侧髂外血管旁、左侧腹股沟淋巴结转移，建议先手术治疗以明确病情，酌情局部术后辅助放疗。

（2）MDT to HIM 结论

整合多学科各意见，该患者确诊为可切除Ⅳ期肢端恶性黑色素瘤，考虑患者及家属积极手术治疗的意愿，建议行左腹股沟淋巴结清扫＋左髂窝及左闭孔区淋巴结清扫＋腹主动脉左旁淋巴结清扫，术后根据手术情况和基因检测结果决定辅助治疗方式。

（3）治疗及效果

2019年2月15日患者在全身麻醉下行左髂腹股沟淋巴结清扫术＋腹主动脉左旁淋巴清扫术，转移淋巴结切除彻底，未及淋巴结囊外侵犯，转移淋巴结直径均在2cm以内。术后病理（图43.1）：皮肤恶性黑色素瘤治疗后，5/15只（左腹股沟）、3/9只（左盆清）、1/1只（左髂总内侧）、2/8只（左闭孔）、2/5只（腹主动脉旁）淋巴结内见转移性恶性黑色素瘤。PD-L1表达20%～30%。NGS：*BRAF V600E*突变，频率22%。TMB 0.95，微卫星稳定。为制订辅助治疗方案，准备第2次MDT to HIM讨论。

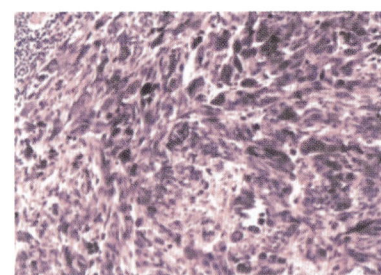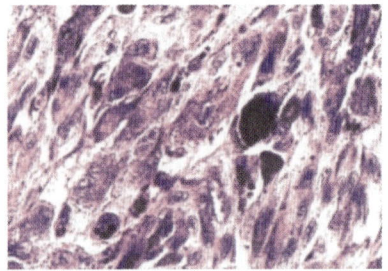

图43.1　手术标本常规病理检查结果

2.2　第2次 MDT to HIM 诊治（2019年4月10日）

（1）讨论及意见

病理科　送检淋巴结清扫标本，检出淋巴结38枚，其中13枚淋巴结内见增生异型上皮样和梭形细胞巢团，细胞核大、深染、核仁明显，核分裂象多见，部分细胞胞质内可见色素颗粒，结合病史及原病理，符合转移性恶性黑色素瘤。

肿瘤内科　肢端黑色素瘤Ⅳ期诊断明确，已经外科手术切除病灶，建议尽早开始辅助治疗。根据CheckMate-238研究结果，术后PD-1抑制剂（纳武利尤单抗）辅助治疗能显著降低Ⅳ期黑色素瘤的复发风险；研究帕博利珠单抗的KEYNOTE-054研究并未纳入Ⅳ期黑色素瘤患者。然而基于帕博利珠单抗和纳武利尤单抗在治疗黑色素瘤中高度的相似性，NCCN指南也推荐帕博利珠单抗作为Ⅳ期黑色素瘤辅助治疗的选项。基因检测提示患者携带*BRAF V600E*突变。根据BRIM-8临床研究结果，对ⅡC～ⅢB期术后*BRAF V600*突变的黑色素瘤患者，BRAF抑制剂维莫非尼单药辅助可改善无复发生存时间。COMBI-AD临床研究结果提示BRAF抑制剂达拉非尼联合MEK抑制剂曲美替尼方案也能显著降低携带

BRAF V600突变的Ⅲ期黑色素瘤患者术后复发或死亡风险。这两项临床试验均未纳入Ⅳ期黑色素瘤患者，但达拉非尼联合曲美替尼辅助治疗有潜在获益可能性。基于上述循证医学证据及药物的可及性，患者术后可行PD-1抑制剂进行辅助治疗。

肿瘤放疗科　术后病理证实腹主动脉旁、左侧髂外血管旁、左侧腹股沟淋巴结多发转移，局部复发率高，可考虑术后辅助放疗以降低复发率，但需与患者说明放疗增加局部控制率的同时不能提高生存率，并会带来相应的放疗并发症，让患者权衡放疗与否。

（2）MDT to HIM 结论

整合多学科意见，建议术后行帕博利珠单抗辅助治疗。

（3）治疗及效果

术后2019年4月17日、5月8日、5月29日、6月19日行100mg帕博利珠单抗（可瑞达）静脉滴注。使用过程中，无明显不良反应及血液学异常。2019年6月19日盆腔MRI、腹股沟、髂血管旁、腹主动脉旁淋巴结及肝胆胰脾、肾上腺彩超均无肿瘤转移及复发证据。2019年6月19日复查胸部CT（图43.2）：双肺下叶慢性炎症改变，较前（2019年5月29日）大致相仿。左下肺新现小结节，请短期复查，以除外转移。

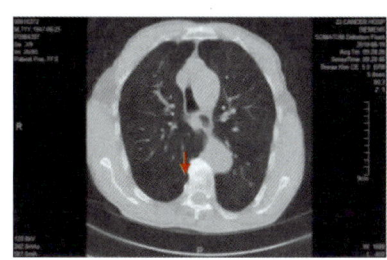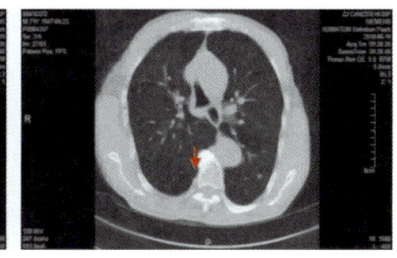

图43.2　2019年6月胸部CT发现新发转移瘤

接受4个周期的帕博利珠单抗辅助治疗后发现左下肺新发转移灶。为制订进一步治疗方案，准备第3次MDT to HIM讨论。

2.3　第3次MDT to HIM诊治（2019年6月27日）

（1）讨论及意见

放射科　2019年6月19日胸部CT：左下肺新发实性小结节，直径小于1cm（图43.2）；患者有原发黑色素瘤病史，且多处淋巴结转移，分期已不是极早期，故肺内新发结节，均要怀疑转移。

肿瘤外科　肺新发转移灶为单发，可考虑手术切除，但肿瘤短时间进展，恐姑息性手术不能快速控制病情。建议先行内科治疗，且判断内科治疗的有效性，利于后期药物治疗的应用。

肿瘤内科　术后行4次PD-1抑制剂辅助治疗后，复查发现肺部结节，考虑转移可能性大，目前分期考虑为Ⅳ期。BRIM-3 临床研究结果显示维莫非尼用于携带 *BRAF* 突变的晚期黑色素瘤患者，获益显著优于达卡巴嗪。而达拉非尼联合曲美替尼的双靶联合方案经Ⅲ期临床试验证实疗效优于达拉非尼单药。但当时国内达拉非尼+曲美替尼暂未获批上市，建议予一线维莫非尼单药靶向治疗。

肿瘤放疗科　如影像科能明确左下肺结节为单发转移灶，可行局部 SBRT 放疗。

(2) MDT to HIM 结论

整合多学科意见，同时考虑药物可及性，建议一线维莫非尼单药靶向治疗，剩余的两支帕博利珠单抗赠药可同时使用。

(3) 治疗及效果

2019 年 7 月 1 起予以维莫非尼 960mg bid 口服。2019 年 7 月 19 日、8 月 9 日行 100mg 帕博利珠单抗（可瑞达）静脉滴注。2019 年 7 月 12 日出现发热、白细胞减少、皮疹，停药 3d，当地医院对症治疗。2019 年 7 月 17 日起予以维莫非尼 480mg bid 口服。2019 年 8 月 30 日胸部 CT：左下肺小结节灶，较前明显缩小（图 43.3）。2019 年 10 月 30 日胸部 CT：左下肺小结节灶，本次检查不明显。

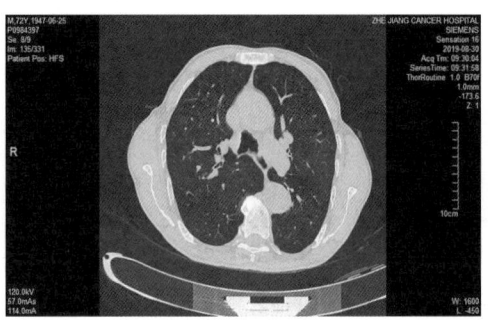

图 43.3　靶向治疗 2 个月后复查胸部 CT

2019 年 10 月 30 日至 2021 年 5 月：持续维莫非尼 480mg 口服 bid，每 3 个月门诊复查，未复发。

3　体　会

与几乎所有恶性肿瘤一样，恶性黑色素瘤的治疗和预后取决于疾病分期。根据 AJCC 标准，恶性黑色素瘤分为 0、Ⅰ、Ⅱ、Ⅲ、Ⅳ期。早期黑色素瘤的主要治疗手段是手术，预后也优于中晚期疾病。Ⅲ期恶性黑色素瘤的治疗主要包括原发灶及转移淋巴结的切除及术后的辅助治疗。尽管完全性淋巴结清扫的价值尚待明确，区域淋巴结清扫目前仍是国内Ⅲ期恶性黑色素瘤的主要治疗方式。Ⅲ期和可切除Ⅳ期疾病术后辅助抗 PD-1 单抗治疗在中国人中的疗效与白人有显著差距。

不可切除Ⅲ期和Ⅳ期恶性黑色素瘤的主要治疗方式包括：PD-1 单抗±CTLA-4

单抗、BRAF 抑制剂 ± MEK 抑制剂、化疗、KIT 抑制剂和溶瘤病毒等。中国黑色素瘤患者 *BRAF* 突变率为 20% ~25%；肢端黑色素瘤的 *BRAF* 突变率为 17.9%，其中 *V600E* 占 *BRAF* 突变的 87.6%。BRAF 抑制剂 ± MEK 抑制剂的有效率超过 60%，暂时还无中国人的数据。KEYNOTE – 151 试验证明，帕博利珠单抗在中国转移性黑色素瘤患者中显示出具有临床意义的活性，但帕博利珠单抗在白人中可能比在亚洲人中具有更强的抗瘤活性。由于国内黑色素瘤发病率低，目前仍缺乏大样本前瞻性研究。因此，由有经验的放射科、病理科、肿瘤内科、骨和软组织外科、放疗科组成的 MDT to HIM 诊疗团队对黑色素瘤病例进行全程管理尤为重要。本例肢端恶性黑色素瘤患者的 MDT to HIM 诊疗在基于循证医学证据的模式下进行，为患者提供了包含转移灶手术、免疫治疗、靶向治疗的多学科、个性化的整合诊疗方案。患者的生存期已超过 2 年，治疗未严重影响其生活质量，目前病情控制理想，可见其从 MDT to HIM 诊治中获益显著。

参考文献

[1] GUO J, QIN S, LIANG J, et al. Chinese Guidelines on the Diagnosis and Treatment of Melanoma (2015 Edition) [J]. Ann Transl Med, 2015, 3(21): 322.

[2] POLLACK L A, LI J, BERKOWITZ Z, et al. Melanoma survival in the United States, 1992 to 2005 [J]. J Am Acad Dermatol, 2011, 65(5 Suppl 1): S78 – 86.

[3] BELLO DM, CHOU JF, PANAGEAS KS, et al. Prognosis of acral melanoma: a series of 281 patients [J]. Ann Surg Oncol, 2013, 20(11): 3618 – 25.

[4] WEBER J, MANDALA M, DEL VECCHIO M, et al. Adjuvant Nivolumab versus Ipilimumab in Resected Stage III or IV Melanoma [J]. N Engl J Med, 2017, 377(19): 1824 – 35.

[5] EGGERMONT AMM, BLANK C U, MANDALA M, et al. Adjuvant Pembrolizumab versus Placebo in Resected Stage III Melanoma [J]. N Engl J Med, 2018, 378(19): 1789 – 801.

[6] MAIO M, LEWIS K, DEMIDOV L, et al. Adjuvant vemurafenib in resected, BRAF(V600) mutation-positive melanoma (BRIM8): a randomised, double-blind, placebo-controlled, multicentre, phase 3 trial [J]. Lancet Oncol, 2018, 19(4): 510 – 20.

[7] HAUSCHILD A, DUMMER R, SCHADENDORF D, et al. Longer Follow-Up Confirms Relapse-Free Survival Benefit With Adjuvant Dabrafenib Plus Trametinib in Patients With Resected BRAF V600-Mutant Stage III Melanoma [J]. J Clin Oncol, 2018, 36(35): 3441 – 9.

[8] LONG G V, HAUSCHILD A, SANTINAMI M, et al. Adjuvant Dabrafenib plus Trametinib in Stage III BRAF-Mutated Melanoma [J]. N Engl J Med, 2017, 377(19): 1813 – 23.

[9] MCARTHUR GA, CHAPMAN PB, ROBERT C, et al. Safety and efficacy of vemurafenib in BRAF (V600E) and BRAF(V600K) mutation-positive melanoma (BRIM-3): extended follow-up of a phase 3, randomised, open-label study [J]. Lancet Oncol, 2014, 15(3): 323 – 32.

[10] LONG GV, STROYAKOVSKIY D, GOGAS H, et al. Dabrafenib and trametinib versus dabrafenib and placebo for Val600 BRAF-mutant melanoma: a multicentre, double-blind, phase 3 randomised controlled trial [J]. Lancet, 2015, 386(9992): 444 – 51.

[11] LI T, JIA D D, TENG LS. Adjuvant pembrolizumab versus high-dose interferon alpha-2b for Chinese patients with resected stage III melanoma: a retrospective cohort study [J]. Invest New Drugs, 2020, 38(5): 1334 – 41.

[12] SI L, KONG Y, XU X, et al. Prevalence of BRAF V600E mutation in Chinese melanoma patients:

large scale analysis of BRAF and NRAS mutations in a 432-case cohort [J]. Eur J Cancer, 2012, 48(1): 94-100.

[13] SI L, ZHANG X, SHU Y, et al. A Phase Ib Study of Pembrolizumab as Second-Line Therapy for Chinese Patients With Advanced or Metastatic Melanoma (KEYNOTE-151) [J]. Transl Oncol, 2019, 12(6): 828-35.

44 未分化多形性肉瘤全身广泛转移的 MDT to HIM 诊治过程及体会

◎贾东东 李 涛 曹 君 方美玉
王 芳 吴 伟 刘 鹏

1 概 述

未分化多形性肉瘤（UPS）是软组织肉瘤的一种，约占成人软组织肉瘤的10%，好发于50~70岁，是老年人中最常见的软组织肉瘤之一。UPS缺乏特异性临床表现，大多数为深部病变，无痛且增长迅速。UPS最常见的原发部位为四肢，其次为躯干，浅表部位罕见。

2 MDT to HIM 过程

女性，60岁，身高168cm，体重63kg，ECOG评分0分。2018年8月因"发现右大腿肿块1年余"就诊于当地医院，行部分切取活检术后病理：（右大腿肿块肿物活检）送检纤维结缔组织伴坏死，其中一小块组织中细胞异型增生显著，可见核分裂，考虑高级别软组织肉瘤，由于组织小且经过冰冻检查，建议再次活检病变组织行免疫组化明确诊断 SR2018-09432。遂就诊于浙江省肿瘤医院骨软组织肿瘤外科，病理会诊：（右大腿）小片重度异型梭形细胞伴坏死（考虑为软组织肉瘤）201807574。

2.1 第1次多学科 MDT to HIM 诊治（2019年2月12日）

（1）讨论及意见

放射科 2018年8月30日CT（图44.1）显示右侧大腿后部肌肉肿大，内见边界不清类圆形肿块，密度不均，接近周围肌肉，轻度不均匀强化，可见明显低密度区，并见穿行其中的供血血管；周围皮肤及皮下脂肪层未见明显异常密度影；肿块邻近骨质未见明显破坏征象；患者为老年女性，大腿肌肉内无痛性肿块，考虑间叶源性肿瘤，恶性可能；可能诊断有脂肪肉瘤、韧带样纤维瘤、多形性未分化肉瘤。

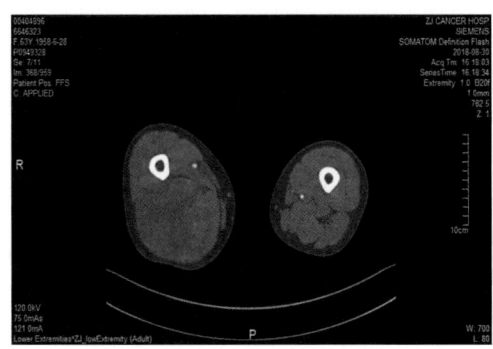

图 44.1　初诊时的大腿 CT 结果

病理科　右大腿肿物活检会诊示小片异型梭形细胞，弥散分布，核增大、深染，胞质呈双染性，易见核分裂象，形态首先考虑软组织肉瘤，梭形细胞或多形性肉瘤，鉴于组织量较少，建议再次活检或手术标本行免疫组化明确诊断。

肿瘤外科　右大腿软组织肉瘤诊断明确，亦无转移征象，阅片后认为肿瘤未累及下肢主要血管，与坐骨神经之间关系难以判断，基本认为有外科广泛切除指征。但因肿瘤为高级别软组织肉瘤且体积巨大，为提高局部控制率可考虑新辅助放疗联合或不联合化疗后手术，同时需考虑新辅助放疗可能提高伤口并发症发生的可能性。

肿瘤内科　发现右大腿肿块 1 年余，活检提示软组织肉瘤可能，需进一步明确病理以指导后续治疗。建议先请外科评估手术指征，如手术困难，可新辅助化疗减瘤后再次评估。

肿瘤放疗科　患者确诊为右大腿软组织肉瘤，肿块较大，术后局部复发概率高，局部治疗建议以根治性扩大切除后辅助放疗。

（2）MDT to HIM **结论**

整合多学科意见，患者确诊为右大腿高级别软组织肉瘤，考虑患者及家属积极手术治疗的意愿，建议扩大切除手术后行辅助放化疗。

（3）**治疗及效果**

2018 年 9 月 4 日在全身麻醉下行右大腿肿瘤广泛切除 + 坐骨神经松解 + 血管探查，术后病理：（右大腿）梭形细胞软组织肉瘤（多形性未分化肉瘤，瘤体 14cm × 10cm × 8cm），浸润横纹肌组织，伴大量淋巴细胞浸润、大片坏死（图 44.2）。免疫组化单克隆抗体及癌基因检测：CD56（部分 +），Sy（部分 +），CHG－A/CgA（－），CD99（+），MBP（－），Catenin/β－Catenin（+），HMB45（－），ALK（－），h－caldesmon（－），Myogenin（－），MyoD1（－），SOX10（－），Ki－67（+，50%），CD68（部分 +），CD34（－），Des（－），SMA（－），S－100（－），Vim（+），EMA（－），CK（－）。上、下、内、外、基底切缘均阴性 201827029。

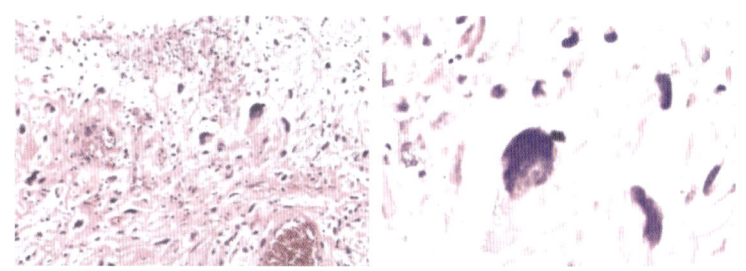

图 44.2　手术标本常规病理检查结果

2018 年 10 月 17 日至 11 月 21 日予右大腿瘤床术后辅助调强放疗，95% PTV 4800cGy/24F，周围正常组织受量均在安全范围内。2018 年 10 月 9 日、12 月 7 日、12 月 28 日、2019 年 1 月 18 日、2 月 15 日、3 月 8 日予患者第 1~6 周期 IE 方案化疗：里葆多 40mg d1 + 和乐生 3.0g d1~3。术后定期复查，2019 年 10 月 9 日 B 超：右侧髂血管旁结节（转移性可能）。盆腔 CT（图 44.3）：右侧盆壁新发占位（图 44.3），结合病史，考虑转移。穿刺（右侧盆腔肿块穿刺）：恶性肿瘤伴坏死（结合形态及病史，首先考虑软组织肉瘤）201933532（图 44.4）。PET – CT：①右大腿肉瘤术后，术区未见明确异常密度影，FDG 代谢未见明显异常；②盆腔右侧软组织肿块，FDG 代谢增高，考虑转移瘤可能；③左肺下叶背段（IM290）、右肺下叶背段（IM286）、右肺下叶内基底段（IM157）磨玻璃小结节，FDG 代谢未见明显异常，考虑不典型腺瘤样增生可能；④双肺散在条索影、实性结节、斑片及钙化斑，FDG 代谢均未见异常，考虑炎性肉芽肿及陈旧性病变可能大。

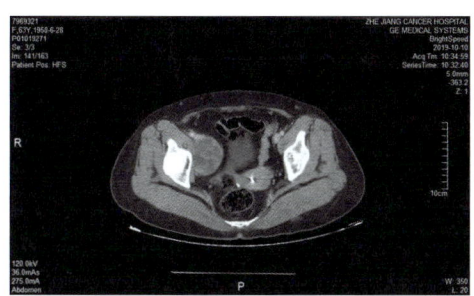

图 44.3　2019 年 10 月盆腔 CT 发现新发转移瘤

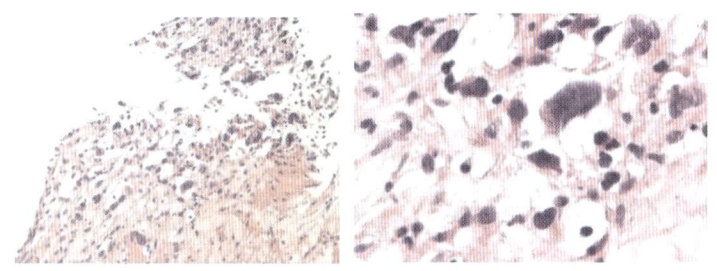

图 44.4　盆腔肿块穿刺病理检查结果

患者行手术扩大切除，术后接受辅助调强放疗和 6 个周期的 IE 方案化疗。化疗结束后半年复查发现右侧盆壁新发转移灶，为制订进一步治疗方案，准备第 2 次 MDT to HIM 讨论。

2.2 第 2 次 MDT to HIM 诊治（2019 年 4 月 10 日）

(1) 讨论及意见

超声科 根据患者的超声报告和超声图片提示右侧髂窝见不均质回声团块，大小 6cm×5cm，边界清。此团块为实质性肿块伴坏死，坏死比例约为 50%。根据病史考虑转移。

放射科 2019 年 10 月 10 日盆腔 CT（上图）显示右侧盆壁髂血管旁软组织肿块，界尚清，密度不均，不均匀强化，PET-CT 显示肿块实性部分 FDG 代谢增高，整合考虑为恶性肿瘤，结合病史考虑转移。

病理科 手术病理镜下可见明显异型的梭形细胞和多形性混合组成，细胞无特异性的排列方式，可见条束状、交织状及弥散分布形式，核分裂象易见，局部可见病理性核分裂，间质部分区胶原化及退行性变，伴有巨噬细胞、多核细胞、炎症细胞和泡沫样组织细胞成分，瘤内还可见灶性出血、含铁血黄素沉着和坏死。

肿瘤外科 盆腔肿瘤属单发可切除转移灶，但阅片后发现肿瘤明显累及髂血管，术中损伤髂血管可能性高，建议行新辅助放疗后手术。目前免疫检查点抑制剂抗 PD-1 单抗也经临床研究证实可改善 UPS 患者的 ORR，亦可考虑术前辅助抗 PD-1 单抗治疗。

肿瘤内科 多形性未分化肉瘤诊断明确，术后予 6 周期 IE 方案化疗后，复查发现盆腔右侧转移，全身 PET-CT 未提示其他转移，目前分期为Ⅳ期。考虑患者目前病灶仍较局限，建议先请外科评估手术指征。

肿瘤放疗科 盆腔右侧软组织肿块从影像学考虑转移可能性大，建议先手术治疗，根据手术情况酌情局部术后辅助放疗。

(2) MDT to HIM 结论

整合多学科意见，患者确诊为右大腿高级别软组织肉瘤整合治疗后单发转移，转移灶累及髂血管，考虑患者及家属积极手术治疗的意愿，建议扩大切除术后行辅助放疗，根据患者意愿可选择辅助抗 PD-1 单抗治疗。

(3) 治疗及效果

2019 年 10 月 29 日在全身麻醉下行右侧盆腔肿物扩大切除术+右髂外静脉外膜剥脱术，术后病理（右大腿肉瘤整合治疗后）：①（右侧盆腔）软组织肉瘤伴大片坏死（结合病史及形态，符合多形性未分化肉瘤）；②（髂外）2 只淋巴结慢性炎 201935576。PD-L1 表达：90%；TMB：0.94 个/Mb；微卫星稳定；*NOTCH*3 错意突变，*TP*53 移码突变。术后在当地医院行盆腔放疗。放疗后继续定期复查，2021 年 6 月 28 日胸部及盆腔 CT：右下腹腔肠周多发结节，较前新发，转移不除外；右肺上叶前段结节，转移瘤可能大；左侧臀中肌占位，考虑肿瘤性病变（图44.5）。

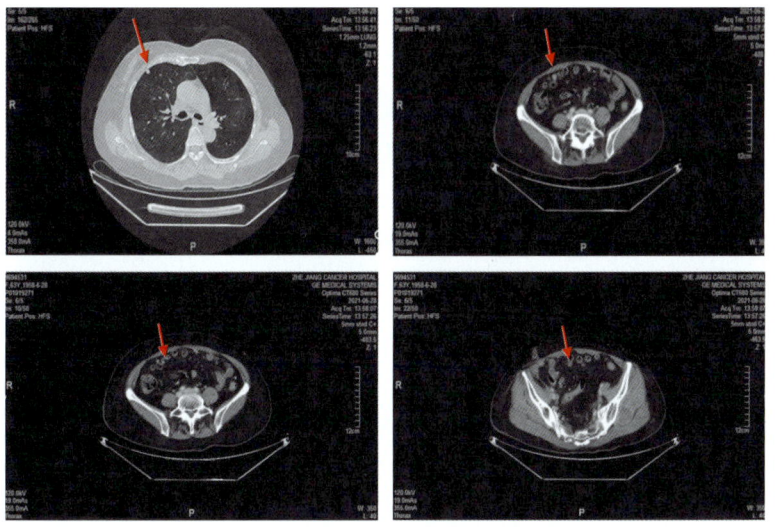

图 44.5　2021 年 6 月胸部及盆腔 CT 发现新发转移瘤

患者行转移灶扩大切除，术后接受盆腔辅助放疗。放疗结束后 1 年半复查发现右下腹腔肠周多发转移、右肺上叶前段转移、左侧臀中肌转移。为制订进一步治疗方案，准备第 3 次 MDT to HIM 讨论。

2.3　第 3 次 MDT to HIM 诊治 (2019 年 6 月 27 日)

(1) 讨论及意见

放射科　对照历史系列片，本次 2021 年 6 月 28 日胸部及盆腔 CT（上图）显示右肺上叶、右侧腹腔肠周、左侧臀中肌内新出现多个结节、肿块病灶，考虑多发转移灶，认为肿瘤复发。

肿瘤外科　软组织肉瘤晚期全身多发转移，目前暂无手术指征。如后期内科治疗效果确切，个别病灶敏感性差的情况下可考虑姑息性手术。

肿瘤内科　术后再次复发，影像学检查提示右下腹腔肠周多发转移，右肺转移，左侧臀中肌转移。现全身多发转移，建议尽快开始内科治疗。安罗替尼已被证明可有效延长软组织肉瘤患者的 PFS，降低疾病进展风险。免疫检查点抑制剂抗PD-1 单抗也经临床研究证实可以改善 UPS 的 ORR。基于上述研究结果，建议可选择免疫联合靶向治疗。

肿瘤放疗科　病情晚期，出现多个转移灶，建议全身治疗为主，局部如有症状，如疼痛、麻木等症状时，可酌情减症放疗。

(2) MDT to HIM 结论

整合多学科意见，该患者确诊为右大腿高级别软组织肉瘤多发转移，建议抗

PD-1 单抗联合安罗替尼治疗。

(3) 治疗及效果

2021年6月29日、7月20日予帕博利珠单抗200mg静脉滴注（q3w）+安罗替尼（12mg po qd，用2周停1周）治疗。2021年8月10日复查胸部CT+盆腔CT：右肺上叶前段及左肺下叶结节，较前明显缩小，转移瘤可能大；右下腹腔肠周多发结节，较前缩小；左侧臀中肌占位，考虑肿瘤性病变，范围较前大致相仿，坏死较前明显（图44.6）。

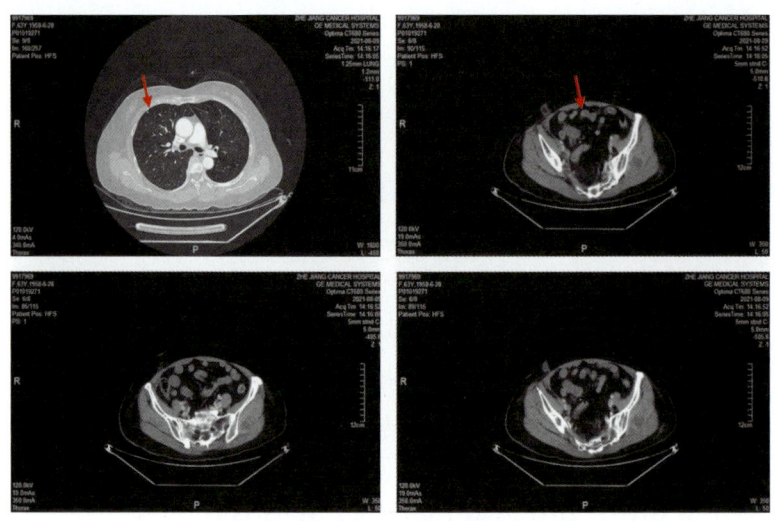

图44.6 靶向+免疫治疗2个周期后复查胸部及盆腔CT

2021年8月10日至9月继续帕博利珠单抗200mg静脉滴注（q3w）+安罗替尼（12mg口服qd，用2周停1周）治疗，未复查。

3 体 会

未分化多形性肉瘤以前称为恶性纤维组织细胞瘤，是一种高度侵袭性软组织肉瘤（STS），可能来源于间充质干细胞。头颈部、躯干和四肢UPS的标准治疗是镜下切缘阴性的手术扩大切除。重要的神经血管结构受累可能给某些病例的手术带来很大困难，所以当切缘靠近肿瘤、镜下切缘阳性、涉及骨骼和主要血管或神经时，需行术后放疗。对美国国家癌症数据库的分析发现术后化疗可明显延长Ⅲ期软组织肉瘤生存期，所以对Ⅲ期和高危Ⅱ期（AJCC肢体/躯干软组织肉瘤分期系统）UPS患者推荐术后化疗。Ⅱ期和Ⅲ期病例应组织MDT to HIM会诊，以讨论术前或术后放化疗的可行性和必要性。

多柔比星和异环磷酰胺是UPS的用药基石，EORTC 62012研究发现多柔比星和异环磷酰胺整合可明显改善UPS的客观缓解率、PFS和OS。近年来已有多种靶向药物用于软组织肉瘤的治疗，帕唑帕尼、安罗替尼和瑞戈非尼均可作为晚期或不可切除的包括 UPS 在内的软组织肉瘤的二线治疗。安罗替尼是一种多靶点酪氨酸激酶抑制剂，已被证明可有效延长软组织肉瘤患者的 PFS，降低疾病进展风险。SARC-028 临床试验发现免疫检查点抑制剂抗 PD-1 单抗（帕博利珠单抗）可改善 UPS 的 ORR，所以 CSCO 指南也将帕博利珠单抗作为晚期或不可切除 UPS 二线治疗的选择。由于软组织肉瘤发病率低，目前仍缺乏大样本前瞻性研究。因此由有经验的放射科、病理科、肿瘤内科、骨和软组织外科、放疗科组成的 MDT to HIM 团队对复杂软组织肉瘤病例进行全程管理尤为重要。本例 UPS 患者的多学科诊疗在基于循证医学证据的模式下进行，为患者提供了包含原发灶手术、转移灶手术、免疫治疗、化疗和放疗的多学科、个性化的整合诊疗方案。该患者的生存期已超过 2 年，整合治疗未严重影响其生活质量，目前病情控制理想，可见其从 MDT to HIM 诊治中获益显著。

参考文献

[1] HENDERSON MT, HOLLMIG ST. Malignant fibrous histiocytoma: changing perceptions and management challenges [J]. J Am Acad Dermatol, 2012, 67(6): 1335-41.

[2] WIDEMANN BC, ITALIANO A. Biology and Management of Undifferentiated Pleomorphic Sarcoma, Myxofibrosarcoma, and Malignant Peripheral Nerve Sheath Tumors: State of the Art and Perspectives [J]. J Clin Oncol, 2018, 36(2): 160-7.

[3] RAVAL RR, FRASSICA D, THORNTON K, et al. Evaluating the Role of Interdigitated Neoadjuvant Chemotherapy and Radiation in the Management of High-Grade Soft-Tissue Sarcoma: The Johns Hopkins Experience [J]. Am J Clin Oncol, 2017, 40(2): 214-7.

[4] NIELSEN OS, CUMMINGS B, OSULLIVAN B, et al. Preoperative and postoperative irradiation of soft tissue sarcomas: effect of radiation field size [J]. Int J Radiat Oncol Biol Phys, 1991, 21(6): 1595-9.

[5] ALBERTSMEIER M, RAUCH A, ROEDER F, et al. External Beam Radiation Therapy for Resectable Soft Tissue Sarcoma: A Systematic Review and Meta-Analysis [J]. Ann Surg Oncol, 2018, 25(3): 754-67.

[6] TOULMONDE M, PENEL N, ADAM J, et al. Use of PD-1 Targeting, Macrophage Infiltration, and IDO Pathway Activation in Sarcomas: A Phase 2 Clinical Trial [J]. JAMA Oncol, 2018, 4(1): 93-7.

[7] CHI Y, FANG Z, HONG X, et al. Safety and Efficacy of Anlotinib, a Multikinase Angiogenesis Inhibitor, in Patients with Refractory Metastatic Soft-Tissue Sarcoma [J]. Clin Cancer Res, 2018, 24(21): 5233-8.

[8] GOLDBLUM JR. An approach to pleomorphic sarcomas: can we subclassify, and does it matter? [J]. Mod Pathol, 2014, 27(Suppl 1): (S39-46.

[9] VON MEHREN M, KANE JM, BUI MM, et al. NCCN Guidelines Insights: Soft Tissue Sarcoma, Version 1.2021 [J]. J Natl Compr Canc Netw, 2020, 18(12): 1604-12.

[10] NASCIMENTO AF, RAUT CP. Diagnosis and management of pleomorphic sarcomas (so-called "MFH") in adults [J]. J Surg Oncol, 2008, 97(4): 330-9.

[11] MOVVA S, VON MEHREN M, ROSS EA, et al. Patterns of Chemotherapy Administration in High-Risk Soft Tissue Sarcoma and Impact on Overall Survival [J]. J Natl Compr Canc Netw, 2015, 13(11): 1366-74.

[12] JUDSON I, VERWEIJ J, GELDERBLOM H, et al. Doxorubicin alone versus intensified

doxorubicin plus ifosfamide for first-line treatment of advanced or metastatic soft-tissue sarcoma: a randomised controlled phase 3 trial [J]. Lancet Oncol, 2014, 15(4): 415-23.

[13] VAN DER GRAAF WT, BLAY JY, CHAWLA SP, et al. Pazopanib for metastatic soft-tissue sarcoma (PALETTE): a randomised, double-blind, placebo-controlled phase 3 trial [J]. Lancet, 2012, 379(9829): 1879-86.

[14] MIR O, BRODOWICZ T, ITALIANO A, et al. Safety and efficacy of regorafenib in patients with advanced soft tissue sarcoma (REGOSARC): a randomised, double-blind, placebo-controlled, phase 2 trial [J]. Lancet Oncol, 2016, 17(12): 1732-42.

45 局部晚期前列腺癌的 MDT to HIM 诊治过程及体会

◎朱绍兴　陈锦超

1　概　述

前列腺癌是男性最常见的恶性肿瘤之一，其发病率呈显著上升趋势，局部晚期前列腺癌具有显著进展性特点，极易复发和转移，最终导致死亡，术后5年生化复发率达50%，15年肿瘤特异性死亡率（CSM）达35.5%。需要整合诊疗（MDT to HIM）讨论制订个体化整合治疗方案，才能实现最优化整合治疗效果。

2　MDT to HIM 诊治过程

男性，63岁，因"体检发现PSA升高2周"于2013年5月就诊于我院。入院前2周体检发现血tPSA升高，达8.168ng/ml，无明显尿频、尿急、尿痛、排尿困难等不适。既往体健，否认有高血压、糖尿病、心脏病、脑血管病等基础病史。直肠指诊发现前列腺Ⅱ度增大，质硬，中央沟浅，未触及明显硬结。入院后查血tPSA 10.036ng/ml。盆腔MRI提示前列腺外周带占位，双侧精囊异常信号，考虑前列腺癌侵犯精囊腺，未见明显肿大淋巴结。胸部CT、骨扫描未见远处转移证据。前列腺穿刺活检病理示前列腺腺癌，Gleason评分4+5=9分。

2.1　第1次 MDT to HIM 诊治

（1）讨论及意见

泌尿外科　考虑为局部晚期前列腺癌，高危。根据指南推荐，目前主要的治疗方式包括放疗联合雄激素去除疗法，以及前列腺癌根治术。近几年前列腺癌根治术（RP）联合扩大盆腔淋巴结清扫术在高危局限性前列腺癌中的地位逐渐提高。根据美国NCDB数据库，2004—2013年间127 391例高危前列腺癌患者中，行RP的比例从2004年的26%上升到2013的42%，而相对的放疗患者的比例则由49%下降到42%，目前RP和放疗的比例相当，大的医疗中心更倾向于手术。与放疗相比，手术治疗可准确获得术后病理，纠正临床分期错误，甄别不需要术后辅助治疗的病例，避免过度治疗。从疗效来看，Loeb等报道前列腺癌根治术后10年无雄

激素剥夺治疗（ADT）的生存率为71%，肿瘤特异性生存率（CSS）为92%。Spahn等报道RP联合ADT 5年和10年的CSS分别为91.3%和87.2%。目前RP成熟度高，微创技术日臻完善，术中术后并发症少。因此对本例患者可考虑RP或根治性放疗，术前应与患者及家属充分沟通。

肿瘤内科 本例为局部晚期前列腺癌，可选择RP、放疗等治疗方式。术前新辅助内分泌治疗可以起到降期、降切缘阳性率的目的，但对远期预后无明显改善。

放疗科 患者为高危局部晚期前列腺癌，根治性放疗是最常用的治疗手段，有效果好、并发症少的优点，缺点是无法获取病理分期。放疗与手术直接比较尚缺乏高质量的研究数据。有观察性研究显示RP的疾病特异性死亡率（DSM）为3.6%，而放疗组为6.5%，特别是对年龄<69岁的男性来说，手术更具有优势。但也有研究显示高危前列腺癌患者接受RP或放疗+ADT，两组之间的CSM无显著差异。该患者年龄较轻，患者及家属手术意愿强烈，前列腺癌根治术是首选的推荐治疗方式之一。

（2）MDT to HIM结论

综合多学科各专家成员意见，患者诊断高危局部晚期前列腺癌，治疗方式可选择RP、根治性放疗等，与患者及家属充分沟通，患者及家属要求行前列腺癌根治术。

（3）治疗及效果

2013年5月20日接受腹腔镜下RP。术后病理示前列腺腺癌（Gleason评分4+5=9分），侵及周围脂肪组织，累犯神经，累犯双侧精囊腺，切缘阴性。左盆腔淋巴结3枚及右盆腔淋巴结1枚均未见癌转移。免疫组化：CgA（-），Syn（-）。术后病理分期为$pT_{3b}N_0M_0$。术后考虑局部晚期（$T_{3b}N_0M_0$）前列腺癌，辅助内分泌治疗可获益，建议术后即刻行内分泌治疗。因此术后8d开始醋酸戈舍瑞林3.6mg每个月一次去势治疗。同时建议术后6~12个月行辅助放疗，但术后12个月仍未恢复尿控，膀胱无法充盈，影响放疗。与患者充分沟通后，未施行辅助外放疗。

患者术后尿控持续未恢复。定期监测PSA，于2015年4月（术后23个月）查血tPSA 0.4ng/ml，血清睾酮0.14ng/ml。2周后复查血tPSA达0.56ng/ml。再次入院后，查肛门指诊显示前列腺窝未及明显硬结。盆腔MRI未见局部复发征象，胸部CT、骨扫描均阴性。考虑患者出现生化复发，予挽救性外放疗。放疗范围：前列腺瘤床、盆腔淋巴结引流区，累计剂量为65Gy。放疗后PSA持续升高，放疗后半年出现右侧肩胛部疼痛，NRS评分3分，口服NSAID类药物可缓解。查PSA 0.802ng/ml，骨扫描提示右侧肩胛骨代谢活跃，提示骨转移。

2.2 第2次MDT to HIM诊治

（1）讨论及意见

泌尿外科 虽然在内分泌治疗的初期针对前列腺癌的疗效较为显著，但绝大多数患者经过一定时间的内分泌治疗后都会从激素敏感性前列腺癌进入去势抵抗性前列腺癌（mCRPC）阶段。根据 2016 年欧洲泌尿外科协会（EAU）指南，转移性 mCRPC 的定义为血清睾酮处于去势水平，出现生化进展或影像学进展。患者在睾酮去势水平下出现影像学进展，可以诊断为 mCRPC。

肿瘤内科　本例进入 mCRPC 阶段，目前指南推荐治疗方式包括多西他赛、阿比特龙、恩扎卢胺、镭 223 等。但目前为止尚缺乏最佳的续贯治疗方案。由于个体差异、肿瘤异质性及肿瘤基因突变类型的差异，需要个体化、精准化制订治疗顺序的选择。研究显示，部分前列腺癌对雄激素受体靶向药物（ARTA）原发性耐药，阿比特龙原发耐药比例为 1/3，恩扎卢胺原发耐药比例为 1/4，这部分患者对阿比特龙、恩扎卢胺的疗效不佳。临床上可通过一些临床特征、分子标记物等进行识别。Fitzpatrick 等研究显示一线 ADT 治疗的缓解时间 <1 年可能预示 AR 靶向药物原发耐药风险增加。Rescigno 等研究显示前列腺癌内分泌治疗 1 个月时 PSA 未降低≥30% 提示 AR 靶向药物疗效差。此外也可通过一些分子标记物检测预测新型内分泌治疗或化疗的疗效。AR 的扩增和点突变预测可能对阿比特龙和恩扎卢胺的耐药。因此，如患者诊断为 mCRPC，可结合内分泌治疗的效果及分子标记物的情况，整合分析，制订最佳的整合治疗方案。

放疗科　患者进入 mCRPC 阶段，存在骨转移，转移部位存在疼痛症状，在全身治疗基础上可酌情加上局部放疗减轻症状。

（2）MDT to HIM **结论**

整合多学科意见，患者诊断 mCRPC，治疗方式可选择化疗、新型内分泌治疗等，必要时在全身治疗的基础上可酌情加上局部放疗减轻症状。

（3）**治疗情况**

2016 年 2 月开始多西他赛 130mg（75mg/m² × 体表面积 1.72m²）+ 泼尼松 5mg bid 化疗 8 周期。化疗 4 周期后 PSA 下降至 0.27ng/ml，此后 PSA 逐渐升高至 0.688ng/ml，化疗结束后骨扫描显示骨代谢异常增强较前增多，考虑 mCRPC 一线化疗失败。随后于 2016 年 9 月开始接受阿比特龙 1000mg qd 新型内分泌治疗，治疗后 3 个月 PSA 下降至 0.011ng/ml，随后 PSA 开始逐渐升高，期间于 2017 年 7 月前往境外接受镭 223 核素治疗（静注 50kBq/kg，4 周 1 次，持续 6 次）。口服阿比特龙 1 年后 PSA 升高至 1.245ng/ml，上腹部增强 MRI 提示肝多发转移瘤（图 45.1），考虑二线阿比特龙治疗失败。

2.2　第 3 次 MDT to HIM 讨论及诊治情况

患者进展为 mCRPC 以后先后接受了多西他赛、阿比特龙、镭 223 治疗后进展，并且出现了肝转移。为了进行后续治疗的选择，进行第 3 次 MDT to HIM 讨论。

（1）**讨论及意见**

泌尿外科　mCRPC 患者内脏转移概率约 16%，最常累及肝脏（50%）和肺

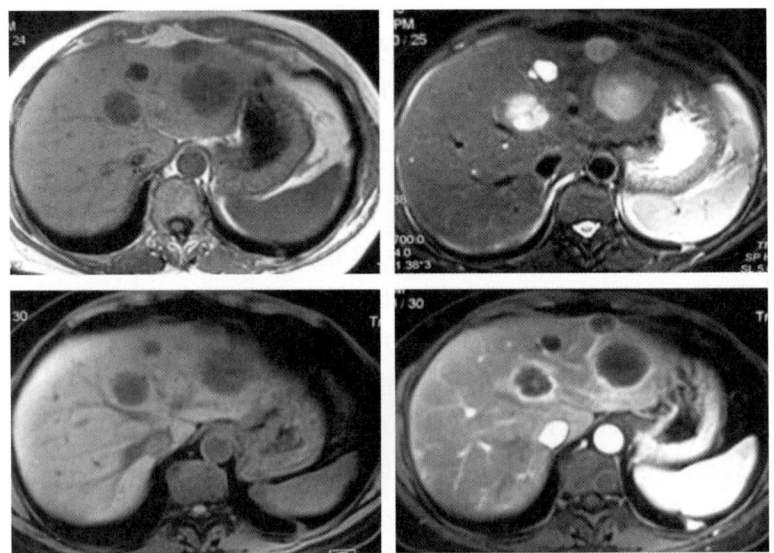

图45.1 上腹部增强MRI提示肝多发转移瘤

（21%）。肝转移预后不佳，中位OS只有13.5个月。此外，有研究显示前列腺癌肝转移常合并神经内分泌分化。因此，建议行肝转移灶的穿刺活检，以明确有无神经内分泌分化。

肿瘤内科　该患者mCRPC多线治疗后，伴内脏转移、骨转移，根据《中国前列腺癌患者基因检测专家共识（2020年版）》，该患者存在基因检测指征，推荐行至少包含HRR基因胚系及体系变异的检测，并可考虑行微卫星不稳定性（MSI）和DNA错配修复缺陷（dMMR）检测，再决定后续治疗方式的选择。

介入治疗科：患者为mCRPC，存在骨转移、肝转移。目前骨转移稳定，B超引导下肝转移灶的射频消融术是该患者可选择的治疗方式。射频消融一般应用于消化道肿瘤肝转移病灶的治疗，对肝脏损伤较小，易于操作，对肿瘤细胞灭活效果较为显著，并发症较少且可随肿瘤的复发转移多次重复治疗等优点，受到广泛应用。对前列腺癌肝转移灶的射频消融有效性及安全性报道较少。国内林淑芝曾报道109例肝转移瘤患者接受超声引导下经皮射频消融，其中前列腺癌转移有2例，所有患者射频消融后的肝转移癌病灶的完全灭活率达94.44%。

（2）MDT to HIM结论

患者进展为mCRPC后多线治疗后又进展，且出现肝转移，建议行肝转移灶穿刺活检，并行基因检测，根据基因检测结果再决定后续治疗选择，对肝转移灶也可行局部射频消融治疗。

（3）治疗及效果

2017年11月行肝肿物穿刺活检，病理提示肝组织中前列腺癌转移，免疫组化：PSA（灶性+），P504S（弥漫+），CK7（-），CK20（-），Syn（-），CgA

(-)、CD56（-）、CD117（灶性+）、Ki-67（40%）。基因检测结果：突变负荷（bTMB）3Muts，微卫星稳定（MSS），DNA 损伤修复基因（包括 *ATM*、*ATR*、*BRCA*1、*BRCA*2、*BRIP*1 等）均未检测到突变。患者停用阿比特龙后继续完成镭 223 治疗。镭 223 治疗结束后 PSA 上升至 3.52ng/ml。此后患者未进一步接受其他治疗。直至 2018 年 1 月，PSA 逐渐升高至 4.215ng/ml。于 2018 年 1 月行肝肿物射频消融术，术后 2 周复查 PSA 迅速下降至 0.629ng/ml。随后于 2018 年 3 月前往境外接受卡巴他赛 45mg 化疗 + 泼尼松 5mg bid 化疗 8 个周期（25mg/m²，每 3 周静脉输注一次），化疗期间 PSA 逐渐下降至 0.03ng/ml，化疗结束后复查 PET-CT：肝术后改变，全身多处骨密度增高，糖代谢较前明显减低。

患者结束卡巴他赛化疗后 PSA 再次升高，化疗后 6 个月（2018 年 12 月）PSA 升高至 0.948ng/ml，上腹部 MRI 提示肝转移灶较前明显增加。

本例患者进入 mCRPC 阶段后先后接受了多西他赛、阿比特龙、镭 223、卡巴他赛等多线的治疗方式，几乎涵盖了目前可及的所有治疗药物，并且还接受了肝转移灶的射频消融治疗，目前再次出现疾病进展，为后续治疗的选择，进行第 3 次多学科讨论。

2.3 第 4 次 MDT to HIM 诊治

（1）讨论及意见

泌尿外科　患者进入 mCRPC 阶段后先后接受了各线治疗，目前出现疾病进展，考虑既往多西他赛治疗反应尚可，可尝试再次行多西他赛治疗。

肿瘤内科　多线治疗后，目前已无明确可推荐的治疗方案，既往韩卫军等报道了中晚期前列腺癌接受内分泌治疗联合白蛋白紫杉醇治疗对比单纯内分泌治疗的研究，显示整合组疾病进展率明显低于淡出内分泌治疗组，且两组的骨髓抑制、消化系统症状、头晕乏力、皮肤症状发生率无显著差异。白蛋白结合型紫杉醇以纳米微粒白蛋白为载体，改变了助溶剂，在提高疗效的同时亦减轻了毒性。与其他剂型紫杉醇相比，白蛋白结合型紫杉醇可在肿瘤局部产生更高的紫杉醇浓度，且注射时间短。白蛋白结合型紫杉醇可通过白蛋白受体（Gp60）穿胞途径及结合于瘤细胞外间质富含半胱氨酸的酸性分泌蛋白途径来提高肿瘤外药物浓度。因此，可尝试进行白蛋白结合型紫杉醇治疗。

（2）MDT to HIM 结论

患者经多线治疗后，目前已无明确可推荐的治疗方案，可尝试多西他赛再挑战、白蛋白结合型紫杉醇等治疗方式。

（3）治疗及效果

2018 年 12 月再次行多西他赛化疗（50mg/m²，双周方案），化疗效果不佳，PSA 逐渐升高至 1.361ng/ml。经过 MDT to HIM 讨论，患者 mCRPC 多线治疗进展后，后续治疗方案根据指南可选择恩扎卢胺，但患者因为费用问题拒绝恩扎卢胺治疗。肿瘤内科专家根据既往白蛋白紫杉醇用于晚期前列腺癌个案经验，经与患者充分沟通，告知目前无明确适应证，但患者仍强烈要求白蛋白紫杉醇治疗，签署知情同意书后，于 2019 年 3 月换用白蛋白紫杉醇 0.2g（d1、d8，21d 为 1 周期）化疗，治疗 2 周期后 PSA 下降至 0.58ng/ml，最低降低至 0.01ng/ml。上腹部增强 MRI 提示化疗 4 周期后，肝转移病灶较前明显缩小（图 45.2）。

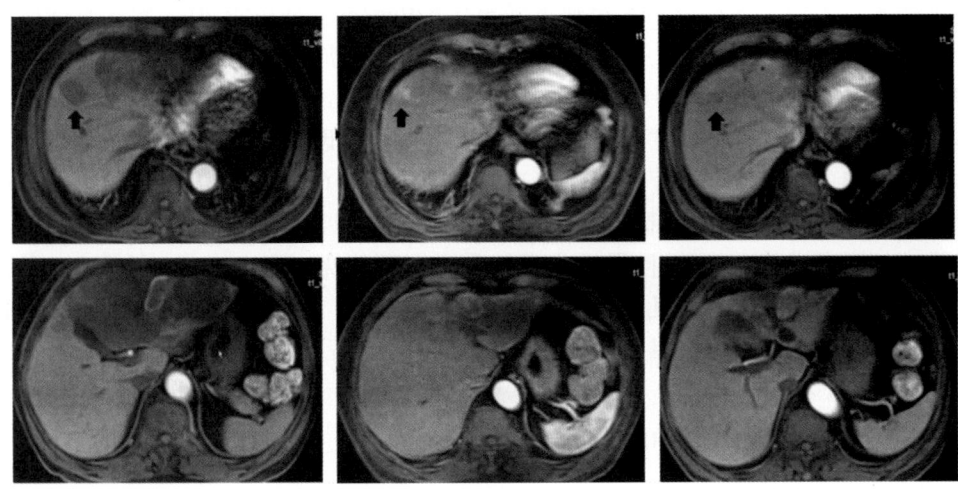

图 45.2　化疗 4 周期后上腹部增强 MRI 提示肝转移灶明显缩小

患者 2019 年 12 月因发生Ⅲ度骨髓抑制停用化疗，2020 年 5 月复查上腹部 MRI 示肝新发结节状、团块状异常信号影，转移可能性大。于 2020 年 5 月开始口服恩扎卢胺 160mg 每天 1 次，目前仍在随访治疗中。

3　体　会

临床上新确诊的前列腺癌患者中有 15% 为局限性高危前列腺癌，具有显著进展性特点，极易复发和转移，最终导致死亡，术后 5 年生化复发率达 50%，15 年 CSM 达 35.5%。目前主要治疗方式包括放射治疗联合 ADT 疗法，以及前列腺癌根治术。但单一疗法疗效欠佳，目前对于高危前列腺癌的治疗是一个整合治疗的过程，需要根据患者年龄、身体状况等，通过手术、放疗、内分泌治疗等多种手段整合实施，才能使患者获得最大的生存获益。本例高危局限性前列腺癌患者的初始治疗方式选择了 RP，术后病理提示 $T_{3b}N_0M_0$，既往研究提示 T_{3b} 期接受辅助 ADT 可改善局部和全身疾病控制。因此患者术后即刻选择辅助内分泌治疗。虽然该患者也有辅助放疗的指征，但存在术后尿失禁问题，未行辅助放疗，而是在生化复发以后实施了挽救性放疗。对于高危前列腺癌患者 RP 术后最佳治疗策略是选择生化复发之前的辅助放疗还是生化复发后挽救性放疗，相关的对照研究极少。Vogel 等认为辅助放疗与挽救性放疗疗效类似，需要根据患者的个体情况及并发症情况具体考虑。

由于治疗药物的发展，mCRPC 患者的生存期明显延长，本例进入 mCRPC 阶段后先后接受了多西他赛、阿比特龙、镭 223、卡巴他赛、白蛋白紫杉醇等多线的治疗方式，几乎涵盖了目前可及的所有治疗药物。但对药物选择需根据患者的个体情况及基因检测结果，综合分析，才能制订最佳的整合治疗方案，以获得最优的整合治疗效果。

参考文献

[1] Weiner AB, Matulewicz RS, Schaeffer E M, et al. Contemporary management of men with high-risk localized prostate cancer in the United States[J]. Prostate Cancer Prostatic Dis, 2017, 20(3): 283-288.

[2] John M Fitzpatrick, Joaquim Bellmunt, Karim Fizazi, et al. Optimal Management of Metastatic Castration-Resistant Prostate Cancer: Highlights From a European Expert Consensus Panel[J]. Eur J Cancer, 2014, 50(9):1617-1627.

[3] Pasquale Rescigno, David Lorente, Diletta Bianchini, et al. Prostate-specific Antigen Decline After 4 Weeks of Treatment With Abiraterone Acetate and Overall Survival in Patients With Metastatic Castration-resistant Prostate Cancer[J]. Eur Urol, 2016, 70:724-731.

[4] Arun A Azad, Stanislav V Volik, Alexander W Wyatt, et al. Androgen Receptor Gene Aberrations in Circulating Cell-Free DNA: Biomarkers of Therapeutic Resistance in Castration-Resistant Prostate Cancer[J]. Clin Cancer Res, 2015, 21(10):2315-24.

[5] Alessandro Romanel, Delila Gasi Tandefelt, Vincenza Conteduca, et al. Plasma AR and Abiraterone-Resistant Prostate Cancer[J]. Sci Transl Med, 2015, 7(312):312re10.

[6] Whitney CA, Howard LE, Posadas EM, et al. In Men with Castration-Resistant Prostate Cancer, Visceral Metastases Predict Shorter Overall Survival: What Predicts Visceral Metastases? Results from the SEARCH Database[J]. Eur Urol Focus, 2017, 3(4-5):480-486.

[7] Halabi S, Kelly WK, Ma H, et al. Meta-Analysis Evaluating the Impact of Site of Metastasis on Overall Survival in Men With Castration-Resistant Prostate Cancer[J]. J Clin Oncol, 2016, 34(14):1652-9.

[8] 林淑芝,徐倩,武金玉,等. 超声引导下经皮射频消融治疗恶性肿瘤肝转移[J]. 中国介入影像与治疗学, 2018, 15(1):29-32.

[9] 韩卫军,李涛. 持续内分泌治疗联合白蛋白结合型紫杉醇和泼尼松对中晚期前列腺癌的治疗效果[J]. 临床医学研究与实践, 2019, 4(9):19-21.

[10] 梁旭,李惠平,邸立军,等. 白蛋白结合型紫杉醇治疗晚期难治性乳腺癌的疗效及安全性分析[J]. 中国癌症杂志, 2014, 24(11):. 836-845

[11] Litwin MS, Tan HJ. The Diagnosis and Treatment of Prostate Cancer: A Review[J]. JAMA, 2017, 317(24):2532-2542.

[12] Marco ME Vogel, Kerstin A Kessel, Kilian Schiller, et al. Adjuvant versus early salvage radiotherapy: outcome of patients with prostate cancer treated with postoperative radiotherapy after radical prostatectomy[J]. Radiat Oncol, 2019 Nov 11;14(1):198

[13] Komura K, Sweeney CJ, Inamoto T, et al. Current treatment strategies for advanced prostate cancer[J]. Int J Urol, 2018, 25(3):220-231.

46 低分化肾盂癌的 MDT to HIM 诊治过程及体会

◎朱绍兴　陈锦超

1　概　述

尿路上皮癌（UC）是第 4 种最常见的肿瘤，可位于下尿路（膀胱和尿道）或上尿路（肾盂、肾盂腔和输尿管）。上尿路上皮癌（UTUC）占所有尿路上皮癌的 5%～10%。但 UTUC 相对于膀胱癌具有更高的恶性程度，易出现进展和转移，有较高的诊断和治疗难度，需要整合诊疗（MDT to HIM）讨论制订个体化整合治疗方案，才能实现最优化整合治疗效果。

2　MDT to HIM 诊治过程

男性，36 岁，因"右下腹痛、间断肉眼血尿、反复低热 1 月"于 2017 年 3 月就诊于外院。1 个月前无明显诱因出现间断、全程、肉眼血尿，伴发热，体温波动于 37.5℃～38.5℃，无明显尿频、尿急、尿痛、排尿困难，无畏寒、寒战等不适。既往体健，否认高血压、糖尿病、心脏病、脑血管病等基础病史。行腹部 MRI（图 46.1）：右肾炎性病变，结核？黄色肉芽肿性肾盂肾炎？考虑肾结核可能，建议专科医院进一步诊治。专科医院考虑肾结核，并于 2017 年 3 月 8 日予抗结核治疗 2 个月，但症状无明显好转，再次就诊于我院。

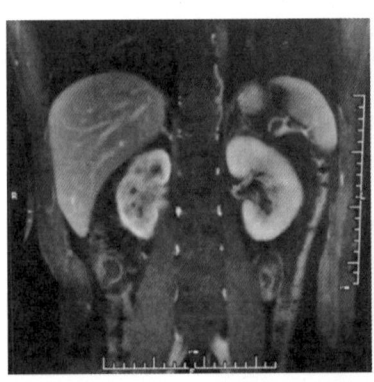
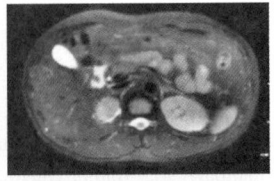
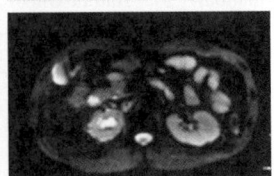

图 46.1　腹部 MRI

2.1 第1次 MDT to HIM 诊治

(1) 讨论及意见

影像科 MRI 提示右肾萎缩伴弥漫性信号异常，右肾盏、肾盂、肾盂输尿管移行处管壁增厚伴肾积水，右肾门、腹膜后淋巴结肿大，诊断除了考虑肾结核外，也需要考虑肾盂癌的可能。肾盂癌的诊断有时缺乏特异性，在 CT 上除了表现为肾盂增厚、充盈缺损，可伴肾积水外，浸润性肾盂癌常以肾盂肾盏为中心，多呈"向心性"生长或浸润肾实质，受侵的肾实质各方向增大均匀，不引起肾脏外形轮廓的改变，肾脏边缘无明显的外凸及凹陷表现。在 MRI 上，局限性肾盂癌早期表现为肾盂内实质性占位，多呈乳头状或菜花状生长，轮廓较规整；浸润性肾盂癌表现为以肾盂为中心向周围肾实质浸润生长。信号常表现为 T1WI 稍低信号或等信号，T2WI 稍高信号，少数为等信号，在长 T2 信号尿液对比下病灶显示更为清楚，肿块所在的肾大盏或肾盂常因占位而显得饱满，肾窦间隙则表现为狭窄或因肿块较大而闭塞消失。当肿瘤组织发生缺血坏死、囊变、出血时，可表现为 T1WI 混杂低信号、T2WI 混杂高信号。因此，本病例在影像学上也需考虑浸润性肾盂癌的可能。

泌尿外科 36 岁男性，右下腹痛，间断肉眼血尿，反复低热，影像学既往考虑肾结核诊断，但抗结核治疗无效，通过重新阅片，考虑不除外肾盂癌可能，可行尿脱落细胞学检查，但尿脱落细胞学检查阳性率低，必要时行输尿管镜检查进一步明确诊断，如考虑肾盂癌诊断，则需行肾输尿管全长切除术。

肿瘤内科 青年男性，出现不典型血尿、发热等症状，但缺少尿路刺激症状，影像学检查无明显特异性。随着肿瘤年轻化，本病例需警惕浸润性肾盂癌的可能，行尿脱落细胞检查、输尿管镜检查，必要时穿刺活检以明确诊断，如确诊浸润性肾盂癌，在排除远处转移后选择手术治疗。根治术前新辅助化疗作为晚期膀胱癌的常规治疗手段，能使患者拥有更好的生存获益。其作用机制包括清除微小转移病灶、降低肿瘤分期，但相对于膀胱癌，UTUC 术前较难评估临床及病理分期，因此不好把握术前化疗指征，国内外对 UTUC 术前化疗的研究相对较少。Matin 等回顾性分析 150 例术前经活检确诊的高级别 UTUC 患者的资料，采用以顺铂为基础的术前新辅助化疗。结果显示新辅助化疗组确诊晚期肿瘤的比例明显下降，表明术前新辅助化疗可降低肿瘤病理分期。Porten 等回顾性分析 112 例 UTUC 患者的资料，表明术前新辅助化疗可明显提高总体生存率和肿瘤特异性生存时间。因此，肾盂癌的新辅助化疗也需考虑。

(2) MDT to HIM 结论

整合多学科意见，考虑浸润性肾盂癌可能，完善尿脱落细胞学检查，必要时行输尿管镜检查，进一步确诊，如为肾盂癌，在排除远处转移情况下行肾输尿管全长切除术，术前新辅助化疗可能起到降期、改善生存的效果。

(3) 诊治及效果

留取 3 次尿脱落细胞学检查，均找到恶性肿瘤细胞，考虑为高级别 UC 细胞。完善胸部 CT 等全身其他部位影像学检查，无远处转移证据。目前诊断为肾盂癌，分期为 $T_xN_xM_0$。患者及家属拒绝行新辅助化疗，遂于 2017 年 5 月 31 号行右肾输尿管全长切除术。术后病理（图 46.2）提示：肾内肿瘤呈弥漫浸润性生长，伴大片坏死，高－中分化，可见瘤巨细胞，可见腺性和鳞状分化，局部见尿路上皮原位癌成分，提示浸润性高级别尿路上皮癌伴腺性和鳞状分化，以后两种成分为主，大小 8cm×6cm×4.2cm，浸润至肾周脂肪，肾静脉可见癌栓，少量肾上腺组织，输尿管断端阴性，pT_{3b}。血管间沟淋巴结 2/2，肾门 4/4 淋巴结转移，以腺癌为主，N_1。

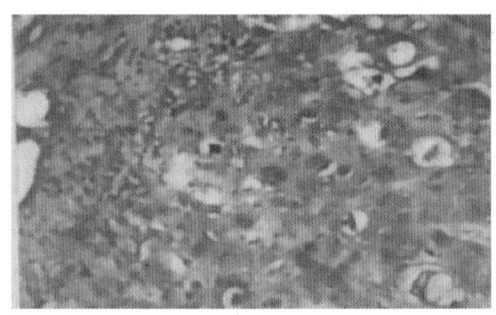

图 46.2　术后病理检测

2.2　第 2 次 MDT to HIM 诊治

患者肾盂癌行肾输尿管全长切除术后，术后病理提示 $T_{3b}N_1M_0$，为后续治疗的选择，进行第 2 次 MDT to HIM 讨论。

(1) 讨论及意见

病理科　患者为浸润性高级别尿路上皮癌伴腺性和鳞状分化，UTUC 中鳞状分化 9.9%，腺样分化 4.4%。鳞状分化/腺样分化倾向较晚分期、高级别、脉管侵犯、肿瘤坏死、淋巴结转移。鳞状分化/腺样分化 UTUC 预后更差。

泌尿外科　肾盂癌根治性切除术后，病理提示高级别 UC 伴腺性和鳞状分化，术后分期 $T_{3b}N_1M_0$，为局部晚期，存在淋巴结转移。预后不佳，建议术后行辅助治疗。

肿瘤内科　患者肾盂高级别 UC 伴腺性和鳞状分化，术后分期 $T_{3b}N_1M_0$，肿瘤恶性程度极高，易出现复发、转移，建议术后辅助治疗。既往研究显示 $pT_{3\sim 4}N_x$ 或 pT_xN^+ UTUC 可从术后辅助化疗获益。尿路上皮癌围手术期化疗药物常以铂类为基础，常用化疗方案包括：氨甲蝶呤＋长春新碱＋阿霉素＋顺铂（MVAC）、吉西他滨＋顺铂（GC）、吉西他滨＋卡铂（GCa）等。目前最常用的为吉西他滨＋顺铂/卡铂，根据术后肾功能情况，决定选用顺铂或卡铂。

放疗科 肾盂癌行根治性切除术后，病理提示高级别尿路上皮癌伴腺性和鳞状分化，术后分期 $T_{3b}N_1M_0$，存在淋巴结转移，既往研究显示对 13 例低肿瘤负荷 UC（淋巴结、骨、肺、局部复发）进行放疗，有 52% 的患者出现 CR、5% 出现 PR，提示放疗对这部分患者可提供较持久的疾病控制。因此，对于本例患者，建议行腹膜后肿大淋巴结及腹膜后淋巴引流区调强放疗。

（2）MDT to HIM 结论

肾盂高级别 UC 伴腺性和鳞状分化，术后分期 $T_{3b}N_1M_0$，病理恶性程度高，预后不佳，建议术后行吉西他滨+顺铂/卡铂辅助治疗，并行腹膜后肿大淋巴结及腹膜后淋巴引流区调强放疗。

（3）治疗及效果

患者拟行术后辅助化疗，在化疗前 PET-CT（2017 年 7 月 20 日）提示右肾上腺区、腹膜后淋巴结、右侧膈肌旁淋巴结转移。考虑患者已进展为转移性 UC，有化疗指征。第 1 次化疗前血肌酐 104μmol/L，GFR＞60ml/min。2017 年 7 月 26 日行 GP 方案化疗（吉西他滨 1.75g d1、d8+顺铂 43mg d1～3）。第 1 次化疗后血肌酐升高，达 126.1μmol/L，GFR＜60ml/min，改顺铂为卡铂。2017 年 8 月 16 日开始行 3 个周期 GC 方案化疗（吉西他滨 1.75g d1、d8+卡铂 500mg d1）。化疗期间出现Ⅱ度骨髓抑制，予对症生白治疗后可耐受。4 次化疗后，复查 PET-CT（2017 年 11 月 1 日）：对比前片，病灶明显缩小，FDG 代谢基本无摄取，考虑治疗后明显好转。考虑化疗疗效为 PR。2017 年 11 月 24 日予患者腹膜后肿大淋巴结及腹膜后淋巴引流区调强放疗，放射剂量为 95% PTV 4500cGy/25F，95% PGTVnd 5000cGy/25F。放疗后复查 CT 示：术区未见明显占位，腹膜后小淋巴结。2018 年 3 月 30 日复查腹部增强 CT（图 46.3）：右侧肾上腺区、右侧腰大肌旁转移，肝右后叶小结节，转移可能性大，腹膜后、肠系膜多发淋巴结。考虑疾病进展。

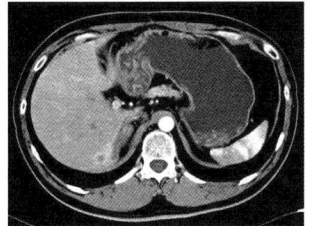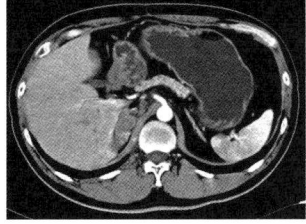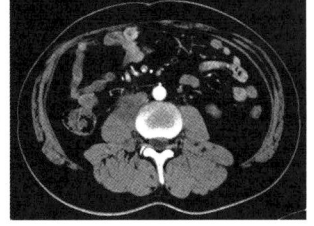

图 46.3 腹部增强 CT

2.3 第 3 次 MDT to HIM 诊治

（1）讨论及意见

放射科 转移性 UC，根据腹部增强 CT 提示，肝右后叶小结节，在动、静脉期见病灶周边环状强化，中心不强化，最外缘密度又低于正常肝，呈"牛眼征"，考虑为肝转移瘤。右侧肾上腺区软组织肿块影，不规则形，边界不清楚，边缘毛糙，有分叶，密度不均匀，增强扫描后不均匀轻中度强化，考虑肾上腺转移瘤。右侧腰大肌旁强化结节，也考虑转移。

泌尿外科　转移性UC，化疗、放疗后出现疾病进展，转移部位为肝、肾上腺、腹膜后淋巴结、腰大肌旁，转移部位多，无外科切除指征，建议内科二线化疗、免疫治疗或进入临床试验。

肿瘤内科　转移性UC，化疗、放疗后出现疾病进展，既往对于转移性UC二线化疗的疗效极差，转移性UC传统二线治疗的OS只有6~7个月。目前NCCN指南已推荐PD-1抑制剂作为转移性尿路上皮癌的二线治疗药物。既往一项公开、随机、Ⅲ期试验，对542例经以铂为基础的化疗后复发或进展的晚期尿路上皮癌进行了帕博利珠单抗与化疗（紫杉醇、多西紫杉醇或长春碱）的比较。试验数据显示，与化疗相比，接受帕博利珠单抗治疗的中位OS较长（10.3个月 vs 7.4个月；$P=0.002$）。此外，与接受化疗的患者相比，接受帕博利珠单抗治疗发生3级、4级或5级治疗相关不良反应较少（15.0% vs 49.4%）。因此，可推荐本例患者接受PD-1抑制剂的治疗。但在使用免疫治疗时需密切监测不良反应，最常发生的免疫相关不良反应主要累及皮肤、结肠、内分泌器官、肝脏和肺；其他组织和器官虽然少见，但有可能相对更严重，甚至是致命的，比如神经系统病变和心肌炎。

(2) MDT to HIM 结论

转移性UC，化疗、放疗后出现疾病进展，二线化疗疗效不佳，PD-1抑制剂治疗显示良好疗效，推荐进行PD-1抑制剂治疗。

(3) 治疗及效果

2018年4月8日参与一项包含PD-1抑制剂的临床试验：一项评价BGB-A317用于治疗PD-L1阳性的局部晚期或转移性膀胱UC经治患者的单组、多中心、Ⅱ期研究，治疗药物为一种PD-1抑制剂BGB-A317。应用3个周期后复查CT（2018年6月7日，图46.4）：右侧肾上腺区、右侧腰大肌旁转移灶较前缩小，原肝右后叶小结节不明显，腹膜后、肠系膜多发小淋巴结较前相仿。疗效评估为PR。主要不良反应有皮疹（CTCAE为Ⅰ级）、腹泻（CTCAE为Ⅱ级），通过对症治疗后均好转，未减量或停药。

患者持续用药至2018年12月3日，CT评估（2018年12月7日）：右侧肾上腺区结节基本同前，右侧腰大肌旁转移灶较前增大，累及邻近腰椎骨质，腹膜后多发小淋巴结较前相仿，肠系膜多发小淋巴结较前略增厚。考虑患者疾病进展后出组。

患者临床试验出组后未接受其他抗瘤治疗，4个月后死亡。

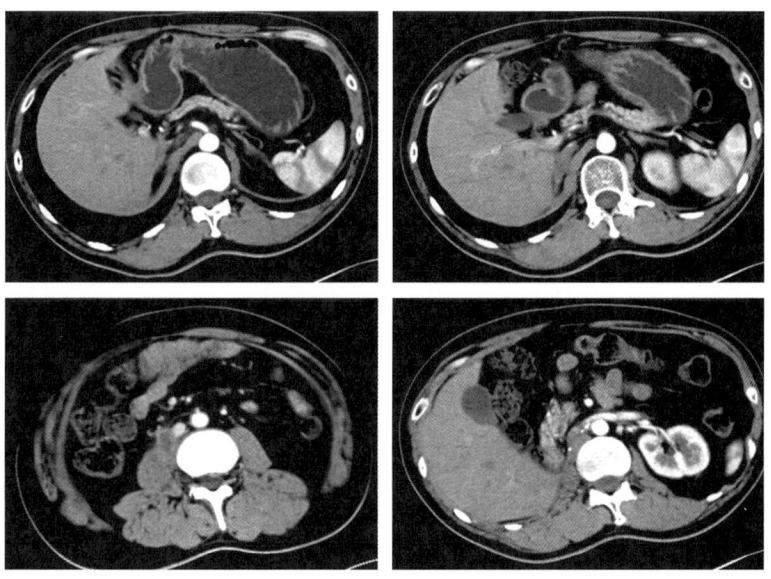

图46.4 复查腹部CT

3 体　会

肾盂癌少见,大多以血尿而就诊。肿瘤生长缓慢,只要未累及尿路之外,手术预后良好。然而,浸润性肾盂癌生长迅速,预后差。本例为极年轻的肾盂癌患者,初诊临床表现和影像学特征不典型,误诊为肾结核。因此对临床表现不典型者同样也需要考虑恶性肿瘤可能,需尽可能完善相关检查以明确诊断。本病例给我们提供了一个经验和教训。肾盂癌的常见诊断技术包括超声、静脉肾盂造影(IVP)、CT和MRI,肾盂癌的MRI表现,T1WI和T2WI常为等信号,强化方式和CT相仿,DWI和ADC对肿瘤定性有帮助。转移性UC预后极差,如不接受有效治疗,生存时间仅为3~6个月。一般来说,未经治疗的转移性UC可分三大类:适合以顺铂为基础的化疗,适合以卡铂为基础的化疗(但不适合以顺铂为基础的化疗),以及不适合任何以铂为基础的化疗。虽然目前UC免疫治疗极为火热,但IMvigor130、KEYNOTE 361、DANUBE等试验均证实,化疗联合免疫治疗并不优于单纯化疗。因此,对适合含铂类化疗的患者,含铂类化疗仍是一线治疗的标准。免疫检查点抑制剂在二线治疗中发挥了重要作用。免疫检查点抑制剂已在标准铂类化疗期间或之后进展的患者中显示出较好的疗效和安全性。但免疫检查点抑制剂的不良反应也值得关注,包括皮肤、胃肠道、肝、肺、甲状腺、肾上腺和脑垂体的免疫相关不良反应。此外,目前包括FGFR抑制剂、抗体偶联药物等新的药物也在晚期UC中取得了不错效果,为晚期UC的治疗带来了新希望。

参考文献

[1] 关键,胡道予,夏黎明,等. 肾盂癌的MRI诊断及评价[J]. 中国临床医学影像杂志,2008,

19(7):478-480

[2] Witjes JA, Compérat E, Cowan NC, et al; European Association of Urology. EAU guidelines on muscle-invasive and metastatic bladder cancer: summary of the 2013 guidelines[J]. Eur Urol, 2014, 65(4):778-92.

[3] Porten S, Siefker-Radtke AO, Xiao L, et al. Neoadjuvant chemotherapy improves survival of patients with upper tract urothelial carcinoma[J]. Cancer. 2014, 120(12):1794-9.

[4] Lee YJ, Moon KC, Jeong CW, et al. Impact of squamous and glandular differentiation on oncologic outcomes in upper and lower tract urothelial carcinoma[J]. PLoS One, 2014, 9(9):e107027.

[5] Seisen T, Krasnow RE, Bellmunt J, et al. Effectiveness of Adjuvant Chemotherapy After Radical Nephroureterectomy for Locally Advanced and/or Positive Regional Lymph Node Upper Tract Urothelial Carcinoma[J]. J Clin Oncol. 2017, 35(8):852-860.

[6] 马召斌,高云峰,何卫阳,等. 进展期上尿路尿路上皮癌新辅助及辅助化疗的研究进展[J]. 中华泌尿外科杂志, 2017, 38(12):951-953.

[7] Augugliaro M, Marvaso G, Ciardo D, et al. Recurrent oligometastatic transitional cell bladder carcinoma: is there room for radiotherapy?[J]. Neoplasma, 2019, 66(1):160-165.

[8] 任美吉,李莉,赵晶,等. 肝转移瘤的CT表现与病理特点分析[J]. 北京医学, 2017, 39(12):1205-1208.

[9] Flaig TW, Spiess PE, Agarwal N, et al. NCCN Guidelines Insights: Bladder Cancer, Version 5. 2018[J]. J Natl Compr Canc Netw, 2018, 16(9):1041-1053.

[10] Bellmunt J, de Wit R, Vaughn DJ, et al. Pembrolizumab as secondline therapy for advanced urothelial carcinoma[J]. N Engl J Med, 2017,376:1015-1026.

[11] 姚婧,周建军. 不同类型浸润性肾盂癌:MDCT动态增强表现及误诊分析[J]. 临床放射学杂志, 2017, 36(4):526-530.

[12] Sufana Iancu A, Colin P, Puech P, et al. Significance of ADC value for detection and characterization of urothelial carcinoma of upper urinary tract using diffusion-weighted MRI[J]. World J Urol, 2013, 31:13-19.

[13] Galsky, MD, et al. Atezolizumab with or without chemotherapy in metastatic urothelial cancer (IMvigor130): a multicentre, randomised, placebo-controlled phase 3 trial[J]. Lancet, 2020, 395:1547.

[14] Alva A, et al. LBA23-Pembrolizumab (P) combined with chemotherapy (C) vs C alone as first-line (1L) therapy for advanced urothelial carcinoma (UC): KEYNOTE-361[J]. Ann Oncol, 2020, 31:S1142.

[15] Powles, T, et al. Durvalumab alone and durvalumab plus tremelimumab versus chemotherapy in previously untreated patients with unresectable, locally advanced or metastatic urothelial carcinoma (DANUBE): a randomised, open-label, multicentre, phase 3 trial[J]. Lancet Oncol, 2020, 21:1574.

[16] Loriot, Y, et al. Erdafitinib in Locally Advanced or Metastatic Urothelial Carcinoma[J]. N Engl J Med, 2019, 381:338.

[17] Rosenberg, JE, et al. Pivotal Trial of Enfortumab Vedotin in Urothelial Carcinoma After Platinum and Anti-Programmed Death 1/Programmed Death Ligand 1 Therapy[J]. J Clin Oncol, 2019, 37:2592.

47 局部晚期肾癌的 MDT to HIM 诊治过程及体会

◎朱绍兴　陈锦超

1　概　述

肾癌（RCC）是泌尿系统最常见的恶性肿瘤之一，过去 20 年中肾癌的发病率以每年 2% 的速度增长，2020 年全球新增发病 431 288 人，死亡 179 368 人，给医疗卫生事业带来巨大负担。晚期肾癌预后不佳，但随着靶向治疗、免疫治疗药物的进展，患者生存状况较前有所改善。

2　MDT to HIM 诊治过程

男性，52 岁，因"血尿 1 个月"于 2016 年 8 月就诊于我院。入院前 1 个月出现间断全程无痛肉眼血尿，外院 B 超检查：左肾 7cm×6cm 不均回声团，边界欠清。无明显尿频、尿急、尿痛、排尿困难等不适。有高血压病史、陈旧脑梗死、痛风病史。腹软，未触及明显压痛、反跳痛及肌紧张。入院后查上腹部增强 CT（图 47.1）：左肾上极占位，较大层面长径 7.6cm，增强后呈明显不均匀强化，考虑恶性肿瘤，伴左肾静脉瘤栓。胸部 CT 未见远处转移证据。

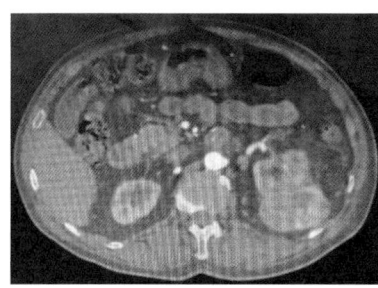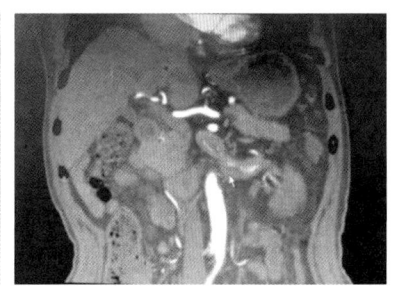

图 47.1　腹部增强 CT

2.1　第 1 次 MDT to HIM 诊治

（1）讨论及意见

放射科　根据增强 CT，考虑为左肾恶性肿瘤，伴肾静脉瘤栓。对肾癌伴静脉瘤栓，目前推荐术前常规的影像检查有 MRI、泌尿系增强 CT 等。术前需明确瘤栓范围、对血管壁侵犯程度、是否伴血栓，确定瘤栓近心端位置，以决定术式及入路、下腔静脉血管控制技术以及是否体外循环。目前关于瘤栓分级一般参照 Mayo Clinic 分级，具体为：0 级，瘤栓局限于肾静脉；Ⅰ级，瘤栓自肾静脉延伸入下腔静脉，顶端距肾静脉开口处≤2cm；Ⅱ级，瘤栓顶端距肾静脉开口处 >2cm，但低于肝静脉；Ⅲ级，瘤栓延伸至肝内下腔静脉，顶端低于膈肌水平；Ⅳ级，瘤栓延伸至膈肌水平以上下腔静脉。本病例瘤栓在肾静脉内，所以为 0 级瘤栓。

泌尿外科　肾癌是泌尿系统常见的恶性肿瘤，具有进入静脉系统形成瘤栓的生物学特征，约 4%~10% 的肾癌伴下腔静脉瘤栓。肾癌伴下腔静脉瘤栓是预后不佳的重要标志之一，也是泌尿外科肿瘤领域最具挑战性的课题之一，手术难度大，术中易出血，术前需充分备血，并充分告知患者及家属手术风险。根治性肾切除术和瘤栓切除术是当前相对彻底的治疗手段。

肿瘤内科　本例为肾癌伴静脉瘤栓，手术是首选治疗方式。但也有学者提出对局部晚期肾癌进行新辅助靶向治疗，能够降低肿瘤分期，降低手术难度，增加根治性切除的概率，但也有出现疾病进展的风险。对肾癌伴静脉瘤栓者是否需术后辅助治疗仍存有争议，目前无证据表明辅助放疗可提高存活率。

(2) MDT to HIM 结论

整合多学科意见，诊断为肾恶性肿瘤，伴 0 级瘤栓，首选治疗方案为根治性肾切除术 + 静脉瘤栓取出术。

(3) 治疗及效果

2016 年 8 月 12 日接受根治性左肾切除术 + 肾静脉瘤栓取出术。术后病理：(左) 肾透明细胞性肾细胞癌，瘤体 7.5cm×6.0cm，Furhman 分级 3 级，伴大量坏死，伴肾静脉瘤栓。术后病理分期：$pT_{3a}N_0M_0$。患者术后未接受辅助治疗。2017 年 5 月 8 日胸腹部增强 CT（图 47.2）：左上肺新发结节，右肝顶结节，转移不除外。2017 年 9 月 11 日胸部增强 CT：左上肺小结节较前增大，考虑转移。2017 年 9 月 12 日腹部增强 MRI：肝实质内多发转移瘤。考虑肾恶性肿瘤术后肺转移、肝转移。

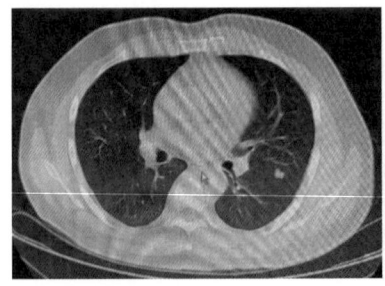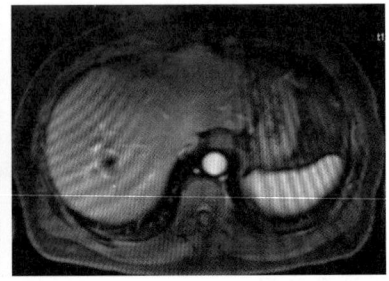

图 47.2　胸腹部 CT

2.2 第 2 次 MDT to HIM 诊治

(1) 讨论及意见

放射科 肾恶性肿瘤术后，胸部增强 CT 提示，左上肺见圆形或类圆形结节，形态比较规整，密度均匀，逐渐增大，考虑为肺转移瘤。上腹部 MRI：表现肝实质内多发结节，T1WI 呈边缘较清楚低信号，T2WI 呈高信号，在动、静脉期见病灶周边环状强化，中心不强化，最外缘密度又低于正常肝，呈"牛眼征"，考虑为肝转移瘤。

泌尿外科 肾透明细胞癌术后出现肺转移、肝转移，根据 IMDC 评分，该患者从诊断到治疗时间小于 1 年，计 1 分，无其他危险因素，所以该 IMDC 评分为 1 分，属中危患者。根据国内外指南推荐，建议行抗血管生成类靶向药物治疗，目前一线的靶向治疗药物包括舒尼替尼、培唑帕尼等。抗血管生成类靶向治疗药物治疗期间，需积极监测不良反应。主要不良反应包括手-足综合征（HFS）和皮肤毒性、高血压、疲劳、乏力、甲状腺功能减退、胃肠道症状、口腔症状、肝毒性等。

肿瘤内科 本例为转移性肾透明细胞癌，转移部位包括肝转移、肺转移，IMDC 评分为 1 分，为中危患者，常规推荐抗血管靶向药物治疗。近来以 PD-1 单抗为主的免疫检查点抑制剂也应用于晚期肾癌患者，一项在转移性肾癌患者中使用纳武利尤单抗的随机剂量范围Ⅱ期试验显示，在接受大量预处理的患者中，客观应答率高，反应迅速且持久。Ⅲ期临床试验目前正在开展纳武利尤单抗联合伊匹单抗（ipilumimab）与舒尼替尼在一线治疗中的比较研究（Checkmat 214，NCT 02231749）。

(2) MDT to HIM 结论

整合多学科意见，诊断为转移性肾透明细胞癌，肝转移、肺转移，IMDC 评分为 1 分，中危，治疗方式首选抗血管靶向药物治疗，一线治疗药物包括舒尼替尼、培唑帕尼，并注意监测靶向治疗不良反应。

(3) 治疗及效果

2017 年 9 月开始舒尼替尼靶向治疗（50mg，服用 4 周停 2 周方案）。主要不良反应为手足综合征 CTCAE 1 级。定期影像学复查。2017 年 10 月 19 日胸部+上腹部 CT：左上肺小结节较前略缩小，肝内多发转移瘤，较前略缩小。2017 年 11 月 20 日胸部+上腹部 CT：左上肺小结节较前相仿，肝内多发转移瘤，较前相仿。2017 年 12 月 20 日胸部+上腹部 CT（图 47.3）：左上肺小结节较前相仿，肝内多发转移瘤，较前相仿。疗效评价为 SD。

2018 年 3 月 16 日复查胸部+上腹部 CT（图 47.4）：右侧胸膜多发结节状增厚，纵隔多发淋巴结肿大（1.8cm），考虑转移。右下肺类小结节伴右侧胸膜增厚，左上肺小结节较前相仿，肝内多发转移瘤，较前增大（4.3cm）。考虑疾病进展。

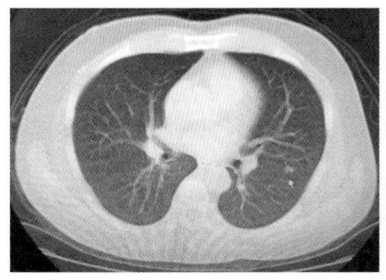 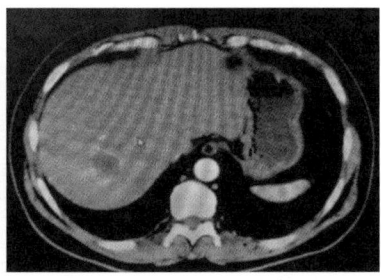

图 47.3 胸腹部 CT 复查 (2017 年 12 月 20 日)

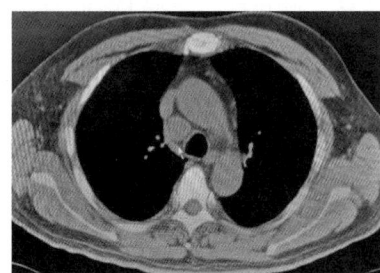 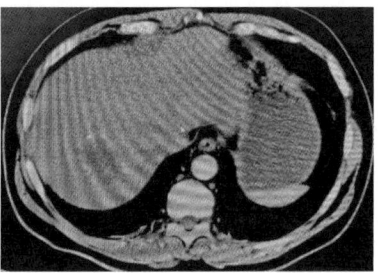

图 47.4 胸腹部 CT 复查 (2018 年 3 月 16 日)

患者转移性肾透明细胞癌，一线接受舒尼替尼治疗，疗效为 SD，目前出现疾病进展。为后续治疗的选择，进行第 3 次 MDT to HIM 讨论。

2.3 第 3 次 MDT to HIM 诊治

(1) 讨论及意见

影像科　胸部 CT 显示肺转移灶尚稳定，但右侧胸膜多发结节状增厚，考虑胸膜转移，且有纵隔多发淋巴结肿大 (1.8cm)，考虑存在纵隔淋巴结转移。上腹部增强 CT 示肝内多发转移瘤，较前增大 (4.3cm)。根据 RECIST 标准评估为 PD。

泌尿外科　转移性肾透明细胞癌，一线接受舒尼替尼治疗，疗效为 SD，目前出现疾病进展，二线治疗可更换靶向治疗药物，包括阿昔替尼、索拉非尼、依维莫司等。研究报道既往一线靶向治疗后，二线应用阿昔替尼的 PFS 和 OS 分别达 7.1 个月和 20.1 个月。

肿瘤内科　转移性肾透明细胞癌，一线接受舒尼替尼治疗后出现疾病进展，二线治疗除标准的靶向治疗外还可考虑免疫治疗。免疫检查点抑制剂单一疗法已被研究为二线和三线疗法。在一项晚期肾透明细胞癌患者接受一线、二线 VEGF 靶向治疗后比较纳武利尤单抗与依维莫司疗效的 Ⅲ 期临床研究中，结果显示纳武利尤单抗的总生存 (OS) 期更长，中位 OS 分别为 25 个月和 19.6 个月，5 年 OS 的概率分别为 26% 和 18%。生活质量更好，3 级或 4 级不良事件较依维莫司少。

(2) MDT to HIM 结论

转移性肾透明细胞癌，一线接受舒尼替尼治疗后出现疾病进展，二线治疗可选择阿昔替尼为代表的靶向治疗，也可选择免疫检查点抑制剂治疗。

（3）治疗及效果

2018年3月更换为阿昔替尼5mg bid 靶向治疗。2018年5月17日查胸部+上腹部CT：右侧胸膜多发结节状增厚，部分较前缩小；纵隔多发淋巴结肿大，较前增大，坏死较前明显；右上肺见沿支气管走形条状影，右下肺类小结节伴右侧胸膜增厚，左上肺小结节较前相仿；肝内多发结节，较前增大，坏死较前明显。2018年8月7日复查胸部+上腹部CT平扫（图47.5）：肝右叶多发转移，部分较前缩小，右肝近膈面结节较前相仿；右侧膈肌脚转移瘤与前相仿；右侧胸膜多发转移瘤部分较前增大；两肺散在结节与前相仿，纵隔淋巴结转移性肿大，较前略缩小；右上肺前段支气管旁条状影较前略缩小。疗效评估为SD。

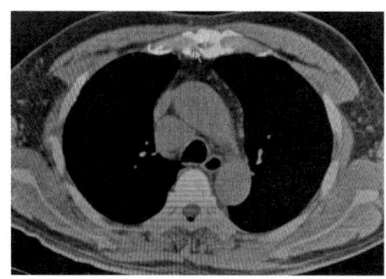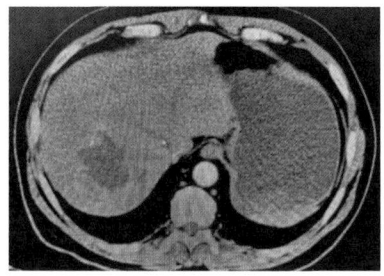

图47.5 胸腹部CT复查（2018年8月7日）

2018年12月3日复查胸部+上腹部CT平扫（图47.6）：肝右叶多发转移，较前相仿，左肾上腺转移瘤可能；胃小弯侧小淋巴结；右侧膈肌脚转移瘤，较前饱满；右侧胸膜多发转移瘤，较前相仿；两肺散在结节，较前增多，右侧少量胸腔积液，右肺门肿大淋巴结，纵隔淋巴结转移性肿大，较前大致相仿，右上肺前段支气管旁条状影较前饱满。患者新出现左肾上腺转移，同时出现胸部疼痛，考虑为疾病进展。

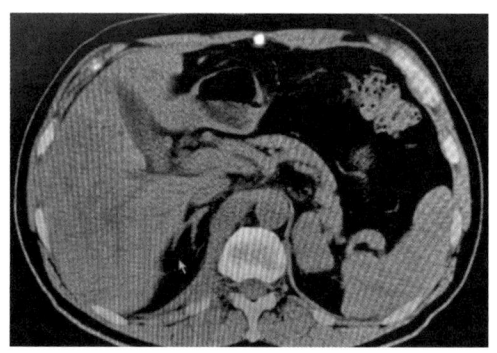

图47.6 上腹部平扫（2018年12月3日）

本例患者为转移性肾透明细胞癌，一线、二线靶向治疗后，目前再次出现疾病进展，为后续治疗的选择，进行第3次多学科讨论。

2.4 第 4 次 MDT to HIM 诊治

(1) 讨论及意见

影像科　影像学检查，肝脏、肺部、纵隔转移病灶较前无显著增大，但新出现肾上腺占位。肾上腺转移病灶在 CT 上的表现为类圆形或圆形，少数形态不规则，边缘可清晰或毛糙，多数与周围组织分界清楚，肾上腺转移瘤可呈实性、囊性或囊实性，囊变、坏死是其主要特点。

泌尿外科　转移性肾透明细胞癌，一线、二线靶向治疗后，再次出现疾病进展，三线治疗无明确推荐药物，可选择靶向治疗药物，既往研究显示 TKI – TKI – mTORi 模式 PFS 超过 3 年，OS 达 50.7 个月。

肿瘤内科　多线治疗后进展，目前已无明确推荐的治疗方案，在接受一线或二线 VEGF 靶向治疗（Checkmate 025，NCT 01668784）后，纳武利尤单抗对比依维莫司的Ⅲ期试验显示，纳武利尤单抗的 OS 更长，生活质量更好，3 级或 4 级不良事件比依维莫司少。免疫治疗联合靶向治疗目前也被推荐于晚期肾癌治疗。Keynote – 426 试验（NCT 02853331）比较了晚期肾癌中一线治疗应用阿昔替尼 + 帕博利珠单抗或舒尼替尼的结果，帕博利珠单抗联合阿昔替尼组的中位 PFS 为 15.1 个月，而舒尼替尼组为 11.1 个月（$P < 0.001$），阿昔替尼加帕博利珠单抗组的死亡风险降低了 47%（$P < 0.000\ 1$）。试验组的应答率也较高（59.3% *vs* 35.7%）。因此可推荐本例接受免疫治疗或免疫治疗联合靶向治疗。可对本例进行基因检测，了解基因突变情况及肿瘤突变负荷（TMB），预测免疫治疗的疗效。

(2) MDT to HIM 结论

多线治疗后，目前已无明确可推荐的治疗方案，可尝试依维莫司靶向治疗、免疫检查点抑制剂治疗单药或免疫检查点抑制剂联合靶向治疗，治疗期间注意监测不良反应。

(3) 治疗及效果

基因检测显示 *PTEN*、*SETD2*、*VHL* 基因突变，TMB 12.8/MB。2019 年 4 月 23 日开始免疫检查点抑制剂 + 阿昔替尼联合治疗。治疗 3 周期后疼痛较前明显好转，体力较前增加。无新增不良反应。2019 年 6 月 12 日复查胸部 + 上腹部 CT 平扫（图 47.7）：肝右叶多发转移瘤较前相仿；左肾上腺转移瘤较前缩小；肝门、胃小弯侧及后腹膜多发淋巴结肿大，部分较前增大；右侧膈肌脚转移瘤较前缩小；原右肺门旁占位显示欠清，右上肺不张，余两肺散在转移瘤较前增大增多；右侧胸膜转移较前明显，右侧胸腔积液较前增多，纵隔多发肿大淋巴结较前增大。综合评估为 SD。建议继续免疫检查点抑制剂 + 阿昔替尼联合治疗。

患者免疫检查点抑制剂 + 阿昔替尼联合治疗 6 个月后，右上肺不张显著加重，伴明显胸腔积液，其他转移病灶也较前明显增大，考虑出现疾病进展。

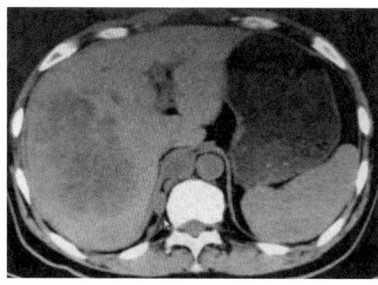 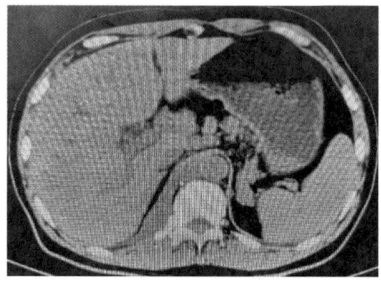

图 47.7　上腹部 CT（2019 年 6 月 12 日）

3　体　会

肾癌占成人恶性肿瘤的 2%~3%，是泌尿系统最常见的恶性肿瘤之一。肾位于腹膜后间隙，因此许多肾肿瘤在早期常无症状，直到肿瘤进展才被发现。但随着医学的进步、影像学技术的普及，影像学偶然发现的肾肿瘤越来越多，占到 50% 以上。典型的肾癌三联征包括血尿、腰痛和肿块，但临床上比较少见，只有 7%~10% 的患者表现为上述症状，而且一旦出现，常提示肿瘤晚期。大概 20% 的肾癌患者有副肿瘤综合征表现（肾癌的肾外症状），表现形式多种多样，范围广泛，很少有其他肿瘤具有类似特征。其表现包括发热、消瘦、红细胞沉降率增快、贫血、高血压、红细胞增多症、高钙血症、肝功能损害等。局部晚期肾透明细胞癌常伴静脉瘤栓。对静脉瘤栓的诊断，MRI 具有一定优势，是下腔静脉瘤栓诊断和分期的首选方法，可明确瘤栓大小、延伸范围及确定静脉壁有无侵犯，以及鉴别栓子性质。

对局部晚期肾癌术后是否需辅助治疗仍存争议，单纯手术切除显然不够，需要术后有效的辅助治疗，才能更好地控制疾病进展，乃至改善总体生存。即使是在转移性肾癌中有效延长 OS 的靶向治疗，在临床Ⅲ期研究中也只证实对部分高危非转移性肾癌的无进展生存有获益，对 OS 无明显改善。但近来有研究证实高危局限性肾癌术后辅助免疫检查点抑制剂可显著改善预后。

本病例接受手术治疗后出现肝转移、肺转移，先后接受了一线、二线靶向治疗，以及三线免疫治疗。通过全程管理，获得了较长时间生存。靶向治疗是晚期肾细胞癌主要的治疗药物。目前，以酪氨酸激酶抑制剂（TKI）为基础的靶向治疗已广泛用于转移性肾癌的一线及二线治疗，显著提高了晚期肾癌的生存时间和生活质量。免疫治疗作为一种新型治疗模式，正在广泛用于肾细胞癌治疗。目前各大指南已把免疫检查点抑制剂联合靶向治疗作为中高危转移性肾透明细胞癌的一线治疗方式。

参考文献

[1] Padala SA, Barsouk A, Thandra KC, et al. Epidemiology of Renal Cell Carcinoma[J]. World J

Oncol, 2020, 11(3):79 – 87.
［2］Rebecca L Siegel, Kimberly D Miller, Hannah E Fuchs, et al. Cancer Statistics, 2021[J]. CA Cancer J Clin, 2021, 71(1):7 – 33.
［3］刘苗,马潞林,田晓军,等. 腹腔镜和开放肾癌根治性切除＋Mayo Ⅱ级下腔静脉癌栓取出术11例临床分析[J]. 现代泌尿外科杂志, 2017, 22(8):603 – 607.
［4］Ljungberg B, Bensalah K, Canfield S, et al. EAU guidelines on renal cell carcinoma: 2014 update [J]. Eur Urol, 2015, 67(5):913 – 24.
［5］陈友根,卢国良,夏庆华. 新辅助分子靶向治疗肾癌并腔静脉癌栓一例[J]. 泌尿外科杂志（电子版）. 2017, 9(2):58 – 60.
［6］Rodríguez-Fernández, I. A., et al. Adjuvant Radiation Therapy After Radical Nephrectomy in Patients with Localized Renal Cell Carcinoma: A Systematic Review and Meta-analysis[J]. Eur Urol Oncol, 2019, 2:448.
［7］任美吉,李莉,赵晶,等. 肝转移瘤的CT表现与病理特点分析[J]. 北京医学, 2017, 39(12):1205 – 1208.
［8］Heng, DY, et al. External validation and comparison with other models of the International Metastatic Renal-Cell Carcinoma Database Consortium prognostic model: a population-based study [J]. Lancet Oncol, 2013, 14:141.
［9］Bedke J, Gauler T, Grünwald V, et al. Systemic therapy in metastatic renal cell carcinoma[J]. World J Urol, 2017, 35(2):179 – 188.
［10］Motzer, RJ, et al. Nivolumab for Metastatic Renal Cell Carcinoma: Results of a Randomized Phase Ⅱ Trial[J]. J Clin Oncol, 2015, 33:1430.
［11］Rossetti S, Romano FJ, D'Aniello C, et al. 2017 ASCO Annual Meeting[J]. J Clin Oncol 35, 2017 (suppl; abstr e16054)
［12］Motzer, R. J., et al. Nivolumab versus everolimus in patients with advanced renal cell carcinoma: Updated results with long-term follow-up of the randomized, open-label, phase 3 CheckMate 025 trial[J]. Cancer, 2020, 126:4156.
［13］史志勇,孙永,王娟,等. 多层螺旋CT增强扫描对恶性肿瘤患者肾上腺腺瘤与转移瘤的鉴别诊断价值[J]. 国际肿瘤学杂志, 2015, 42(11):824 – 827.
［14］Iacovelli R, Carteni G, Sternberg CN, et al. Clinical outcomes in patients receiving three lines of targeted therapy for metastatic renal cell carcinoma: results from a large patient cohort[J]. Eur J Cancer, 2013, 49(9):2134 – 42.
［15］Motzer RJ, et al. Nivolumab versus Everolimus in Advanced Renal-Cell Carcinoma[J]. N Engl J Med, 2015, 373:1803.
［16］Rini, BI, et al. Pembrolizumab plus Axitinib versus Sunitinib for Advanced Renal-Cell Carcinoma [J]. N Engl J Med, 2019, 380:1116.
［17］中国抗癌协会泌尿男生殖系肿瘤专业委员会肾癌学组. 高危非转移性肾癌术后辅助治疗中国专家共识(2020)[J]. 临床泌尿外科杂志, 2021, 36(4):251 – 258.
［18］Rousseau B, Kempf E, Desamericq G, et al. First-line antiangiogenics for metastatic renal cell carcinoma: A systematic review and network meta-analysis[J]. Crit Rev Oncol Hematol, 2016, 107:44 – 53.
［19］Motzer RJ, Jonasch E, Michaelson MD, et al. NCCN Guidelines Insights: Kidney Cancer, Version 2. 2020[J]. J Natl Compr Canc Netw, 2019, 17(11):1278 – 1285.

48 年轻复发难治性经典型霍奇金淋巴瘤的 MDT to HIM 诊治过程及体会

◎陈 曦

1 概 述

经典型霍奇金淋巴瘤是一种相对少见且治愈率较高的恶性淋巴瘤，但仍有少部分患者在一线治疗后出现疾病进展。对于适合移植的患者，首选二线挽救化疗达到缓解后行自体造血干细胞移植；新药如免疫检查点抑制剂、CD30 单抗也为复发难治的霍奇金淋巴瘤患者带来了获益。

2 MDT to HIM 诊治过程

男性，17 岁，因"腰部疼痛 3 月余"于 2018 年 11 月 5 日来浙江省肿瘤医院就诊。2018 年 7 月无明显诱因出现腰部疼痛，活动时疼痛加剧，休息后缓解。为进一步诊治，2018 年 8 月 11 日就诊于当地医院，腰椎增强 MRI：L5 椎体病变合并周围软组织增厚，考虑良性或交界性肿瘤（血管瘤或嗜酸性肉芽肿可能），血液系肿瘤难除外，请结合其他检查。全身骨显像：L5 椎体骨代谢异常增强，考虑为骨肿瘤，余骨未见明显异常放射性浓聚或稀疏缺损区。于 2018 年 8 月 23 日行 CT 引导下腰椎肿瘤穿刺活检，术后病理：嗜酸性肉芽肿首先考虑。另增生细胞于骨小梁间生长，局部可疑骨质破坏，散在增生细胞核有异型。2018 年 11 月 1 日病理切片送北京会诊示：(L5 穿刺) 考虑经典霍奇金淋巴瘤及骨髓。免疫组化：CD20（-），CD3（-），CD5（-），CD30（+），PAX-5（+），MUM-1（+），BOB-1（+），PD-1（-），OCT-2（-），CD15（-），PD-L1（NS），Ki-67（+）。目前腰部仍偶感疼痛，晚上疼痛加重，疼痛时口服西乐葆后可缓解，偶有低热。2018 年 11 月 5 日为求进一步诊治来我院。

入院后检查：2018 年 11 月 5 日在我院行全身 PET（图 48.1）：①L5 椎体及左侧附件溶骨性骨质破坏，局部椎管受压狭窄，淋巴瘤骨浸润首先考虑，Deauville 评分 5 分。②前纵隔占位伴 FDG 代谢异常增高，淋巴瘤首先考虑，Deauville 评分 5 分。③右侧锁骨下方、纵隔 2L 区、3A 区、左侧腰方肌前、腹膜后、双髂血管旁多发肿大淋巴结，伴 FDG 代谢增高，淋巴瘤考虑，Deauville 评分 5 分。④左上肺小结节，FDG 代谢未见增高，建议随访。⑤全身骨弥漫性 FDG 代谢增高，骨髓反应性增生首先考虑。⑥鼻咽后壁、口咽部生理性摄取；副脾。血常规、肝肾功能无特殊。

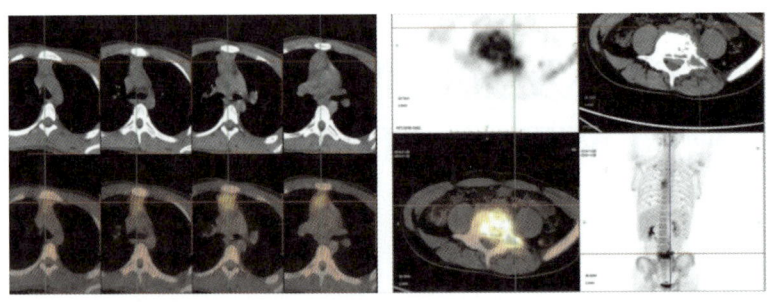

图 48.1　2018 年 11 月 5 日全身 PET－CT 图像

2018 年 11 月 13 日行前上纵隔及 L5 椎旁软组织 B 超引导下穿刺。病理（图 48.2）：（前上纵隔、左侧腰背部脊柱旁）经典型霍奇金淋巴瘤。免疫组化单克隆抗体及癌基因检测：CD15（－），PD1（－），PD－L1（ZR3，大细胞＋），GranB（－），ALK（－），CD1α（－），Langerin（－），S－100（－），CD68（－），EBER（－），Ki－67（大细胞＋），CD3（－），MUM1（＋），Bob－1（－），Oct－2（－），GATA－3（－），CD30（＋），pax－5（＋），CD79a（－），CD20（－），EMA（－），LCA（部分＋）。

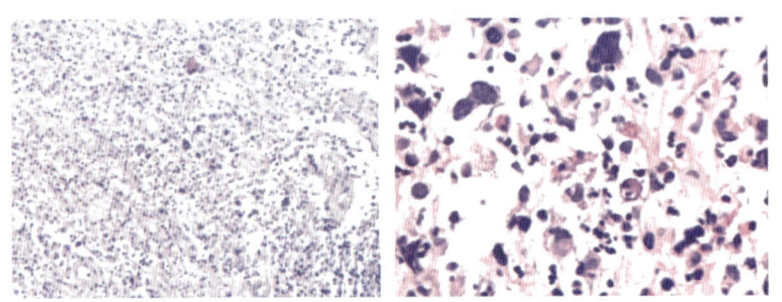

图 48.2　L5 椎体旁粗针穿刺组织 HE 染色

诊断：经典型霍奇金淋巴瘤，ⅣB 期（发热），IPS 评分 2 分，侵犯 L5 椎体及左侧附件溶骨性骨质破坏，前纵隔占位，右侧锁骨下方、纵隔 2L 区和 3A 区、左侧腰方肌前、腹膜后、双髂血管旁多发肿大淋巴结。

2.1　第 1 次 MDT to HIM 诊治

（1）讨论及意见

病理科　经典型霍奇金淋巴瘤（cHL）是一种主要累及青年及儿童人群的恶性淋巴瘤，形态上主要是在复杂的炎症背景中存在散在的异性大细胞（HRS 细胞）。根据背景炎症细胞成分及 HRS 细胞的分布特征，可将 cHL 分为结节硬化型、混合细胞型、淋巴细胞为主型、淋巴细胞削减型。其中结节硬化型 cHL 表现为淋巴结被膜增厚，纤维化，增大的淋巴结被纤维间隔分隔包裹，在分隔区域内可见多种炎症细胞成分和 HRS 细胞。反应性细胞包括小淋巴细胞、浆细胞、组织细胞及粒细胞；HRS 细胞表现为单核、双核或多核，核外形不规则，可呈"爆米花"样或"陷窝"样。混合细胞型 cHL 表现为混杂分布的反应性细胞（包括小淋巴细胞、浆细胞、组织细胞及粒细胞），背景中可见瘤细胞，小血管增生，可有不规则纤细非胶原性纤维化和灶性坏死。诊断性 HRS 细胞体积大，核大，双核或多叶核，染色质空淡，聚于核膜，核仁大，约相当于小淋巴细胞核，红染，居中，周围有空晕，胞浆丰富，嗜双色性。淋巴细胞为主型表现为淋巴结结构破坏，肿瘤呈结节性或弥漫性生长，背景为大量小淋巴细胞，数量不等上皮样组织细胞，可混有少量酸性粒细胞或浆细胞；瘤细胞数量少，为诊断性 RS 细胞，可有一些腔隙性 RS 细胞。免疫组化检测。RS 细胞：CD15（+/-），CD30（+），CD45（-），CD20（-），EMA（-），J 链（-）。淋巴细胞：大多数为 CD3（+），TIA-1（+），CD57（-）T 细胞，少数为 CD20（+）B 细胞。淋巴细胞削减型淋巴结结构破坏，瘤细胞为诊断性 RS 细胞和多形性 RS 细胞，淋巴细胞和其他细胞成分显著减少，可有广泛胶原纤维化和坏死。多形性 RS 细胞：核畸形，扭曲或分叶，大小不一，核仁可巨大或不明显，肿瘤细胞少，有广泛纤维化，称为"弥漫纤维化"，瘤细胞多，互相融合成片，称为"网状型"。

穿刺组织中，可见大量反应性炎症细胞成分（有小淋巴细胞、浆细胞、泡沫样组织细胞及较多的嗜酸性及中性粒细胞等），其中可见散在分布的异型大细胞，有单核、双核及多核，部分大细胞核不规则，可见明显的红核仁，部分区域纤维化明显，在纤维化区域内可见"陷窝"样大细胞。免疫组化：大细胞表达 CD30（+）、pax-5（+）、MUM1（+）、Ki-67（+），大部分肿瘤细胞 LCA（-），原位杂交方法检测 EB 病毒 RNA（EBV-EBER）结果为阴性。整合临床特征、形态学特点及免疫组化标记，符合经典型霍奇金淋巴瘤诊断。

核医学科 患者为初诊霍奇金淋巴瘤，根据 Ann Arbor 分期及 PET-CT 结果对病灶范围进行分期，因 PET-CT 提示 L5 椎体及左侧附件溶骨性骨质破坏，前纵隔占位，右侧锁骨下方、纵隔 2L 区和 3A 区、左侧腰方肌前、腹膜后、双髂血管旁多发肿大淋巴结，因此分期为Ⅳ期。

放疗科 在过去放疗被广泛应用，现巩固应用于发病时存在巨块或在化疗后部分缓解的患者，一些回溯性的证据证明这种方法提高了疗效。PET 中期评估可辅助判断放疗的必要性。患者疾病分期晚期，首选治疗方案为全身治疗。

淋巴瘤科 对晚期的 cHL，广泛应用的化疗方案包括 ABVD（阿霉素、博来霉素、长春碱、达卡巴嗪）及 escBEACOPP（阿霉素、环磷酰胺、依托泊苷、长春新碱、丙卡巴肼、泼尼松、博来霉素），尽管较高强度的 escBEACOPP 方案在晚期患者中获得很高治愈率及良好疾病缓解，然而，对比其他稍低强度的化疗方案如

ABVD，高强度初始化疗方案可带来更强的化疗毒性。在 Italian HD2000 研究中的结果中，接受 6 个周期 ABVD 和 4 个周期 escBEACOPP 的患者第二肿瘤发生率分别为 0.7% 和 6.6%。这个研究的结果提示接受这两个方案的患者在 5 年 PFS 上有差别（68% vs 81%），而 10 年 OS 无明显差别（84% vs 85%）。这种淋巴瘤缓解和总生存的不一致性在很多临床试验中都被验证。低强度化疗患者有更低的第二肿瘤发生率，并且复发时更可能耐受大剂量化疗联合自体造血干细胞移植的挽救治疗，所以即使有较差的 PFS，并不会导致较低的总生存。因此对预期生存期较长的年轻患者，首选 ABVD 方案化疗。

（2）MTD to HIM 结论

目前明确诊断为经典型霍奇金淋巴瘤，ⅣB 期（发热），IPS 评分 2 分，侵犯 L5 椎体及左侧附件溶骨性骨质破坏，前纵隔占位，右侧锁骨下方、纵隔 2L 区和 3A 区、左侧腰方肌前、腹膜后、双髂血管旁多发肿大淋巴结。整合各科室意见，计划开始一线 ABVD 方案化疗，2 个周期后复查 PET-CT 评估疗效。

（3）治疗及效果

2018 年 11 月 26 日开始 ABVD 方案化疗：脂质体阿霉素 27mg d1、d15，博来霉素 1.50 万 U d1、d15，长春地辛 4mg d1、d15，达卡巴嗪 675mg d1、d15，过程顺利。2 个周期后复查 PET-CT（图 48.3，霍奇金淋巴瘤化疗后，对比 2018 年 11 月 9 日 PET-CT 片）：①L5 椎体及左侧附件溶骨性骨质破坏，FDG 代谢较前明显减低，局部椎管受压狭窄程度改善，淋巴瘤骨浸润治疗后改变，Deauville 评分 3 分。②前纵隔占位较前缩小，FDG 代谢较前明显减低，考虑淋巴瘤治疗后改变，Deauville 评分 3 分。③右侧锁骨下方、纵隔 2L 区和 3A 区、左侧腰方肌前、腹膜后、双髂血管旁多发淋巴结，部分较前明显减小，部分病灶消退，FDG 代谢未见明显增高，淋巴瘤治疗后考虑，Deauville 评分 1 分。④左上肺小结节，FDG 代谢未见增高，较前相仿；副脾，较前相仿。⑤双侧后颈部、颈肩部、双侧多发肋椎关节、纵隔内及肋间隙棕色脂肪摄取。⑥全身骨弥漫性 FDG 代谢轻度增高，首先考虑骨髓反应性增生。疗效评价为 CR。

继续 3~6 个周期 ABVD 方案化疗，过程顺利。

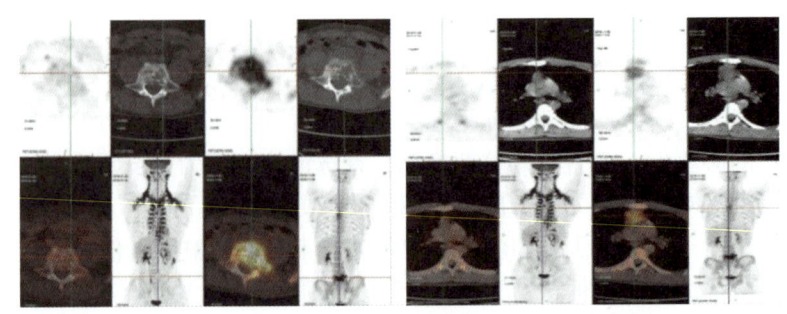

图 48.3　2019 年 1 月 28 日全身 PET-CT 图像

6个周期化疗后复查 PET-CT（图 48.4，霍奇金淋巴瘤化疗后，对比 2019 年 1 月 28 日 PET-CT 片）：L5 椎体及左侧附件溶骨性骨质破坏，FDG 代谢较前减低，淋巴瘤骨浸润治疗后改变，Deauville 评分 2 分。右侧锁骨区、腹膜后、双髂血管旁多发淋巴结伴 FDG 代谢增高，其中腹主动脉左旁及左侧髂总血管旁淋巴结较前增大，代谢增高，Deauville 评分 4~5 分；余病灶较前相仿，Deauville 评分 2 分。

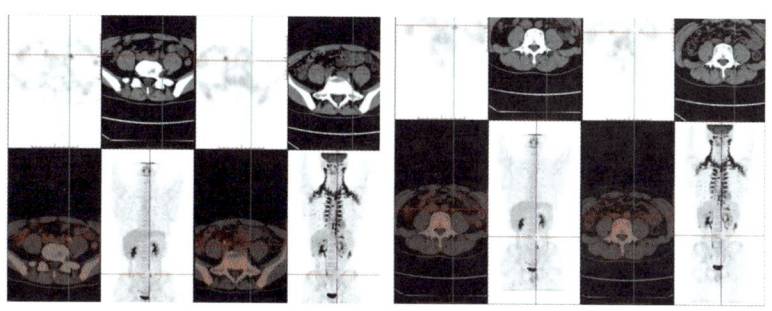

图 48.4　2019 年 6 月 4 日全身 PET-CT 图像

2.2　第 2 次 MDT to HIM 诊治

（1）讨论及意见

核医学科　对于霍奇金淋巴瘤治疗中期 PET 评估目的是判断早期治疗反应，治疗结束时 PET-CT 将作为判断是否继续治疗的重要手段。淋巴瘤在一线治疗（化疗或化放疗）结束后，约 64% 有残存肿块。判断残存肿块内是否有活性肿瘤残存，将决定下一步的治疗策略。Zijlstra 等的荟萃分析包括 15 组研究结果，涉及 705 例淋巴瘤治疗结束后患者。结果显示：在霍奇金淋巴瘤中，PET-CT 诊断肿瘤残存的总灵敏度和总特异性分别为 84% 和 90%。但需注意的是，PET-CT 存在假阴性，假阴性主要因为 PET 不能发现残存肿块中的微小肿瘤。特别是化疗结束后不久，残存肿瘤的代谢活性受到抑制，可无 FDG 摄取增高。同样其阳性预测值也可能因为感染、炎症、摄取增多的棕色脂肪组织和治疗后的反应变化出现假阳性结果。因此，要确定是否复发，还需进一步多方面考证。该患者在治疗结束时的 PET-CT 发现腹主动脉左旁及左侧髂总血管旁淋巴结较前增大，代谢增高，单纯从影像学角度判断无法确定为肿瘤进展，尽可能取活检明确。

超声科　根据 PET-CT，腹主动脉左旁及左侧髂总血管旁淋巴结较小（约 1cm），且位置较深，无法行超声引导下穿刺。

放疗科　关于晚期疾病的放疗，GHSG HD15 试验发现，对那些 BEACOPP 化疗后还有残余病变但 PET 显示阴性的患者，可不予放疗。一项研究显示，化疗后部分缓解的患者会从巩固放疗中获益；这促使研究者推荐仅对这类患者进行巩固受累野放疗。因此可见，巩固放疗在晚期疾病中的价值还有待商榷。对于此患者而言，既往肿瘤累犯 L5 椎体且有骨质破坏，局部放疗可能杀灭局部残存的肿瘤细胞，降低局部复发率。对腹主动脉左旁及左侧髂总血管旁淋巴结，无法穿刺活检，难以明确是否为淋巴瘤进展，建议一并放疗。

(2) MTD to HIM 结论

患者属霍奇金淋巴瘤Ⅳ期，一线 ABVD 方案治疗 2 个周期后即达完全代谢学缓解，现 4 周期 ABVD 方案化疗后 PET - CT 提示腹主动脉左旁及左侧髂总血管旁淋巴结较前增大，代谢增高。但淋巴结较小，无法穿刺活检，难以明确是否为淋巴瘤进展，建议腰椎及腹膜后淋巴结区域放疗后密切复查。

(3) 治疗及效果

2019 年 6 月 18 日开始行腰 5 椎体及腹膜后淋巴结区域放疗 PTV 3000cGy/15F，后予局部加量 PTV2 1000cGy/5F，过程顺利。

放疗结束后 1 个月复查 PET - CT（图 48.5，霍奇金淋巴瘤放化疗后，对比 2019 年 6 月 4 日我院 PET - CT 片）：左侧锁骨上区、双侧膈肌脚后方、腹膜后、左侧髂血管旁多淋巴结增大伴 FDG 代谢增高，多数病灶较前增大增多，代谢增高，Deauville 评分 4~5 分；脾实质内新发低密度结节伴 FDG 代谢异常增高，淋巴瘤浸润首先考虑，Deauville 评分 5 分；枕骨、胸骨、左侧第 5 后肋新发 FDG 代谢增高灶，未见明显骨质破坏，淋巴瘤浸润首先考虑，Deauville 评分 5 分。

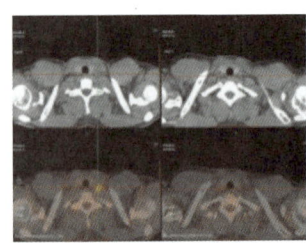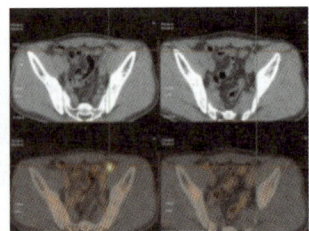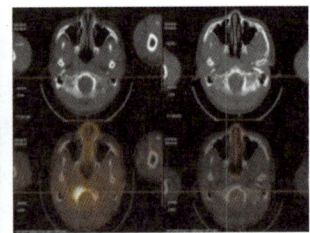

图 48.5　2019 年 8 月 20 日全身 PET - CT 图像

因患者治疗后短期内疾病复发，为进一步明确病理诊断，2019 年 8 月 21 日行彩超引导下肿块穿刺术，2019 年 8 月 27 日本院穿刺结果回报（201927414）：（左侧锁骨上肿块穿刺）增生梭形细胞及淋巴细胞，伴重度挤压伤。备注：切片内未见明确肿瘤证据，请结合临床。2019 年 9 月 9 日经北京友谊医院病理科周小鸽教授阅片后诊断：①（前上纵隔、左侧腰背部脊柱旁）经典霍奇金淋巴瘤；②（骨穿）经典霍奇金淋巴瘤累及骨髓。

2.3　第 3 次 MDT to HIM 诊治

(1) 讨论及意见

核医学科　根据此次 PET - CT 检查结果，左侧锁骨上区、双侧膈肌脚后方、腹膜后、左侧髂血管旁多发淋巴结伴 FDG 代谢增高，多数病灶较前增大增多；脾实质内新发低密度结节伴 FDG 代谢异常增高；枕骨、胸骨、左侧第 5 后肋新发 FDG 代谢增高灶，未见明显骨质破坏。以上病灶均考虑淋巴瘤复发。

放疗科 在一线化疗后接受局部巩固性放疗,放疗结束后短期内出现疾病复发,现病灶广泛,目前不考虑放疗。

淋巴瘤科 对年轻、一般状态良好的治疗失败(大约10%)或一线治疗成功后复发(大约20%~30%)的霍奇金淋巴瘤患者来说,自体造血干细胞移植是标准的挽救治疗策略,选择无交叉耐药的挽救化疗,使疾病得到控制并进一步动员外周血造血干细胞。两项随机临床试验显示,高剂量化疗序贯自体造血干细胞移植(ASCT)比标准剂量化疗有更好的疗效,大约有50%复发患者可能被治愈。患者现复发明确,建议二线挽救化疗+ASCT,根据本中心经验选择二线化疗方案。2个周期后再次复查PET-CT,若疗效理想,尽快采取干细胞进行ASCT,化疗不超过4个周期;若疗效不理想,可考虑新药如PD-1抑制剂等。

(2) MTD to HIM 结论

复发诊断仍考虑霍奇金淋巴瘤。因一线治疗后短期内疾病复发,且复发部位广泛,暂不考虑放疗;根据既往化疗反应,考虑仍为化疗敏感,计划二线挽救性化疗,在达到缓解后尽快行自体造血干细胞移植。

(3) 治疗及效果

2019年8月22日开始接受二线第1~2个周期ICE方案化疗,化疗后复查PET-CT:左侧锁骨上区、双侧膈肌脚后方、腹膜后、左侧髂血管旁多发淋巴结伴FDG代谢增高,结合病史,淋巴瘤治疗后改变考虑,部分病灶较前缩小、消失,代谢较前减低,Deauville评分2~4分。疗效评价为PMR。因未达CR,与患者家属商议后建议行三线PD-1治疗。2019年10月10日、10月31日开始三线第1~2个周期PD-1治疗:信迪利单抗200mg静滴一次。拟第3个周期治疗前查生化:肌酸激酶(CK)2154U/L,肌酸激酶同工酶(CK-MB)65.9U/L,血常规、甲状腺功能、凝血、PCT、心脏超声、心电图无特殊。首先考虑PD-1相关免疫性肌炎。遂暂停PD-1,予激素治疗。12月3日开始服用泼尼松片0.5mg/(k·d),并逐步减量。CK及CK-MB均恢复正常,考虑免疫性肌炎有好转。

2.4 第4次 MDT to HIM 诊治

(1) 讨论及意见

核医学科 对治疗后的疗效评价,使用最广泛的为半定量的Deauville 5分法,评分1~3分视为阴性,4~5分视为阳性。该患者在治疗后仍有病灶为Deauville 4分,考虑未达到完全代谢学缓解。

放疗科 霍奇金淋巴瘤复发,肿瘤侵犯部位广泛,现二线挽救化疗后未达到完全缓解,三线免疫治疗出现严重的免疫相关不良反应,暂时不适合局部放疗。

淋巴瘤科 复发霍奇金淋巴瘤患者的化疗敏感性,包括淋巴瘤接受初始治疗时的有效性和接受一线挽救治疗时的有效性,这两点是最重要的预测ASCT长期预后的临床指标。患者在移植前的PET检查结果,即在移植时的疾病缓解状态,可反映挽救治疗的有效性,在评估患者预后中起重要作用。对比在移植前 PET 阳性的患者,PET 阴性患者 PFS 明显更长。重要的是,在移植前 PET 阴性的患者中,无论是移植前接受 1 种还是 2 种挽救化疗方案,治疗结果均无明显差异。

(2) MTD to HIM 结论

患者为霍奇金淋巴瘤,一线治疗后短期复发,二线化疗 2 个周期未达完全代谢学缓解,目前不适合局部放疗。综合文献报道,可考虑 BeGEV 方案,完全缓解率高,且药物可及。

(3) 治疗及效果

2020 年 1 月 10 日、2 月 5 日开始予四线 2 个周期 BeGEV 方案(苯达莫司汀、吉西他滨、长春瑞滨、地塞米松)。复查全身 PET(图 48.6):原左侧锁骨上区、双侧膈肌脚后方、腹膜后、左侧髂血管旁多发淋巴结,较前基本消退,淋巴瘤治疗后改变考虑,Deauville 评分 1~2 分。枕骨、胸骨、左侧第 5 后肋 FDG 代谢未增高,较前相仿;L5 椎体及左侧附件区病灶较前大致相仿,Deauville 评分 2 分。前纵隔小片状软组织影伴 FDG 代谢略增高,病灶较前缩小,代谢较前相仿,建议随访。疗效评价 CR。

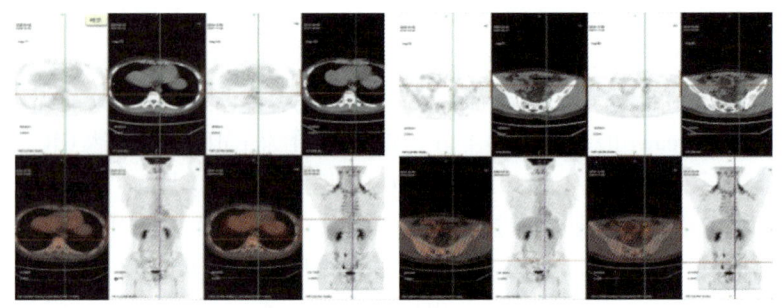

图 48.6 2020 年 3 月 10 日全身 PET-CT 图像

2020 年 3 月 18 日进行干细胞采集。2020 年 4 月 17 日行 BEAM 方案预处理化疗,2020 年 4 月 24 日予回输自体干细胞。仓内输注血小板一次,未发生感染。移植出仓 1 个月后,2020 年 6 月 9 日复查 PET-CT(图 48.7):左侧锁骨区、腹膜后腹主动脉旁多发细小淋巴结,FDG 代谢轻度升高,较前大致相仿,Deauville 评分 1~2 分;原双侧膈肌脚后方、左侧髂血管旁较前基本消退,考虑为淋巴瘤治疗后改变,Deauville 评分 1 分。枕骨、胸骨、左侧第 5 后肋 FDG 代谢未增高,较前相仿;L5 椎体及左侧附件区病灶较前大致相仿,Deauville 评分 2 分。前纵隔斑片状软组织密度影伴 FDG 代谢略增高,病灶较前略缩小,代谢较前相仿,Deauville 评分 2 分。疗效为 CR。

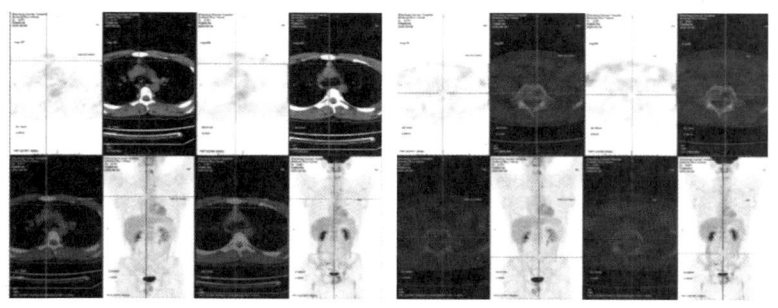

图 48.7　2020 年 6 月 9 日全身 PET – CT 图像

3　体　会

患者为年轻男性，来我院就诊后完善病理检查明确诊断为经典型霍奇金淋巴瘤，Ⅳ 期 B 组，IPS 评分 2 分。根据 NCCN 指南及 2018 年 ASH 教育文集中对晚期霍奇金淋巴瘤的治疗建议，一线给予 ABVD 方案治疗，并在 2 个周期后复查 PET – CT 获得 CR，化疗结束后对骨骼受累部位进行放疗。放疗结束后复查 PET – CT 提示疾病进展。

尽管霍奇金淋巴瘤一线治疗治愈率高，但约 5% ~ 10% 的霍奇金淋巴瘤对一线治疗耐药。此外，有 10% ~ 30% 患者在一线治疗达到完全缓解后疾病复发，二线挽救化疗后进行 ASCT 是此类患者的标准治疗。早期数据表明，对一线治疗达到完全缓解超过 1 年（晚期复发）的霍奇金淋巴瘤患者，采用与一线治疗方案进行复发后治疗是常用的手段；超过 80% 的晚期复发患者可获得二次完全缓解，中位生存期约为 4 年。相比之下，对 1 年内复发的患者（早期复发），常选用一线治疗未纳入的药物组合作为二线治疗，但尚无随机对照临床试验推荐最佳的二线治疗方案。该患者在一线化疗结束后 3 个月复发，为早期复发，二线挽救治疗采用 ICE 方案，2 个周期后复查 PET – CT 未达到 CR。据文献报道，对于接受二线挽救性化疗的霍奇金淋巴瘤患者中，化疗后达到完全缓解是最强的预后预测因素。因此，提高复发霍奇金淋巴瘤患者在 ASCT 前 CR 率对于患者的长期预后至关重要。多款 PD – 1 抑制剂已在国内上市，对多线化疗复发或 ASCT 后复发的患者具有良好疗效，遂予该患者三线 PD – 1 抑制剂治疗。

患者接受 2 个周期 PD – 1 抑制剂治疗后，在随访时检查发现 CK 及 CK – MB 偏高，但患者并无肌痛、乏力等症状。查阅相关文献后，考虑患者的情况可能为免疫相关性肌炎，是一种较为少见的免疫相关不良反应，通常发生于使用 PD – 1 抑制剂的前 2 个月，患者临床常表现为肌痛、肌无力，并可有肌酶的升高，部分严重患者可出现横纹肌溶解、呼吸肌受累或心肌受累，并有可能危及生命。但文献亦有报道，少部分患者在使用 PD – 1 抑制剂之后出现 CK 明显升高，但临床并无明显肌痛、肌无力的症状。遂根据相关共识，给予患者激素对症治疗，治疗后 CK 逐渐下降至正常。这一情况提示我们，对使用免疫检查点抑制剂的患者，在临床随访过程中即使无肌痛、肌无力等症状，也应注意常规监测肌酶水平变化。

鉴于 CD30 单抗在国内未上市，且患者难以耐受 PD-1 抑制剂治疗，因此为患者选择缓解率高、毒性不叠加的化疗方案成为当务之急。Armando 等的一项Ⅱ期临床研究表明，苯达莫司汀、吉西他滨、长春瑞滨、泼尼松的组合方案（BeGEV 方案）对于一线治疗失败的霍奇金淋巴瘤患者具有较高的缓解率（ORR 83%，CR 73%），C1 或 C2 后进行干细胞采集，采集成功率为 96.5%，72% 的患者仅需一次干细胞采集术即可达到 CD34+ 细胞目标数量。该方案对于不能获得 CD30 单抗，且不能耐受 PD-1 的患者是较好的选择，ORR 及 CR 率较高，多数患者能顺利过渡到 ASCT。

参考文献

[1] Johnson PW, Sydes MR, Hancock BW, et al. Consolidation radiotherapy in patients with advanced Hodgkin's lymphoma: survival data from the UKLG LY09 randomized controlled trial (ISRCTN97144519)[J]. J Clin Oncol, 2010, 28(20):3352-3359.

[2] Borchmann P, Goergen H, Kobe C, et al. PET-guided treatment in patients with advanced-stage Hodgkin's lymphoma (HD18): final results of an open-label, international, randomised phase 3 trial by the German Hodgkin Study Group[J]. Lancet, 2017, 390(10114):2790-2802.

[3] Kobe C, Dietlein M, Franklin J, et al. Positron emission tomography has a high negative predictive value for progression or early relapse for patients with residual disease after first-line chemotherapy in advanced-stage Hodgkin lymphoma[J]. Blood, 2008, 112(10):3989-3994.

[4] Aleman BM, Raemaekers JM, Tomisic R, et al. Involved-field radiotherapy for patients in partial remission after chemotherapy for advanced Hodgkin's lymphoma[J]. Int J Radiat Oncol Biol Phys, 2007, 67(1):19-30.

[5] Akhtar S, Al-Sugair AS, Abouzied M, et al. Pre-transplant FDG-PET-based survival model in relapsed and refractory Hodgkin's lymphoma: outcome after high-dose chemotherapy and auto-SCT[J]. Bone Marrow Transplant, 2013, 48(12):1530-1536.

[6] Gentzler RD, Evens AM, Rademaker AW, et al. F-18 FDG-PET predicts outcomes for patients receiving total lymphoid irradiation and autologous blood stem-cell transplantation for relapsed and refractory Hodgkin lymphoma[J]. Br J Haematol, 2014, 165(6):793-800.

[7] Moskowitz CH, Matasar MJ, Zelenetz AD, et al. Normalization of pre-ASCT, FDG-PET imaging with second-line, non-cross-resistant, chemotherapy programs improves event-free survival in patients with Hodgkin lymphoma[J]. Blood, 2012, 119(7):1665-1670.

[8] Spinner MA, Advani RH. Risk-adapted therapy for advanced-stage Hodgkin lymphoma. Hematology. American Society of Hematology. Education Program, 2018, 2018(1):200-206.

[9] Santoro A, Magagnoli M, Spina M, et al. Ifosfamide, gemcitabine, and vinorelbine: a new induction regimen for refractory and relapsed Hodgkin's lymphoma[J]. Haematologica, 2007, 92(1):35-41.

[10] 周佳鑫, 王迁, 段炼, 等. 免疫检查点抑制剂风湿性毒副反应诊治建议[J]. 中国肺癌杂志, 2019, 22(10):671-675.

[11] Puzanov I, Diab A, Abdallah K, et al. Managing toxicities associated with immune checkpoint inhibitors: consensus recommendations from the Society for Immunotherapy of Cancer (SITC) Toxicity Management Working Group[J]. J Immunother Cancer, 2017;5(1).

[12] Santoro A, Mazza R, Pulsoni A, et al. Bendamustine in Combination With Gemcitabine and Vinorelbine Is an Effective Regimen As Induction Chemotherapy Before Autologous Stem-Cell Transplantation for Relapsed or Refractory Hodgkin Lymphoma: Final Results of a Multicenter Phase Ⅱ Study[J]. J Clin Oncol, 2016, 34(27):3293-3299.

49 初治晚期纵隔大 B 细胞淋巴瘤的 MDT to HIM 诊治过程及体会

◎余海峰

1 概 述

原发纵隔大 B 细胞淋巴瘤（Primary mediastinal large B-cell lymphoma, PMBCL）是淋巴瘤中相对独立的病理类型，占 DLBCL 的 6%~10%，预后跟普通弥漫大 B 细胞淋巴瘤有所区别，复发/难治的患者常规治疗效果极差。近年发现，通过一些新型免疫靶向治疗药物，可提高复发/难治 PMBCL 患者的疗效。

2 MDT to HIM 诊治经过

女性，32 岁，因"反复干咳 1 月余，胸闷气促 20 余天"于 2018 年 10 月就诊于我院。无发热、盗汗、消瘦。查体：半卧位，呼吸急促，颜面部浮肿，颈静脉怒张，双下肺呼吸音偏低，右侧为主，心音略遥远，腹部未及明显包块。当地医院纵隔穿刺病理：高级别 B 细胞淋巴瘤，考虑弥漫大 B 细胞淋巴瘤；免疫组化：CD20（+），CD3（-），BCL-6（+），BCL-2（-），CD10（-），MUM1（局部弱+），C-myc（10%~15%），CD30（-），CD23（+），Ki-67（高增殖），CD5（-），Cyclin D1（-），CD21（滤泡树突状网），TDT（-）。

入院后完善检查。血常规提示三系正常，肝肾功能凝血功能基本正常，LDH 470U/L（升高），β_2 微球蛋白正常，CRP 112.24mg/L；乙肝三系阴性；骨髓涂片、流式、病理阴性。心脏超声提示：EF 68%，左室后壁增厚二尖瓣、三尖瓣中度反流，肺动脉瓣轻度反流，心包少量积液。PET-CT（图 49.1）：①纵隔、胸骨右旁多发肿大淋巴结，融合成团（纵隔内）（SUV 最大值约 6.7），FDG 代谢增高，符合淋巴瘤；心包膜、右侧胸膜不规则增厚伴 FDG 代谢增高，淋巴瘤浸润考虑；右侧胸腔大量积液，右肺受压膨胀不全；左肺下叶少许纤维灶。②左侧盆腔一高代谢占位，FDG 代谢增高，倾向左侧卵巢淋巴瘤浸润（SUV 最大值约 14.5）；右侧髂骨多处骨质密度改变伴 FDG 代谢增高，骨浸润考虑（SUV 最大值约 7.1）；盆腔少量积液。③后腹膜多发小淋巴结伴 FDG 代谢略增高，淋巴瘤浸润可疑，建议随访。④甲状腺密度稍欠均匀伴左叶数个小结节，未见明显 FDG 代谢增高，请 B 超随访。⑤双侧扁桃体生理性摄取伴右侧钙化。右侧杓状肌生理性摄取。

引流胸腔积液病理：见大量散在淋巴细胞，部分形态幼稚异型。病理切片送我院会诊：（前纵隔）B 细胞性淋巴瘤。结合原单位免疫组化，纵隔大 B 细胞淋巴瘤首先考虑；FISH 检测 *TP*53、*MYC*、*BCL6* 基因未见异常，*BCL2* 基因重排阳性。初步诊断：非霍奇金淋巴瘤，纵隔大 B 细胞淋巴瘤，Ⅳ期 A 组，IPI 评分 4 分（ECOG 2 分，分期Ⅳ期，LDH 升高，结外病变侵犯部位数≥2）；CNS－IPI 评分 4 分。

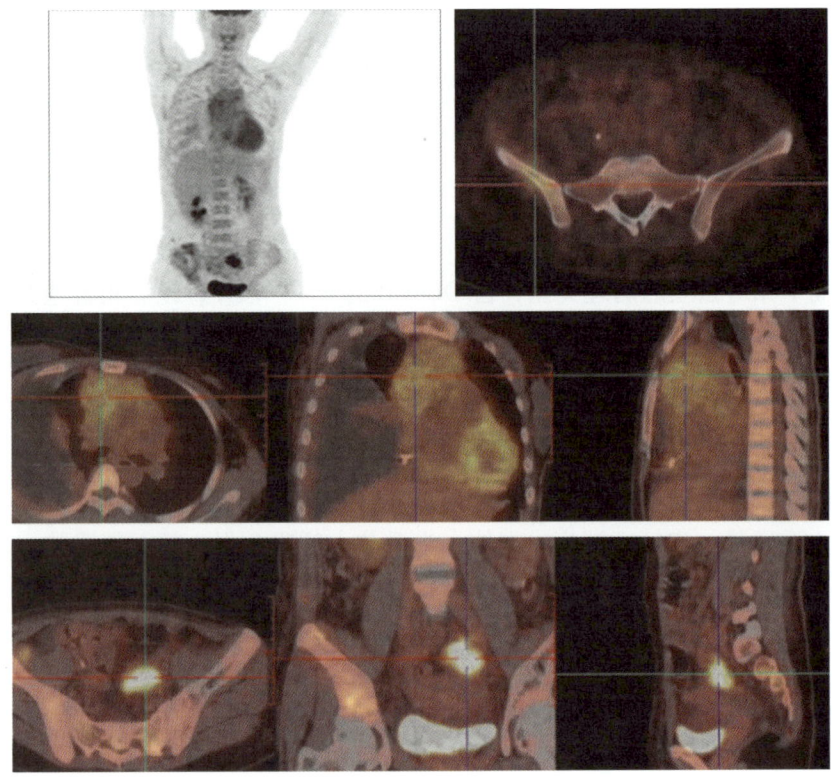

图 49.1　2018 年 10 月 PET－CT 检查结果

2.1　第 1 次 MDT to HIM

（1）讨论及意见

病理科　纵隔大 B 细胞淋巴瘤。组织形态：多核淋巴细胞，弥漫生长；纤维组织增生，将肿瘤组织分隔成结节；瘤细胞中等偏大，胞质丰富，核不规则，可见 R－S 样细胞。免疫表型：CD19、CD20、CD22、CD79a 阳性；CD30 普遍表达（80%），但为弱阳性；MUM1、BCL2、CD23、BCL6 常阳性，CD10 很少表达，转录因子 Bob1、OCT2 表达。该患者 CD30 为阴性，比较少见，但其他情况基本符合，结合纵隔大包块、年轻女性等临床特征，病理诊断纵隔大 B 细胞淋巴瘤基本明确。

放射科/核医学科 纵隔、盆腔左侧卵巢、右侧髂骨等 SUV 代谢值明显升高，且合并胸膜、心包膜不规则增厚伴 FDG 代谢增高，这些部位均考虑为淋巴瘤侵犯。根据最新 Lugano 分期标准，胸膜、心包侵犯不计入分期。患者存在多发结外部位受累，故分期应为Ⅳ期。

放疗科 放疗在早期原发纵隔大 B 细胞淋巴瘤中有一定的地位。RCHOP + 放疗比单纯 RCHOP 治疗效果更好，故 NCCN 及 ESMO 推荐原发纵隔大 B 细胞淋巴瘤可考虑 RCHOP + RT 或 R – DA – EPOCH 治疗。但本例疾病处于晚期，暂无放疗指征，治疗后若有残留病灶，再考虑放疗巩固。暂时没有放疗计划。

淋巴肿瘤内科 PMBCL 是淋巴瘤中相对独立的病理类型，占 DLBCL 的 6% ~ 10%，30 ~ 40 岁青年多见，女性多于男性。PMBCL 的临床特点为快速生长的前纵隔大肿块（通常 > 10cm），且局部产生压迫，可出现呼吸困难、咳嗽、吞咽困难、上腔静脉阻塞等症状。50% 的患者有上腔静脉综合征，如颈部静脉怒张、面部水肿、结膜肿胀等现象，偶尔出现手臂水肿。80% 患者诊断时为Ⅰ~Ⅱ期，侵犯肺、胸膜、胸壁、心包。本例处于晚期，IPI 评分极高，根据 NCCN 及 ESMO 指南，治疗首先考虑 R – DA – EPOCH 方案，疾病获得缓解后可考虑自体干细胞移植（ASCT）巩固。

（2）MDT to HIM 结论

该患者为晚期纵隔大 B 细胞淋巴瘤，IPI 评分 4 分，建议行 R – DA – EPOCH 方案化疗，同时预防中枢侵犯，并预防性使用长效生白针，中期 PET – CT 评价疗效，如能达到 CR 或者 PR，考虑采集干细胞并行 ASCT 巩固。

（3）治疗及效果

2018 年 11 月 1 日至 2019 年 4 月 3 日完成 R – DA – EPOCH 化疗 6 周期及利妥昔单抗 2 周期（第 2 周期 EPOCH 增量一次），同时行 6 次 MTX 12mg 鞘内注射预防脑膜侵犯，期间出现Ⅳ度中性粒细胞减少，对症治疗后恢复。6 周期化疗后，患者拒绝静注大剂量 MTX。2 周期后复查 CT 疗效评价 PR；4 周期后复查 PET – CT 疗效评价 CMR（图 49.2）；期间反复建议行 ASCT 巩固，患者因经济原因拒绝移植，定期随访。

2019 年 5 月 9 日（治疗结束后 5 周），患者出现头晕，伴轻度活动后胸闷不适。复查 PET（图 49.3）：①前上纵隔（SUV 最大值约 15.8）、左侧盆旁多发软组织影（SUV 最大值约 13.2），FDG 代谢增高。结合病史，考虑淋巴瘤进展复发，其中前上纵隔病灶累犯心包，Deauville 评分 5 分；隆突下淋巴结肿大，FDG 代谢增高，考虑淋巴瘤，为新发病灶，Deauville 评分 5 分；左侧颞叶软组织结节（约 2.0cm × 1.6cm，SUV 最大值约 11.5），伴周围脑组织水肿，FDG 代谢增高，考虑淋巴瘤浸润，Deauville 评分 5 分。②主动脉弓旁及腹膜后多发小淋巴结，FDG 代谢无明显增高，考虑淋巴瘤治疗后改变，Deauville 标准评分 1 ~ 2 分；右侧髂骨骨质密度改变，FDG 代谢无明显增高，淋巴瘤骨浸润治疗后改变，Deauville 标准评分 1 ~ 2 分。

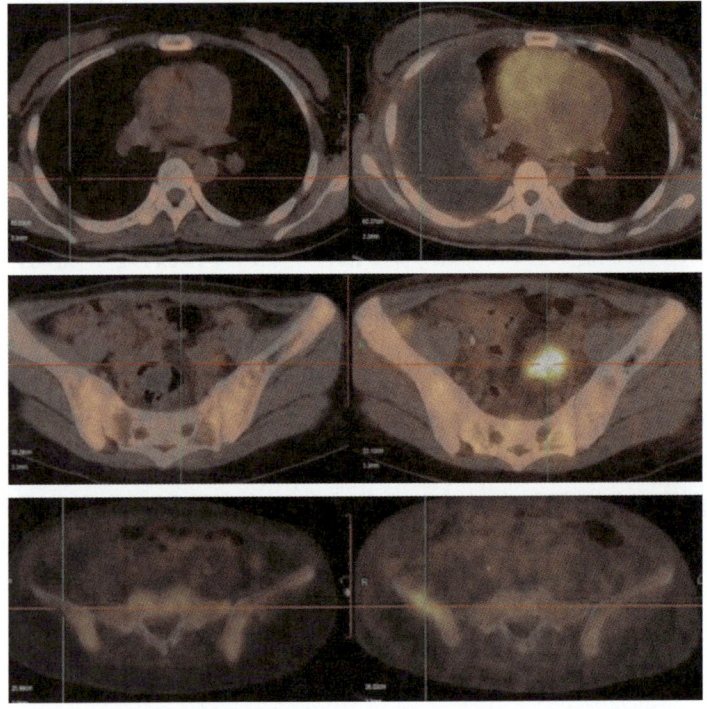

图49.2　R-DA-EPOCH 6周期+利妥昔单抗2周期治疗后CT和4周期后PET-CT结果

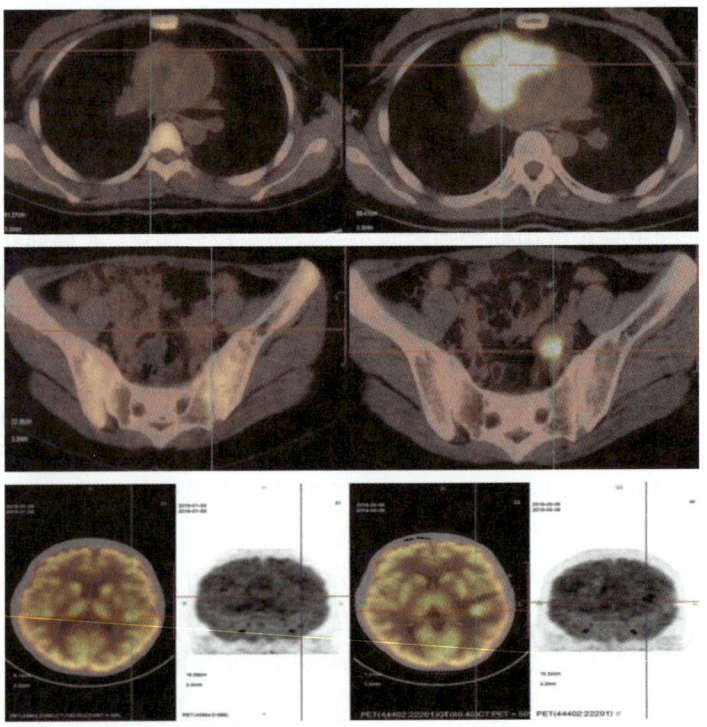

图49.3　8周期化疗后复查PET对照2019年1月28日全身PET-CT结果

2.2 第 2 次 MDT to HIM

(1) 讨论及意见

放射科/核医学科 根据 RECIST 1.1 标准，中期 PET 评价疗效为 CMR，治疗结束后短期内患者复查 PET-CT 提示，纵隔、前上盆壁及左侧颞叶出现进展。患者已出现颅内侵犯，后续复查随访建议行颅脑增强 MR 检查，以更好评价颅内淋巴瘤病灶的情况。目前疾病进展明确，需要接受二线治疗。

放疗科 纵隔大 B 细胞淋巴瘤一线治疗后短期内出现广泛病灶进展，治疗应以全身治疗为主，如效果不佳，出现颅内快速进展或纵隔压迫症状，可考虑放疗姑息减症。

淋巴瘤内科 治疗后短期内复发，NCCN 指南推荐复发难治纵隔大 B 细胞淋巴瘤（R/R PMBCL）接受二线治疗，达到 CR/P 后可考虑 ASCT。一项回顾性研究纳入 37 例 R/R PMBCL 和 143 例 R/R DLBCL，经挽救化疗后，R/R PMBCL 总缓解率（25%）显著低于 R/R DLBCL 患者（48%）；2 年 OS 同样显著低于 R/R DLBCL 患者（15% vs 34%），20% 的 PMBCL 患者，以及 50% 的 DLBCL 患者符合条件接受了 ASCT；接受 ASCT 的 PMBCL 和 DLBCL 患者 2 年 PFS 和 OS 无显著差异。鉴于传统的二线治疗方案在纵隔大 B 细胞淋巴瘤中疗效极差，而纵隔大 B 细胞淋巴瘤存在 PD-L1 过表达而实现免疫逃逸，根据 Keynote-013 和 Keynote-170 研究，PD-1 单药即可取得接近 50% 的 ORR，13%~33% 的 CR。一项来自 301 医院韩为东教授团队的 Ⅱ 期临床研究探究了 PD-1 单抗联合 GVD 治疗 R/R PMBCL 的安全性和有效性；27 例患者的中位缓解时间为 1.7 个月，ORR 为 74.1%，CR 为 55.6%。本例患者存在颅内侵犯，需要联合能透过血脑屏障的药物，因此建议行 R-ICE-MTX-PD-1 方案化疗，如能取得 CR/PR，建议行 ASCT 巩固。

(2) MDT to HIM 结论

患者治疗后短期内（5 周）复发，为难治患者，预后极差。传统方案疗效不佳，联合新药 PD-1 抑制剂，可能增加疗效。故计划 R-ICE-MTX-PD-1 二线治疗，根据疗效决定是否行 ASCT 巩固。

(3) 治疗及效果

2019 年 5 月 24 日行二线 R-ICE-MTX-PD-1 方案化疗第 1 周期。化疗后 1 周头痛及胸闷加重，且出现重度骨髓抑制，复查颅脑 MRI 和胸部 CT，提示颅内病灶增大，纵隔肿块明显增大，疗效评价为 PD（图 49.4）。

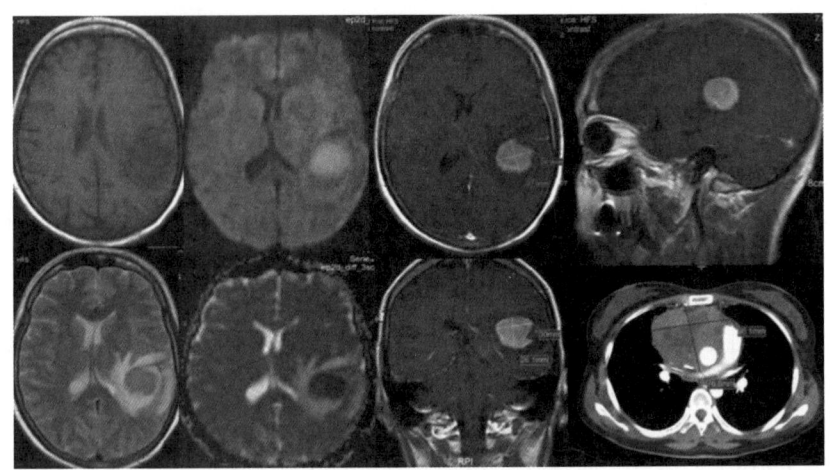

图 49.4　R-ICE-MTX-PD-1 方案化疗后颅脑 MRI 和胸部 CT 结果

2.3　第 3 次 MDT to HIM

(1) 讨论及意见

放射科　根据颅脑 MRI 及胸部 CT，结合患者症状，疗效评价为 PD。

放疗科　二线治疗后疾病进展，建议更改方案行三线全身治疗，必要时行姑息放疗减症。

淋巴瘤内科：二线治疗无效，肿瘤进展迅速，治愈可能性极小，计划转入姑息治疗。ZUMA-1 研究为一项多中心、Ⅱ期临床研究，纳入 111 例难治的 DLBCL、PMBCL 和转化型滤泡淋巴瘤。患者接受 axi-cel（CD19 CAR-T）治疗，其中 8 例 PMBCL 有效率高达 83%，其中 71% 为 CR。但当时国内尚无商品化的 CAR-T 细胞治疗，另外患者存在中枢侵犯，CAR-T 细胞治疗临床研究均排除此类患者。因此当时 CAR-T 细胞治疗不可及。PD-1 起效时间较慢，可继续使用。基础研究显示 PBMCL 存在 NF-κB 通路激活，来那度胺有一定疗效，能进入中枢，且与 PD-1 有协同作用；另外替莫唑安是治疗中枢淋巴瘤的常用药物，且耐受性良好，故计划行 PD-1+来那度胺+替莫唑安联合治疗。建议尽早行全脑定位，如出现中枢症状加重，可考虑姑息放疗。

(2) MDT to HIM 结论

拟行 PD-1+来那度胺+替莫唑安治疗，并同时放疗定位，必要时及早行全脑放疗及纵隔大包块放疗。如果全身治疗有效，仍可考虑 ASCT 巩固。

(3) 治疗及效果

2019 年 7 月 1 日、2019 年 7 月 22 日行 PD-1 抑制剂、替莫唑安联合来那度胺治疗 2 周期。第 1 次用药后，症状迅速缓解。2019 年 8 月 13 日复查 CT：前纵隔软组织肿块较前明显缩小。2019 年 8 月 15 日复查 MRI：左脑占位较前（2019 年 6 月

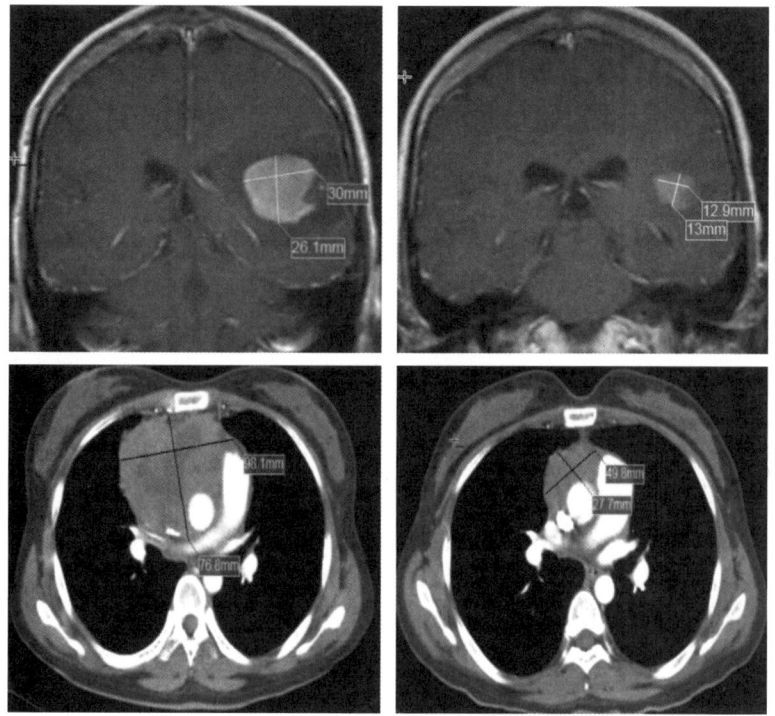

图 49.5 PD-1+来那度胺+替莫唑安治疗后复查 CT 和复查 MRI 结果

28 日）明显退缩，水肿区较前明显缩小（图 49.5）。疗效评价为 PR。

患者考虑行自体干细胞移植。2019 年 8 月 23 日完成干细胞采集之后，继续 PD-1+替莫唑安+来那度胺继续治疗（至 2019 年 10 月 8 日共完成 PD-1 抑制剂注射 6 次，替莫唑安 4 周期，来那度胺 3 周期）。2019 年 10 月 8 日复查 PET-CT 和颅脑 MRI（图 49.6），疗效评价为 CR。2019 年 10 月 15 日行 BEAM 方案预处理化疗；2019 年 10 月 22 日回输干细胞，移植期间患者出现严重的黏膜反应，经对症治疗后好转。患者因经济原因拒绝行移植后的 PD-1 维持治疗。

患者目前定期随访中，维持 CR，已经完全回归社会。移植后 PFS 达 22 个月。提示疾病可能治愈。

3 体　会

WHO 定义原发纵隔大 B 细胞淋巴瘤（PMBCL）是一种胸腺 B 细胞来源的侵袭性大 B 细胞淋巴瘤。其分子遗传学特点更类似于 cHL，存在 JAK-STAT、NF-κB 通路激活，PD-L1 过表达而实现免疫逃逸，*BCL2*、*BCL6*、*MYC* 基因重排少见。一线治疗效果佳。R-CHOP 方案与 DA-EPOCH-R 方案为利妥昔单抗时代的两种化疗方案，二者疗效相当。R-CHOP 方案与 DA-EPOCH-R 方案化疗后是否需要放疗存在明显区别。如果采用 DA-EPOCH-R 方案且剂量能够上调，较少患者需要接受放疗巩固；当采用 R-CHOP 方案化疗后，大部分患者需要进行放疗。

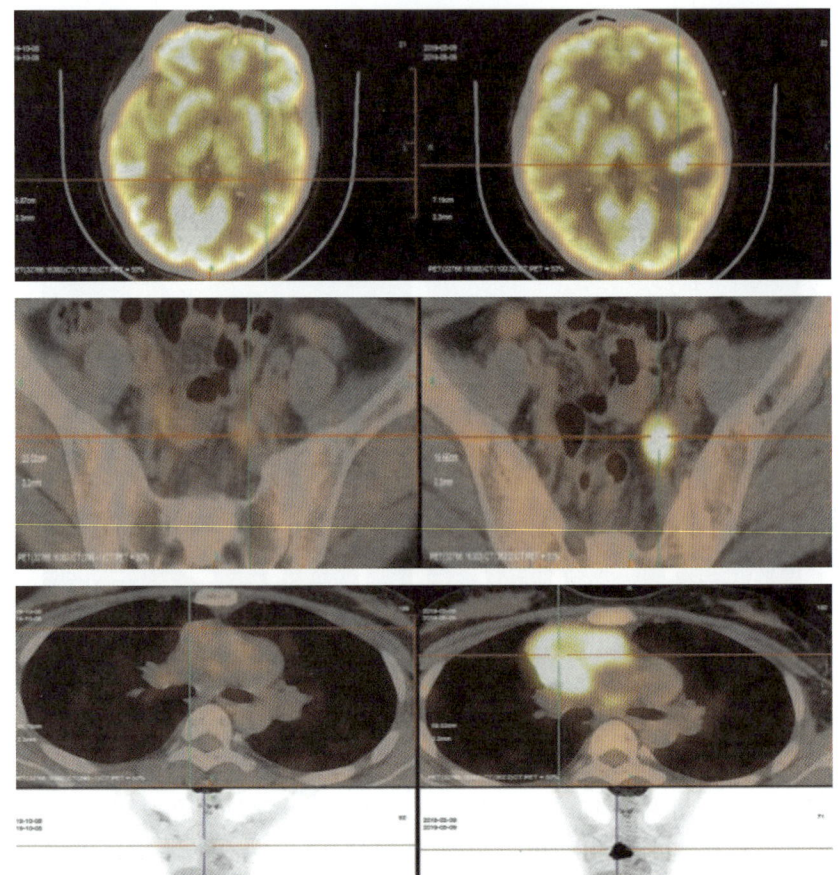

图 49.6　2019 年 10 月 8 日复查 PET - CT 和颅脑 MRI 结果

根据中期 PET - CT 结果对 PMBCL 患者进行预后评估尚无明确意义。目前认为治疗后 PET - CT 阴性预测值较高，甚至可达 100%，而阳性预测值较低（低于 50%）；Deauville 评分为 1～3 分者或 FDG 摄取值 <5 认为阴性，可暂不做放疗，Deauville 评分为 4 分的患者可密切观察 6～8 周后复查 PET 再次评估疗效，Deauville 评分为 5 分或 FDG 摄取值≥5 认为阳性，建议给予巩固性放疗。

R/R PMBL 通常在治疗结束后 1 年内出现。复发时常有胸腔外的结外侵犯。R/R 患者的挽救化疗有效率低，挽救治疗有效且接受 ASCT 者生存与普通 DLBCL 相似。在 R/R 患者的新治疗手段中，针对 9p24.1 基因改变致 PD - L1/PD - L2 过表达，采用 PD - 1 单抗治疗有一定疗效；一些 CAR - T 细胞治疗的 Ⅰ 期及 Ⅱ 期临床研究中，有 R/R PMBCL 患者治疗后取得 CR 的报道，因此 CAR - T 治疗也是可考虑的治疗手段。

总之，PMBCL 发病率低，具有独特的临床特征、病理免疫表型及分子遗传学特征。PMBCL 一线治疗以 R - DA - EPOCH 或 R - CHOP 联合放疗为主；PET - CT 的评估可以更好地指导放疗应用；但如何更全面、更精准地解读 PET - CT 结果还需更多前瞻性研究。对复发难治患者，若挽救化疗有效，建议尽快行 ASCT 巩固。也可尝试新型靶向药物或免疫治疗，以进一步提高疗效。

参考文献

[1] Martelli M, Ferreri A, Di Rocco A, et al. Primary mediastinal large B-cell lymphoma[J]. Crit Rev Oncol Hematol, 2017, 113:318 - 27.

[2] Wierda WG, Byrd JC, Abramson JS, et al. NCCN Guidelines Insights: Chronic Lymphocytic Leukemia/Small Lymphocytic Lymphoma, Version 2. 2019[J]. J Natl Compr Canc Netw, 2019, 17(1):12 - 20.

[3] Davies K, Barth M, Armenian S, et al. Pediatric Aggressive Mature B-Cell Lymphomas, Version 2. 2020, NCCN Clinical Practice Guidelines in Oncology[J]. J Natl Compr Canc Netw, 2020, 18(8):1105 - 23.

[4] Zinzani PL, Pellegrini C, Chiappella A, et al. Brentuximab vedotin in relapsed primary mediastinal large B-cell lymphoma: results from a phase 2 clinical trial[J]. Blood, 2017, 129(16):2328 - 30.

[5] Armand P, Rodig S, Melnichenko V, et al. Pembrolizumab in Relapsed or Refractory Primary Mediastinal Large B-Cell Lymphoma[J]. J Clin Oncol, 2019, 37(34):3291 - 9.

[6] Mei Q, Zhang W, Liu Y, et al. Camrelizumab Plus Gemcitabine, Vinorelbine, and Pegylated Liposomal Doxorubicin in Relapsed/Refractory Primary Mediastinal B-Cell Lymphoma: A Single-Arm, Open-Label, Phase II Trial[J]. Clin Cancer Res, 2020, 26(17):4521 - 30.

[7] Neelapu SS, Locke FL, Bartlett NL, et al. Axicabtagene Ciloleucel CAR T-Cell Therapy in Refractory Large B-Cell Lymphoma[J]. N Engl J Med, 2017, 377(26):2531 - 44.

[8] Giulino-Roth L. How I treat primary mediastinal B-cell lymphoma[J]. Blood, 2018, 132(8):782 - 90.

[9] Dunleavy K. Primary mediastinal B-cell lymphoma: biology and evolving therapeutic strategies[J]. Hematology Am Soc Hematol Educ Program, 2017, 2017(1):298 - 303.

[10] Giulino-Roth L, O'Donohue T, Chen Z, et al. Outcomes of adults and children with primary mediastinal B-cell lymphoma treated with dose-adjusted EPOCH-R[J]. Br J Haematol, 2017, 179(5):739 - 47.

[11] Chan EHL, Koh LP, Lee J, et al. Real world experience of R-CHOP with or without consolidative radiotherapy vs DA-EPOCH-R in the first-line treatment of primary mediastinal B-cell lymphoma[J]. Cancer Med, 2019, 8(10):4626 - 32.

[12] Dreyling M, Ghielmini M, Rule S, et al Newly diagnosed and relapsed follicular lymphoma: ESMO Clinical Practice Guidelines for diagnosis, treatment and follow-up[J]. Ann Oncol, 2016, 27(suppl 5):v83 - v90.

[13] Lees C, Keane C, Gandhi MK, et al. Biology and therapy of primary mediastinal B-cell lymphoma: current status and future directions[J]. Br J Haematol, 2019, 185(1):25 - 41.

[14] Gerhard Held, Lorenz T, Viola P, et al. Role of radiotherapy and dose-densification of R-CHOP in primary mediastinal B-cell lymphoma: A subgroup analysis of the unfolder trial of the German Lymphoma Alliance (GLA)[J]. J Clin Oncol, 2020, 38(15 suppl):8041 - 8041.

[15] Depaus J, Delcourt A, André M. Therapeutic recommendations for early stage Hodgkin lymphomas[J]. Br J Haematol, 2019, 184(1):9 - 16.

[16] Hayden AR, Tonseth P, Lee DG, et al. Outcome of primary mediastinal large B-cell lymphoma using R-CHOP: impact of a PET-adapted approach[J]. Blood, 2020, 136(24):2803 - 11.

[17] Luca C, Sally B, Alberto B, et al. Randomized, Open-label, Two-arms, Phase III Comparative Study Assessing the Role of Involved Mediastinal Radiotherapy After Rituximab Containing

Chemotherapy Regimens to Patients With Newly Diagnosed Primary Mediastinal Large B-Cell Lymphoma[OL]. 2021. ClinicalTrials. gov Identifier: NCT01599559.

[18] Zinzani PL, Santoro A, Gritti G, et al. Nivolumab Combined With Brentuximab Vedotin for Relapsed/Refractory Primary Mediastinal Large B-Cell Lymphoma: Efficacy and Safety From the Phase II CheckMate 436 Study[J]. J Clin Oncol, 2019, 37(33):3081-9.

50 反复复发的原发中枢神经系统淋巴瘤的 MDT to HIM 诊治过程及体会

◎李 聪

1 概 述

原发中枢神经系统淋巴瘤（primary central nervous system lymphoma，PCNSL）是一种罕见的结外非霍奇金淋巴瘤亚型，病灶通常位于脑实质、脊髓、脑膜和眼，同时无全身病灶。PCNSL 约占脑肿瘤的 2%，好发于老年人，大多数病理类型是弥漫大 B 细胞淋巴瘤（DLBCL）。关于 PCNSL 最佳治疗方案还无明确共识，以大剂量氨甲蝶呤（HD-MTX）为基础的化疗是目前常用的一线治疗方案，但复发率高。全脑放疗和自体造血干细胞移植是较有效的巩固治疗手段。尽管近年来一些新药的涌现使 PCNSL 患者生存有了一定程度的改善，但整体生存仍然较差，中位总生存时间不足 3 年。

2 MDT to HIM 诊治过程

女性，44 岁，身高 156cm，体重 56kg，ECOG 评分 1 分。2017 年 8 月 30 日因"反复头痛头晕 2 个月"就诊于淋巴肿瘤内科。2017 年 6 月无明显诱因出现头痛、头晕，无复视，无恶心呕吐，无鼻塞流涕，无发热盗汗等不适。2017 年 6 月 8 日在当地医院行颅脑增强 MRI：左颞叶占位，考虑胶质瘤或淋巴瘤。2017 年 6 月 14 日行"左侧脑肿瘤切除术"，2017 年 6 月 30 日病理（图 50.1）：（左颞叶）弥漫大 B 细胞淋巴瘤。免疫组化：CD20（+），CD79a（+），PAX-5（+），CD10（-），BCL-6（+），BCL-2（约 20%+），MUM-1（+），MYC（+，约 30%～40%），CD30（-），EBER（-），CD138（-），CD3（-），CD5（部分+），TdT（-），Ki-67（+，95%）。

2017 年 7 月 10 日全身 PET-CT：左侧额颞叶及基底节区混合密度占位并 FDG 代谢增高（SUV 最大值 28），考虑为淋巴瘤病灶。当地医院诊断"原发性中枢神经系统淋巴瘤（弥漫大 B 细胞淋巴瘤，non-GCB 型），侵犯左侧额颞叶及基底节区"。2017 年 8 月 3 日开始口服替莫唑胺共 5d。2017 年 8 月 25 复查颅脑增强 MRI：左侧额颞叶病灶较前增大进展。为进一步治疗，2017 年 8 月 30 日来我院就诊。入院

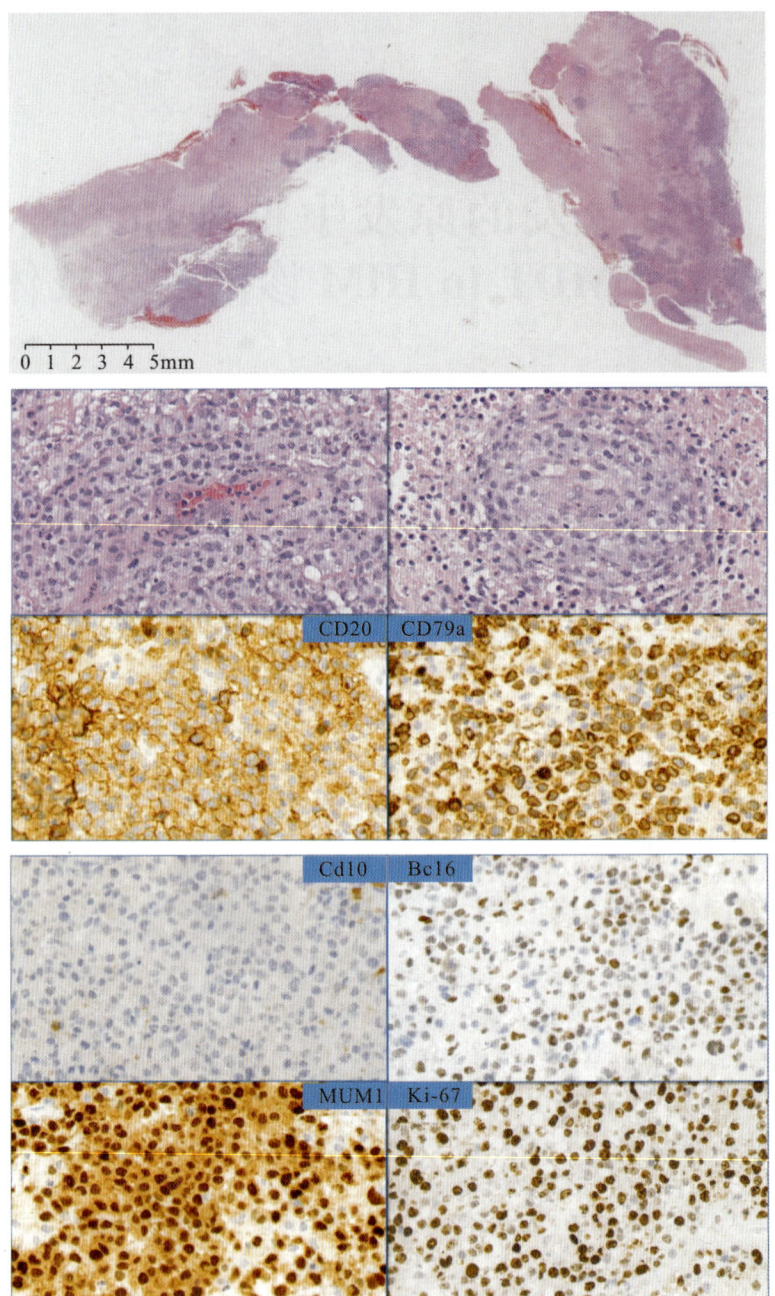

图 50.1 病理会诊部分免疫组化结果

时诉左侧颞部间断性刺痛，NRS 评分 1 分，无头晕头痛，无恶心呕吐，无发热盗汗，无肢体活动不利等症状。入院时血常规、肝肾功能及电解质基本正常，LDH、β_2-MG 正常，"乙肝小三阳"病史 20 余年，HBV-DNA 5.5×10^2 U/ml，既往间断抗乙肝病毒治疗。2017 年 8 月 31 日胸腹部增强 CT 及全身浅表 B 超未见肿瘤征象。骨髓穿刺涂片、流式及活检未见明显淋巴瘤细胞累及。我院病理会诊：（左颞叶）恶性淋巴瘤，符合弥漫大 B 细胞淋巴瘤（non-GCB 型）。FISH 检测：*BCL-2*、*BCL-6*、*C-myc* 基因重排阴性，部分细胞可见基因信号扩增。入院后初步诊断：原发性中枢神经系统淋巴瘤（弥漫大 B 细胞淋巴瘤，non-GCB 型），侵犯左侧额颞叶及基底节区。

2.1 第 1 次 MDT to HIM 诊疗

(1) 讨论及意见

放射科 PCNSL 最主要的诊断和疗效评估方法是 MRI。有一些特征表现：①病灶好发于幕上（中线旁或脑表面），形态表现多样，多为单发或多发结节、肿块，或沿脑室壁在软、硬脑膜下匍匐生长。②MRI 信号表现为 T1WI 呈等信号或轻度低信号，T2WI 呈等信号或轻度高信号。增强扫描后显示有明显的均匀、片状或结节状强化，出现"切口""角""拳头"或"硬环"等特征。③病灶钙化、出血或坏死的现象少见，很少出现环状强化。④图像的 FLAIR 信号较高，增强扫描显示有明显片状强化，有些情况会出现"肚脐""角""雪球"或"硬环"等特征性标志。⑤病变形态不规则，周围水肿明显或不明显，常呈斑片状、火焰样或手指样，很少引起中线移位或室内压迫。⑥如病变主要侵犯中线，从一侧开始，穿过胼胝体到对侧，同时累及胼胝体和额叶，则会出现典型的"蝴蝶征"。⑦磁共振波谱（MRS）显示 CHO 峰增加，NAA 峰略有降低，Cr 峰略有降低，Lip 峰明显升高。本例患者 MRI 片见左侧颞叶边界不清的稍长 T1、T2 信号，增强后强化明显，且其强化形态不规则，灶周见明显水肿带。中线无明显偏移，符合 PCNSL 的影像学表现。

病理科 PCNSL 的主要诊断方法是立体定向活检，并对肿瘤组织进行形态学、免疫表型和分子生物学检测。肿瘤细胞大小较为一致，核质比高，染色质颗粒粗，单发性多见，大多有水肿，水肿程度各异。肿瘤细胞常常围绕血管外周间隙呈"袖套结构"浸润，少见间质成分、明显出血、片状坏死及钙化现象。PCNSL 最常见的病理亚型是弥漫大 B 细胞淋巴瘤（DLBCL），其他病理类型包括 T 细胞淋巴瘤、伯基特淋巴瘤等。DLBCL 亚型 PCNSL 的瘤细胞通常表达 B 细胞标记物，如 CD22、CD22、CD79a 等，其中约有 90% 患者属于 non-GCB 型，60%~80% 表达 BCL-6，90% 表达 MUM-1，另外 10%~20% 患者表达 CD10。结合本例患者肿瘤组织形态学及免疫组化结果，患者颅脑病灶诊断为 DLBCL（non-GCB 型）明确，免疫组化及 FISH 检测排除了"双蛋白表达"和"双打击"淋巴瘤。

神经外科 PCNSL 具有侵袭性、多灶性、浸润生长的特性，无法完全切除肿瘤病灶。目前手术在 PCNSL 中的主要作用是立体定向活检以明确病理类型。手术创伤大且可能导致神经功能损伤，多数研究认为手术并不能延长生存时间。虽然有少数报道认为，肿瘤全切除或次全切除可减轻肿瘤负荷，改善生存时间，但这些研究多为回顾性分析，存在诸多偏倚，因此，目前不考虑手术切除，建议行全身化疗。

放疗科　PCNSL通常是弥漫性全脑浸润性疾病，局部放疗极易复发。因此，临床常采用全脑放疗（WBRT）。单纯WBRT具有较好的疾病缓解率，总反应率可达90%，但放疗后极易复发，OS仅12~18个月。当诱导化疗取得疾病缓解时，WBRT可作为有效的巩固治疗手段，中位OS可达30~50个月。影响WBRT临床应用的最大问题是神经毒性，患者常表现为记忆力下降、认知功能损伤、步态障碍、痴呆等症状，严重影响患者生活质量。放疗后神经毒性会随着年龄和放疗剂量的增加而增加，大剂量氨甲蝶呤化疗后行WBRT的患者神经毒性5年发生率为25%~30%，相关死亡率为30%。但如诱导化疗后能取得完全缓解，WBRT的剂量可下降至23.4Gy，出现神经毒性的概率明显下降。因此，建议患者先接受全身化疗，疾病缓解后可考虑WBRT巩固治疗。

淋巴肿瘤内科　PCNSL对化疗敏感，但与系统性淋巴瘤不同，PCNSL不适宜采用RCHOP方案，因为这些药物可能无法透过血脑屏障。关于最佳化疗方案尚未达成共识。大剂量氨甲蝶呤（HD-MTX＞$3.0g/m^2$）可透过血脑屏障发挥抗肿瘤作用，是目前PCNSL诱导化疗的基础用药。但HD-MTX单药有效率较低，常采用联合化疗方案，可选择的药物包括阿糖胞苷、异环磷酰胺、噻替哌、丙卡巴肼、长春新碱等。阿糖胞苷（Ara-C）联合HD-MTX的MA方案将CR从18%提高到46%，PFS从3个月延长至18个月。替莫唑胺（TMZ）联合HD-MTX的客观缓解率可达70%~80%。利妥昔单抗是一种直接作用于B细胞表面抗原CD20的单克隆抗体，虽然在PCNSL患者中的疗效还有争议，但目前仍然较广泛用于PCNSL临床治疗。利妥昔单抗、HD-MTX联合TMZ（RMT）方案一线治疗PCNSL的2年PFS为81.3%，显著高于RM组的46.5%。HD-MTX联合Ara-C及利妥昔单抗（RMA）也是常用的诱导化疗方案，CR率约30%，PR率为43%，OS约为30个月。IELSG32随机研究表明：MATRix方案（RMA联合塞替哌）PFS和OS进一步延长，且并未增加严重毒副反应。鞘内注射MTX或Ara-C也是临床常用的治疗手段，但目前尚缺乏大型、前瞻性研究证实鞘内化疗的确切疗效。两项单中心研究显示，在全身治疗基础上联合鞘内化疗可能改善PFS。

诱导化疗后，疾病缓解的患者尽量接受巩固治疗，对年轻、体能状况较好的患者，自体造血干细胞移植（ASCT）是首选的巩固治疗手段。一项纳入140例60岁以下PCNSL患者的Ⅱ期随机对照研究评估了ASCT和WBRT作为巩固治疗的疗效和安全性，WBRT和ASCT的2年PFS分别为63%和87%，4年OS分别为64%和66%。虽然ASCT的血液学毒性更高，但神经毒性明显降低。因此建议患者诱导化疗后接受ASCT巩固治疗。对化疗剂量强度不足或老年患者，也可考虑替莫唑胺、来那度胺等口服化疗药物的维持治疗。

(2) MDT to HIM 结论

结合多学科意见,该患者为初诊的早期 PCNSL,建议先行 RMA 方案化疗联合鞘内化疗。化疗后全面评估病情,若达到完全缓解,可考虑行 ASCT 巩固治疗。

(3) 治疗及效果

2017 年 8 月 31 日至 2018 年 1 月 3 日完成 6 周期 RMA 方案化疗以及 6 次 A-rac 鞘内化疗。4 周期后复查颅脑 MRI:原左侧额颞叶病灶已不明显。疗效评价为 CR。6 周期化疗维持 CR。患者因惧怕治疗的不良反应拒绝行 ASCT 及 WBRT,化疗后在当地医院密切随访。

2019 年 2 月开始出现左眼视物模糊,眼科检查未见明显异常,症状逐渐加重。2019 年 4 月 11 日返回我院复查颅脑 MRI(图 50.2):左侧颞叶局部术后改变,内见长 T1 长 T2 无强化囊状影,左侧枕叶处可见边界不清的稍长 T1、T2 信号,增强后强化明显,且其强化形态不规则,灶周见明显水肿带。中线无明显偏移。诊断:左侧颞叶肿瘤术后改变,左侧枕叶异常强化病灶,结合病史考虑恶性淋巴瘤。

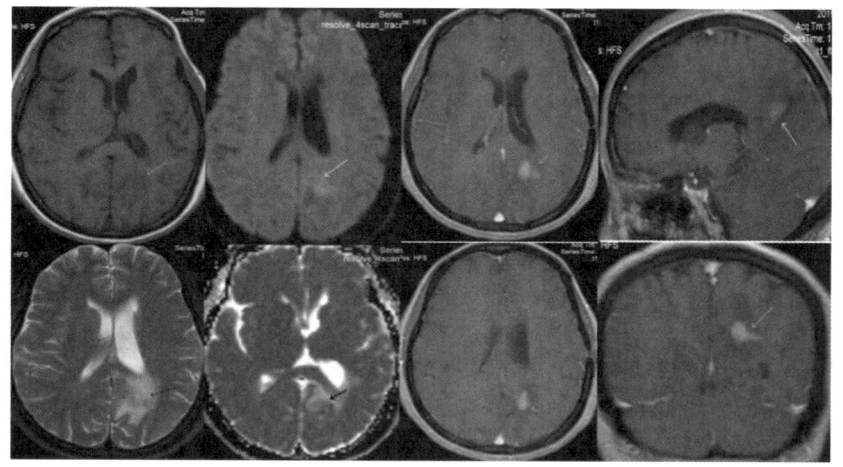

图 50.2　2019 年 4 月 11 日颅脑 MRI:左侧枕叶异常强化病灶,考虑疾病复发

2.2　第 2 次 MDT to HIM 诊治

(1) 讨论及意见

放疗科　一线化疗后未行 WBRT 巩固治疗,PFS 时间超过 12 个月,根据 NCCN 指南及 CSCO 指南推荐,若二线化疗后达到疾病缓解,可考虑行 WBRT 治疗。

病理科　PCNSL 的发病机制比较复杂,涉及 DNA 甲基化、异常体细胞高频突变、基因扩增、基因缺失、点突变等。最为重要的机制是 B 细胞受体(BCR)和 Toll 样受体(TLR)激活导致的 NF-κB 通路活化。超过 50% 的 PCNSL 具有

CD79B 和 MYD88 基因突变，这提示 PCNSL 对 BTK 抑制剂可能具有较好疗效。

淋巴肿瘤内科　伊布替尼是一种 Bruton 酪氨酸激酶（BTK）抑制剂，一项Ⅱ期研究采用伊布替尼单药治疗 52 例 PCNSL，50% 患者取得疗效，包括 10 例 CR，7 例 PR，中位 PFS 为 4.8 个月。Ⅰ期研究采用 DA－TEDDI－R 方案（伊布替尼、替莫唑胺、多柔比星、依托泊苷、地塞米松联合利妥昔单抗）治疗 18 例初诊或复发难治性 PCNSL，ORR 高达 94%，CR 达 86%。中位随访 15.5 个月，中位 PFS 为 15.3 个月，中位 OS 尚未达到。另一项ⅠB 期研究采用伊布替尼联合 HD－MTX 治疗 15 例复发难治性 PCNSL/SCNSL 患者，也取得了较好疗效。中位随访 19.7 个月，ORR 达到 87%，其中 6 例取得 CR，2 例取得 PR，中位 DOR 为 12.8 个月，中位 PFS 未达到，1 年 OS 为 71%。

（2）MDT to HIM 结论

建议患者接受二线化疗，方案为伊布替尼联合 HD－MTX，若取得缓解，可考虑行 ASCT 巩固治疗。

（3）治疗及效果

完善基因检测提示：MYD88 基因突变阳性。2019 年 4 月 12 日至 2019 年 7 月 5 日完成 4 周期 HD－MTX 联合伊布替尼化疗，疗效评价为 CR（图 50.3）。

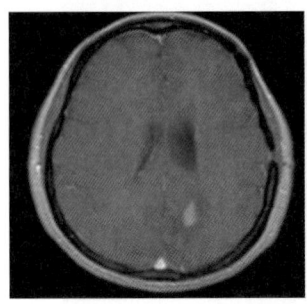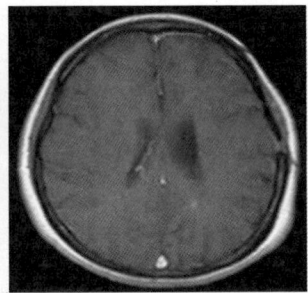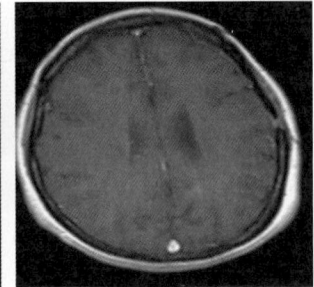

图 50.3　二线治疗前后对比图

检查时间分别为 2019 年 4 月 11 日、2019 年 5 月 10 日、2019 年 6 月 21 日。

2019 年 7 月 29 日完成血细胞分离外周血干细胞采集术，2019 年 8 月 13 日开始行 RCBV 方案预处理化疗，2019 年 8 月 20 日回输干细胞，第 9 天粒细胞植活，第 11 天血小板植活。出仓后疗效评价维持 CR，2019 年 10 月 10 日开始口服伊布替尼维持治疗。2020 年 3 月 9 复查颅脑增强 MRI（图 50.4）：两侧额叶及右侧基底节区新增片状长 T2 信号影，DWI 轻度弥散受限，未见强化，考虑疾病复发。

2.3　第 3 次 MDT to HIM 诊疗

（1）讨论及意见

放疗科　治疗后第 2 次复发，既往接受过 ASCT，无脑部放疗史，若疾病能在化疗后得到缓解，可考虑 WBRT 巩固。若化疗效果欠佳，也可考虑行姑息性 WBRT。

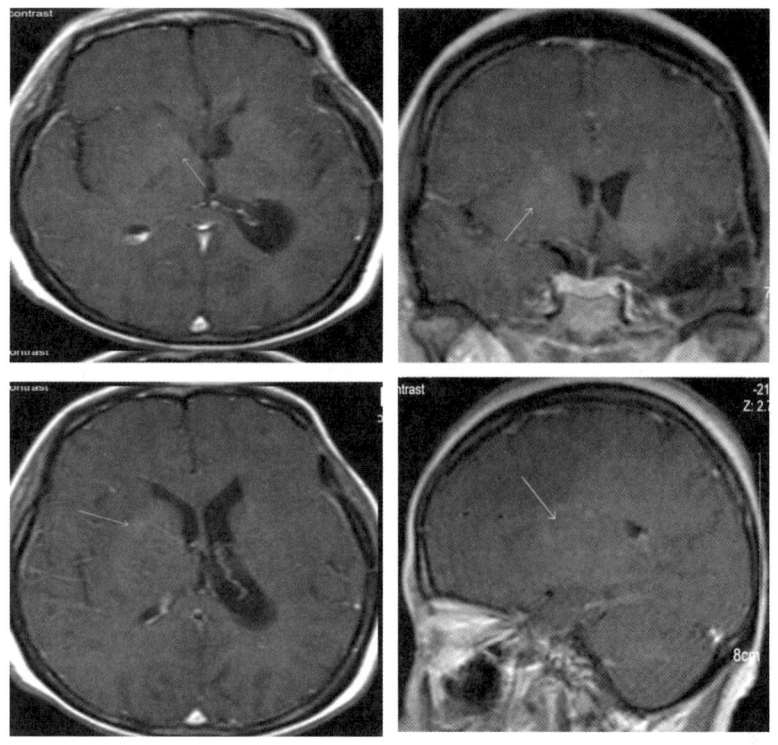

图 50.4　2020 年 3 月 9 颅脑增强 MRI
两侧额叶及右侧基底节区新增强化病灶，考虑疾病复发

病理科　程序性死亡受体-1（PD-1）及其配体（PD-L1）在多种淋巴瘤细胞中过表达，参与肿瘤的发生、发展及侵袭转移。因此，PD-1/PD-L1 信号通路成为肿瘤免疫治疗的有效新靶点。约 67% 的 PCNSL 患者 9p24.1 基因拷贝数增加，导致 PD-L1 和 PD-L2 的过表达。PCNSL 患者肿瘤微环境中富含表达 PD-1 的肿瘤浸润活化淋巴细胞和表达 PD-L1 的肿瘤相关巨噬细胞，以及 Ⅰ/Ⅱ 类 HLA 缺失、$β_2$ 微球蛋白表达。另外，基础研究认为 PD-1 抑制剂可透过血脑屏障。因此，PD-1 抑制剂可能成为 PCNSL 潜在的治疗药物。

淋巴肿瘤内科　已经历二线化疗及 ASCT 治疗，疾病再次复发，目前已无标准治疗方案，可尝试透过血脑屏障的化疗药物或联合新型靶向药物，比如免疫调节剂来那度胺或泊马度胺、PD-1 抑制剂、PI3K/mTOR 抑制剂西罗莫司等。一项小样本探索性研究对 4 例复发难治性 PCNSL 患者和 1 例原发睾丸淋巴瘤中枢复发患者采用纳武利尤单抗（nivolumab）单药治疗，5 例患者均取得临床症状改善和影像学好转，3 例患者的 PFS 时间超过 13 个月和 17 个月。

(2) MDT to HIM 结论

建议 PD-1 联合化疗，达到缓解后，可考虑 WBRT 巩固治疗。

(3) 治疗及效果

2020年3月12日至4月2日完成2周期化疗，方案为：依托泊苷联合脂质体多柔比星、PD-1 抑制剂。2020年4月中旬开始出现头晕头痛、言语错乱。2020年4月23日复查颅脑 MRI（图50.5）：两侧额叶及右侧基底节区强化灶，较前增大，考虑疾病进展。

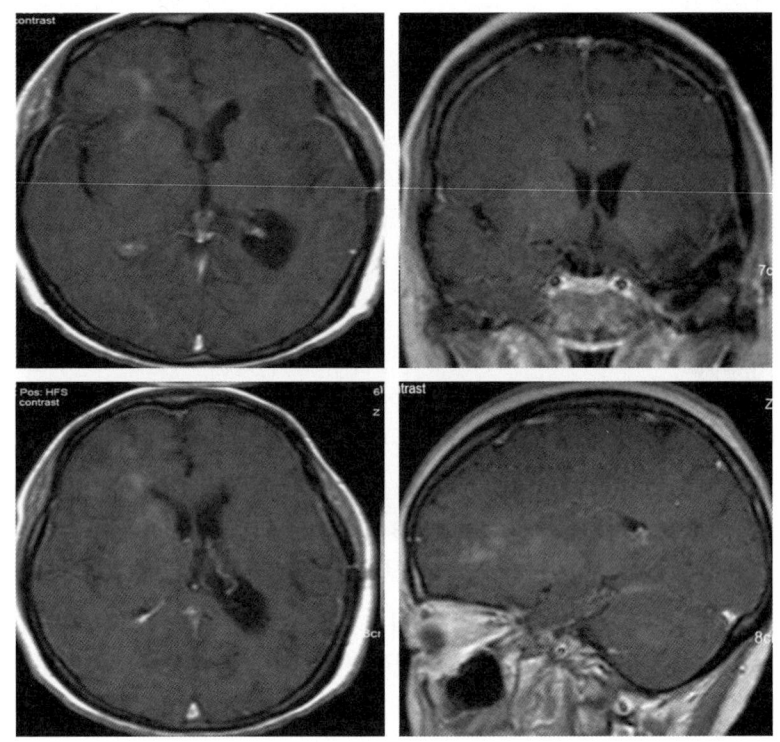

图50.5　2020年4月23日颅脑 MRI

两侧额叶及右侧基底节区强化灶，疾病进展

2.4　第4次 MDT to HIM 诊治

(1) 讨论及意见

淋巴肿瘤内科　疾病再次复发，但骨髓及主要脏器功能尚可，仍可考虑行姑息性化疗。来那度胺具有免疫调节和抗肿瘤的双重作用。一项Ⅱ期研究采用利妥昔单抗联合来那度胺（R2）方案8个周期治疗34例复发难治性 PCNSL 患者和11例原发眼淋巴瘤患者，ORR 达到65%，中位 PFS 为3.9个月，44%患者出现3~4度中性粒细胞减少。因此，来那度胺是复发 PCNSL 患者的可选用药之一。

放疗科　对无法耐受全身化疗或化疗效果欠佳的患者，姑息性放疗也可以考虑。

(2) MDT to HIM 结论

PD-1 起效时间较慢，可考虑继续使用，同时联合来那度胺，若化疗效果欠佳，可考虑姑息性放疗。

(3) 治疗及效果

2020年4月26日开始接受PD-1抑制剂联合来那度胺化疗，末次治疗时间2021年4月23日。治疗期间出现甲状腺功能减低，考虑为免疫性相关不良反应，口服"优甲乐"后缓解。多次复查颅脑MRI提示病灶逐渐好转。2020年11月5日颅脑MRI（图50.6）：原右侧基底节区病灶显示不清，疗效达到CR。但患者及家属拒绝接受WBRT巩固治疗。

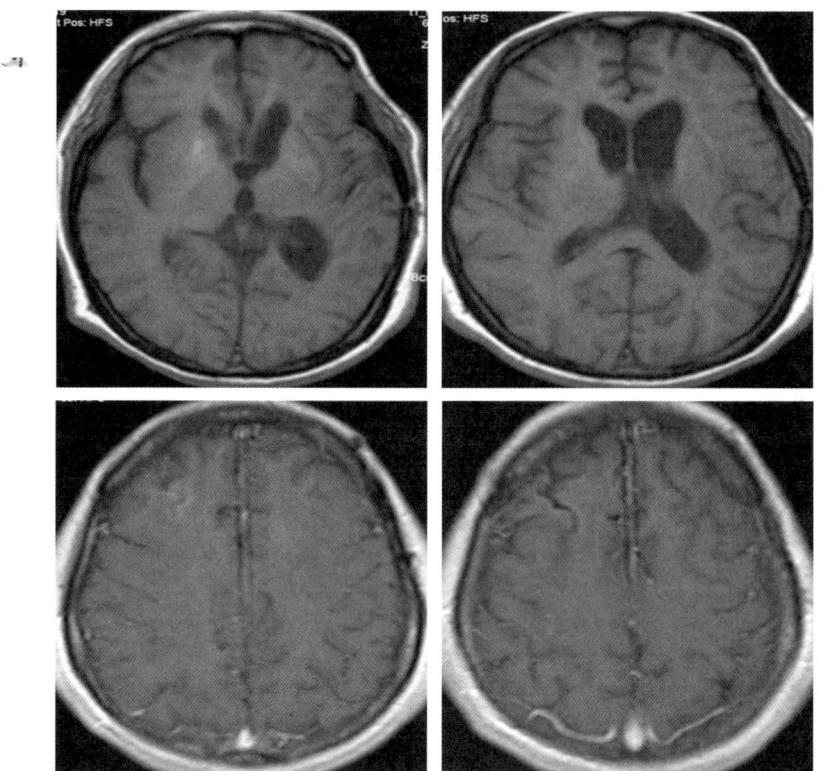

图 50.6　2020 年 11 月 5 日颅脑 MRI
原右侧基底节区病灶显示不清，疗效评价为 CR

嵌合抗原受体T细胞（CAR-T）免疫疗法是近年来在多种复发难治性淋巴血液系统肿瘤中有较好疗效的新兴疗法。目前已有5种CAR-T产品被美国和欧洲批准用于淋巴瘤临床治疗，且多针对CD19抗原。但目前CAR-T临床试验几乎都排除了PCNSL或SCNSL患者，仅有一些个案或小样本研究报道了PCNSL CAR-T疗法的有效性和安全性，有超过半数患者取得了CR或PR，最长的疾病缓解时间超过1年,且无严重的细胞因子风暴和神经毒性出现,但大部分患者仍会出现PD。因此目前有一些前瞻性研究正在进一步探索CAR-T疗法在PCNSL患者中的疗效。若本例患者疾病复发,也可考虑CAR-T疗法。

3 体会

PCNSL在细胞起源、发生机制、治疗方案、疾病进程等方面都与系统性淋巴瘤存在明显差别,最佳治疗策略仍无定论,目前临床治疗通常包括诱导化疗、巩固治疗及维持治疗三个阶段。一线化疗常用HD-MTX联合阿糖胞苷、替莫唑胺、利妥昔单抗、噻替哌等药物。对年轻患者而言,ASCT是首选的巩固治疗手段,老年患者也可考虑WBRT巩固,但应关注神经毒性。该例为年轻女性患者,一线RMA方案化疗后未接受任何巩固治疗,维持PFS近2年出现复发,接受了BTK抑制剂联合化疗的二线治疗后,疾病取得CR,完成了ASCT。后疾病多次复发,又先后接受了来那度胺、PD-1抑制剂等新型靶向药物及免疫治疗,OS达到4年。CAR-T在PCNSL中也有一定应用价值,但需要更多的前瞻性研究进一步明确疗效及安全性。

参考文献

[1] Han CH, Batchelor TT. Diagnosis and management of primary central nervous system lymphoma [J]. Cancer, 2017, 123:4314-4324.

[2] Houillier C, Soussain C, Ghesquières H, et al. Management and outcome of primary CNS lymphoma in the modern era: An LOC network study[J]. Neurology, 2020, 94:e1027-e1039.

[3] Weller M, Martus P, Roth P, et al. Surgery for primary CNS lymphoma? Challenging a paradigm [J]. Neuro Oncol, 2012, 14:1481-1484.

[4] Omuro A, Chinot O, Taillandier L, et al. Methotrexate and temozolomide versus methotrexate, procarbazine, vincristine, and cytarabine for primary CNS lymphoma in an elderly population: an intergroup ANOCEF-GOELAMS randomised phase 2 trial[J]. Lancet Haematol, 2015, 2:e251-9.

[5] Chen C, Sun P, Cui J, et al. High-dose Methotrexate plus temozolomide with or without rituximab in patients with untreated primary central nervous system lymphoma: A retrospective study from China [J]. Cancer Med, 2019, 8:1359-1367.

[6] Ferreri AJM, Cwynarski K, Pulczynski E, et al. Chemoimmunotherapy with methotrexate, cytarabine, thiotepa, and rituximab (MATRix regimen) in patients with primary CNS lymphoma: results of the first randomisation of the International Extranodal Lymphoma Study Group-32 (IELSG32) phase 2 trial[J]. Lancet Haematol, 2016, 3:e217-27.

[7] Bairey O, Shargian-Alon L, Siegal T. Consolidation Treatment for Primary Central Nervous System Lymphoma: Which Modality for Whom? [J]. Acta Haematol, 2021, 144:389-402.

[8] Grommes C, Nayak L, Tun HW, et al. Introduction of novel agents in the treatment of primary CNS lymphoma[J]. Neuro Oncol, 2019, 21:306-313.

[9] Illerhaus G, Schorb E, Kasenda B. Novel agents for primary central nervous system lymphoma: evidence and perspectives[J]. Blood, 2018, 132:681-688.

[10] Lionakis MS, Dunleavy K, Roschewski M, et al. Inhibition of B Cell Receptor Signaling by Ibrutinib in Primary CNS Lymphoma[J]. Cancer Cell, 2017, 31:833-843.e5.

[11] Grommes C, Tang SS, Wolfe J, et al. Phase 1b trial of an ibrutinib-based combination therapy in recurrent/refractory CNS lymphoma[J]. Blood, 2019, 133:436-445.

[12] Chapuy B, Roemer MGM, Stewart C, et al. Targetable genetic features of primary testicular and primary central nervous system lymphomas[J]. Blood, 2016, 127:869-881.

[13] Twa DDW, Mottok A, Chan FC, et al. Recurrent genomic rearrangements in primary testicular lymphoma[J]. J Pathol, 2015, 236:136-141.

[14] Nayak L, Iwamoto FM, LaCasce A, et al. PD-1 blockade with nivolumab in relapsed/refractory primary central nervous system and testicular lymphoma[J]. Blood, 2017, 129:3071-3073.

[15] Ghesquieres H, Chevrier M, Laadhari M, et al. Lenalidomide in combination with intravenous rituximab (REVRI) in relapsed/refractory primary CNS lymphoma or primary intraocular lymphoma: a multicenter prospective "proof of concept" phase II study of the French Oculo-Cerebral lymphoma (LOC) Network[J]. Ann Oncol Off J Eur Soc Med Oncol, 2019, 30:621-628.

[16] Citterio G, Ferreri AJM, Reni M. Current uses of radiation therapy in patients with primary CNS lymphoma[J]. Expert Rev Anticancer Ther, 2013, 13:1327-1337.

[17] Abramson JS, McGree B, Noyes S, et al. Anti-CD19 CAR T Cells in CNS Diffuse Large-B-Cell Lymphoma[J]. N Engl J Med, 2017, 377:783-784.

[18] Frigault MJ, Dietrich J, Martinez-Lage M, et al. Tisagenlecleucel CAR T-cell therapy in secondary CNS lymphoma[J]. Blood, 2019, 134:860-866.

[19] Li T, Zhao L, Zhang Y, et al. CAR T-Cell Therapy Is Effective but Not Long-Lasting in B-Cell Lymphoma of the Brain[J]. Front Oncol, 2020, 10:1306.